Gerhard W. Schmeisl

Schulungsbuch Diabetes

Gerhard W. Schmeisl

Schulungsbuch Diabetes

10. Auflage

ELSEVIER

Elsevier GmbH, Bernhard-Wicki-Str. 5, 80636 München, Deutschland
Wir freuen uns über Ihr Feedback und Ihre Anregungen an kundendienst@elsevier.com

ISBN 978-3-437-47276-3
eISBN 978-3-437-05404-4

10. Auflage 2023

Bibliografische Information der Deutschen Nationalbibliothek
Die Deutsche Nationalbibliothek verzeichnet diese Publikation in der Deutschen Nationalbibliografie; detaillierte bibliografische Daten sind im Internet über https://www.dnb.de abrufbar.

23 24 25 26 27 5 4 3 2 1

In ihren Veröffentlichungen verfolgt die Elsevier GmbH das Ziel, genderneutrale Formulierungen für Personengruppen zu verwenden. Um jedoch den Textfluss nicht zu stören sowie die gestalterische Freiheit nicht einzuschränken, wurden bisweilen Kompromisse eingegangen. Selbstverständlich sind **immer alle Geschlechter** gemeint.

Planung: Regina Pappers, München
Projektmanagement: Ulrike Schmidt, München
Redaktion: Dr. Nikola Schmidt, Berlin
Bildredaktion und Rechteklärung: Katja Sieger-Schauer, München
Herstellung: Der Buchmacher, Arthur Lenner, Windach
Satz: STRAIVE, Puducherry/Indien
Druck und Bindung: Drukarnia Dimograf Sp. z o. o., Bielsko-Biała/Polen
Umschlaggestaltung: SpieszDesign, Neu-Ulm
Titelfotografie: Hauptbild © iStock.com/Geber86;
Einklinker oben und unten © Verlag/Industrie, Einklinker Mitte © losangela - stock.adobe.com

Aktuelle Informationen finden Sie im Internet unter www.elsevier.de

Geleitwort der 9. Auflage

Für die Beratung von Menschen mit Diabetes gilt die Aussage: „Schulung ist nicht alles, aber ohne Schulung ist alles nichts." Das bislang von Betroffenen bestens akzeptierte „Schulungsbuch für Diabetiker" von Gerhard W. Schmeisl trägt dieser Aussage Rechnung und erlebt bereits seine 9. Auflage. Und das zu Recht! Die Titeländerung in „Schulungsbuch Diabetes" mit der 8. Auflage spricht nicht nur die Patienten, sondern auch Angehörige und Eltern diabetischer Kinder sowie mit der Beratung befasste Schulende an. Nicht nur für die Klinik sondern auch für Arztpraxen ist es sehr geeignet, wo es zur Ermunterung für die Betroffenen, es sich anzuschaffen, ausliegen sollte.

Zur 9. Auflage wurde das Buch komplett aktualisiert. Auch die praxisnahen Hinweise für ältere, alte und hochbetagte Menschen mit Diabetes bzw. deren Betreuer in Heimen, Kliniken oder auch in der ambulanten Versorgung wurden bearbeitet. In verschiedenen Kapiteln waren besonders viele Aktualisierungen bzw. Ergänzungen notwendig, die mit der größten Sorgfalt vorgenommen wurden.

Wer Gerhard Schmeisl kennt, weiß, mit welcher Hingabe und Fachkenntnis er sich gerade dem Thema „Schulung" stets gewidmet hat. So nimmt es nicht Wunder, dass er mit dem „Schulungsbuch Diabetes" auch in der 9. Auflage erneut eine vorzügliche Publikation vorlegt, die mit Sicherheit weiter ihren Weg machen wird: praxisnah, patientengerecht, hochkompetent, aktuell und allgemein verständlich. Was kann man mehr für die Unterrichtung von Patienten und ihren Betreuern erwarten?

München, im Frühsommer 2019
Prof. Dr. med. Hellmut Mehnert
(Ein aktuelles Geleitwort konnte er, wie eigentlich vorgesehen, leider nicht mehr verfassen, † 27.01.2023).

Angaben zum Autor

Dr. med. Gerhard-W. Schmeisl, von 2004 bis 2020 Chefarzt (Innere Medizin) Deegenbergklinik Bad Kissingen, einer Rehabilitationsklinik für Kardiologie, Angiologie, Diabetologie und Orthopädie (Lehreinrichtung der Universität Würzburg); Lehrbeauftragter der Universitätsklinik Würzburg; Internist, Angiologe, Diabetologe, Sozialmedizin, Rehabilitationswesen, Diabetologe DDG; bis 2004 Chefarzt der Bundesmodellklinik Diabetes Zentrum Bad Kissingen; 2012 bis 2018 neben der Tätigkeit in der Deegenbergklinik auch Chefarzt der Klinik Saale Bad Kissingen Diabetologie (DRV-Bund). Seit über 20 Jahren Autor im Kirchheim-Verlag (Diabetes Journal ‚Diabetes Forum, Grundlagenbuch Diabetes). Seit März 2021 Wiederaufnahme einer ärztlichen Tätigkeit als stellvertretender Chefarzt Innere Medizin der Hescuro Kliniken Bad Bocklet zu deren Unterstützung (mittlerweile zertifiziertes Diabetes-Zentrum der DDG für Typ-1- und Typ-2 Diabetes).

Vorwort

Seit der letzten 9. Auflage 2019 hat sich unser Leben, insbesondere durch die COVID-19-Pandemie sehr stark verändert. „Diabetologisch“ sehr beachtenswert waren besonders für die bei Menschen mit Diabetes und Übergewicht aufgetretenen Komplikationen – eine normnahe Blutzuckereinstellung und weniger Gewicht erwiesen sich als besonders wichtig.

Als langjähriger Diabetologe und Angiologe habe ich stets dafür gearbeitet, Menschen über die möglichen Risiken nicht nur zu informieren und ihnen bei Erkrankung zu helfen, sondern durch Prävention zu erreichen, dass diese Risiken für sie minimiert werden.

Das Schulungsbuch Diabetes – nun schon in der 10. Auflage – sollte auch dazu beitragen. Die neuen, modernen Techniken der Zuckermessung im Gewebe, nicht mehr nur im Blut, haben zu einer enormen Erleichterung und Vereinfachung der Therapie der Betroffenen mit Diabetes geführt.

Aber die Basis der Therapie, mit dem Ziel einer guten, gleichmäßigen Blutzuckereinstellung, sind immer noch eine adäquate Schulung und Motivation – Risiken der Therapie selbst können damit ebenfalls minimiert werden. Diesem Ziel fühle ich mich auch mit der 10. Auflage unseres Schulungsbuches verpflichtet.

Bad Kissingen, im Frühsommer 2023
Dr. Gerhard W. Schmeisl

Danksagung

Besonderer Dank gebührt gerade in der 10. Auflage „unseres“ Schulungsbuches Diabetes meiner Frau Christiane, da sie sich mit großem Engagement den zahlreichen Veränderungen gewidmet und die notwendige Geduld aufgebracht hat. Es waren in den nur wenigen Jahren seit der letzten Auflage viele Kapitel komplett neu zu bearbeiten, um auf dem aktuellen Stand der Information zu sein.

Unser besonderer Dank gilt auch Frau Ulrike Schmidt, Frau Dr. Nikola Schmidt und Frau Sieger-Schauer vom Elsevier-Verlag mit denen meine Frau einen vertrauensvollen, gründlichen und konstruktiven Austausch pflegte.

Bad Kissingen, im Frühsommer 2023
Dr. Gerhard W. Schmeisl

Abbildungsnachweis

Der Verweis auf die jeweilige Abbildungsquelle befi ndet sich bei allen Abbildungen im Werk am Ende des Legendentextes in eckigen Klammern. Alle nicht besonders gekennzeichneten Grafi ken und Abbildungen © Elsevier GmbH, München.

E422	William L. Weston et al.: Color Textbook of Pediatric Dermatology, Elsevier/Mosby, 4th ed., 2007
F779-1	A.S. Levey et al.: The definition, classification, and prognosis of chronic kidney disease. In: Kidney International 80(1), 2011, p 17-28
G690	Häring H.-U./et al.: Diabetologie in Klinik und Praxis. Thieme, 6. Aufl. 2011.
J751	iStock.com
J787	Colourbox.com
L157	Susanne Adler, Lübeck
L252	abavo GmbH, Buchloe
M108	Dr. Hans-Joachim Frercks, Malente
M123	Prof. Dr. med. Thomas Dirschka, Wuppertal
M180	Prof. Dr. med. Viola Hach-Wunderle, Frankfurt am Main
M181	Dr. med. Steffen Krautzig, Bad Münder
M342	Dr. med Gerhard-Walter Schmeisl, Bad Kissingen
M975	Prof. Dr. Arnold von Eckardstein, Zürich
O715	Christiane Schmeisl, Bad Kissingen
R246	Prof. Dr. Gunter Gruber, Taucha
T088	Deutsche Diabetes Gesellschaft e.V., Berlin
U117	Sanofi-Aventis Deutschland GmbH, Frankfurt am Main
U126	Lilly Deutschland GmbH, Bad Homburg
U241	Berlin-Chemie AG, Berlin
U352	Novo Nordisk Pharma GmbH, Mainz
U376	Ascensia Diabetes Care Deutschland GmbH
U392	Ypsomed GmbH, Liederbach
V065	BORT GmbH, Weinstadt – Benzach
V1006	© Integra LifeSciences. All rights reserved., Saint-Priest (France)
V164	Otto Bock HealthCare GmbH, Duderstadt
V170-1	Medtronic GmbH, Meerbusch
V336-001	Roche Diabetes Care Deutschland GmbH, Mannheim
V629	Kirchheim-Verlag, Mainz
V632	Ypsomed AG, Burgdorf, Schweiz
W867-006	© ÄZQ, BÄK, KBV und AWMF 2015: Nationale VersorgungsLeitlinie Prävention und Therapie von Netzhautkomplikationen bei Diabetes – Langfassung, 2. Auflage. Version 2. 2015. (www.netzhautkomplikationen.versorgungsleitlinien.de; [cited: 05.12.2022]; DOI: 10.6101/AZQ/000318)
W903	DLG - Deutsche Landwirtschaftsgesellschaft, Frankfurt/M.
W904	VFED – Verband für Ernährung und Diätetik e.V., Aachen

Fehler gefunden?

An unsere Inhalte haben wir sehr hohe Ansprüche. Trotz aller Sorgfalt kann es jedoch passieren, dass sich ein Fehler einschleicht oder fachlich-inhaltliche Aktualisierungen notwendig geworden sind.

Sobald ein relevanter Fehler entdeckt wird, stellen wir eine Korrektur zur Verfügung. Mit diesem QR-Code gelingt der schnelle Zugriff.

https://else4.de/978-3-437-47276-3

Wir sind dankbar für jeden Hinweis, der uns hilft, dieses Werk zu verbessern. Bitte richten Sie Ihre Anregungen, Lob und Kritik an folgende E-Mail-Adresse: kundendienst@elsevier.com

Abkürzungen

ABI	Ankle-Brachial-Index
ADA	Amerikanische Diabetes-Gesellschaft
ADI	Acceptable Daily Intake
AVK	arterielle Verschlusskrankheit
BE	Broteinheiten
BMI	Body-Mass-Index
BOT	basal unterstützte orale Therapie
BZ	Blutzucker
CT	konventionelle Therapie
DDG	Deutsche Diabetes-Gesellschaft
DGK	Deutsche Gesellschaft für Kardiologie
DSD	Diabetic System Diary
ESC	Europäische Kardiologische Gesellschaft
ESH	Europäische Hypertonie-Gesellschaft
GAD	Glutamatsäure-Decarboxylase
GDM	Gestationsdiabetes
GFR	glomeruläre Filtrationsrate
GI	glykämischer Index
HbA1c	Glykohämoglobin
HDL	High-Density Lipoprotein
ICA	Inselzell-Antikörper
ICT	intensivierte konventionelle Therapie
kcal	Kilokalorien
KDIGO	Kidney Disease Improving Global Outcomes
KHK	koronare Herzkrankheit
LADA	Late Autoimmune Diabetes In Adults
LDL	Low-Density Lipoprotein
LJM	Limited Joint Mobility
MODY	Maturity-Onset Diabetes Of The Young
MRT	Magnetresonanztomografie
NAFLD	nichtalkoholische Fettlebererkrankung (Non Alcoholic Fatty Liver Disease)
NASH	nichtalkoholische Steato-Hepatitis
OSAS	obstruktives Schlaf-Apnoe-Syndrom
PCI	Percutaneous Catheter Intervention (perkutane Katheterintervention)
PKU	Phenylketonurie
s. c.	subkutan
SEA	Spritz-Ess-Abstand
SIT	supplementäre Insulintherapie
TIA	transitorische ischämische Attacke
U	Units
WHO	Weltgesundheitsorganisation

Inhaltsverzeichnis

KAPITEL

1 Was versteht man unter einem Diabetes?

1.1 Kurzer geschichtlicher Überblick

Der Begriff „Diabetes mellitus“ kommt aus dem Griechischen und bedeutet so viel wie „honigsüßer Durchfluss“. Bereits 100 n. Chr. wurde von Aretaios geschrieben: „Der Diabetes ist eine rätselhafte Erkrankung.“ Diese Aussage gilt letztendlich auch heute noch, da bislang längst nicht alle Fragen der Diabetesentstehung, aber auch vor allem der Entstehung der Folgeerkrankungen geklärt sind.

Im 17. Jahrhundert war von Thomas Willis der honigsüße Geschmack des Urins beschrieben worden. Das „Schmecken“ des Urins eines Patienten diente dem Arzt früherer Zeiten bei der Diagnose des Diabetes mellitus.

1889 fand Paul Langerhans „Inseln“ im Bauchspeicheldrüsengewebe, deren Bedeutung er jedoch noch nicht erkennen konnte.

100 Jahre Insulin

Joseph von Mering und Oskar Minkowski erzeugten 1889 erstmalig tierexperimentell einen Diabetes mellitus durch Entfernen der Bauchspeicheldrüse. Nach zahlreichen Vorarbeiten anderer Wissenschaftler wie z. B. Claude Bernard, Eugene Opie und Nicolas Paulesco gelang es 1921 dem Chirurgen Frederick Banting und dem Medizinstudenten Charles Best, Insulin aus Bauchspeicheldrüsengewebe zu gewinnen und einem Hund zu injizieren. Am 23. Januar 1922 wurde der erste Mensch mit Diabetes, der damals 13-jährige Leonhard Thompson mit Insulin behandelt – die Therapie der Insulininjektion bei Diabetes war geboren. Die Diagnose Diabetes bedeutete jetzt nicht mehr das Todesurteil.

1960 wurde die Struktur des menschlichen Insulins analysiert, 1976 gelang die erste chemische Umwandlung von Schweine- in Humaninsulin und 1979 wurde erstmalig Humaninsulin gentechnisch vollsynthetisch hergestellt. Die gentechnische Herstellung von Humaninsulin war in Deutschland erst ab 1998 erlaubt!

Sogenannte Kunstinsuline kamen erstmals 1996 als Kurzzeit-Analoginsulin auf den Markt, 2000 auch als Langzeit-Analoginsulin.

Das auch in Deutschland 2006 eingeführte inhalierbare Insulin (Exubera®), in das viele große Hoffnungen gesetzt hatten, war bereits nach einem Jahr wieder vom Markt genommen worden (2207) – es wird möglicherweise in den nächsten Jahren eine verbesserte Version eines inhalierbaren Insulins geben.

Die ersten Biosimilar-Insuline sind auf dem Markt – wahrscheinlich stehen zudem in absehbarer Zeit komplett neue Entwicklungen zur Verfügung, die den Diabetes besser einstellen lassen werden – aktuelle Forschungsergebnisse lassen dies noch hoffen – auch ein „orales Insulin“ ist nun denkbar (➤ Kap. 22.3.3).

Weitere Entwicklungen

Seit 2007 sind DPP-4-Hemmer (➤ Kap. 4.1.3) auf dem Markt, ebenso sind Inkretinmimetika (GLP-1 Analoga) (➤ Kap. 4.2) besonders zur Behandlung der übergewichtigen Menschen mit Typ-2-Diabetes in Deutschland zugelassen worden. Ein völlig neuartiges Therapieprinzip steht seit 2013 mit den SGLT-2-Hemmern (➤ Kap. 4.1.2) zur Behandlung des Typ-2-Diabetes zur Verfügung. Dabei steht die vermehrte Zuckerausscheidung über die Nieren im Fokus. Gegenwärtig und wohl auch in den kommenden Jahren folgen neue Insuline mit unterschiedlichem Aufbau und in verschiedenen Konzentrationen, aber auch neue GLP-1-Analoga.

1.2 Grundlagen der Anatomie und Physiologie

Das Insulin wird in der **Bauchspeicheldrüse** (Pankreas) des Menschen gebildet. Diese liegt unmittelbar vor der Wirbelsäule hinter dem Magen und erstreckt sich von der Milz bis in die Schleife des Zwölffingerdarms. Sie ist 70–100 g schwer und bildet täglich 0,5–1,5 l „Bauchspeichel" in ihrem „exokrinen Teil" und Insulin und andere Hormone (z. B. Glukagon) in ihrem „endokrinen Teil". Der Bauchspeichel ist wichtig für die Fettverdauung, aber auch für die Aufspaltung der Kohlenhydrate und die Aufbereitung von Eiweiß und gelangt über den Bauchspeicheldrüsengang (Ductus pancreaticus) in den Zwölffingerdarm (Duodenum). **Insulin und Glukagon** sind lebensnotwendig zur Aufrechterhaltung des Zuckerstoffwechsels.

Die eigentlichen insulinbildenden Zellen, die **Betazellen** (β-Zellen), liegen inselartig gruppiert über das gesamte Organ verteilt in den **Langerhans-Inseln.** Da diese Zellhaufen von ihrem Entdecker als „Inseln" beschrieben wurden, bezeichnete man das von ihnen produzierte Hormon auch als „Insulin". Ein gesunder Erwachsener hat ca. 1 Million solcher Inseln, die zusammen 1–2 g wiegen. Neben den β-Zellen, die das Insulin bilden, finden sich in der Bauchspeicheldrüse auch die **Alphazellen** (α-Zellen), die den Gegenspieler des Insulins – das Hormon Glukagon – produzieren (hauptsächlich im Pankreas-Schwanz-Bereich).

Das **Insulinmolekül** ist ein Eiweiß, das aus zwei Aminosäureketten besteht (➤ Kap. 5, ➤ Abb. 5.3). Insulin hat eine zentrale Rolle im Stoffwechsel des Menschen. Es wirkt sowohl

- auf den Kohlenhydratstoffwechsel als auch auf
- den Eiweißstoffwechsel und
- den Fettstoffwechsel.

Insulin bewirkt hauptsächlich, dass die Zellen der Gewebe Zucker aufnehmen und verbrennen können. Dieser wird im Gewebe, z. B. im Muskel, zur Energiegewinnung benötigt. Ohne Energie können die Organe ihre Aufgabe nicht erfüllen, z. B. kann der Muskel nicht arbeiten. Im Eiweißhaushalt sorgt Insulin dafür, dass die Zellen Aminosäuren (Bausteine der Eiweißherstellung) erhalten und weiterverarbeiten können. Es wirkt daneben aber auch auf den Fetthaushalt.

Schlüssel-Schloss-Prinzip

Stellt man sich in einem Modell die Körperzellen als kleine Häuser vor, die eine Eingangstür mit einem Schloss besitzen, so ist Insulin quasi der Schlüssel, der die Eingangstür öffnet, bevor die Energie als Glukose (Traubenzucker) in die Körperzellen (= Häuser) gelangen kann. So garantiert das Hormon Insulin einen stabilen Glukosespiegel im Blut des Menschen, der sich in relativ „engen Grenzen" bewegt (➤ Tab. 1.1).

Tab. 1.1 Normalwerte eines Stoffwechselgesunden

Zeitpunkt	Normalwerte
Nüchtern	< 100 mg/dl (< 5,6 mmol/l)
2 h nach einer Hauptmahlzeit (= postprandial)	Maximal 140 mg/dl (7,8 mmol/l)

Produzieren die Langerhans-Inseln zu wenig oder kein Insulin mehr oder kann das ausreichend produzierte Insulin nicht richtig „freigesetzt" werden, steigt der Blutzucker an. Es entsteht eine „diabetische Stoffwechsellage", der Diabetes mellitus.

1.3 Charakter der Erkrankung

Der Diabetes mellitus ist eine Stoffwechselstörung, bei der entweder

- kein eigenes Insulin mehr gebildet wird **(Typ 1)** oder
- das anfänglich noch ausreichend vorhandene Insulin nicht bedarfsgerecht und ausreichend freigesetzt wird und aufgrund einer Zellstörung der Körpergewebe (Muskulatur, Leber) nicht richtig zur Wirkung gelangt (= Insulinresistenz) **(Typ 2).**

1.3.1 Häufigkeit und Erkrankungsalter

Während der Typ-1-Diabetes eine relativ seltene Erkrankung ist, tritt der Typ-2-Diabetes zunehmend häufiger auf. Aber auch der Typ-1-Diabetes nimmt deutlich zu. Dazu einige Zahlen aus dem Deutschen Gesundheitsbericht Diabetes 2022 (Tönnies, Rathmann: Epidemiologie des Diabetes in Deutschland):

- In Deutschland leben ca. 380.000 Menschen mit Typ-1-Diabetes (davon etwa 32.000 Kinder und Jugendliche).
- Etwa 8–9 % der erwachsenen Bevölkerung, also ca. 8,5 Millionen haben einen Typ-2-Diabetes (ca. 95 % aller Menschen mit Diabetes). Jährlich kommt ca. 1 % hinzu, das entspricht bis zu 820.000 Neuerkrankungen, davon alleine 270.000 in der älteren Bevölkerung (KORA-Studie, 1999/2001).
- Die Dunkelziffer liegt nach wie vor wahrscheinlich bei mindestens 2 Millionen Menschen. Im Jahr 2040 werden schätzungsweise 11,5 Millionen Menschen die Diagnose Typ-2-Diabetes haben.
- Mit steigendem Alter nimmt die Prävalenz deutlich zu. Das Maximum lag bei beiden Geschlechtern in der Altersgruppe der 75- bis 79-Jährigen.
- In Deutschland leben etwa 3 Millionen „geriatrische Menschen mit Diabetes" (Typ 1 und Typ 2), davon etwa 1 Million über 80-Jährige.
- Die Sterblichkeit bei Diabetes-Erkrankung ist deutlich höher als angenommen, 16 % aller Sterbefälle bei Typ-2-Diabetes. Insgesamt ist die Mortalitätsrate in den letzten Jahrzehnten aber gesunken.
- Menschen mit Diabetes haben eine geringere Anzahl zu erwartender gesunder Lebensjahre und auch eine verminderte Lebenserwartung, insbesondere in jüngeren und mittleren Altersgruppen (kardiovaskuläre Folgeerkrankungen).

Man weiß heute, dass Typ-1- und Typ-2-Diabetes **in allen Altersgruppen** auftreten können, wobei

- der Typ-1-Diabetes meistens vor dem 40. Lebensjahr,
- der Typ-2-Diabetes hingegen meist erst nach dem 40. Lebensjahr in Erscheinung tritt.

Doch auch bei Kindern und Jugendlichen kann der Typ-2-Diabetes auftreten. Etwa 175 Kinder und Jugendliche erkranken jährlich neu an Diabetes Typ 2 (2,8/100.000 Personenjahre). In diesem Zusammenhang sind insbesondere die **manifestationsfördernden Faktoren** (Umstände, die das Auftreten begünstigen) des Typ-2-Diabetes zu erwähnen:

- Bewegungsarmut
- Fettsucht

Dies gilt umso mehr, als man heute davon ausgeht, dass der Typ-2-Diabetes sich aus dem metabolischen Syndrom (Insulinresistenz-Syndrom, Wohlstandssyndrom, Syndrom X) nach einer Latenzzeit (symptomfreie Phase) von etwa 5–10 Jahren entwickelt (➤ Kap. 1.6.1).

1.3.2 Diabetestypen

Eine Klassifikation von 1997 (ADA), die die alte „klassische" Klassifikation von 1985 (WHO) abgelöst hat, unterscheidet zahlreiche Diabetestypen anhand ihrer Art der Entstehung (➤ Tab. 1.2). Rein zahlenmäßig spielt wie bisher der Typ-2-Diabetes gefolgt vom Typ-1- und dem pankreopriven Diabetes die größte Rolle. Die Begriffe „insulinabhängiger Diabetes" (IDDM, „insulin-dependent diabetes mellitus")

Tab. 1.2 Klassifikation des Diabetes mellitus nach WHO und ADA, 1998 (Auswahl)

1. **Typ-1-Diabetes** a) Immunologisch vermittelt (Immunerkrankung) – jugendliche Form/Erwachsenenform („**l**atent **a**utoimmune **d**iabetes of the **a**dult" = LADA) b) Idiopathisch (Ursache nicht genau bekannt, z. B. Umweltfaktoren, Nahrung)
2. **Typ-2-Diabetes** Insulinresistenz mit relativem Insulinmangel unterschiedlicher Ausprägung und Verteilung sowie Störung der Insulinsekretion
3. **Andere Diabetestypen bei besonderen Krankheitsbildern oder Funktionsstörungen** a) Gendefekte der β-Zell-Funktion, z. B. MODY 1–11 (betreffen den Glukosestoffwechsel), bzw. der Insulinwirkung, z. B. Insulinresistenz Typ A b) Krankheiten der Bauchspeicheldrüse, z. B. Entzündung, Tumor, Unfall, Operation (Entfernung der Bauchspeicheldrüse = Typ 3c) c) Hormonstörungen, z. B. Schilddrüsenüberfunktion, Cushing-Syndrom etc. d) Durch Chemikalien/Medikamente bedingt, z. B. Kortison, Schilddrüsenhormone, Nikotinsäure, Thiazide („Entwässerungsmittel") e) Nach Infektionen, z. B. Röteln, Zytomegalievirus etc. f) Selten mit anderen vererbten Erkrankungen, z. B. Down-Syndrom
4. **Gestationsdiabetes** (= Schwangerschaftsdiabetes) jeglicher Form

und „nichtinsulinabhängiger Diabetes" (NIDDM, „non-insulin-dependent diabetes mellitus") sind überholt und sollten nicht mehr verwendet werden. Die Bezeichnungen 2a für den schlanken und 2b für den übergewichtigen Menschen mit Typ-2-Diabetes werden lediglich im deutschsprachigen Raum noch gelegentlich verwendet. Im Hinblick auf die völlig unterschiedliche Therapie ist diese Unterscheidung aber durchaus sinnvoll. Die früher verwendeten Begriffe wie „jugendlicher Diabetes" für den Typ-1- und „Altersdiabetes" für den Typ-2-Diabetes sollten nicht mehr verwendet werden, da beide Formen grundsätzlich in jedem Alter vorkommen können. Von ihrer Entstehung her handelt es sich um zwei völlig verschiedene Erkrankungen. Lediglich eines haben sie gemeinsam: Der Blutzucker ist erhöht. Erhöhter Blutzucker ist bei beiden Erkrankungen auch für dieselben Folgeerkrankungen verantwortlich.

1.3.3 Symptome des Diabetes

Auch bei den Krankheitssymptomen muss zwischen Typ-1- und Typ-2-Diabetes unterschieden werden. Der Typ-2-Diabetes kann am Anfang völlig beschwerdefrei verlaufen, sodass er oftmals „zufällig" diagnostiziert wird. Gelegentlich werden beim Augenarzt bereits Folgen einer Diabeteserkrankung am Augenhintergrund gesehen, die dann zur Diagnose „Diabetes mellitus" führen.

Je nach Ausmaß des vorhandenen Insulinmangels können jedoch auch mehr oder weniger deutliche **Symptome** auftreten, so z. B.:

- Vermehrter Durst und vermehrtes Wasserlassen
- Gewichtsabnahme
- Wadenkrämpfe
- Sehstörungen
- Schlecht heilende Wunden
- Juckreiz im Genitalbereich

Wegen des absoluten Insulinmangels sind die Symptome zu Beginn des Typ-1-Diabetes sehr viel ausgeprägter. Bei Kleinkindern/Kindern fällt häufig ein extremes Durstgefühl auf – auch nachts!

Oft kommt es bereits bei der Erstmanifestation eines Typ-1-Diabetes aufgrund des Insulinmangels zu einer unvollständigen Fettverbrennung mit nachfolgender Übersäuerung des Blutes und der Gefahr des Coma diabeticum (ketoazidotisches Koma) (➤ Kap. 11.2).

1.3.4 Therapiegrundlagen

Wichtige Therapiegrundlagen bei beiden Diabetestypen sind **eine gute Schulung** und eine **gesunde, abwechslungsreiche Ernährung,** die übrigens ebenso sinnvoll für Nichtdiabetiker ist (➤ Kap. 12).

Bewegung ist ein entscheidender Teil der Behandlung, da sie die Gewichtsabnahme fördert und blutzuckersenkend wirkt. Arbeitende Muskeln verbrauchen mehr Glukose. Gleichzeitig wird die Insulinproduktion bei Bewegung gedrosselt – Bewegung hat also einen „Insulin-Spareffekt" (➤ Kap. 15).

Neben den genannten Therapiegrundlagen jedoch sind die Therapien der beiden Diabetestypen Typ 1 und Typ 2 völlig unterschiedlich (➤ Kap. 4, ➤ Kap. 7, ➤ Kap. 8 und ➤ Kap. 9).

1.3.5 Ziele der Diabetesbehandlung

Welche Ziele sollen erreicht werden?

- Selbstverständlich ist es wichtig, langfristig Folgeerkrankungen (Schäden an Augen, Nieren und Nerven sowie Gefäßerkrankungen an Herz, Gehirn und Beinen) zu verhindern (➤ Kap. 13).
- Ebenso sollen aber auch die kurzfristigen Komplikationen wie Unterzuckerungen und Blutzuckerentgleisungen vermieden werden (➤ Kap. 10 und ➤ Kap. 11).
- Darüber hinaus sollen Symptome des schlecht eingestellten Diabetes, z. B. Durst, Infektneigung und reduzierte Leistungsfähigkeit, verhindert werden.

Diese Ziele können nur durch eine weitgehend dauerhafte und möglichst gleichmäßige **Blutzuckernormalisierung** erreicht werden:

- Der HbA1c-Wert sollte im Bereich von ≤ 7 % (≤ 53 mmol/mol Hb) liegen – dieser Wert ist aber individuell festzulegen.
- Die Blutzuckerwerte sollten überwiegend zwischen 70 und 140 mg/dl (3,9–7,8 mmol/l) liegen (nüchtern bzw. vor und nach dem Essen).

Gelegentlich muss dieser Zielbereich allerdings etwas verschoben werden. Beispielsweise sollten in der Schwangerschaft die Blutzuckerwerte eher etwas niedriger (➤ Kap. 17), bei einer proliferativen Retinopathie (Sonderform der diabetischen Folgeerkrankung an der Netzhaut des Auges) vorübergehend etwas höher liegen – vor allem ohne starke Blutzucker-Schwankungen (➤ Kap. 13.3).

1.3.6 Folgeschäden des Diabetes mellitus

Durch frühzeitige Behandlung der den Typ-2-Diabetes fördernden Faktoren kann dieser entweder hinausgezögert oder evtl. sogar verhindert werden. Der Hausarzt nimmt dabei eine Schlüsselstellung ein.

So könnten auch die z. T. verheerenden **Folgeschäden des metabolisch-vaskulären Syndroms und des Typ-2-Diabetes** wie

- Herzinfarkt,
- Herzinsuffizienz und
- Schlaganfall

entweder verhindert, hinausgezögert oder zumindest in ihren Folgen abgemildert werden. (➤ Kap. 13).

Leider muss man jedoch davon ausgehen, dass die Zahl an Menschen mit Typ-2-Diabetes mit schwerwiegenden Folgeschäden eher zunimmt. Gründe dafür sind:

- Das zunehmende Lebensalter der Menschen in den westlichen Ländern
- Der wachsende Wohlstand
- Das hohe Vererbungsrisiko des Typ-2-Diabetes

Folgeschäden des Typ-1-Diabetes betreffen vor allen Dingen die kleinen Gefäße, besonders an Augen, Nieren und Nerven (= mikrovaskuläre Schäden).

1.4 Typ-1-Diabetes

1.4.1 Ursache und Entwicklung

Als **Ursache** des Typ-1-Diabetes wird ein Zusammenwirken von Erbfaktoren, Virusinfektion und einer Autoimmunerkrankung angenommen (➤ Abb. 1.1). Dies gilt sowohl für den Typ-1-Diabetes, der häufiger in der Jugend auftritt, als auch für die Form, die sich erst im Erwachsenenalter zeigt (= LADA: „**l**atent **a**utoimmune **d**iabetes of the **a**dult"). Die vererbten Merkmale sind auf dem kurzen Arm von Chromosom 6 lokalisiert und gehen mit einer Häufung der humanen Leukozytenantigene HLA DR3 und DR4 einher. Nun gibt es aber viele Menschen, die diese Erbinformation besitzen, ohne jemals an Diabetes zu erkranken. Als möglicher auslösender Faktor bei entsprechender genetischer Veranlagung wird ein Virusinfekt wie z. B. durch Masern-, Mumps- oder Grippeviren angenommen. Dieser Virusinfekt löst eine Autoimmunerkrankung aus, bei der der Körper Antikörper (Abwehrstoffe)

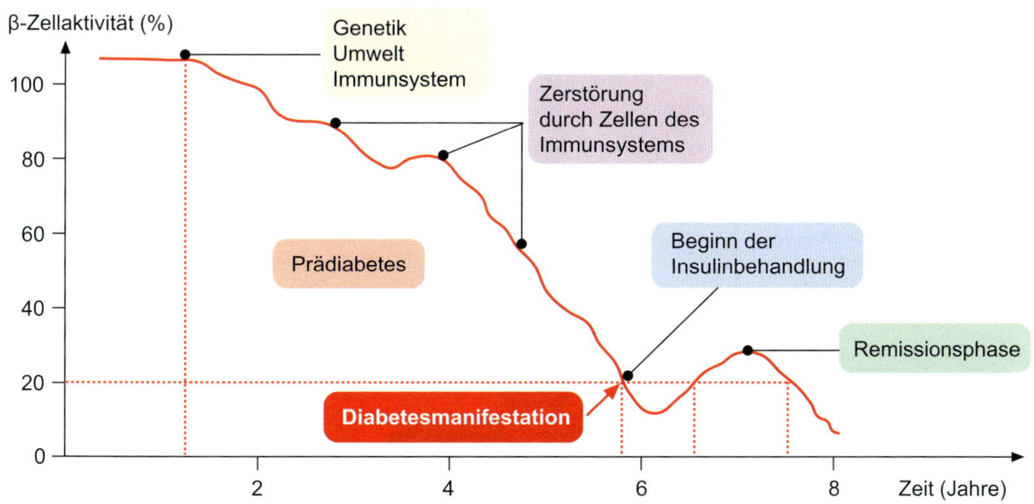

Abb. 1.1 Entstehung des Typ-1-Diabetes [L157]

gegen körpereigenes Gewebe – in diesem Fall u. a. gegen die Inselzellen – bildet.

Diese Antikörper werden deshalb auch Inselzell-Antikörper (ICA) genannt. Heute sind zahlreiche Antikörper bekannt, die bei der weiteren Zerstörung der β-Zelle eine Rolle spielen (z. B. GAD, Glutamatsäure-Decarboxylase) (➤ Kap. 2.5). Im Rahmen der fortschreitenden Erkrankung kommt es schließlich zu einer völligen Zerstörung der insulinbildenden Zellen.

1.4.2 Symptome

Erst wenn ca. 80 % der β-Zellen zerstört sind, tritt die Erkrankung zum ersten Mal mit ihren typischen **Anzeichen** in Erscheinung:
- Quälender Durst
- Häufiges Wasserlassen
- Gewichtsabnahme
- Müdigkeit

Zwischen Beginn der Erkrankung und Auftreten von Symptomen des Diabetes Typ 1 können Wochen, Monate oder auch Jahre vergehen. Häufig kommt es nach Auftreten der Symptome vorübergehend zu einem vermeintlichen Verschwinden des Diabetes, der Patient befindet sich dann in der Remissionsphase (Erholungsphase = Honeymoon/Flitterwochen). Tatsächlich schreitet aber der Krankheitsprozess fort, bis schließlich alle β-Zellen zerstört sind und kein Eigeninsulin mehr gebildet wird.

1.4.3 Insulin-Ersatz

Da bei Menschen mit Typ-1-Diabetes also von Anfang an ein echter Insulinmangel bzw. später ein völliges Fehlen von Eigeninsulin vorliegt, muss sofort mit Insulin behandelt werden. Folglich besteht die Behandlung im **Insulinersatz.** Insulin kann verabreicht werden durch:
- Injektion mithilfe einer Spritze oder eines Pens (in der Regel 2- bis 4-mal täglich) (➤ Kap. 6, ➤ Kap. 7, ➤ Kap. 8)
- Kontinuierliche Infusion mit einer Insulinpumpe (➤ Kap. 9)

Der Blutzucker soll – idealerweise – konstant gehalten werden, indem man versucht, blutzuckersteigernde und blutzuckersenkende Faktoren im Gleichgewicht zu halten, ähnlich wie bei einer Waage (➤ Abb. 1.2).

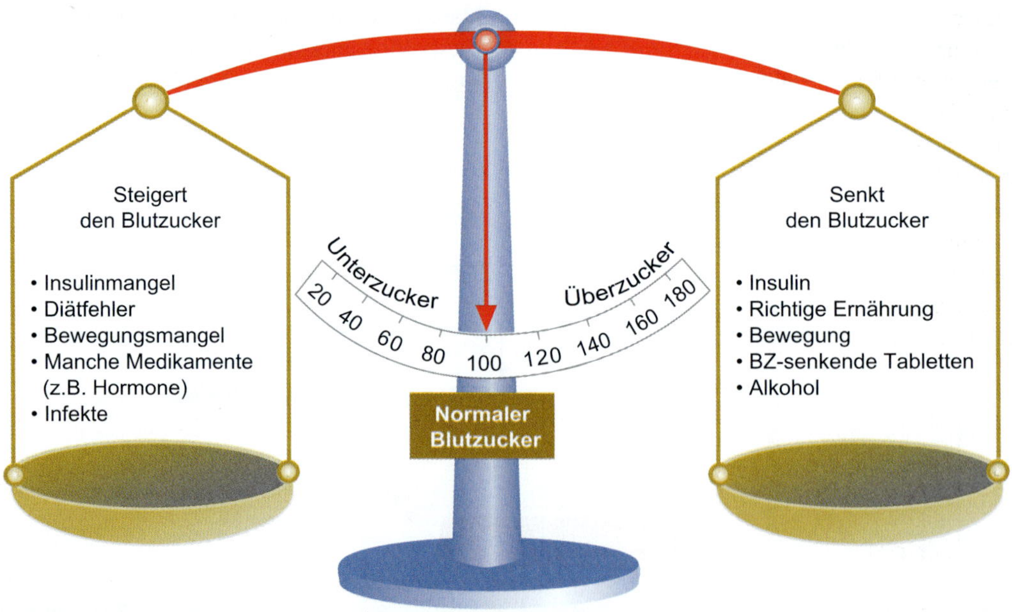

Abb. 1.2 Blutzucker-Waage – Werte in mg/dl [L157]

1.4.4 Vererbung

Der Typ-1-Diabetes mellitus wird mit einer Wahrscheinlichkeit von ca. 3–6 % von Mutter bzw. Vater auf die nachfolgende Generation **vererbt.** Haben beide Elternteile einen Typ-1-Diabetes, steigt das Risiko auf ca. 10–25 %. Geschwister von diabetischen Kindern haben ein Erkrankungsrisiko von mindestens 10 %. Ist ein eineiiger Zwilling erkrankt, so hat der zweite ein Risiko von etwa 50 %.

Der Typ-1-Diabetes mellitus ist bis heute nicht heilbar. Versuche, bei noch vorhandener Restinsulin-Eigenproduktion durch eine immunsuppressive Therapie die Gabe von Insulin oder Nicotinamid (➤ Kap. 22) den Krankheitsbeginn deutlich hinauszuzögern bzw. ganz zu verhindern, waren bisher nicht erfolgreich.

In aktuellen Studien versucht man, den Typ-1-Diabetes durch eine Impfung zu verhindern. Durch die Gabe von Insulin als Spray oder als Pulver mit der Nahrung versucht man bei Kindern mit hohem Diabetes-Risiko, die Bildung von Antikörpern als Vorstufe des Typ-1-Diabetes zu verhindern (Primärpräventionsstudie = PrePoint-Studie). So soll der β-Zell-Zerstörung durch das eigene Immunsystem vorgebeugt werden.

Auch die Ergebnisse der Bauchspeicheldrüsen- bzw. der Inselzelltransplantation sind insgesamt recht ermutigend (➤ Kap. 22).

Versuche, mittels einer Art „Desensibilisierung" das Immunsystem zu „überlisten", scheinen durchaus vielversprechend. Die aktuelle Forschung hat zudem gezeigt, dass bei einer nicht unwesentlichen Anzahl von Menschen mit Typ-1-Diabetes (bis 19 %!) selbst nach 50 Jahren Diabetes noch β-Zellen gebildet werden, die ein wenig Insulin produzieren. Sie werden aber immer wieder durch das eigene Immunsystem zerstört. So versucht man, diese wenigen β-Zellen als „Ausgangsmaterial" für die eventuelle Vermehrung von eigenen β-Zellen zu verwenden.

1.5 Typ-1-Diabetes im Kindes- und Jugendalter

1.5.1 Epidemiologie

Der Typ-1-Diabetes ist die häufigste chronische Krankheit bei Kindern und Jugendlichen. In Deutschland sind etwa 18.000 Kinder von 0–14 Jahren betroffen, in der Altersgruppe 0–20 Jahre etwa 32.000 Kinder und Jugendliche. Jungen und Mädchen sind gleich häufig betroffen. Von den 3.777 Neuerkrankungen mit 0–20 Jahren im Jahr 2020 waren 21 % unter 5 Jahre alt (= jedes 5.Kind), bei etwa 30–35 % trat der Diabetes zwischen dem 5. und 10. Lebensjahr auf, bei etwa 12,8 % erst zwischen dem 15. und dem 20. Lebensjahr, wobei Jugendliche dieser Altersgruppe nicht immer mehr zum Pädiater gehen, sondern in internistischen Einrichtungen betreut werden – die Zahlen sind daher wohl unvollständig. Die vorhergesagte Prävalenz am Ende des Jahres 2026 von 0,27 % entspricht einer Verdoppelung in den letzten 20 Jahren: Dann werden 3 von 1.000 Kindern einen Typ-1-Diabetes haben.

Sind bereits eines oder mehrere Familienmitglieder an Diabetes erkrankt,

- sind diese Kinder zum Zeitpunkt der Diagnose jünger,
- werden die Symptome häufiger eher erkannt (seltener eine Ketoazidose bei Erstmanifestation),
- erfolgt häufiger die Nutzung einer Insulinpumpe (➤ Kap. 9).

(Deutscher Gesundheitsbericht Diabetes 2022)

1.5.2 Erste Maßnahmen: Schulung und Einstellung

Nach der Diagnosestellung werden die Kinder in der Regel zunächst für ungefähr 12–13 Tage im Krankenhaus oder in einer speziellen Einrichtung aufgenommen.

Dort werden sie

- auf die Insulintherapie in Kombination mit einer berechneten Diät eingestellt,
- intensiv geschult – ggf. auch ein Elternteil (➤ Abb. 1.3),
- seit 2020 auch vermehrt auf eine Insulinpumpe eingestellt bzw. die Eltern/Erziehungsberechtigten. 93 % der unter 5-Jährigen verwenden eine Insulinpumpe (Mädchen häufiger als Jungen).

Während der **Remissionsphase** (einige Monate bis mehrere Jahre) brauchen die Kinder oft zunächst nur sehr wenig Insulin. In dieser Zeit und im Laufe der ersten Jahre nach der Remissionsphase ist eine gute **Einstellung** in der Regel möglich.

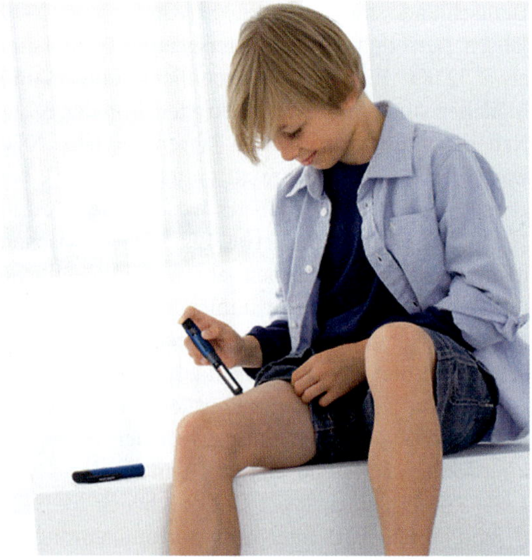

Abb. 1.3 Ein Kind injiziert sich „sein" Insulin selbstständig. [U117]

Mit den modernen Insulinpumpen lässt sich auch ein geringer Insulinbedarf realisieren, weshalb gerade in der Gruppe der jüngsten Kinder heute über 90 % eine Insulinpumpentherapie erhalten. Eine Alternative stellt die konventionelle Insulintherapie mit zwei Injektionen pro Tag dar. Im Laufe der Zeit, je nach Insulinbedarf, kann dann auf eine intensivierte Insulintherapie (ICT) umgestellt werden – oder auch zu einem späteren Zeitpunkt noch auf eine Insulinpumpen-Therapie!

Mit zunehmender Diabetesdauer, vor allem auch in der **Pubertät** mit ihren vielfältigen Problemen, wird die Stoffwechseleinstellung manchmal schwierig. Problematisch gestaltet sich häufig die Einstellung Jugendlicher zwischen dem 12. und 18. Lebensjahr. Hier ist es wichtig, dass Kinder und Jugendliche im Verlauf immer wieder **ambulant** geschult und behandelt werden. Gruppenschulungen und die Hilfe eines guten, erfahrenen Behandlungsteams können helfen, die vorübergehenden Schwierigkeiten zu überwinden.

Krankenhausaufenthalte sollten so selten wie möglich, aber so häufig wie nötig erfolgen (vor allem bei schlechtem HbA1c-Wert, häufigen Unterzuckerungen, in der Pubertät).

1.5.3 Ziele der Diabetestherapie und Kontrolluntersuchungen

Die **Diabetestherapie** verfolgt folgende **Ziele:**
- Vermeidung akuter Stoffwechselentgleisungen
- Vermeidung diabetesbedingter Folgeerkrankungen (Augen, Nieren, Nerven)
- Möglichst normnahe Blutzuckereinstellung, d. h. Werte zwischen 70 und 180 mg/dl (3,9–10,1 mmol/l)
- Frühzeitige Erkennung und Behandlung von Risikofaktoren (Bluthochdruck, Fettstoffwechselstörungen, Rauchen)
- Normale Entwicklung der Kinder und Jugendlichen
- Möglichst geringe Beeinträchtigung der sozialen und psychischen Entwicklung
- Kontinuierliche Behandlung und Betreuung der Kinder durch Fachkräfte (Diabetologe, Diabetesberater, Psychologe und/oder Sozialarbeiter sowohl im stationären als auch im ambulanten Bereich – optimal, wenn es dasselbe Team ist)

Die erforderlichen **Kontrolluntersuchungen** sollten 1- bis 2-mal innerhalb von 3 Monaten durchgeführt werden. Hierzu zählen:
- Kontrolle des HbA1c-Werts
- Kontrolle der dokumentierten Werte/PC
- Häufigkeit der schweren Unterzuckerungen, die unter einer AID (**A**utomatisierte **I**nsulin**d**osierung) eher selten vorkommen

1.5.4 Diabetestechnologie in der Therapie

In der Behandlung von Kindern und Jugendlichen nimmt der Einsatz von modernen Technologien schnell zu.

2020 nutzten bereits 12 % der Kinder eine **automatisierte Insulindosierung (AID),** d. h., dass ein Sensor (z. B. CGM) die Pumpe steuert (➤ Kap. 9, ➤ Tab. 9.4). Hierbei wird die Insulinabgabe automatisch an zu hohe oder zu niedrige Blutzuckerwerte angepasst. Neben einer Alarmfunktion haben manche Pumpen auch die Möglichkeit der Insulinabschaltung bei drohendem Unterschreiten des voreingestellten Blutzuckerwerts bzw. die Wiedereinschaltung der Pumpe bei steigenden Blutzuckerwerten.

Etwa 53 % der Kinder nutzen eine **sensorunterstützte Pumpentherapie (SuP)** mittels rtCGM oder FGM (➤ Kap. 3). Mit diesen technischen Möglichkeiten scheint ein niedriger HbA1c-Wert auch kein erhöhtes Risiko mehr für schwere Hypoglykämien zu sein. Außerdem scheint sich die frühzeitige Einstellung nach Erstmanifestation (< 6 Monate) günstig auf den Diabetesverlauf auszuwirken.

1.6 Metabolisches Syndrom

Nach heutigen Vorstellungen entsteht der Typ-2-Diabetes mit einer Latenz von etwa 5–10 Jahren aus dem **metabolischen Syndrom,** das der Nestor der deutschen Diabetologie, Prof. Mehnert (verstorben 27.1.2023) „Wohlstandssyndrom" genannt hat und das von den Angloamerikanern immer noch als „tödliches Quartett" bezeichnet wird (➤ Abb. 1.4).

Die aktuelle Definition des metabolisch-vaskulären Syndroms beinhaltet als wichtigsten Faktor das Eingeweidefett (= viszerales Fett) zusammen mit weiteren Faktoren wie:

- Fettstoffwechselstörungen
- Bluthochdruck
- Erhöhte Nüchtern-Blutzuckerwerte

Wichtiger als das Gewicht ist somit der Bauchumfang, der beim Mitteleuropäer innerhalb folgender Grenzen liegen sollte:

- Männer < 102 cm
- Frauen < 88 cm

Es hat sich gezeigt, dass der Bauchumfang am besten das zunehmende Risiko für Herzinfarkte und Schlaganfälle widerspiegelt. Die Messung ist einfach und jederzeit durchführbar (➤ Tab. 1.3, ➤ Abb. 1.5).

Erschreckend ist in diesem Zusammenhang auch, dass Übergewicht insbesondere bei Kindern und Jugendlichen zunimmt (➤ Kap. 1.8). Auch hier sind die Hauptgründe für die **Entstehung des metabolischen Syndroms**

- zunehmender Bewegungsmangel und
- übermäßiges Essen und Trinken (besonders Soft-Drinks bei Jugendlichen) mit daraus folgender

Tab. 1.3 Messung des Bauchumfangs

So wird der Bauchumfang richtig gemessen:
• Den Bauchumfang im Stehen und mit freiem Oberkörper messen • Das Maßband in der Mitte zwischen dem unteren Rippenbogen und dem Beckenkamm anlegen • Das Maßband in gerader Linie um den Bauch herumführen (die dickste Stelle mit einbeziehen – nicht schummeln!) • Während der Ausatmungsphase messen • Den gemessenen Wert dokumentieren (1×/Woche)

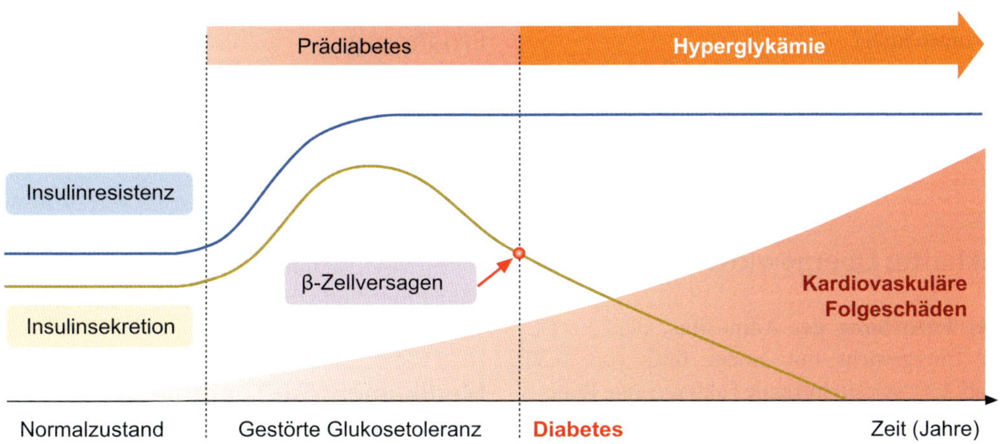

Abb. 1.4 Metabolisches Syndrom und Entwicklung des Typ-2-Diabetes [L157]

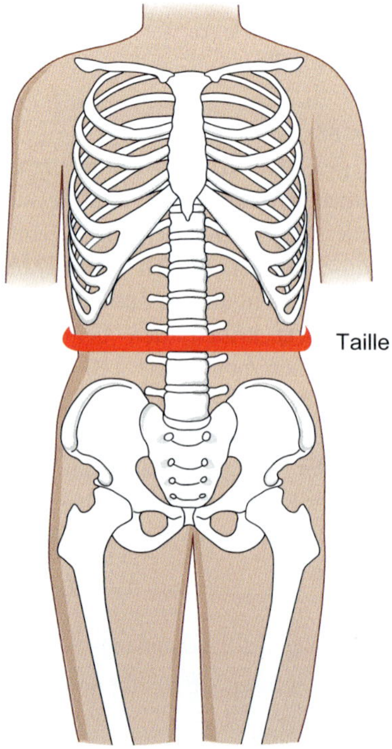

Abb. 1.5 Messung des Bauchumfangs [L157]

Adipositas (krankhaftes Übergewicht/Nichtalkoholische Fettleber [NASH]).

Beim **Übergewicht** unterscheidet man zwischen

- Bauch-Fettsucht (zentrale Fettsucht, „Apfelform"), die vor allem bei Männern als „Bierbauch" bezeichnet wird (viszerales Fett) und
- Hüft-Fettsucht („Birnenform"), wie man sie eher bei Frauen findet.

Besonders die Apfelform stellt eine gefährliche Form der Fettsucht dar, da sie mit einem deutlich erhöhten Risiko für arteriosklerotische Gefäßschäden behaftet ist.

Krankhaftes Übergewicht (Adipositas)

Bei der **Entstehung der Adipositas,** dem krankhaften Übergewicht mit einem BMI von >30 (➤ Tab. 1.4), spielen folgende Faktoren eine Rolle:

- Vererbung
- Kalorienreiche Ernährung
- Mangelnde Bewegung

Tab. 1.4 Definition des Gewichts (WHO)

Definitionen	BMI in kg/m²	Gewicht in kg bei Größe 1,60 m	Gewicht in kg bei Größe 1,78 m
Untergewicht	< 18,5	< 47,5	< 58,5
Normalgewicht	18,5–24,9	47,5–63,9	58,5–78,9
Übergewicht	25–29,9	64,0–76,4	79,0–94,9
Adipositas Grad 1	30–34,9	76,5–89,4	95,0–110,4
Adipositas Grad 2	35–39,9	89,5–101,9	110,5–126,4
Adipositas Grad 3	> 40,0	> 102,0	> 126,5

1.6.1 Therapie des metabolisch-vaskulären Syndroms

Bewegungstherapie

Moderate, am besten tägliche Bewegung, z. B. Tanzen, Spazierengehen, Walken, Joggen etc., mit einem zusätzlichen Energieverbrauch von etwa 2.500 kcal/Woche = 5 h Bewegung/Woche bringt eine langsame, aber stetige Gewichtsreduktion mit sich – mit einem um 1.500 kcal/Woche erhöhten Energieverbrauch kann man sein Gewicht nur halten (➤ Kap. 15).

Ernährung

Eine strenge Diät hält auf Dauer fast niemand durch. Eine gesunde, kalorienreduzierte Mischkost, die auch „Lieblingsspeisen" in kleinen Mengen erlaubt, ist viel effektiver. Eine Gewichtsreduktion von 5–10 % des Ausgangskörpergewichts bewirkt bei zahlreichen Stoffwechsel-Parametern (Blutzucker, Blutdruck, Blutfette etc.) oft schon Wunder (➤ Kap. 12).

Medikamentöse Therapie

Gegenwärtig steht in Deutschland zur Behandlung der Adipositas neben Orlistat (Xenical®) noch das

GLP-1-Analogon Liraglutid 3 mg (Saxenda®) zur Verfügung (➤ Kap. 4.2). Orlistat hemmt fettverdauende Enzyme (Lipasen) im Magen-Darm-Trakt. Die Fette werden so nur teilweise aufgenommen und weiterverarbeitet – eine Gewichtreduktion um ca. 2,8 kg/Jahr ist erreichbar.

BEACHTE

Wird Orlistat abgesetzt, ist der Effekt der Behandlung bald wieder verschwunden und es kommt häufig zu Nebenwirkungen, die unbedingt zu beachten sind. Daher Orlistat nur in Absprache mit einem Arzt einsetzen!

1.6.2 Operative Möglichkeiten bei massivem Übergewicht

Generell ist ein Adipositas-chirurgischer Eingriff nach der aktuellen S3-Leitlinie „Chirurgie der Adipositas und metabolischer Erkrankungen" von 2018 (AWMF-Register-Nr.088-001) erst dann indiziert, wenn eine **umfassende Aufklärung** erfolgte und die **konservative Therapie erfolglos ausgeschöpft** wurde.

In Deutschland gelten strenge Richtlinien – aus gutem Grund. Die operativen Eingriffe erfordern eine lebenslange Nachsorge, denn der Eingriff verändert den gesamten Stoffwechsel. Bei unzureichender Aufklärung kann dies zu schweren Komplikationen führen. Deshalb stehen vor so einer Operation eine ernsthafte 6- bis 12-monatige, ärztlich begleitete, Ernährungsumstellung und Bewegungstherapie mit dem Ziel der Gewichtsreduktion. Erst wenn das nicht gelingt **und** keine Essstörung vorliegt, kann eine Operation erwogen werden.

Indikationen liegen vor:

- Bei Patienten mit einem BMI ≥ 40 kg/m² ohne Begleiterkrankungen bzw. Kontraindikationen
- Bei Patienten mit einem BMI ≥ 35 kg/m² mit Übergewicht, das in Zusammenhang mit weiteren Erkrankungen steht wie:
  - Diabetes mellitus Typ 2
  - Koronarer Herzkrankheit
  - Herzinsuffizienz (➤ Kap. 13.2)
  - Hyperlipidämie (Fettstoffwechselstörungen, ➤ Kap. 14.2)
  - Hypertonie (➤ Kap. 14.1)
  - Nichtalkoholischer Fettleber (NAFLD, ➤ Kap. 14.4)

Folgende Operationen stehen zur Verfügung (➤ Abb. 1.6):

1. **Magenballon** (→ Verminderung der Magenfüllung): Der Magenballon (BMI > 30) bleibt in der Regel 6 Monate im Magen liegen – danach wird er im Rahmen einer Magenspiegelung (Gastroskopie) wieder entfernt – heute nur noch selten angewandt!
2. **Magenband** (Silikon-/elastisches Band) (→ Verkleinerung des Magens): Das Magenband wird im Rahmen einer Bauchspiegelung (Laparoskopie) ringförmig um den Magen gelegt. So entstehen zwei Magenhälften mit einem kleineren Teil

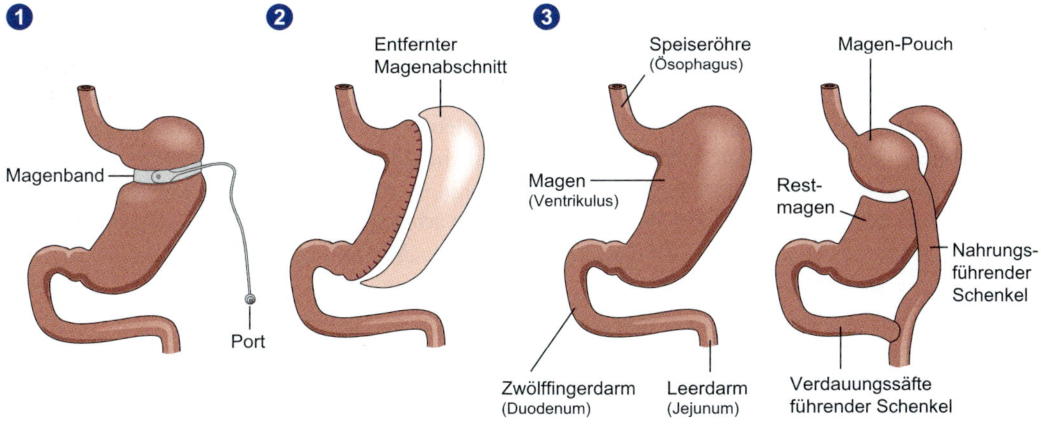

Abb. 1.6 Magenband (1), Schlauchmagen (2) und Roux en-y-Magen-Bypass (3) [L157]

oberhalb und einem größeren Teil unterhalb des Bandes. Über ein Flüssigkeitsreservoir in den Bauchmuskeln, in das von außen Flüssigkeit eingespritzt wird, kann es „gespannt" werden. Komplikationen sind insbesondere Infektionen, Organverletzungen und Lungenentzündungen. Die Reduktion des Übergewichts kann bis zu 46 % betragen und bei etwa 50 % der Patienten „verschwindet" der Diabetes quasi „über Nacht" – heute nur noch selten angewandt.

3. **Schlauchmagen** (→ Verkleinerung des Magens): Beim Schlauchmagen wird der größere Anteil des Magens der Länge nach entfernt – es bleibt nur noch ein schmaler „Magenstreifen" von 2–3 cm übrig. Man kann so nur wenig Nahrung auf einmal essen und ist schneller gesättigt. Mit der Entfernung des größeren Anteils des Magens wird auch die Produktion eines wichtigen Hunger-/Appetit-Hormons, das **Ghrelin** vermindert. Manchmal ist im späteren Verlauf wegen eines Refluxes (= Rückfluss sauren Mageninhalts in die Speiseröhre) noch eine zweite Operation erforderlich. Es kann sich sonst eine Barrett-Ösophagitis (Krebsvorstufe) entwickeln. Die Operation eines Magenschlauches ist nicht umkehrbar – sie ist wegen der guten Erfolge mittlerweile aber weltweit das am häufigsten eingesetzte Operationsverfahren (hohe Effektivität).
4. **Roux-en-y-Magen-Bypass** (→ Verkleinerung des Magens): Beim Magen-Bypass wird der Magen verkleinert und so eine kleine Magentasche gebildet, die dann direkt mit dem Dünndarm – meist durch eine Y-Anastomose nach Roux – verbunden wird. Der übrige Teil des Magens, der Zwölffingerdarm (Duodenum) und ein Teil des oberen Dünndarms sind so ausgeschaltet (= frühes Sättigungsgefühl). Dies kann zu mangelhafter Aufnahme von Fetten, Vitaminen, Eisen etc. führen. Neben der verminderten Aufnahme von Kalorien wird auch die hormonelle Regelung des Magen-Darm-Trakts beeinflusst (z. B. Steigerung des Hormons GLP-1 = Inkretin). Durch diese Operation lässt sich das Gewicht um etwa 60 % reduzieren, der Diabetes wird in nahezu 80 % der Fälle weitgehend normalisiert (= normale Blutzucker-Einstellung!) (hohe Effektivität).

Nach der Anlage eines Schlauchmagens und des Roux-en-y-Bypasses (RYGB) ist eine dauerhafte Zuführung von Vitaminen, Spurenelementen, Kalzium und Eiweiß erforderlich, um Mangelerscheinungen vorzubeugen infolge von Fehlernährung oder Malabsorption (= unzureichende Aufnahme von Substraten aus dem bereits vorverdauten Speisebrei).

BEACHTE

Die operativen Verfahren zur Gewichtreduktion sollten nur der allerletzte Schritt sein, wenn alle anderen Maßnahmen zu keinem Erfolg geführt haben – die Risiken müssen gut abgewogen werden (z. B. Narkose, Mangelerscheinungen, OP-Risiko).
Sie sollten nur in einem zertifizierten Zentrum durchgeführt werden!

1.7 Typ-2-Diabetes

Die **Ursache** des Typ-2-Diabetes mellitus wird in einer angeborenen oder erworbenen **Insulinunempfindlichkeit** (Insulinresistenz) und in einer zunehmenden Erschöpfung der β-Zellen gesehen.

1.7.1 Entwicklung

Insulinresistenz und Erschöpfung der β-Zellen

Diese Insulinunempfindlichkeit wird durch die in den Industrieländern allgemein vorkommende Überernährung mit nachfolgender Fettsucht verstärkt. Die Überernährung führt zu einem vermehrten Glukoseangebot. Wegen der immer weiter zunehmenden Insulinunempfindlichkeit (= Insulinresistenz) (➤ Abb. 1.4) einerseits und dem Glukoseüberangebot andererseits muss der Körper mehr Insulin freisetzen, die Bauchspeicheldrüse muss verstärkt arbeiten. Die Insulinsekretion steigt an.

Diese „Mehrarbeit" führt auf lange Sicht zu einer Erschöpfung der β-Zellen und bei entsprechender genetischer Veranlagung zusammen mit verminderter Bewegung zum Auftreten eines Diabetes mellitus vom Typ 2 (β-Zell-Versagen). Hohe Neutralfette nach den Mahlzeiten begünstigen ebenfalls die Zerstörung der β-Zellen. Bestimmte Eiweiße (z. B. das

Enzym Hämoxygenase 1) scheinen auch an der Entstehung der Insulinresistenz und so schließlich an der Entstehung des Typ-2-Diabetes bei Übergewichtigen (Adipösen) beteiligt zu sein.

Je nach Entwicklungsstadium der Erkrankung überwiegt also bei einem Menschen mit Typ-2-Diabetes entweder

- die Insulinresistenz (Insulinunempfindlichkeit) oder
- der Sekretionsdefekt (die mangelhafte Ausschüttung von Insulin zu den Mahlzeiten).

Zur Erklärung dieses Sachverhalts wird häufig das Schlüssel-Schloss-Modell (Insulin = Schlüssel, Insulinrezeptor = Schloss, Zelle = Haus) herangezogen (➤ Kap. 1.2). Auf dieses übertragen hieße das, dass die Zahl der Türschlösser zu den einzelnen Häusern abnimmt und die vorhandenen Schlüssellöcher teilweise verbogen sind, sodass die eigentlich in ausreichender Zahl vorhandenen Schlüssel nicht mehr passen.

Bedeutung des viszeralen Fetts (Bauchfett)

Mangelnde Bewegung ist der Hauptgrund dafür, dass die aufgenommene Energie nicht verbraucht, sondern in Form von „Fettringen" am Körper (Bauch) gespeichert wird. Jedes Kilo mehr an Fett verstärkt die Insulinresistenz zusätzlich – insbesondere das „Eingeweidefett" (= viszerales Fett). Dieses Eingeweidefett (Fettzellen) produziert eine Reihe von Hormonen und Eiweißen, die bestimmte Stoffwechselvorgänge verändern bzw. beschleunigen – sie sind auch für die Entstehung einiger Folgeschäden mit verantwortlich (➤ Kap. 13). Vom Fettgewebe sezernierte Substanzen sind z. B.:

- **Leptin**
- **Resistin**
- **Adiponektin**
- **Tumor-Nekrose-Faktor alpha (TNFα)**
- **Angiotensin**

Aufgrund des Übergewichts, insbesondere der Bauchfettsucht (➤ Kap. 1.6.1, ➤ Tab. 1.4), und den entsprechenden Fettstoffwechselstörungen wirkt das eigene Insulin nicht mehr dort, wo es gebraucht wird, nämlich

- an der Muskulatur
- an der Leber
- am Fettgewebe

1.7.2 Vererbung

Der Typ-2-Diabetes geht mit einem Vererbungsrisiko von 40 bis zu 80 % einher und ist bis heute nicht heilbar. Hatte z. B. die Großmutter Typ-2-Diabetes (früher oft „Alterszucker" genannt!), liegt die Wahrscheinlichkeit der Vererbung auf die Kinder bei etwa 40 % – hatten beide Großeltern Typ-2-Diabetes, steigt das Risiko auf bis zu 80 %!

1.7.3 Einteilung

Aus **therapeutischen Gründen** unterscheiden wir beim Typ-2-Diabetes

- den schlanken Mensch mit Typ-2-Diabetes mit Überwiegen des relativen Insulinmangels (nur etwa 5 %) vom
- übergewichtigen Menschen mit Typ-2-Diabetes mit zwar ausreichender Insulineigenproduktion (relativer Insulinmangel), jedoch überwiegend mangelnder Insulinwirkung (= Insulinresistenz) durch sein Übergewicht (ca. 90 %).

Diese Unterscheidung ist sinnvoll, da unterschiedliche Therapieansätze verfolgt werden.

Der schlanke Mensch mit Typ-2-Diabetes

Bei etwa 5–10 % **schlanken Menschen mit Typ-2-Diabetes** steht der Insulinmangel im Vordergrund, sodass oft rasch mit einer Insulintherapie zusätzlich zu den oralen Antidiabetika (z. B. Metformin) behandelt werden muss – oder auch eine alleinige Insulintherapie nötig ist.

Der übergewichtige Mensch mit Typ-2-Diabetes

Menschen mit Typ-2-Diabetes verfügen im Gegensatz zu Menschen mit Typ-1-Diabetes anfangs noch über **körpereigenes Insulin** – nicht sinnvoll wäre es also, einen solchen Patienten von Anfang an unkritisch mit Insulin zu behandeln, denn Insulin fördert die Fettentstehung und damit eine Gewichtszunahme. Da der zu hohe Blutzuckerspiegel darüber hinaus seine Ursache in der **schlechten Insulinwirkung** (Insulinresistenz) hat, muss sich alle Anstrengung darauf richten, diese wieder zu normalisieren bzw. zu verbessern. Durch Übergewicht verschlechtert sich nämlich die Wirkung des körpereigenen Insulins und der Blutzuckerspiegel steigt an. Gelingt es, Normalgewicht zu erreichen, kann das Insulin wieder besser wirken und die Blutzuckerwerte normalisieren sich meist.

Der **übergewichtige Mensch mit Typ-2-Diabetes** sollte daher vor allem abnehmen (Ernährung und Bewegung), damit das noch ausreichend vorhandene körpereigene Insulin wieder richtig wirken kann.

Noch etwas ist in diesem Zusammenhang wichtig: Aufgrund der Insulinresistenz, aber auch wegen des Sekretionsdefekts (zu wenig Insulin rechtzeitig zum Essen vorhanden) sollten grundsätzlich nicht zu viele Kohlenhydrate auf einmal ins Blut gelangen, da sonst der Transport in die Zellen nicht funktioniert. Die verzehrte Kohlenhydratmenge sollte daher reduziert werden. Aus demselben Grund sollten Kohlenhydrate, die sehr schnell ins Blut gelangen (z. B. Haushaltszucker, Saft, zuckerhaltige Limonaden und Cola), gemieden werden. Der Blutzuckeranstieg wäre sonst viel zu steil (➤ Kap. 12.2).

1.7.4 Medikamentöse Therapie

Unterstützend werden in der medikamentösen Therapie des übergewichtigen Menschen mit Typ-2-Diabetes bei Vorherrschen von Insulinresistenz vor allem folgende Medikamente eingesetzt (➤ Kap. 4):

- Biguanide, z. B. Glucophage®
- DPP-4-Hemmer, z. B. Januvia®, Xelevia®, Onglyza®
- SGLT-2-Hemmer, z. B. Forxiga®, Jardiance®
- Inkretinmimetika (= GLP-1-Analoga), z. B. Byetta®, Victoza®, Bydureon®, Ozempic® oder Trulicity®

Bei bereits langdauerndem Diabetes Typ 2 werden häufig Medikamente, die verschiedene Ansätze verfolgen, kombiniert:

- Orale Antidiabetika und GLP-1-Analoga (➤ Kap. 4)
- Orale Antidiabetika und Insulin (➤ Kap. 7.1, ➤ Kap. 7.2)
- GLP-1-Analoga und Insulin (➤ Kap. 7.4)
- Eine reine Insulintherapie (➤ Kap. 7.3, ➤ Kap. 8)

1.8 Typ-2-Diabetes im Kindes- und Jugendalter

Epidemiologie

Die Prävalenz unter den 11- bis 18-Jährigen wird auf 12–18 auf 100.000 geschätzt. Das bedeutet, dass 950 Kinder und Jugendliche in Deutschland an Typ-2-Diabetes erkrankt sind. Jährlich erkranken etwa 170 Kinder und Jugendliche neu an Typ-2-Diabetes – Tendenz steigend, eine hohe Dunkelziffer lässt sich vermuten.

Grund dafür ist, dass Kinder und Jugendliche in Deutschland immer übergewichtiger werden, insbesondere weil sie sich zu wenig bewegen und für das, was sie körperlich tun, zu kalorienreich essen und trinken. Der Anteil der übergewichtigen 3- bis 6-Jährigen liegt bei 10,8 % der Mädchen und 7,3 % der Jungen. Mit zunehmendem Alter steigt der Prozentsatz auf 16,2 unter den 14- bis 17-jährigen Mädchen und auf 18,5 % bei Jungen der Altersgruppe. Auch der Anteil der Adipositas unter Kindern und Jugendlichen steigt stetig an: Bei 3- bis 6-jährigen Mädchen liegt er bei 3,2 % und steigt auf 7,7 % bis zum Alter von 14–17 Jahren an. Bei den Jungen liegt er zunächst bei 1 %, um dann sogar auf 9,2 % unter den 14- bis 17-Jährigen anzusteigen (➤ Tab. 1.5). Etwa 12 % der adipösen Jugendlichen haben eine gestörte Glukosetoleranz.

Die Folge davon ist, dass der gelegentlich noch von Unverbesserlichen als „Alterszucker" bezeich-

Tab. 1.5 Übergewicht und Adipositas unter Kindern und Jugendlichen

	Übergewicht	Adipositas
Mädchen		
3- bis 6-Jährige	10,8 %	3,2 %
14- bis 17-Jährige	16,2 %	1 %
Jungen		
3- bis 6-Jährige	7,3 %	7,7 %
14- bis 17-Jährige	18,5 %	9,2 %

nete Typ-2-Diabetes eben auch bei Kindern und Jugendlichen immer häufiger auftritt. Nach Aussagen von Prof. Dr. Wieland Kiess (Kinderarzt, Leipzig) ist der weltweit jüngste Patient, bei dem bisher ein Typ-2-Diabetes dokumentiert wurde, ein 5-Jähriger aus Leipzig. Der Junge brachte 55 kg auf die Waage – normal ist in seinem Alter ein Gewicht von etwa 19 kg!

In den USA findet man in einigen Regionen bei den 14- bis 19-Jährigen schon eine Neuerkrankungsrate von 50 % – das bedeutet, dass jedes zweite Kind, das neu an Diabetes erkrankt, in diesem Alter keinen Typ-1-Diabetes, sondern einen Typ-2-Diabetes hat (etwa 800 Kinder und Jugendliche/Jahr).

1.8.1 Diagnostik

Zur Prüfung der Verdachtsdiagnose „Diabetes Typ 2" raten führende Kinderdiabetologen bei sehr übergewichtigen Kindern und Jugendlichen insbesondere dann, wenn

- eine familiäre Vorbelastung mit Typ-2-Diabetes besteht (Eltern oder Großeltern, Geschwister, Gestationsdiabetes der Mutter) und wenn zusätzliche Risikofaktoren bestehen wie
  - Fettstoffwechselstörungen oder
  - Bluthochdruck.

Die Untersuchung wird in Form eines **oralen Glukose-Toleranztests** (oGTT, ➤ Kap. 2.3), also eines Zuckerbelastungstests, durchgeführt. Als Ersatz oder Ergänzung kann bei Kindern ein „Harnzuckertest" durchgeführt werden – dieser ist bei Kindern deshalb aussagekräftig, weil ihre Nierenschwelle sehr niedrig ist. Sie liegt bei etwa 120 mg/dl (6,7 mmol/l).

1.8.2 Therapie

Bei Kindern mit Typ-2-Diabetes steht eine rasche Blutzuckernormalisierung im Vordergrund, da verschiedene Studien belegen, dass bei unzureichender Blutzuckerkontrolle bis zur Hälfte aller an Typ-2-Diabetes erkrankten Jugendlichen mit einer Nephropathie (Nierenschaden) rechnen müssen (➤ Kap. 13, ➤ Tab. 1.6).

Vor allem bei Kindern sind deshalb **vorbeugende Maßnahmen** entscheidend:

- Lebensstiländerung:
  - Insbesondere Änderung der Ess- und Trinkgewohnheiten (kalorienärmere Ernährung)
  - Tägliche Bewegung, ggf. auch Sport
- Einschränkung sitzender Tätigkeiten wie Computer, Fernsehen, Gameboy-Spiele

BEACHTE

Bei einem übergewichtigen Kind darf nicht automatisch ein Typ-2-Diabetes angenommen werden, da auch übergewichtige Kinder an Typ-1-Diabetes erkranken können.

Bisher standen Ärzte immer wieder vor der Frage, wie man dem Übergewicht und damit auch der Insulinresistenz von Kindern mit Typ-2-Diabetes medikamentös entgegenwirken kann. Das einzige bisher in Studien an Kindern untersuchte **orale Antidiabetikum** ist gegenwärtig das **Biguanid Metformin** (Glucophage®), mit dem sich auch bei übergewichtigen Kindern und Jugendlichen mit Typ-2-Diabetes Folgendes erreichen lässt:

- Verminderung der Insulinresistenz
- Senkung des mittleren HbA1c-Werts (wie bei Erwachsenen um etwa 1 %)
- Eher leichte Gewichtsabnahme
- Verbesserung des Blutfett-Profils

Es ist bei Kindern und Jugendlichen mit Typ-2-Diabetes ab 10 Jahre zugelassen (➤ Tab. 4.1). Dieses Medikament hat bei Kindern offensichtlich weniger Nebenwirkungen und Kontraindikationen als bei Erwachsenen und wird sogar besser vertragen.

Eine weitere Option ist die Gabe eines **langwirkenden GLP-1-Analogons** (➤ Kap. 4.2) bei Kindern und Jugendlichen mit Typ-2-Diabetes, das s. c. gespritzt wird. Gegebenenfalls kann auch die Gabe von Insulin (Vorsicht: kann die Gewichtszunahme fördern) erforderlich werden.

1.8.3 Begleit- und Folgeerkrankungen

Die **primäre Therapie** diabetischer Kinder mit Typ-2-Diabetes sollte stets mit der oben beschriebenen **Änderung des Lebensstils** beginnen. Die Vorstellung, dass bereits 16- bis 18-jährige Jugendliche mit Typ-2-Diabetes wegen ihres Übergewichts

- Schäden an der Wirbelsäule, den Knie- und Hüftgelenken aufweisen,
- Gallensteine haben,
- dem Unterricht in der Schule nicht mehr folgen können (sie schlafen ein),

muss jeden erschüttern (➤ Tab. 1.6). Wahrscheinlich kann dieses Problem nur durch eine frühzeitigere Aufklärung und Intervention, ggf. bereits im Kindergartenalter sowie im Elternhaus, nachhaltig beeinflusst werden. Solche Begleit- und Folgeerkrankungen haben dramatische Auswirkungen sowohl auf das Kindeswohl, aber auch auf die geistige und körperliche Entwicklung dieser Kinder.

Tab. 1.6 Begleit- und Folgeerkrankungen bei Kindern und Jugendlichen mit Typ-2-Diabetes (Kapellen 2018)

Begleit- und Folgeerkrankungen	begünstigt
Bluthochdruck	Arteriosklerose mit Herzinfarktgefahr
Fettstoffwechselstörung	Arteriosklerose und Herzinfarktgefahr
Fettleber	Chronische Leberentzündung (Hepatitis)
Obstruktive Schlaf-Apnoe	Herzinfarkte, Schlaganfälle, Depressionen
Mikroalbuminurie	Nierenerkrankungen, Herzinfarkte, Schlaganfälle

1.9 Pankreopriver Diabetes – Typ 3c

Wenn die Bauchspeicheldrüse zu großen Teilen oder gar vollständig ausfällt, sind alle ihre Funktionen geschädigt. Durch Mangel oder völliges Fehlen von **Insulin** kommt es zur diabetischen Stoffwechsellage. Darüber hinaus fehlt auch die Unterstützung bei der Verdauung, denn es fehlt ja der **Bauchspeichel,** der die Enzyme für die Fett- und Kohlenhydratverdauung enthält. Die mit der Nahrung aufgenommene Energie kann dann nicht richtig verwertet werden. Die Nahrung wird z. T. unverdaut ausgeschieden. In der Therapie ist es daher wichtig, nicht nur das fehlende Insulin zu ersetzen, sondern auch Enzympräparate (z. B. Kreon®, Pankreon® forte) zu geben. Neben dem Insulin aus den β-Zellen wird aus den α-Zellen der Bauchspeicheldrüse ein weiteres, sehr wichtiges Hormon abgegeben – das **Glukagon.** Dieses bewirkt – im Gegensatz zum Insulin – eine Blutzuckererhöhung, die über eine Abgabe aus dem Glukosespeicher der Leber zustande kommt. Die Glukagonwirkung ist bei Unterzucker (Hypoglykämie) besonders wichtig, um als „Gegenregulation" Zuckerreserven aus der Leber zu mobilisieren. Nach Entfernung von Teilen der Bauchspeicheldrüse (besonders des Schwanzbereichs) kann es durch den Glukagonmangel zu häufigeren Unterzuckerungen bzw. starken Blutzucker-Schwankungen kommen.

Häufige Ursachen für den Ausfall der Bauchspeicheldrüse sind:

- Bauchspeicheldrüsenentzündungen, ausgelöst durch Alkoholmissbrauch, erhöhte Blutfette, ein Gallensteinleiden oder
- Operationen, bei denen wegen eines Unfalls oder Tumors die Bauchspeicheldrüse entfernt werden musste (Pankreaskarzinom).

MERKE

Behandlungsziele

- Folgekrankheiten verhindern
- Akutkomplikationen vermeiden
- Wohlbefinden verbessern

Zu erreichen durch

- Blutzuckerwerte zwischen 70 und 140 mg/dl (3,9–7,8 mmol/l)
- Normalen HbA1c

Behandlung des Menschen mit Typ-1-Diabetes

- Fehlendes Insulin bedarfsgerecht ersetzen

Grundsätzliche Möglichkeiten:

- Konventionelle Therapie (CT) (➤ Kap. 8.1)
- Intensivierte konventionelle Therapie (ICT) (➤ Kap. 8.2)
- Pumpentherapie (➤ Kap. 9)

Behandlung des übergewichtigen Menschen mit Typ-2-Diabetes

Insulinresistenz abbauen durch:

- Gewichtsnormalisierung
- Richtige Ernährung (kalorienreduziert)
- Regelmäßige Bewegung (➤ Kap. 15.1)

Wenn sich dies nicht als ausreichend erweist, werden

- zusätzlich orale Antidiabetika (z. B. Biguanide, α-Glukosidasehemmer, Glitazone, SGLT-2-Hemmer, DPP-4-Hemmer) (➤ Kap. 4.1),
- evtl. auch Inkretine (z. B. Byetta®, Victoza®, Bydureon®, Trulicity®) (➤ Kap. 4.2) oder Insulin (➤ Kap. 7) verordnet.

Fragen

1. Wann wurde erstmalig Insulin in der Behandlung des Diabetes mellitus eingesetzt?
2. Warum kann ein Mensch mit Typ-1-Diabetes nicht mit Tabletten behandelt werden?
3. Ist der Diabetes mellitus heilbar?
4. Worin unterscheiden sich der schlanke und der übergewichtige Mensch mit Typ-2-Diabetes?
5. Welche Krankheitszeichen deuten auf einen Diabetes hin?
6. Warum ist es bei übergewichtigen Menschen mit Typ-2-Diabetes besonders wichtig, das Körpergewicht durch regelmäßige Bewegung zu reduzieren?

Lösungen ➤ Anhang.

KAPITEL

2 Diagnose des Diabetes mellitus und Verlaufskontrollen

Zur **Diagnose** einer diabetischen Stoffwechsellage werden im Wesentlichen **zwei Laborwerte** herangezogen:

- Blutzuckerwert
- HbA1c-Wert

Außerdem gibt es den **oralen Glukose-Toleranztest** (oGTT), der aber nur noch bei Grenzbefunden (= pathologische Glukosetoleranz) und im Rahmen einer Schwangerschaft (➤ Kap. 17) durchgeführt werden sollte.

Zur Feststellung der von den β-Zellen produzierten Insulinmenge wird das **C-Peptid** im Blut bestimmt. Der Nachweis von **Antikörpern** im Blut dient der Klärung, ob es sich um einen Autoimmun-Diabetes z. B. Typ 1 oder LADA handelt.

Zur Beurteilung der mittel- und langfristigen Blutzuckereinstellung werden folgende Parameter zur **Verlaufskontrolle** herangezogen:

- HbA1c
- Fruktosamin

Tab. 2.1 Diagnose des Diabetes mellitus (Diabetologie 2022)

Ein **Diabetes mellitus** liegt vor, wenn	• im kapillären Vollblut (Fingerbeere) der Nüchternblutzucker über 126 mg/dl (≥ 7 mmol/l) (= Plasma-Glukose) und/oder • der 2-Stunden-oGTT-Blutzuckerwert ≥ 200 mg/dl (≥ 11,1 mmol/l), • der HbA1c-Wert ≥ 6,5 % (≥ 48 mmol/mol Hb) • ein Gelegenheitszucker bei ≥ 200 mg/dl (≥ 11,1 mmol/l) liegt.
Eine lediglich **pathologische Glukosetoleranz** (krankhafte Zuckerverwertung) liegt vor, wenn	• der Nüchtern-Blutzucker zwischen 100 und 125 mg/dl (5,6–6,9 mmol/l) und/oder • der 2-Stunden-oGTT-Blutzucker zwischen 140 und 199 mg/dl (7,8–11,0 mmol/l), • der HbA1c-Wert 5,7 bis < 6,5 % (39–≤ 48 mmol/mol Hb) liegt. Ein normaler Nüchtern-Blutzucker (< 100 mg/d; < 5,6 mmol/l) schließt einen manifesten Diabetes nicht aus.
Kein Hinweis für eine Glukose-Verwertungsstörung besteht, wenn	• der Nüchtern-Blutzucker unter 100 mg/dl (< 5,6 mmol/l) und/oder der oGTT-Nüchtern-Blutzucker < 100 mg/dl (< 5,6 mmol/l) und • der 2-Stunden-Blutzucker unter 140 mg/dl (< 7,8 mmol/l), • der HbA1c-Wert < 5,7 % (< 39 mmol/mol Hb) liegt.

2.1 Blutzucker

Der **Blutzucker** des Stoffwechselgesunden liegt nüchtern unter 100 mg/dl (Milligramm pro Deziliter), entsprechend 6,2 mmol/l (Millimol pro Liter) im venösen Plasma (= Fingerbeere) und steigt nach dem Essen (postprandial) auf maximal 140 mg/dl (7,8 mmol/l) an. Oberhalb eines Nüchternblutzuckers von 126 mg/dl (7 mmol/l) spricht man von einer diabetischen Stoffwechsellage (Praxisleitlinie der DDG 2022) (➤ Tab. 2.1).

Ab einem Blutzucker von ca. 160–180 mg/dl (8,9–10,1 mmol/l) kann die Niere den Zucker nicht mehr vollständig im Blut zurückhalten, sodass mit dem Urin mehr oder weniger größere Mengen Glukose ausgeschieden werden, die mittels Teststreifen nachgewiesen werden können. Der Blutzuckerwert, ab dem Glukose im Urin erscheint, wird daher oft als **„Nierenschwelle“** bezeichnet. Der Zuckernachweis im Urin spielt bei der Diagnosestellung heute keine Rolle mehr – gelegentlich jedoch bei der Therapiesteuerung.

Die Diagnose des Typ-1-Diabetes bereitet im Allgemeinen weniger Schwierigkeiten, weil meist bereits die ausgeprägten Krankheitszeichen zur richtigen Verdachtsdiagnose führen. Der Nachweis erfolgt anhand deutlich erhöhter Blutzuckerwerte, bei Entgleisung auch der Ketonkörper im Urin.

Für die Diagnosesicherung eines Typ-2-Diabetes ist eine einmalige Bestimmung des Blutzuckers nicht ausreichend, wenn nicht weitere eindeutige **Zeichen eines entgleisten Diabetes** vorliegen, wie:

- Zucker im Urin
- Typische Symptome wie Gewichtsverlust, vermehrter Harndrang, extremes Durstgefühl

2.2 HbA1c-Wert

Weltweit wurde auch der HbA1c-Wert als diagnostisches Kriterium eingeführt, da dieser von der Tageszeit unabhängig ist. Außerdem spielt es keine Rolle, ob der Patient nüchtern ist oder ob er gegessen hat – so kann auch bei Menschen, die morgens nicht nüchtern zum Arzt gehen können, der Diabetes trotzdem rechtzeitig entdeckt werden, denn ein HbA1c-Wert < 5,7 % bedeutet de facto kein Diabetes. In der „Grauzone" (= pathologische Glukosetoleranz = krankhafte Zuckerverwertung) von 5,7–6,4 % sollte ein Glukose-Belastungstest (oGTT) oder auch ein Blutzuckertagesprofil angestrebt werden (➤ Tab. 2.1).

Bei folgenden Patientengruppen sollte der HbA1c-Wert **nicht** zur Diagnose eingesetzt werden (Praxisleitlinien DDG 2020):

- Kinder und Jugendliche
- Schwangere bis 3 Monate nach der Entbindung
- Menschen mit Verdacht auf Typ-1-Diabetes jeden Alters
- Menschen mit akuten Diabetes-Symptomen
- Prädiabetes mit stressbedingt hohen Blutzuckerwerten, z. B. bei Herzinfarkt, Schlaganfall
- Menschen, die aktuell Medikamente einnehmen, welche zu einem raschen Blutzuckeranstieg führen, z. B. Kortison, Psychopharmaka, Z. n. Bauchspeicheldrüsenoperation
- Akute Bauchspeicheldrüsenerkrankung (Pankreatitis)
- HIV-Patienten
- Fortgeschrittene Nierenerkrankung (Niereninsuffizienz)

2.3 Oraler Glukosetoleranztest (oGTT)

Soll ein oraler Glukosetoleranztest (oGTT) durchgeführt werden, erhält der Patient morgens nüchtern nach der ersten Blutentnahme (Blutglukosebestimmung zum Zeitpunkt „0") 75 g Glukose (Traubenzucker), gelöst in 250–300 ml Tee oder Wasser, oder ein ähnliches Zuckergemisch, z. B. die gebrauchsfertige Lösung Glukosetest oGTT (Glukose 25g/100ml, InfectoPharm). Die Lösung muss innerhalb von 5 min langsam getrunken werden. Eine weitere Blutentnahme erfolgt 120 min nach Trinkbeginn (➤ Tab. 2.2). Auch beim oGTT müssen die Blutzuckerbestimmungen mit einer qualitätsgesicherten Methode erfolgen. Kontraindiziert ist der Test,

- wenn bereits ein Diabetes mellitus festgestellt wurde,
- bei Z. n. Magen-Darm-Resektion,
- bei Erkrankungen des Magen-Darm-Trakts mit veränderter Resorption.

Tab. 2.2 Durchführung des 75-g-oralen-Glukosetoleranztests (nach WHO-Richtlinien in DDG Praxisempfehlungen 2022)

Testdurchführung am Morgen:	• Nach 10–16 h Nahrungs- (und Alkohol-)karenz • Nach einer ≥ 3-tägigen kohlenhydratreichen Ernährung (≥ 150 g KH/Tag) • Im Sitzen oder Liegen (keine Muskelanstrengung, vor oder während des Tests nicht rauchen)
Zum Zeitpunkt 0:	Trinken von 75 g Glukose (oder vergleichbarer Menge hydrolysierter Stärke) in 250–300 ml Wasser innerhalb von 5 min, Kinder 1,75 g/kg KG (max. 75 g)
Zu den Zeitpunkten 0 und 120 min:	Blutentnahmen
Die Proben müssen sachgerecht aufbewahrt und verarbeitet werden.	

2.4 C-Peptid

Insulin wird in Form einer inaktiven Vorstufe – dem Proinsulin – in den β-Zellen der Bauchspeicheldrüse hergestellt. Proinsulin wird nach Aktivierung der Glukoserezeptoren der β-Zelle in Insulin und C-Peptid (= Connecting-Peptid) gespalten und dann zu gleichen Mengen ins Blut abgegeben. So kann man durch Bestimmung des C-Peptids im Blut die Sekretionsleistung der β-Zelle in etwa abschätzen: Wieviel Insulin wird noch hergestellt? Diese Frage stellt sich manchmal bei nur leicht übergewichtigen Menschen mit Diabetes, die bisher dem Typ-2-Diabetes zugeordnet wurden.

Wird überhaupt kein C-Peptid mehr produziert, ist die Überlegung, zu einer Insulintherapie überzugehen – statt wie bisher weiter mit oralen Antidiabetika (= Tabletten) zu behandeln – naheliegend – z. B. auch bei LADA-Patienten, die oftmals lange als Menschen mit Typ-2-Diabetes verkannt wurden.

Die Bestimmung erfolgt also nur in bestimmten unklaren Situationen (Funktion der β-Zelle!) (➤ Tab. 2.3).

Tab. 2.3 C-Peptid

	Referenzwert
C-Peptid basal nach 12-stündigem Fasten	0,7–2,0 μg/l

2.5 Antikörper

Der Typ-1-Diabetes ist Folge eines Autoimmunprozesses, der vor allem gegen die β-Zellen der Langerhans-Inseln gerichtet ist (T-Helferzellen, Th-1-Lymphozyten und CD8-positiv T-Helferzellen).

Die wichtigsten Autoantikörper beim Typ-1-Diabetes sind:

- Zytoplasmatische Inselzell-Antikörper (ICA)
- Antikörper gegen Glutaminsäure-Decarboxylase (GAD)
- Antikörper gegen Tyrosinphosphatase (IA-2/IA-2 β)
- Insulinautoantikörper (IAA)

GAD und ICA dienen auch der Diagnose eines LADA.

2.6 HbA1c-Wert zur Verlaufskontrolle

Die Bestimmung des HbA1c (Glykohämoglobin-Wert) dient zur ungefähren Beurteilung der Einstellungsqualität des Diabetes, insbesondere der **Langzeitführung** des Menschen mit Diabetes und mittlerweile auch zur Diagnose des Diabetes mellitus (➤ Kap. 2.2). Dabei macht man sich eine chemische Reaktion des Blutzuckers mit dem roten Blutfarbstoff (Hämoglobin) zunutze, wie sie auch im Blut eines Nichtdiabetikers abläuft.

Je mehr Zucker sich im Blut eines Menschen befindet, desto mehr Zucker bindet sich auch an den roten Blutfarbstoff. Normalerweise sind etwa 5–6 % des menschlichen Blutfarbstoffs mit Zucker verbunden. Zunächst erfolgt dies als „lockere“ Bindung. Nach einigen Stunden hohen Blutzuckers ist diese Bindung „fest“, d. h. sie hält so lange, bis die roten Blutkörperchen mit dem darin befindlichen Blutfarbstoff in der Milz abgebaut werden. Da die „Lebenszeit“ der roten Blutkörperchen etwa 12 Wochen beträgt (3 Monate), bleibt auch die Bindung zwischen Zucker (Glukose) und rotem Blutfarbstoff so lange bestehen.

Diese Zusammenhänge nutzt man als **„Zucker-Langzeitgedächtnis“.** Die Höhe des HbA1c sagt somit etwas über die Blutzuckereinstellung der letzten 6–8 bzw. 12 Wochen aus. War die Zuckereinstellung schlecht, findet man bei der Blutentnahme einen hohen HbA1c, bei guter Blutzuckereinstellung einen niedrigen. Starke Schwankungen des HbA1c sprechen für eine labile Blutzuckereinstellung, besonders bei Kindern und Jugendlichen. Ist der Blutzucker dagegen längere Zeit stabil, besteht eine direkte Beziehung zwischen der guten oder schlechten Einstellung und einem guten oder schlechten HbA1c (➤ Tab. 2.4).

Es ist heute unbestritten und sicher nachgewiesen, dass der zu hohe Blutzucker einen der Hauptgründe für die Entstehung von diabetischen Folgeschäden darstellt. Dabei muss man sich Folgendes klarmachen: Genauso wie sich der überschüssige Zucker im Blut mit dem roten Blutfarbstoff (dem Eiweiß Hämoglobin) verbindet und damit einen hohen HbA1c bedingt, verbindet sich dieser überschüssige Zucker im gesamten Körper mit anderen Eiweißen in den verschiedensten Organen – z. B. Auge (Linse), Niere, Herz – sowie Stoffwechselzwischenprodukten (Alkohole!) und wirkt

2

so direkt oder indirekt toxisch (→ Langzeitschäden). Daher ist ein hoher HbA1c auch ein indirektes Maß für die mögliche Entstehung diabetischer Folgeschäden.

Ein niedriger HbA1c bedeutet nicht automatisch auch eine optimale Blutzuckereinstellung. Bei Menschen mit Typ-1-Diabetes sind gehäufte Unterzuckerungen oft Ursache für einen vermeintlich „ideal" niedrigen HbA1c-Wert.

Der HbA1c wurde bisher in % angegeben. Zur Vereinheitlichung gibt es eine neue, international verwendete Einheit, nämlich mmol/mol Hb, die die bisherige Angabe in % ersetzt. Diese Maßeinheit ist gewöhnungsbedürftig, dennoch hat sie einen entscheidenden Vorteil: Veränderungen des HbA1c-Werts im für die Patienten wichtigen Bereich werden in mmol/mol Hb schneller und deutlicher sichtbar als bisher (mol kommt von Molekulargewicht; 1 mmol = 1/1.000 mol). Für die Umrechnung des HbA1c von % in mmol/mol Hb und umgekehrt gibt es Formeln. Alternativ können die Werte in einer Tabelle abgelesen werden (➤ Tab. 2.4).

Anhand folgender Formel kann der HbA1c-Wert von % in mmol/mol Hb umgerechnet werden:

$$\text{HbA1c}(\text{mmol / mol Hb}) = (\text{HbA1c}[\%] - 2{,}152) \times 10{,}931$$

(NGSP, National Glycohemoglobin Standardization Program)
Einige Beispiele sollen dies verdeutlichen:

1. Beispiel: HbA1c 6,5 %	
Rechnung:	
HbA1c (mmol/mol Hb) = (6,5 [%] – 2,152) × 10,931	1. Schritt: Klammer ausrechnen
= 4,348 × 10,931	2. Schritt: Ergebnis mit 10,931 malnehmen (multiplizieren)
= 47,52 = aufgerundet 48 mmol/mol Hb	
2. Beispiel: HbA1c 10 %	
Rechnung:	
HbA1c (mmol/mol Hb) = (10 [%] – 2,152) × 10,931	1. Schritt: Klammer ausrechnen
= 7,848 × 10,931	2. Schritt: Ergebnis mit 10,931 malnehmen (multiplizieren)
= 85,78 = aufgerundet 86 mmol/mol Hb	

Wenn der HbA1c in mmol/mol Hb bekannt ist, und der HbA1c in % errechnet werden soll, gilt die folgende Formel:

$$\text{HbA1c}\% = \left(\frac{\text{mmol}}{\text{mol Hb}} \times 0{,}09148\right) + 2{,}152$$

1. Beispiel: HbA1c 52 mmol/mol Hb	
Rechnung:	
HbA1c (%) = (52 [mmol/mol Hb] × 0,09148) + 2,152	1. Schritt: Klammer ausrechnen
= 4,757 + 2,152	2. Schritt: zum Ergebnis 2,152 zuzählen (addieren)
= 6,9 %	
2. Beispiel: HbA1c 78 mmol/mol Hb	
Rechnung:	
HbA1c (%) = (78 [mmol/mol Hb] × 0,09148) + 2,152	1. Schritt: Klammer ausrechnen
= 7,135 + 2,152	2. Schritt: zum Ergebnis 2,152 zuzählen (addieren)
= 9,28, aufgerundet 9,3 %	

MERKE

HbA1c wird bestimmt, um Folgendes zu beurteilen:
- Blutzuckereinstellung über einen Zeitraum von etwa 6–12 Wochen (Zucker-Langzeitgedächtnis)
- Wahrscheinlichkeit der Entstehung von Folgeschäden
- Diagnose des Diabetes mellitus

HbA1c	
Einstellungskriterien	**HbA1c in % (mmol/mol Hb)**
Normalwerte (Nichtdiabetiker)	4,0–6,4 % (20–46)
Qualität der Einstellung (Menschen mit Diabetes)	**HbA1c in % (mmol/mol Hb)**
Schlecht	> 7,7 (>61)
Gut bis befriedigend	7–7,6 (50–60)
Sehr gut	Bis 6,5 (48)

Tab. 2.4 Qualität der Blutzuckereinstellung – Abhängigkeit von HbA1c und mittlerem Blutzucker

Qualität der Blutzuckereinstellung	HbA1c% (mmol/mol Hb)	Mittlerer BZ mg/dl	Mittlerer BZ mmol/l
Formel		(28,7 × HbA1c [%]) – 46,7	BZ mg/dl: 18,02
Sehr gut	4,2 (22)	71	4,1
	4,7 (28)	88	4,9
	5,0 (31)	97	5,4
	5,3 (34)	105	5,8
	5,6 (38)	114	6,3
	5,9 (41)	123	6,8
	6,2 (44)	131	7,3
	6,5 (48)	140	7,8
Gut – befriedigend	7,0 (53)	154	8,6
	7,5 (58)	169	9,4
Schlecht	7,7 (61)	174	9,7
	8,0 (64)	183	10,2
	8,3 (67)	192	10,6
	8,6 (70)	200	11,1
	9,2 (77)	217	12,1
	9,8 (84)	235	13,0
	10,4 (91)	252	14,0
	11,0 (97)	269	15,0
	12,0 (108)	298	16,5
	13,0 (119)	326	18,1

Die anzustrebenden HbA1c-Werte sind individuell festzulegen, wobei der HbA1c bei einem Menschen mit Typ-1-Diabetes um 48 mmol/mol Hb (6,5 %), bei einem Menschen mit Typ-2-Diabetes um 53 mmol/mol Hb (7 %) liegen sollte – unter entsprechender Beachtung von Begleit- bzw. bereits vorhandenen Folgeerkrankungen. Insbesondere bei bereits vorliegenden Gefäßkomplikationen (Herz, Gehirn etc.) ist ein HbA1c-Wert unter 7 % (53 mmol/mol Hb) nicht anzustreben. In diesem Fall kann auch ein Wert von 8 % (64 mmol/mol Hb) als „gut" gelten!

IM ALTER

Bei gebrechlichen älteren Menschen mit Diabetes ist ein **HbA1c-Ziel bis 8 %** (64 mmol/mol Hb) sinnvoll!
Ab einem HbA1c-Wert von über 8 % treten durch die damit verbundenen hohen Blutzuckerwerte Symptome wie

- Kraftlosigkeit,
- Müdigkeit,
- Konzentrationsschwäche oder
- Verschlechterung einer bestehenden Inkontinenz

auf, die die Lebensqualität in besonderem Maße beeinträchtigen können.

Für besonders Interessierte

Als **Hb-A0** bezeichnet man das Erwachsenenhämoglobin, von dem ein gesunder Mensch etwa 12–14 g % (oder g/dl) im Blut hat. Ein Teil dieses Hämoglobins ist glykosiliert, d. h. mit Zucker verbunden, und wird HbA1c genannt. Es macht normalerweise etwa 5–7 % des Erwachsenenhämoglobins aus, nach der neuen Einheit 31–53 mmol/mol Hb des Erwachsenenhämoglobins. Das HbA1 kann weiter in Untergruppen unterteilt werden, je nachdem, welcher Zucker mit dem roten Blutfarbstoff verbunden ist (➤ Tab. 2.5). Da das HbA1c eine Untergruppe des HbA1 darstellt, muss der Prozentwert bzw. der Wert in mmol/mol Hb dafür auch niedriger liegen als der des Gesamt-HbA1. In Tabelle (➤ Tab. 2.6) sind mögliche Beeinflussungen oder Verfälschungen des HbA1c-Werts aufgeführt.

Tab. 2.5 Hämoglobine. Der Zucker charakterisiert die Untergruppe.

Untergruppe	Zucker
HbA1a	Fruktose
HbA1b	Glukose-6-phosphat
HbA1c	Glukose

Tab. 2.6 Mögliche Beeinflussungen oder Verfälschungen des HbA1c-Werts durch

Beeinflussung des Wertes	Verfälschung des Wertes
Unterschiedliche Blutfarbstofftypen	
Schwangerschaft	Chemische Veränderungen des Hämoglobins
Herkunft und Alter der Menschen	Vergiftung des Blutes mit harnpflichtigen Substanzen (Urämie)
Veränderungen der Lebensdauer der Erythrozyten (verkürzt oder verlängert), z. B. bei Eisenmangelanämie, Zustand nach Splenektomie (operative Entfernung der Milz), Erkrankungen von Milz, Leber und Niere	Hemmung der Verknüpfung des Hämoglobins mit Zuckerresten (Phänomen bisher nicht gut untersucht)

2.7 Fruktosamin zur Verlaufskontrolle

Eine weitere Möglichkeit zur Verlaufsbeurteilung einer Blutzuckereinstellung stellt die Bestimmung des Fruktosamins im Blut dar. Dabei werden verschiedene verzuckerte Eiweiße (Fruktosamine), u. a. auch das Albumin, bestimmt. Fruktosamine erlauben eine Beurteilung der Stoffwechsellage der letzten 2–3 Wochen – sie haben nichts mit dem Fruchtzucker (Fruktose) zu tun.

Da die Bestimmung des Fruktosamins etwas über die Blutzuckereinstellung der letzten 2–3 Wochen aussagt, also einen „schnelleren" Test darstellt als das HbA1c (6–8 Wochen), kann damit gut die Neueinstellung eines Menschen mit Typ-1-Diabetes beurteilt werden (➤ Tab. 2.7). Bei guter Blutzuckereinstellung kommt es zu einem raschen Abfall des anfangs hohen Fruktosamins im Blut (falsch niedriger Spiegel bei Eiweißmangel!).

Tab. 2.7 Fruktosamin

Normalwerte	205–285 µmol/l

MERKE

Fruktosamin wird bestimmt, um die kurzfristige Blutzuckereinstellung (der letzten 2–3 Wochen) zu beurteilen.

2.8 TiR (Time in Range)

Durch Möglichkeiten der kontinuierlichen Glukosemessung (CGM) (➤ Kap. 3.4) in Gewebeflüssigkeit ergab sich auch die Chance, die Zeiten zu bestimmen, in denen sich die Glukose in einem gewissen Zielbereich (70–180 mg/dl, 3,9–10,0 mmol/l) befindet. Diese „relative Zeit", innerhalb derer sich der Zucker im Zielbereich befindet, wird als „Time in Range" bezeichnet. Sie gilt als neuer Standard bei Typ-1-Diabetes (Battelino T et al., 2019). So kann genauer als mit dem HbA1c-Wert, der ja einen Mittelwert für die Güte der Blutzuckereinstellung der letzten 6–8 Wochen darstellt, die Qualität des **Zuckerverlaufs eines jeden Tages** kontinuierlich beurteilt werden. Besonders auch Zeiten

- mit Unterzuckerungen (Hypoglykämien) und auch
- mit hohen Zuckerwerten mit der Gefahr der Entgleisung (Hyperglykämie)

werden erfasst. Inwieweit damit auch die Prognose für die Wahrscheinlichkeit von Folgeschäden abgegeben werden kann, ist aktuell wegen fehlender Langzeitstudien noch nicht beurteilbar. Die Güte der Zuckereinstellung lässt sich jedoch damit verbessern – die TiR-Bestimmung ist somit eine Ergänzung zur HbA1c-Bestimmung, wenn CGM-Messungen durchgeführt werden (➤ Kap. 3.4).

Fragen

1. Was sagt ein sehr hoher HbA1c-Wert aus?
2. Warum sollte der HbA1c-Wert nur etwa alle 3 Monate bestimmt werden?
3. Warum ist Fruktosamin bei der Neueinstellung bei Typ-1-Diabetes wertvoller?

Lösungen ➤ Anhang.

KAPITEL

3 Selbstkontrolle

Warum ist Selbstkontrolle sinnvoll?

Durch intensive Schulung sowie Training sollen Patienten befähigt und motiviert werden, ihre Stoffwechsellage unter eigener Regie regelmäßig und systematisch zu kontrollieren und die Messergebnisse übersichtlich z. B. in ihr **Diabetes-Tagebuch oder -Jahresbuch** einzutragen oder die Daten aus den Blutzuckermessgeräten direkt **auf den PC oder das Handy** zu übertragen.

Ob im PC oder in handschriftlicher Form – über einen längeren Therapiezeitraum sollten alle Blutzuckerwerte, Laborwerte, BE, (KE, ➤ Kap. 12.1), Ereignisse etc. dokumentiert werden. Für jede Therapieform sind unterschiedliche Dokumentationsblätter erhältlich. So lässt sich über einen sehr langen Zeitraum die Blutzuckereinstellung nachvollziehen.

Die Dokumentation der eigenen Ergebnisse ist neben der Durchführung der Selbstkontrolle ein wesentlicher Schlüssel für eine langfristig optimale Stoffwechseleinstellung und dient somit dem Vermeiden von Folgeschäden. Sie fördert außerdem ein besseres Verständnis von Ursache und Wirkung einer Maßnahme oder einer Aktion.

Durch regelmäßige BZ-Kontrollen lassen sich akute Stoffwechselentgleisungen, sowohl nach oben (Hyperglykämie, Überzucker) als auch nach unten (Hypoglykämie, Unterzucker), frühzeitig erkennen und oft vermeiden.

Auf der Grundlage der übersichtlich dokumentierten Blutzuckerwerte kann evtl. gemeinsam mit dem Arzt entschieden werden, ob und in welchem Ausmaß die Therapie verändert werden muss (Therapieanpassung). Die über längere Zeiträume dokumentierten Werte erleichtern die Kooperation mit dem Arzt und stellen sicher, dass die bisherigen Erfahrungen mit Korrekturversuchen in „Krisenzeiten" nicht verloren gehen. Denn auch aus Misserfolgen können Menschen mit Diabetes lernen!

Eine regelmäßige Dokumentation hilft jedoch auch, wenn, aus welchen Gründen auch immer, der Führerschein abgegeben werden musste und ihn der Mensch mit Diabetes zurückbekommen möchte – sie zeigt, dass gewissenhaft mit dem Diabetes umgegangen wird (➤ Kap. 25.5). Oft verlangt der Richter eine mehrmonatige Dokumentation und eine Stellungnahme des behandelnden Diabetologen.

MERKE

Wer seine Tabletten- oder Insulindosis **ohne Selbstkontrolle** beibehält oder verändert, handelt wie „ein Seefahrer ohne Kompass, der seine Orientierung verloren hat".

BEACHTE

Nur durch Selbstkontrolle und ständige Therapieanpassung können Folgeschäden häufig verhindert oder zumindest hinausgezögert werden.
Selbstkontrolle führt
- zu mehr Sicherheit,
- zu mehr Selbstvertrauen,
- zu besserem Verständnis für Ursache und Wirkung,
- zu besserer Interpretation von Zuckerwerten.

Selbstkontrolle schafft Freiräume.

Was kann man selbst kontrollieren?

Obgleich sich Selbstkontrolle primär auf die Kontrolle von Stoffwechselparametern bezieht, sollte jeder Mensch mit Diabetes unbedingt auch die übrigen von ihm selbst durchführbaren Kontrollmöglichkeiten nutzen:
- Untersuchung des Harns auf Urinzucker
- Untersuchung des Harns auf Ketonkörper (u. a. Azeton) bei hohen Blutzuckerwerten
- Untersuchung des Blutes auf Azeton bei Blutzuckerentgleisung
- Messung des Blutzuckers

- Ermittlung des Gewichts und des BMI (Body-Mass-Index)
- Messung des Bauchumfangs (➤ Kap. 1)
- Messung des Blutdrucks

3.1 Blutzuckerselbstkontrolle

3

Für zahlreiche Menschen mit Diabetes gehört es zum Alltag, ihren Blutzucker mehrfach täglich, manchmal sogar nachts oder in besonderen Situationen, zu kontrollieren. Eine moderne Diabetestherapie, insbesondere eine Insulintherapie, sei es bei Kindern oder auch älteren Menschen, ist ohne eine adäquate Blutzuckerkontrolle nicht mehr denkbar.

Nachteil: Die Messung liefert immer nur eine Information über den aktuellen Blutzuckerwert (5–7× täglich). Unbemerkte Unterzuckerungen, z. B. in der Nacht, werden so nicht entdeckt. Diese können nur durch eine kontinuierliche Messung (z. B. CGM) erfasst werden.

3.1.1 Wer sollte Blutzuckermessungen durchführen?

Für Patienten, die eine **intensivierte konventionelle Insulintherapie** durchführen, ist die Blut- oder Gewebezuckermessung unerlässlich, da sie ihren Spritz-Ess-Abstand (➤ Kap. 8.4.2) und die Insulindosis den aktuellen Blut- oder Gewebezuckerwerten anpassen müssen. Darüber hinaus ist allen insulinspritzenden Menschen mit Diabetes die Blutzucker-Selbstkontrolle zu empfehlen, wenn sie die Insulindosis anpassen wollen oder können (sowohl Menschen mit Typ-1- als auch Typ-2-Diabetes).

Auch Menschen mit Typ-2-Diabetes, die eine **Kombinationstherapie,** z. B. Basalinsulin mit blutzuckersenkenden Tabletten (DPP-4-Hemmer, SGLT-2-Hemmer, Sulfonylharnstoff, Glinide), durchführen, sollten 2–3×/Woche den **Nüchtern-Blutzucker** messen und gelegentlich (z. B. 1×/Woche) auch ein **Blutzucker-Tagesprofil** anlegen.

Eine **gelegentliche Blutzuckertestung** sollten auch Patienten, die **orale Antidiabetika mit Unterzuckerungsgefahr** einnehmen (z. B. Sulfonylharnstoffe, Glinide), durchführen – aber auch z. B. bei Erkrankungen mit Fieber oder nach Operationen, wegen der Gefahr einer Blutzucker-Entgleisung in Richtung Koma (Hyperglykämie) (➤ Kap. 11).

BEACHTE

Auch Menschen mit Typ-2-Diabetes, deren **Nierenschwelle** (der Blutzuckerwert, ab dem Zucker von der Niere ausgeschieden wird) sehr hoch ist, sollten den Blutzucker gelegentlich messen, weil sie auch bei sehr hohen Blutzuckerwerten noch keinen Zucker im Urin ausscheiden und somit eine Steuerung Ihres Blutzuckers über die Urinkontrolle nicht möglich ist!

Die Nierenschwelle ist bei Kindern und Jugendlichen sehr niedrig (etwa 120 mg/dl), verschiebt sich aber mit zunehmendem Alter in höhere Blutzuckerbereiche. Beim Erwachsenen liegt sie bei etwa 180 mg/dl, bei einem älteren Patienten kann man u. U. erst bei einem Blutzucker von 220 mg/dl auch im Urin Zucker nachweisen (➤ Kap. 3.2).

3.1.2 Wann sind Blutzuckermessungen notwendig?

In folgenden Situationen ist eine Blutzuckermessung angebracht:

- Vor allen Injektionen
- Vor größeren körperlichen Anstrengungen und gelegentlich danach
- Vor dem Autofahren und bei längerer Fahrtdauer
- Als Bed-Time-Wert (vor dem Zubettgehen)
- In allen unklaren Situationen, z. B. Gefühl der Unterzuckerung, Unwohlsein beim Sport, fieberhafte Infekte, Durchfallerkrankungen, im Urlaub

Anzahl und Zeitpunkte der Blutzuckertestungen sind auch abhängig von der Therapieform (➤ Tab. 3.1).

3.1.3 Womit werden die Blutzuckermessungen durchgeführt?

Die Stoffwechselselbstkontrolle ist ein fester Bestandteil der Diabetesbehandlung. Die Kosten für das benötigte Testmaterial werden von den Krankenkassen übernommen, sie gehören zur Leistungspflicht.

Tab. 3.1 Zuckertestungen (Vorschläge)

Therapieform	Zuckertestung
• ICT (Intensivierte konventionelle Insulintherapie) • Insulinspritzende Menschen mit Diabetes mit Anpassung der Insulindosis	Regelmäßig, mehrfach täglich
Kombinationstherapie (z. B. Basalinsulin plus orale Antidiabetika)	• 2–3×/Woche Nüchtern-Blutzucker • 1 ×/Woche Blutzuckertagesprofil (BZT)
Orale Antidiabetika mit Unterzuckerungsgefahr	Gelegentlich notwendig

Die aktuellen elektronischen **Testgeräte** liefern sehr genaue Werte. Maximal ±15 % dürfen die Werte von den Werten der Labormethode abweichen. Das heißt, wenn die Skala z. B. 140 mg/dl (7,8 mmol/l) anzeigt, kann der „wahre" Wert zwischen 119 mg/dl (6,7 mmol/l) und 161 mg/dl (8,9 mmol/l) liegen. Außerdem dürfen nur 5 % aller gemessenen Werte bis zu 15 % von der Labormethode abweichen.

Seit 2013 gilt die ISO-Norm 15196:2013, nach einer Übergangsfrist wurde diese strengere Norm (früher 20 % Abweichung möglich) ab Oktober 2016 verbindlich. Diese strengeren Qualitätsstandards sollen die Systemgenauigkeit bei Blutzuckermessgeräten gewährleisten. Verschiedene Hersteller wenden heute unterschiedliche Messverfahren an, um die Messgenauigkeit zu optimieren (z. B. Enzymtechnologie, elektrochemisch, dynamische Elektrochemie u. a.).

Tipp: Nehmen Sie Ihr Gerät in regelmäßigen Abständen mit in die diabetologische Schwerpunktpraxis, damit ein dort ermittelter Laborwert mit dem mit Ihrem Gerät gemessenen Wert verglichen werden kann. So sind Sie sicher, dass Ihr Gerät genau misst.

3.1.4 Hilfsmittel zur Blutzuckerselbstkontrolle

Stechhilfen

Stechhilfen sind kleine „Geräte", die die Blutentnahme aus der **Fingerkuppe** nicht oder kaum mehr spürbar werden lassen. Die Einstichtiefen sind oft variabel einzustellen, die Lanzetten werden immer feiner. Bei dem Kauf eines Blutzuckertestgeräts gibt es in der Regel eine Stechhilfe dazu.

Da nicht alle **Lanzetten** zu jeder Stechhilfe passen, sollten stets die Herstellerinformationen beachtet werden.

Stechhilfen sind, ebenso wie die dazugehörenden Lanzetten, „Hilfsmittel" und können verordnet werden.

BEACHTE

Arzneimittel (Teststreifen) und Hilfsmittel (Stechhilfen) müssen auf getrennten Rezepten verordnet werden (➤ Kap. 25.4)!

Die Verordnung und Verwendung von **Alkoholtupfern** ist unter normalen hygienischen Bedingungen in der häuslichen Umgebung nicht erforderlich.

Blutzuckermessgeräte

Es gibt so viele verschiedene Messgeräte (➤ Abb. 3.1), dass hier keine Bewertungen vorgenommen werden können und auch nur exemplarisch wenige vorgestellt werden. Die Messgeräte können schon lange nicht mehr „nur" den Blutzucker messen. Jeder Mensch mit Diabetes muss und sollte für sich entscheiden, welche technischen Möglichkeiten ihm auch wirklich von Nutzen sind!

Verschiedene Daten und Fakten spielen bei der Entscheidung für ein Messgerät eine Rolle. Diese können sein:

- **Dauer des Messvorgangs:** Sie variiert heute bei nahezu allen Geräten zwischen etwa 5 und 10 s.
- **Messbereiche:** Sie differieren nur gering und liegen zwischen 10 bzw. 20–550/600 mg/dl (1,1–33,3 mmol/l).
- **Temperaturbereich:** Er liegt in der Regel zwischen 5–10 °C und 35–45 °C (Herstellerinformationen beachten).
- **Kalibrierung:** Bei fast allen Geräten entfällt die Kalibrierung, womit eine frühere Fehlerquelle ausgeschlossen ist.
- **Benötigte Blutmenge:** Sie liegt bei modernen Geräten zwischen 0,3 µl und 1 µl.

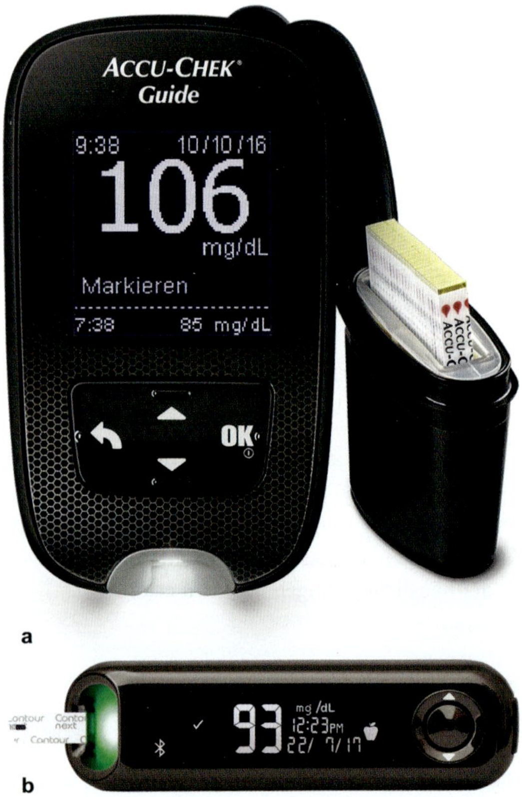

Abb. 3.1 Blutzuckermessgeräte (kleine Auswahl): a) Roche: Accu-Chek® Guide [V336], b) Bayer: CONTOUR® NEXT ONE [V336-001]

- **Nachdosierungsoption:** Wenn vorhanden, liegt sie zwischen 20 und max. 60 s.
- **Gewicht und Größe des Geräts:** Die Displaygröße variiert zwischen ca. 30 × 35 mm und 50 × 35 mm, die Gerätegröße zwischen ca. 84 × 51 mm und 155 × 100 mm. Das Gewicht liegt zwischen 85 und 100 g. Geräte mit Sprachfunktion sind größer und schwerer.
- **Speicherkapazität** für Messwerte oder ganze Datensätze: Sie unterscheiden sich stark bei den einzelnen Geräten.
- **Möglichkeit der PC-Übertragung:** Die meisten Geräte bieten über USB- oder andere Datenkabel die Möglichkeit, Daten aus dem Blutzuckermessgerät direkt auf den PC zu übertragen. Direkt aus dem Gerät übertragene Daten können neben den aktuellen Blutzuckerwerten auch Durchschnittswerte (7, 14, 21, 28, 30 oder 90 Tage), Trends, Grafiken, Mittelwerte, Hämatokritwerte u. a. sein.
- Einige Geräte bieten **spezielle Zusatzfunktionen:**
  - **Alternative Blutentnahmestelle** (= alternative Messstellen = Alternate Site Testing = AST), z. B.
    - Der fleischige Teil der Handfläche zwischen Handgelenk und kleinem Finger
    - Der Handballen
    - Die Innenseite des Unterarms, etwa im mittleren Bereich
    - Der Bauch
    - Die Außenseiten der Oberschenkel

    (➤ Kap. 3.1.2)
  - **Erkennung von Umwelt- und anderen Einflüssen,** wie z. B. Temperaturwarnung, Luftfeuchtigkeit, Medikamente im Blut, Hämatokrit, Höhenmeter, Beschädigungen des Teststreifens, Unterdosierung u. a.
  - **Sprachfunktion,** z. B. Sprachausgabe der Messwerte in verschiedenen Sprachen, z. B. TESTAmed® GlukoCheck ADVANCE
  - **Hypo-/Hyperglykämiehinweis**
  - **Bolusrechner** im Gerät, besonders interessant für die ICT (➤ Kap. 8) und die Insulinpumpentherapie (➤ Kap. 9)
- **Datenübertragung auf das Smartphone oder IPhone:** Mit modernen Blutzuckermessgeräten kann über eine Bluetooth-Schnittstelle und eine App, die auf das Smartphone (evtl. auch IPhone) geladen wird, eine Verbindung zwischen dem Blutzuckermessgerät und dem mobilen Gerät hergestellt werden. Nachdem ein Webkonto über die App auf dem mobilen Gerät eingerichtet wurde, kann eine Verbindung zwischen dem Blutzuckermessgerät und dem mobilen Gerät hergestellt werden. Nun können die Messergebnisse auf das mobile Gerät geschickt werden. Der gemessene Blutzuckerwert erscheint dann auf der Startseite der App.

Die Kosten für die meisten Blutzuckermessgeräte liegen in der Regel zwischen 20 und 50 €. Es lohnt sich auch, die Kosten für die zu verwendenden Teststreifen zu vergleichen.

BEACHTE

Eine Umschaltmöglichkeit von mmol/l auf mg/dl oder umgekehrt muss unbedingt beachtet werden. Der „Punkt" in der mmol/l-Angabe darf nicht übersehen und irrtümlicherweise als 3-stellige Zahl angesehen werden. **Beispiel:** 11,5 mmol/l darf nicht als 115 mg/dl (6,4 mmol/l) verkannt werden, denn 11,5 mmol/l entsprechen einem Blutzucker von 207 mg/dl!

INFO

In den meisten Ländern der Welt werden die Blutzuckerwerte in mmol/l angegeben. Das soll auch in Deutschland so werden. Einige Hersteller bieten Geräte an, die über eine Umschaltfunktion verfügen oder aber die Werte ausschließlich in mmol/l angeben.

Hilfen bei der Auswahl eines geeigneten Blutzuckermessgeräts

Da heute zahlreiche Blutzuckermessgeräte auf dem Markt sind, sollte man sich vor einer Entscheidung überlegen, welche Funktionen einem besonders wichtig erscheinen. Damit das für die eigenen Bedürfnisse richtige Gerät gefunden wird, empfiehlt es sich, sich **vor** dem Kauf verschiedene Geräte zeigen zu lassen. Die verschiedenen Geräte sollten ausprobiert und ggf. kann auch Rat bei Betroffenen eingeholt werden, z. B. in Selbsthilfegruppen.

Folgende Gesichtspunkte sollten **vor** dem Kauf in die Entscheidung einbezogen werden:

- Erforderliche Blutmenge (vor allem bei Kindern und älteren Menschen von Bedeutung)
- Bedienbarkeit des Geräts. Vollautomatische Geräte sind bei kleinen Kindern und bei Menschen mit eingeschränkter Gebrauchsfähigkeit der Hände sinnvoll.
- Speicherkapazität der Blutzuckerwerte
- Ist eine Verbindung mit dem PC möglich, welches System?
- Dauer einer Messung
- Fehlermeldungen
- Größe des Displays: Insbesondere bei Sehstörungen und im Alter sollten eher die Größe und Lesbarkeit des Displays auch unter schlechten Sichtverhältnissen beachtet werden (Hintergrundbeleuchtung?/Teststreifenbeleuchtung?).
- Blinde Menschen mit Diabetes sollten auf ein Sprachmodul achten, aber auch das Handling, bis der Teststreifen eingeführt und ein Blutstropfen auf dem Teststreifen aufgebracht ist, sollte beachtet und ausprobiert werden.
- Größe und Gewicht des Messgeräts können wichtig sein, wenn häufig unterwegs gemessen wird.
- Der Temperaturbereich kann besonders bei Reisen von Interesse sein (z. B. im südlichen Ausland oder im Winter).
- Zusatzfunktionen, z. B. Bolusrechner, Ketonkörpermessung, Angabe der Blutzuckerwerte in mmol/l
- Preise der zu verwendenden Teststreifen

3.1.5 Durchführung der Blutzuckerselbstkontrolle

Die Blutzuckerselbstkontrolle beginnt mit der möglichst schmerzarmen bzw. schmerzfreien Blutgewinnung aus der Fingerbeere oder an alternativen Messstellen (**AST** – nicht alle Blutzuckermessgeräte sind dafür geeignet!) mittels einer Stechhilfe.

Die Blutgewinnung aus der Fingerbeere sollte immer an der Seite der Fingerkuppe erfolgen (➤ Abb. 3.2). Die Hände eines Menschen, insbesondere die Fingerspitzen, sind mit unzähligen Nervenenden versehen (Tastorgan). Seitlich an den Fingerkuppen sind deutlich weniger Nervenenden vorhanden.

Weniger schmerzarm ist die Blutgewinnung auch an alternativen Messstellen (➤ Kap. 3.1.1). Aber nicht in jeder Situation ist es sinnvoll, an diesen Stellen zu messen, da in vielen Untersuchungen festgestellt wurde,

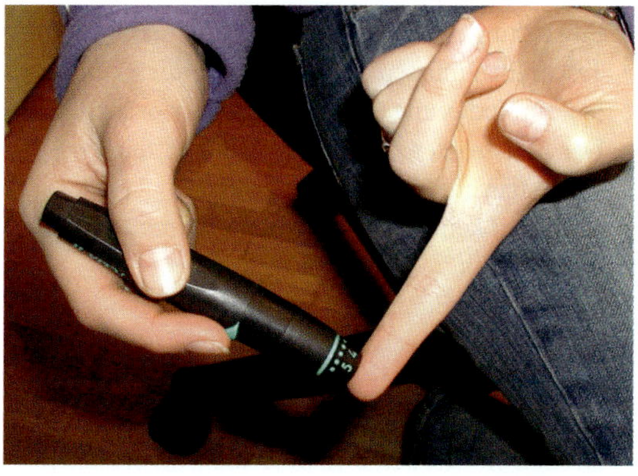

Abb. 3.2 Blutgewinnung an der Fingerbeere [M342]

dass die Blutzuckerwerte nicht immer mit den an der Fingerbeere gemessenen Werten übereinstimmen.
- Nach einer Mahlzeit,
- nach einer Insulinspritze,
- nach körperlicher Belastung

tritt eine Blutzuckerveränderung z. B. bei einer Messung am Unterarm im Vergleich zur Messung an der Fingerbeere mit einer **Verzögerung von etwa ½ bis 1 h** auf. Im Extremfall kann dies dazu führen, dass eine Unterzuckerung zu spät bemerkt wird. Eine exakte Erklärung gibt es dafür bis heute nicht, mögliche Ursache könnte die schlechtere Durchblutung des Arms gegenüber der Hand sein. Durch Massieren der Haut an der Messstelle kann die Durchblutung zwar verbessert, die Zeitverzögerung aber nicht ganz aufgeholt werden.

In Zeiten, in denen der Blutzucker nur geringen Schwankungen ausgesetzt ist, wie
- **vor** einer Hauptmahlzeit,
- **vor** dem Schlafengehen,
- nachts,

ist eine Messung an einer alternativen Messstelle ohne Risiko möglich.

BEACHTE

Zur Vermeidung von falschen Schlüssen den Blutzucker immer zur richtigen Zeit am richtigen Ort messen!

Da auch „Diabetes-Profis" gelegentlich noch Fehler bei der Messung machen, sollten folgende Punkte beachtet werden:
- Immer mit gewaschenen Händen testen (häufige Fehlerquelle, wenn unterwegs oder beim Sport gemessen wird).
- Einstellung mg/dl bzw. mmol/l beachten!
- Teststreifen müssen auf das Gerät kodiert sein (sofern Kodierung überhaupt noch erforderlich ist).
- Der Blutstropfen darf nicht verdünnt sein (z. B. durch feuchte Finger, Schweiß).
- Es dürfen keine Desinfektionsmittelreste auf dem Testfeld sein.
- Die Teststreifen müssen für die entsprechenden Temperaturbereiche geeignet sein (Angaben auf Teststreifendose). Im Sommer sollte ein Thermotäschchen benutzt, im Winter sollten die Teststreifen am Körper, z. B. in Jackeninnentaschen getragen werden.
- Die Sensoren dürfen nicht feucht sein (Sensorfunktion könnte beeinträchtigt sein – Aufbewahrung im Bad!).
- Die aufgetragene Blutmenge muss stimmen (bei einigen Geräten automatisch).
- Vorherige Medikamenteneinnahme in hoher Dosis kann die Werte verfälschen (z. B. Vitamin C, Aspirin®).

3.2 Zucker-Azeton-Selbstkontrolle im Urin

Um das Testergebnis der **Harnzucker-Selbstkontrolle** richtig zu deuten, muss man die Höhe der eigenen Nierenschwelle kennen. Diese Selbstkontrolle ist technisch einfach durchzuführen, kostengünstig und schmerzlos.

Während der Blutzucker eine Momentaufnahme des Stoffwechselgeschehens darstellt, kann der Harnzucker einen Überblick über die Zeit seit der letzten Blasenentleerung geben.

Für Menschen mit Typ-2-Diabetes, die nur mit Diät oder mit Diät und Tabletten behandelt werden, ist nach Absprache mit dem Arzt die Harnzuckerkontrolle häufig ausreichend – eine normale Nierenschwelle vorausgesetzt (etwa 180 mg/dl ≙ 10,1 mmol/l).

Azeton entsteht immer dann, wenn statt Kohlenhydraten Fettreserven zur Energiegewinnung herangezogen werden müssen. Azeton kann im Harn mittels spezieller Teststreifen (z. B. Ketur-Test) nachgewiesen werden.

Ketonkörper (der wichtigste ist das Azeton) können nachgewiesen werden
- bei Insulinmangel mit beginnender Entgleisung,
- bei Gewichtsabnahme (Hunger-Azeton),
- nach länger andauernder Hypoglykämie.

Eine Azetonkontrolle ist wichtig bei fraglicher Entgleisung (➤ Kap. 11) und bei morgendlichen Kopfschmerzen, falls man eine unbemerkte nächtliche Unterzuckerung vermutet (➤ Kap. 8.7.3).

BEACHTE

Azeton ist ein Warnsignal!

3.3 Azetonkörper-Selbstkontrolle im Blut

Ketonkörper können sowohl im Urin als auch – heute häufiger – im Blut bestimmt werden. Mithilfe eines Blutzuckermessgeräts, das gleichzeitig die Blut-Ketonkörpermessung erlaubt, wird mit einem speziellen Teststreifen – auf β-Hydroxybutyrat – die Messung genauso durchgeführt wie die Blutzuckermessung.

Das hat den Vorteil, dass die Messung im Blut tatsächlich den derzeit **aktuellen Ketonkörperwert** anzeigt. Im Urin werden Ketonkörper gemessen, die seit der letzten Blasenentleerung angefallen sind. Tatsächlich kann es aber in der Zwischenzeit durch Insulingaben zu einem Abfall der Ketonkörper im Blut gekommen sein. Eine Überdosierung von Insulin und damit eine Unterzuckerung wären die Folge.

Im Gegensatz zum Urinketon-Teststreifen, der lediglich Wertebereiche (+, ++, +++, also einfach-, zweifach-, dreifach-positiv) anzeigt, gibt das Gerät genaue Werte in der Einheit mmol/l an. Der Messbereich liegt zwischen 0,0 und 6,0 mmol/l in Schritten von 0,1 mmol/l. Der Messwert wird innerhalb von 30 s angezeigt.

Das Gerät zeigt – je nach Höhe des **Blutzuckerwerts** – auch an, ob eine **Ketonkörpermessung** erforderlich ist. Der Patient kann dann in der Regel abschätzen, ob es eher eine ernstzunehmende Entgleisung ist oder ob die Blutzuckererhöhung nur kurzfristig und die Blutketonkörpermessung eigentlich nicht erforderlich ist (➤ Tab. 3.2). Im Alltag kommen die meisten Patienten sicherlich mit dem Urinketontest zurecht. Eine regelmäßige Blutketonmessung erscheint uns nicht sinnvoll, außerdem ist die Verwendung der Blutketon-Teststreifen auch eine Frage des Preises!

Tab. 3.2 Beurteilung der Ketonwerte im Blut

Ketonwert	Beurteilung
Weniger als 0,6 mmol/l	Normalwerte
0,6–1,5 mmol/l	Beginnende Entgleisung möglich, Blutzucker testen! Danach Korrektur gemäß Ihren Anpassungsregeln (➤ Kap. 11)
Mehr als 1,5 mmol/l	Stoffwechselentgleisung, Blutzucker testen! Danach sofort gemäß Ihren **verschärften** Korrekturregeln vorgehen oder Arzt informieren (➤ Kap. 11)

3.4 Technische Möglichkeiten bei der Zuckerkontrolle

Die meisten Menschen mit Diabetes und einer Medikation, die potenziell eine Unterzuckerung möglich macht (Insulin, Sulfonylharnstoffe, Glinide), haben bisher die Blutglukoseselbstmessung (SMBG) seit Jahrzehnten als wesentlichen Bestandteil ihrer täglichen Diabetestherapie praktiziert. Durch die modernen Möglichkeiten der **Zuckermessung im Gewebe** mittels geeigneter Sensoren und der Koppelung mit einem Smartphone oder aber auch einer Insulinpumpe wird die tägliche Diabetestherapie „revolutioniert", da sehr viel einfacher und verträglicher.

Neue CGM-Systeme machen eine mehr oder weniger **automatisierte Diabetestherapie** möglich (AID = automatisierte Insulindosierung). Bei Kindern und Kleinkindern mit Typ-1-Diabetes macht diese Therapie-Form mittlerweile etwa 95 % aus. Die großen Vorteile liegen auf der Hand: Durch die Kombination einer präzisen Insulingabe mit einer kontinuierlichen Zuckermessung „ohne zu stechen" und immer aktuellen Werten wird eine bessere und zugleich sicherere Zuckereinstellung möglich (= weniger Unterzuckerungen und gleichzeitig längere Zeit im „guten Bereich"/ Time in Range, ➤ Kap. 2.8). Solche Systeme zur vorausschauenden Insulinabschaltung gibt es bereits seit 2009 (➤ Kap. 9, AID/Insulinpumpen).

INFO

FGM = „Flash Glucose Monitoring", andere Bezeichnung iscCGM
iscCGM = „Intermittent Scanning Continuous Glucose Monitoring", andere Bezeichnung FGM = „mit Unterbrechung erfolgende Messungen"
rtFGM = „Real-time Flash Glucose Monitoring"
CGM = „Continuous Glucose Monitoring" = kontinuierliche Glukosemessung = ohne Unterbrechung erfolgende Messungen
rtCGM = „Real-Time Continuous Glucose Monitoring" = Glukosemessung in Echtzeit

3

3.4.1 FGM/iscCGM und rtFGM

Seit einigen Jahren gibt es ein „Flash Glucose Monitoring“ (FGM/iscCGM) , bei dem ein Sensor bis zu 14 Tage lang im Unterhautfettgewebe liegt. Die Position des Sensors sollte am hinteren Oberarm erfolgen, da dort ausreichend Fettgewebe vorhanden ist. Er wird mit einer 5-mm-Nadel appliziert und anschließend fixiert. Es wird somit nicht die Zuckerkonzentration im Blut, sondern **im Gewebe** gemessen. Bisher ist nur ein System auf dem Markt, verschiedene Firmen arbeiten an der Entwicklung solcher Gewebe-Zuckermessungen.

FreeStyle™ Libre 3

Bei der dritten Generation des FreeStyle™ Libre 3 – seit Anfang 2022 auf dem deutschen Markt – ist ein Scannen nicht mehr erforderlich (➤ Abb. 3.3, ➤ Tab. 3.3). Die Zuckerwerte werden jede Minute automatisch in Echtzeit von einem Sensor, der etwa doppelt so hoch, aber im Durchmesser so groß ist wie ein 5-Cent-Stück ist – auf das Smartphone übertragen. Voraussetzung: Sensor und Smartphone sind nicht mehr als 10 m voneinander entfernt und einige Einstellungen am Smartphone sind erfüllt:

- Die FreeStyle™ Libre 3 App (kostenlos herunterladbar) muss dauerhaft geöffnet sein.
- Die Standortberechtigung ist aktiviert (bei Android 6.0 und höher), damit sich das System mit Bluetooth-Geräten verbinden kann.

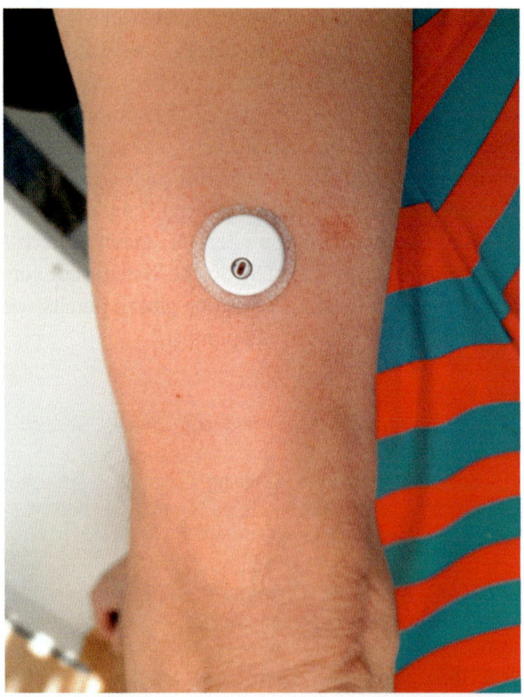

Abb. 3.3 Abbott FreeStyle™ Libre 3 (mit Sensor) [M342]

Tab. 3.3 FreeStyle™ Libre 3

Liegedauer des Sensors	Max. 14 Tage
Messgenauigkeit	Sehr hoch, besonders in niedrigen Glukosebereichen
Größe des Sensors	Etwa doppelt so hoch, aber im Durchmesser so groß wie ein 5-Cent-Stück
Günstige Lage des Sensors	Am hinteren Oberarm, dort ist genügend Fettgewebe vorhanden
Werteanzeige	Automatische Übertragung, minütlich auf das Smartphone ohne Datenlücken auch bei Signalverlust über Bluetooth in Echtzeit, über die FreeStyle™ Libre 3 App (IPhone oder Android) Bedingung: Sensor und Smartphone < 10 m entfernt
Kalibrierungen pro Tag	Keine
Alarmoption	Individuell einstellbare Alarme für zu niedrige und/oder zu hohe Glukosewerte, Alarmfunktion bei Signalverlust (z. B. 20 min keine Verbindung zwischen Sensor und Smartphone oder Smartphone oder > 10 m vom Sensor entfernt) (Alarmton jederzeit ausschaltbar)
Verbindung zu Insulinpumpen	Keine
Übertragung	Jede Minute in Echtzeit auf dem Smartphone **LibreLinkUp App** für Familie und Freunde (Einsicht in BZ-Werte) Über **LibreView** (Cloud-basiertes Datenmanagement), Darstellung übersichtlicher Berichte und Analysen der BZ-Werte zur „Teilung“ mit dem Diabetesteam in Echtzeit

- „Alle Benachrichtigungen" sind erlaubt.
- „Kritische Hinweise" sind erlaubt (Alarm dann auch bei Stummschaltung).

Der Alarm „Signalverlust" informiert den Nutzer, wenn mehr als 20 min keine Verbindung zwischen Sensor und Smartphone besteht oder sobald das Smartphone mehr als 10 m vom Sensor entfernt ist. Wände z. B. könnten die Datenverbindung beeinträchtigen. Allerdings misst der Sensor trotzdem weiter und speichert auch die Glukosewerte. Der Alarm „Signalverlust" ist jederzeit aus- und einschaltbar, wird allerdings automatisch aktiviert, sobald ein Glukose-Alarm zum ersten Mal eingeschaltet wird.

Glukosewerte und Schwankungen können besser nachvollzogen werden. Hilfreiche Angaben findet man im Display:

- **Der aktuelle Glukosewert:** automatische Aktualisierung jede Minute
- **Trendpfeile:** Veränderung des Glukosewerts in naher Zukunft
- **Alarmgrenzwerte:** individuell einstellbar für hohe und niedrige Werte
- **Gesamter Glukoseverlauf:** auf die Minute einsehbar
- **Notizfunktion** für z. B. Mahlzeiten, Insulingaben, Sport oder andere Ereignisse
- **Lebensdauer des Sensors:** Wie lange läuft er noch, wann muss er gewechselt werden?

Mit der **LibreLinkUp App** haben Familienangehörige (z. B. Eltern) oder auch Freunde die Möglichkeit, die aktuellen Glukosewerte, die Trendpfeile und den Glukoseverlauf der letzten 12 h ihrer Kinder bzw. Freunde einzusehen. Persönliche Alarmgrenzwerte können von Außenstehenden festgelegt werden (z. B. Eltern für die „Überwachung" ihrer [Klein-]Kinder), sodass sie Alarme in Echtzeit erhalten. Bis zu 20 verschiedene Personen können über „verbundene Apps" den Glukoseverlauf verfolgen. Hierzu müssen die Nutzer lediglich nach Erhalt einer E-Mail mit Anweisungen die LibreLinkUp App installieren. Die LibreLinkUp App zeigt den Angehörigen oder Freunden dann auf der Benutzeroberfläche:

- Den Glukoseverlauf der letzten 12 h
- Einzelne Werte aus dem Verlauf
- Glukosewerte in Echtzeit (Hauptbildschirm)
- Die eigenen eingetragenen Alarm-Grenzwerte

Außerdem gibt es einen „Dark-Mode" bei schlechten Lichtverhältnissen (dunkler Bildschirmhintergrund) und die Möglichkeit, über das Logbuch gesichtete Werte und Alarme auszutauschen.

Zur Mitteilung der Glukosewerte an das Diabetesteam gibt es **LibreView:** ein webbasiertes Diabetesmanagement-System, das alle Glukosedaten in übersichtlichen Berichten und Analysen erstellt und sich mit dem Diabetesteam in Echtzeit teilen lässt. Das System ist auch für Kinder zugelassen.

Grundsätzlich muss immer bedacht werden, dass der gemessene Gewebezucker dem gemessenen Blutzucker „hinterherhinkt". Besonders in Situationen, z. B. bei

- Bewegung/Sport,
- Stress,
- fieberhaftem Infekt,
- Reisen,
- Kurzzeitinsulinwirkung

ist dies zu beachten. Sonst jedoch – in stabilen Situationen – sollten Blutzucker und Gewebezucker ähnlich sein.

Das System wird meist von Menschen mit Typ-1-Diabetes, Kindern und Jugendlichen, aber auch von Menschen mit Typ-2-Diabetes mit Insulintherapie, ggf. aber auch bei besonderen Gefahren einer Hypoglykämie, genutzt. Es kann eine stabilere Blutzuckereinstellung gewährleisten und evtl. auch unbemerkte Unterzuckerungen reduzieren.

FGM- und rtFGM-Systeme sind keine generelle Kassenleistung und müssen im Einzelfall mit der Krankenkasse verhandelt werden. Viele Gesetzliche Krankenkassen übernehmen aber bereits die Kosten und weitere folgen stetig (Liste der Krankenkassen einsehen). Dazu benötigt die Krankenkasse ein Rezept (16-Rezept), auf dem neben den üblichen Angaben zur Person auch vermerkt sein müssen:

- Produktbezeichnung
- Erst- oder Folgeverordnung
- Jahresbedarf an Sensoren
- Diagnose und Therapieform (z. B. ICT oder Pumpentherapie bei Typ-1- oder Typ-2-Diabetes mellitus)
- Ggf. Therapieziel (z. B. Senkung des HbA1c-Werts, Vermeidung von Folgeschäden)

Privatversicherte und Selbstzahler müssen ihre Rechnungen direkt der Krankenkasse vorlegen. Kostenübernahmen sind abhängig vom Tarif bzw. den Versicherungsbedingungen.

3.4.2 rtCGM

3

Eine kontinuierliche Glukosemessung in Echtzeit (**r**eal-**t**ime) (**rt**CGM-Systeme) erfolgt über einen kleinen Sensor, der in die Unterhaut am Bauch, am Oberarm oder am oberen Gesäß durch einen kleinen Schnitt eingeführt wird. Der Sensor liefert bis zu 288 Glukosewerte in 24 h über eine Mikroelektrode. Nach einer Tragedauer von max. 72 h stehen dem Arzt ca. 860 Glukosewerte zur Verfügung.

Der Glukosemonitor, das eigentliche Aufzeichnungs- und Speichergerät, ist nur etwas größer als eine herkömmliche Insulinpumpe und wird wie diese z. B. am Gürtel oder in der Hosentasche getragen. Alle 10 s empfängt dieser Monitor ein elektronisches Signal, das dem Glukosegehalt im Zwischenzellraum entspricht, und speichert alle 5 min einen Mittelwert dieser Messungen ab. Über den Monitor gibt der Mensch mit Diabetes selbst zusätzlich alle Ereignisse (Mahlzeiten, Medikamentengabe, Bewegung etc.) ein, die so ebenfalls registriert werden. Die durch das System gewonnenen Werte können auf einen PC heruntergeladen und so auch dem Arzt zur Auswertung übermittelt werden. Der behandelnde Arzt erhält somit einen kontinuierlichen Einblick in den Glukoseverlauf und kann ggf. die Therapie anpassen (➤ Tab. 3.4).

rtCGM-Systeme müssen 1–2-mal pro Tag kalibriert werden, für eine höhere Genauigkeit empfehlen einige Hersteller 3–4 Kalibrierungen/Tag. Dazu muss der aktuelle **Blutzucker** gemessen und dann in das rtCGM-System eingegeben werden. Es ist wichtig, den Blutzucker richtig zu messen: Durch falsch gemessene Blutzuckerwerte, z. B. ungewaschene Hände, Obst- oder Saftreste an den Händen, werden sonst falsche Werte in das System eingegeben, mit der Folge, dass sich das System auch falsch kalibriert. Dies hat dann bis zur nächsten Kalibrierung Auswirkungen: Alle angezeigten Werte des rtCGM-Systems sind dann falsch. Deshalb:

Tab. 3.4 Unterschiede zwischen FGM/iscCGM und rtCGM

	FGM/iscCGM	rtCGM
Auslesen der Werte	Automatisch auf dem Handy von Nutzer, Eltern bei Kindern etc.	Automatisch
Alarme	FreeStyle™ Libre 3: ja, auch z. B. bei Über- und Unterschreitungen von eingestellten Grenzwerten und bei Signalverlust	Ja, auch z. B. bei Über- und Unterschreitungen von eingestellten Grenzwerten
Kalibrierung	Nein	1–2-mal/Tag, optimal 3–4-mal/Tag
Kopplung mit einer Insulinpumpe	Nein	Mit einigen Systemen möglich
Kostenübernahme durch Krankenkassen	Einige Krankenkassen übernehmen die Kosten, (16-Rezept)	Seit 2016 Regelleistung der Gesetzlichen Krankenkassen, Antragstellung erforderlich

- Bei der Blutzuckerbestimmung auf saubere und trockene Hände achten
- Die Blutprobe für die Kalibrierungsmessung immer aus der Fingerbeere entnehmen
- Immer direkt nach der Blutzuckermessung kalibrieren
- Niemals einen Wert der „älter“ als 12 min verwenden

Eine Kalibrierung ist nur erfolgreich, wenn der gemessene Blutzuckerwert zwischen 40 mg/dl (2,2 mmol/l) und 400 mg/dl (22,4 mmol/l) liegt.

BEACHTE

Wenn die Blutzuckerwerte deutlich von den Sensor-Glukosewerten abweichen, Hände waschen und erneut kalibrieren!

Wichtig: rtCGM-Systeme sind nicht zur Insulindosierung zugelassen!

Bei Patienten, die die Signale des Geräts (Hypo-/Hyperglykämie) bedingt durch Seh- oder Hörschäden nicht richtig abschätzen können, ist der Einsatz der kontinuierlichen Glukosemessung kontraindiziert, vor allem dann, wenn keine Hilfsperson (z. B. Pflegepersonal) zur Bedienung des Monitors zur Seite steht.

Tab. 3.5 rtCGM-Systeme verschiedener Hersteller

rtCGM-System	Guardian™ 3 Link Transmitter/Guardian™ 4	Eversense® E3	Dexcom G7®
Vertreibendes Unternehmen	Medtronic-Minimed	Ascensia Diabetes Care	Dexcom
Alter	Ab 2 Jahre	Ab 18 Jahre	Ab 2 Jahre
App	Guardian Connect App	Eversense® NOW App, nur für iOS verfügbar	Dexcom App
Zeitintervall der Werteanzeige	5 min	Alle 5 min	5 min
Max. Liegedauer der Sensoren	Enlite ™ Glukosesensor 6 Tage	Bis zu 6 Monate im Oberarm, vollständig eingesetzt	10 Tage Autoapplikator
Sensorplatzierung	Bauch	Oberarm	Oberarm, oberes Gesäß, Abdomen
Transmitter		Leicht abnehmbar, kommuniziert drahtlos mit der App, wieder aufladbar, wasserresistent bis max. 1 m Wassertiefe für max. 30 min (gilt nicht für Salzwasser)	Drahtlose Übermittlung auf das Lesegerät oder die Pumpe
Kalibrierung	Innerhalb der ersten 2 h und 6 h nach Legen des Sensors, dann spätestens alle 12 h Häufigere (3–4/Tag) Kalibrierungen verbessern die Genauigkeit	I. d. R. 1×/Tag nach dem 21. Tag der Nutzung	Keine Kalibrierung erforderlich Möglich, wenn durch den Nutzer gewünscht, 1×/Tag sinnvoll
Alarmoptionen	Ja	Ja, am Körper Vibrationsalarme, auch ohne Mobilgerät	Ja, Warnungen individuell anpassbar Alarmplaneinstellung
Trendpfeile	Ja	Ja	Ja
Benutzungshilfen für Sehbehinderte	Nein	Vibrationsalarme direkt am Körper mit dem Smart Transmitter, Einstellungen können am Smartphone hörbar gemacht werden	Nein
Verbindung mit Insulinpumpe	Ja: MiniMed 640G	Nein	Nein
Speicherung der Daten	Bei unterbrochener Verbindung Speicherung der Daten für 10 h	In der App Speicherung der Glukosewerte (Trends, Kurven, Alarme in Echtzeit) und Statistiken	Ein kompatibles Gerät mit IOS oder Android oder Touchscreen-Empfänger zeigen Gewebeglukosedaten in Echtzeit an

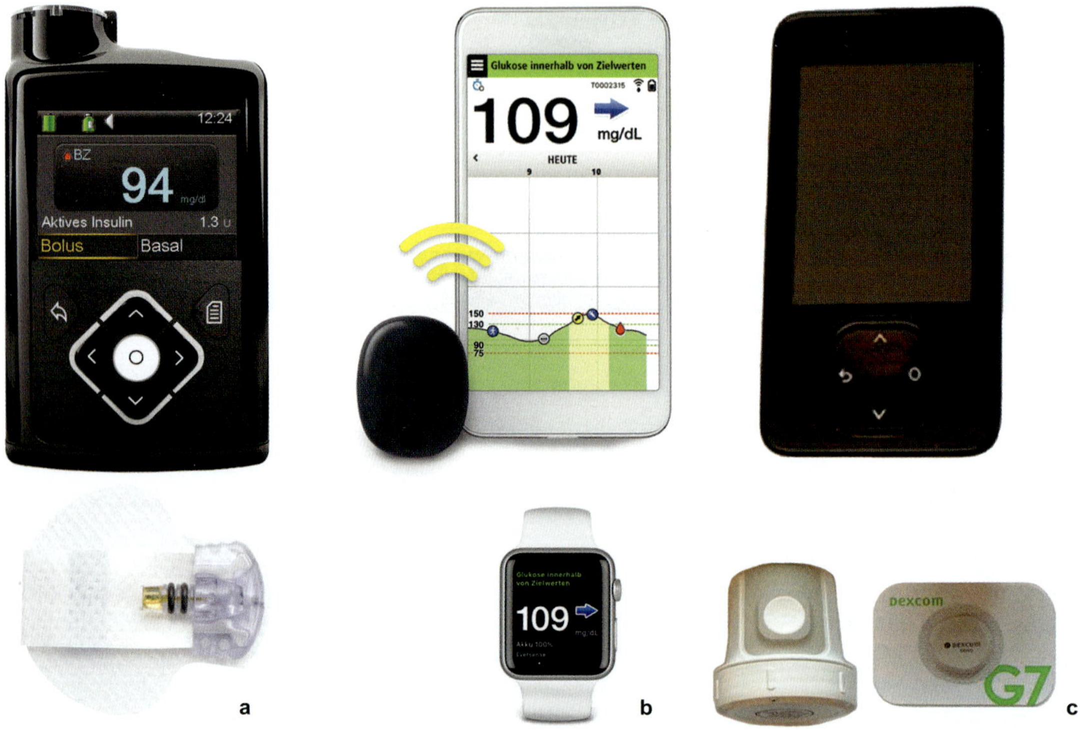

Abb. 3.4 rtCGM-Systeme: a) Medtronic: Guardian™ 2 Link Transmitter mit Enlite Glukosesensor, b) Roche: Eversense E3, c) Dexcom: Dexcom G7 [a: V170-1; b: V336; c: O715]

rtCGM-Systeme (➤ Abb. 3.4) sind eine Ergänzung zu den Blutzuckermessungen des Patienten und insbesondere bei unklaren Blutzuckerverläufen bzw. Problemstellungen sinnvoll bzw. angemessen, nämlich

- für Patienten, die trotz ICT oder Pumpentherapie ihren Ziel-HbA1c-Wert nicht erreichen,
- zur Erfassung nächtlicher Hypoglykämien,
- für Patienten mit **Hypo-Wahrnehmungsstörungen,**
- für schwangere Frauen mit Diabetes Typ 1 oder Typ 2 oder Schwangere mit Gestationsdiabetes (➤ Kap. 17.2 und ➤ Kap. 17.3),
- bei schlechtem HbA1c-Wert und den „guten", vom Patienten aufgezeichneten Blutzuckerwerten,
- zur Veranschaulichung und damit zur Motivationssteigerung für den Mensch mit Diabetes.

Die Kosten für die CGM-Systeme werden von den Kostenträgern meist auf Antrag des Diabetologen übernommen. Dazu bedarf es aber einiger Grundvoraussetzungen für die Antragstellung (➤ Tab. 3.6).

Tab. 3.6 Grundvoraussetzungen für die Antragstellung eines CGM-Systems

Nur für Menschen mit Typ-1- und Typ-2-Diabetes mit ICT oder Insulinpumpentherapie
• Ärztliche Verordnung (Hilfsmittelrezept) und eine ärztliche Bescheinigung mit Diagnose, Diabetesdauer, Therapieart, aktuellen Laborwerten und der Angabe eines medizinischen Grundes • Motivationsschreiben des Menschen mit Diabetes, aus dem u. a. hervorgeht, welche Ziele er mit dem System verfolgt • Nachweise von durchgeführten Selbstkontrollen innerhalb der letzten 6–12 Wochen • Nachweis über die zeitnahe Teilnahme an einer strukturierten Schulung in einer dafür zugelassenen Einrichtung

Schulungen (Spectrum [auch in der Pädiatrie]/Flash) ermöglichen einen sinnvollen Einsatz dieser kontinuierlichen Zuckermessmöglichkeiten und stellen die Grundlage einer erfolgreichen Therapie dar – sowohl für FGM als auch für CGM-Systeme. Die Aufklärung dieser Systeme im Zusammenhang mit möglichen schwerwiegenden Komplikationen wie z.B. Hypoglykämien bei Autofahrten obliegt immer dem Arzt (➤ Kap. 25.5)!

Wie verlässlich ist die Gewebeuntersuchung im Vergleich zu einer herkömmlichen Blutzuckermessung?

Um die Zuverlässigkeit der rt-CG-Messungen der verschiedenen Systeme miteinander vergleichen zu können, haben sich einige Parameter als sinnvoll erwiesen bzw. sind hilfreich bei der Auswahl. Wegen der vielen Messwerte ist aber der einzelne Gewebezuckerwert nicht mehr so entscheidend – eher die Möglichkeit des Rückschlusses auf den Verlauf! (Trendinformationen). Trotzdem muss man sich auch auf die einzelnen Gewebezucker-Werte verlassen können.

MARD

Die MARD (=**M**ittlere **A**bsolute **R**elative **D**ifferenz) gibt an, um wie viel Prozentpunkte der gemessene Gewebezuckerwert von einem Labor-Referenz-Blutzuckerwert abweicht. Diese sollte idealerweise unter 10 % liegen.

Lagtime

Unter Lagtime versteht man die zeitliche Verzögerung der Anzeige des Blutzuckers mittels des Gewebezuckerwerts des Sensors. Diese Verzögerung sollte idealerweise nur 5–10 min betragen.

Surveillance Error Grid (SEG)

In einem „Fehlergitter-Netz“ wird farbig die klinische Messgenauigkeit von Blutzucker-Messgeräten angezeigt. Übertragen auf die rt-CGM-Gewebezuckermessungen sollten > 90 % aller gemessenen Werte in einem „optimalen Bereich“ (A) liegen, um so das Risiko für Fehlentscheidungen zu minimieren (Hypoglykämie bzw. Entgleisung nach oben) – viele aktuelle Gewebezucker-Messgeräte erfüllen diese Voraussetzung bereits!

Fixierung der Sensoren

Die Sensoren sind mit einem Klebstoff versehen, der deren vorzeitiges Abfallen verhindern soll. Beispielsweise ist der Transmitter des Eversense® E3 mit einem hautfreundlichen Silikonpflaster versehen, wodurch Hautreizungen vermieden werden sollen. Von einem Überkleben von CGM-Systemen raten die Hersteller ausdrücklich ab.

Es gibt aber Situationen, in denen es leicht zu einem Abfallen kommen kann, z. B. bei

- vermehrtem Schwitzen im Sommer oder beim Sport,
- häufigen Schwimmbadbesuchen,

was besonders Kinder trifft.

Verschiedene Lösungen bieten sich an:

- Klettverbände, die auch von den Firmen angeboten werden
- Schlauchverbände, die individuell zugeschnitten werden können. Sie sind aus Baumwolle und sollten nach jedem Duschen oder Schwimmbadbesuch gewechselt werden.
- Produkte, die die Hafteigenschaft des Pflasters verbessern, z. B. Skin-Prep™, Skin Tac™ Wipe. Sie hinterlassen einen Schutzfilm zwischen Haut und z. B. Sensor. Außerdem können sie bei leichtem Ablösen des Sensorpflasters auf die Haut aufgetragen werden. Die Haut wird so angefeuchtet und ein vorzeitiges vollständiges Ablösen verhindert.
- Wasserfeste Abdeckungen, die beim Schwimmen benutzt werden, um ein Verlieren eines Sensors oder Pods (➤ Kap. 9) zu verhindern, z. B. Duschpflaster oder Pflaster ohne Wundauflagen
- Fixierungen mit hypoallergenen und atmungsaktiven Sporttapes, wenn dadurch der Sensor nicht verrutscht oder zu tief ins Gewebe (Muskulatur) gedrückt wird (veränderte Messergebnisse), z. B. Fixomull® Stretch, Kinesiology Tape u. a.

Die Kosten für zusätzliche Fixierungen werden meist nicht von den Kostenträgern übernommen – das sollte bei der Auswahl auch bedacht werden.

Entfernen der Sensoren

Klebereste der Sensoren können mit verschiedenen Mitteln entfernt werden:

- Haushaltsübliches Oliven- oder Teebaumöl
- Produkte auf Basis gesättigter Kohlenwasserstoffe aus der Apotheke, z. B. Dermasol®. Nachteil: intensiver Geruch, für Kinder unter 4 Jahren verboten!
- Klebereste-Entfernungstücher

3

3.5 Zucker-Umrechnungstabelle

Der Zuckerwert wird international nicht einheitlich angegeben. Die Umrechnung von mg/dl in mmol/l und umgekehrt ist in ➤ Tab. 3.7 zu ersehen.

Tab. 3.7 Zuckerumrechnungstabelle von mg/dl in mmol/l und umgekehrt

Einheiten	mg/dl →	mmol/l	mmol/l →	mg/dl
Umrechnungsfaktor	Etwa 0,0555		Etwa 18	
Umrechnungstabelle	35	2,0	2,5	45
	40	2,2	3,0	54
	45	2,5	3,5	63
	50	2,8	4,0	72
	55	3,1	4,5	81
	60	3,4	5,0	90
	65	3,6	5,5	99
	70	3,9	6,0	108
	75	4,2	6,5	117
	80	4,5	7,0	126
	85	4,8	7,5	135
	90	5,0	8,0	144
	95	5,3	8,5	153
	100	5,6	9,0	162
	110	6,2	9,5	171
	120	6,7	10,0	180
	130	7,2	10,5	189
	140	7,8	11,0	198
	150	8,4	11,5	207
	160	8,9	12,0	216
	170	9,5	12,5	225

Tab. 3.7 Zuckerumrechnungstabelle von mg/dl in mmol/l und umgekehrt *(Forts.)*

Einheiten	mg/dl →	mmol/l	mmol/l →	mg/dl
	180	10,1	13,0	234
	190	10,6	13,5	243
	200	11,2	14,0	252
	220	12,3	14,5	261
	240	13,4	15,0	270
	260	14,6	15,5	279
	280	15,7	16,0	288
	300	16,8	17,0	306
	320	17,9	18,0	324
	340	19,0	19,0	342
	360	20,2	20,0	360
	380	21,3	21,0	378
	400	22,4	22,0	396
	420	23,5	23,0	414
	440	24,6	24,0	432
	460	25,5	25,0	450
Mögliche Blutzuckerwerte im Rahmen eines hyperosmolaren Komas (➤ Kap. 11)	500	27,5	26,0	468
	600	33,3	27,0	486
	700	38,9	28,0	505
	800	44,4	30	540
	1000	55,5	40	720

Fragen

1. Warum ist die Blutzuckerselbstkontrolle wichtig?
2. Welche Patienten sollten unbedingt eine Blutzuckerselbstkontrolle durchführen?
3. Es wird ein viel zu hoher Blutzuckerwert ermittelt. Woran kann das liegen?
4. Nach welchen Kriterien entscheiden sich die Menschen mit Diabetes für ein Blutzuckermessgerät?
5. Was kann und sollte ein Diabetiker regelmäßig selbst kontrollieren?

Lösungen ➤ Anhang.

KAPITEL

4 Typ-2-Diabetes: Therapie ohne Insulin

Sollte sich der Blutzucker trotz ausreichender, regelmäßiger Bewegung, gesunder Ernährung und Schulung nicht normalisieren – dies ist oft nach **mehrjähriger Diabeteserkrankung** der Fall – werden zusätzlich Medikamente eingesetzt.

Die Therapie des Typ-2-Diabetes folgte bisher einem Stufenschema der Nationalen Versorgungs-Leitlinie verschiedener medizinischer Gesellschaften (2014/2017). Seit 2018 (EASD/ADA) werden in einer neuen Typ-2-Diabetes-Leitlinie andere Schwerpunkte in der Therapie gesetzt. Nach den neuen Leitlinien sollten bei der Auswahl der Medikamente auch folgende, den Patienten persönlich betreffenden Faktoren berücksichtigt werden:

- Begleit- und/oder Folgeerkrankungen
- Individueller Lebensstil
- Funktionelle Fertigkeiten

Im Vordergrund steht also nicht mehr der HbA1c-Wert als Basis jeglicher Diabetestherapie – auch bei der Medikamentenauswahl!

MERKE

Insulin steht bei der Behandlung des Typ-2-Diabetes nicht mehr an erster Stelle, sondern an letzter!
Ausnahme: akute Entgleisungen jeglicher Ursache!

An erster Stelle der Medikamententherapie steht nach wie vor das Metformin. Darf oder kann es nicht gegeben werden (z. B. bei ausgeprägter Niereninsuffizienz = Nierenschwäche), sind SGLT-2-Hemmer oder/und GLP-1-Analoga je nach Ausgangslage zu verwenden. Diese Substanzen können aber auch zum Metformin dazugegeben werden – wenn dieses vertragen oder verordnet werden darf.

Erst danach folgt das Insulin. Natürlich ist Insulin in vielen Situationen der akuten Stoffwechselentgleisung oder auch bei andauernder Insulinbedürftigkeit notwendig (➤ Kap. 7, ➤ Kap. 10, ➤ Kap. 11).

Orale Antidiabetika sollten aber auch unter Insulin – wann immer möglich – weitergegeben werden, als „Insulin-Spar-Effekt".

Einnahme-Zeitpunkte der oralen Antidiabetika

Bei der Vielzahl der Präparatenamen ist es nicht ungewöhnlich, dass Patienten nicht wissen, wann sie ihre Tabletten einnehmen sollen: vor, während, nach der Mahlzeit oder unabhängig von den Mahlzeiten. Fehlermöglichkeiten mit z. T. ernsthaften Konsequenzen wie Unterzuckerungen (Hypoglykämien) und schlechte Einstellungen sind nahezu vorprogrammiert. Es gibt verschiedene Substanzgruppen, die mit unterschiedlicher Zielsetzung und Wirkungsweise eingesetzt werden.

4.1 Therapie mit oralen Antidiabetika (Tabletten)

4.1.1 Biguanide

Wie schon die UKPDS-Studie von 1998 zeigte, ist **Metformin** nach wie vor der wichtigste Arzneistoff aus der Gruppe der Biguanide und insbesondere bei übergewichtigen Menschen mit Typ-2-Diabetes zu Recht eines der weltweit am häufigsten eingesetzten oralen blutzuckersenkenden Medikamente (➤ Tab. 4.1). Besonders für den übergewichtigen Menschen mit Typ-2-Diabetes weist diese Substanz einige vorteilhafte Eigenschaften auf, die in dieser Studie bestätigt wurden. Glucophage® ist auch für Kinder und Jugendliche ab dem 10. Lebensjahr als Monotherapie oder in der Kombination mit Insulin zugelassen (Maximaldosis 2× 1.000 mg), wenn Diät

Tab. 4.1 Das Biguanid Metformin und Metformin XR

Wirkstoff	Metformin	Metformin XR (retardierte Form)
Handelsname	Glucophage® 1.000/850/500, Mescorit® 1.000/850/500, Siofor® 1.000/850/500	Siofor® XR 500 mg/750 mg
Einnahmezeitpunkt	Zum Essen – besser direkt nach dem Essen (Verträglichkeit)	1× täglich abends
Maximaldosis	6 Tabletten à 500 mg täglich, 3 Tabletten à 850 mg täglich, übliche max. Dosis 2 Tabletten à 1.000 mg täglich	
Dosierung	Morgens, (mittags), abends (850/500 mg) bzw. morgens und abends (1.000 mg)	500 mg oder 750 mg täglich

und körperliche Aktivität nicht mehr ausreichen. Metformin darf in der Schwangerschaft bei bekanntem Typ-2-Diabetes weiter eingenommen werden (➤ Kap. 17.3).

Für Menschen mit Schluckstörungen steht Metformin in flüssiger Form zur Verfügung (MetfoLiquid GeriaSan®, 5ml = 1000mg). Metformin steht auch in einer verzögerten Form zur Verfügung (Metformin XR). Der Wirkstoff wird hier nicht bereits nach 30 min zu 80 % freigesetzt – sondern erst nach 10 h. Deshalb genügt eine Tablette/Tag, die in der Regel abends eingenommen wird.

Metformin
- hemmt die Freisetzung von Zucker aus der Leber,
- verbessert die Aufnahme von Zucker aus dem Blut in das Muskel-/Fettgewebe,
- verbessert die Insulinwirkung,
- verbessert den Fettstoffwechsel,
- sorgt dafür, dass Nahrungszucker in den Darmzellen z. T. verstoffwechselt und damit nicht mehr ins Blut abgegeben wird,
- ist gewichtsneutral.

Zusätzlich konnten einige positive **antiatherogene** (Arteriosklerose verhindernde) **Eigenschaften** nachgewiesen werden, z. B.:
- Stimulation der Fibrinolyse (Auflösung von Blutgerinnseln)
- Hemmung der Thrombozytenaggregation (des Zusammenklebens der Blutplättchen)
- Senkung der Triglyzeride und des Cholesterins (Blutfette)
- Verbesserung der Mikrozirkulation (Durchblutung der kleinsten Gefäße)

Nachteile einer Metformintherapie können sein:
- Magen-Darm-Beschwerden zu Beginn der Behandlung, die bei etwa 20 % der Menschen auftreten, jedoch meist nach kurzer Zeit bei Weiterbehandlung wieder verschwinden
- Rechtzeitig vor Operationen (➤ Kap. 18) und bei Anwendung von Röntgenkontrastmitteln sollte Metformin abgesetzt werden.
- Ein dosisabhängiger Vitamin-B_{12}-Mangel kann eintreten (→ Polyneuropathie/Blutbildveränderungen!).

Für eine Reihe von Patienten ist Metformin ungeeignet:
- z. B. für Patienten mit Nierenschäden (Kreatinin-Clearance < 30 ml/min), Leberschäden und schweren Herz-Kreislauf-Erkrankungen
- Bei schweren Infekten (diabetisches Fußsyndrom, Fieber)
- Bei bewusster Gewichtsreduktion mit einer Ernährung unter 1.000 kcal

INFO

Nach der aktuellen Nationalen Versorgungsleitlinie (NVL) ist jedoch das Pausieren der Metformin-Therapie vor einer geplanten Kontrastmittelgabe gelockert – eine **Unterbrechung der Therapie ab dem Untersuchungstag** wird als ausreichend angesehen.
Die erneute Gabe ist möglich, wenn keine Hinweise mehr auf eine Funktionseinschränkung der Nieren bestehen.
Auch **Notfalloperationen** können unter Metformin vorgenommen werden – sie stellen keine absoluten Kontraindikationen mehr dar (➤ Kap. 18).

Hinweis: Unter alleiniger Therapie mit Metformin treten keine Unterzuckerungen (Hypoglykämien, „Hypos“) auf. Metformin kann auch noch unmittelbar vor dem Schlafengehen eingenommen werden. Damit werden manchmal bessere Nüchtern-Blutzuckerwerte erreicht, weil die Zuckerneubildung in der Leber über Nacht effektiver gehemmt wird.

Die Metformin-Therapie sollte mit 500 mg einschleichend begonnen werden, nach ca. 2 Wochen sollte eine Dosissteigerung erfolgen. So lassen sich auch die evtl. auftretenden Magen-Darm-Beschwerden häufig vermeiden.

INFO

Eine Expertenkommission der Deutschen Gesellschaft für Nierenerkrankungen kam aufgrund der Ergebnisse der letzten Jahre zu dem Ergebnis, dass Metformin bis zu einer GFR von > 30–44 ml/min mit einer Dosisreduktion (500 mg bis max. 1.000 mg in zwei Dosen) gegeben werden darf. In den letzten Jahren zeigte sich in Studien ein zunehmend positiver Effekt auch bei anderen Erkrankungen, nicht nur bezüglich der Diabetes-Einstellung (positiver Effekt bei manchen Tumorerkrankungen).

4.1.2 SGLT-2-Hemmer (Gliflozine)

Der Prototyp der Substanzklasse, der SGLT-2-Hemmer (Sodium [= Natrium]-Glukose-Transporter-2-Hemmer; ➤ Tab. 4.2, ➤ Tab. 4.3, ➤ Tab. 4.11, ➤ Tab. 4.12), basiert auf dem Wirkstoff Phlorizin – einer Substanz, die bereits im 19. Jahrhundert aus der Rinde eines Apfelbaums isoliert und zur Behandlung von Fieber und Infektionskrankheiten (v. a. Malaria) eingesetzt wurde.

Tab. 4.2 Gliflozine – SGLT-2-Hemmer

Wirkstoff	Dapagliflozin	Empagliflozin	Ertugliflozin
Handelsname	Forxiga® 5 mg und 10 mg	Jardiance® 10 mg und 25 mg	Steglatro® 5 mg und 15 mg
Einnahmezeitpunkt	Morgens mahlzeitenunabhängig		
Dauertherapie	10 mg/Tag	25 mg/Tag	Bis zu 15 mg/Tag
Dosierung	Morgens je 1 Tabl. 5 mg	Morgens je 1 Tabl. 10 oder 25 mg	Morgens je 1 Tabl. 5 oder 15 mg

Der Einsatz von SGLT-2-Hemmern in der Behandlung von Patienten mit Diabetes bedeutet auch einen Paradigmenwechsel. Während man bisher bestrebt war, die Blutzuckereinstellung so durchzuführen, dass der Patient keinen Zucker mehr über die Niere verliert – der Zucker soll ja in die Zellen geschleust werden, da er wertvoll ist –, führt der Einsatz von

Tab. 4.3 SGLT-2 Hemmer und Niereninsuffizienz: Referenzwert eGfR

Wirkstoff	Beginn der Therapie	Absetzen der Therapie
Dapagliflozin (Forxiga®)	≥ 25/min/1,73m²	Dauerhaft < 25/min/1,73m²
Empagliflozin (Jardiance®)	> 60/min/1,73 m²	Dauerhaft < 45/min/1,73m²
Ertugliflozin (Steglatro®)	≥ 45 < 60/min/ 1,73m²	Dauerhaft < 30/min/1,73m²

SGLT-2-Hemmern dazu, dass überschüssiger Zucker vermehrt über den Urin ausgeschieden wird und so der Blutzuckerspiegel sinkt (> 180 mg/dl = > 10,1 mmol/l, entspricht etwa der Nierenschwelle). Dadurch verliert der Diabetiker pro Tag bis zu 70 g reinen Traubenzucker, damit auch Energie, was dazu führen kann, dass er zusätzlich an Gewicht verliert. In der Empa-Reg-Outcome-Studie (2015) konnte erstmalig für ein „Diabetes-Medikament" eine Reduktion von harten Endpunkten – wie kardiovaskuläre Erkrankungen – nachgewiesen werden. In der Declare-Studie konnte die Rate an Hospitalisierungen wegen Herzinsuffizienz reduziert werden. Alle Gliflozine sind auf dem deutschen Markt erhältlich (➤ Tab. 4.2).

INFO

Bei einem weiteren Gliflozin (**Sotagliflozin**-Zynquista®) handelt es sich um die Kombination eines SGLT-1- mit einem SGLT-2-Hemmer. Bereits im Oktober 2021 wurde die Zulassung für diesen Wirkstoff von der Firma AstraZeneca zurückgezogen, da vermehrt Ketoazidosen bei Menschen mit Typ-1-Diabetes aufgetreten waren. Im März 2022 hat nun auch die Firma Sanofi nach Rücksprache mit der Europäischen Kommission selbst die Zulassung für Menschen mit Typ-1-Diabetes widerrufen.

Aufgabe der SGLT-2-Fühler (= Rezeptoren) in der gesunden Niere

Zum besseren Verständnis dieses Prinzips muss man wissen, dass in der Niere SGLT-2-Fühler (= Rezeptoren) existieren, die normalerweise dafür sorgen, dass nach der Filtration des Zuckers in den Nierenkörperchen (= Glomerula) dieser in mehreren Schritten wieder ins Blut „zurückgeholt" wird – im Urin findet sich normalerweise (wenn der Blutzucker nicht über der Nierenschwelle von 180 mg/dl liegt) kein Zucker. Gerade bei Menschen mit Typ-2-Diabetes, die oft sowieso schon zu hohe Blutzuckerwerte haben, wird jedoch der bereits über die Nierenkörperchen ausgeschiedene Zucker stärker zurückresorbiert, also ins Blut zurückgeholt.

Hemmung der SGLT-2-Rezeptoren

Durch die Hemmung dieser Rezeptoren wird also überschüssiger Blutzucker vermehrt über den Urin ausgeschieden. Dadurch sinkt der Blutzuckerspiegel und man verliert Energie und kann abnehmen: Auf diese Weise wird oft auch die Insulinempfindlichkeit (an der Leber und Muskulatur!) gerade beim übergewichtigen Menschen mit Diabetes verbessert. Mit der Verbesserung der Blutzuckereinstellung geht natürlich auch eine Senkung des HbA1c-Werts einher.

Dieses Prinzip funktioniert völlig unabhängig von der Wirkung des körpereigenen Insulins und auch der herkömmlichen blutzuckersenkenden Tabletten – eine Unterzuckerung bei alleiniger Gabe ist ausgeschlossen.

Dosierung und Therapie mit SGLT-2-Hemmern

Die Einnahme erfolgt in der Regel morgens, ist mahlzeitenunabhängig und sollte einschleichend begonnen werden, d. h., man beginnt in der Regel mit einer geringen Dosis (z. B. 5 mg Forxiga®, 10 mg Jardiance® oder 5 mg Steglatro®) für einige Wochen und erhöht diese,

- wenn sie vertragen wird und
- bei entsprechender Notwendigkeit der Therapieanpassung.

Mögliche Nebenwirkungen unter SGLT-2-Hemmern

Da mit dem ausgeschiedenen Zucker auch Flüssigkeit verloren geht, haben die Patienten ein vermehrtes Durstgefühl und trinken mehr als üblich. Tun sie dies nicht, kann es besonders bei älteren Menschen und im Sommer zu niedrigem Blutdruck mit Kreislaufproblemen kommen (Hypotonie = niedriger Blutdruck)! Die Blutdrucksenkung ist bei Bluthochdruck dagegen als positiv zu werten. Selten kommt es zu einer Ketoazidose – auch ohne ausgeprägte Symptome.

Aber: Selbst bei fehlenden Ketonkörpern im Urin kann eine beginnende Ketoazidose vorliegen (Rückresorption von Ketonkörpern in der Niere). Der Ende 2019 erstmals für übergewichtige Menschen mit Typ 1-Diabetes (BMI > 27) von der EMA in Kombination mit Insulin zugelassene SGLT-2-Hemmer Dapagliflozin, z. B. Forxiga®, darf wegen gehäuft aufgetretener Ketoazidosen Menschen mit Typ-1-Diabetes nicht mehr verordnet werden (25.10.2021).

IM ALTER

- Die Flüssigkeitszufuhr muss beachtet werden – ältere Menschen haben oft kein Durstgefühl mehr bzw. trinken nicht ohne Aufforderung. Durch die Ausscheidung des Zuckers müssen sie aber mehr trinken – sonst drohen u. U. Kreislaufprobleme (v. a. im Sommer bei Hitze!).
- Die Nierenfunktion muss beachtet werden!
- Wenn entwässernde Tabletten (Diuretika) eingenommen werden – oft bei Bluthochdruck und/oder Herzschwäche – besteht eine noch größere Gefahr der Austrocknung (Kau- und Schluckprobleme, plötzlicher Gewichtsverlust, Muskelkrämpfe, Schwächegefühl, Kopfschmerzen, Schwindel, Konzentrationsstörungen, schneller Puls [Tachykardie], Verwirrtheit u. a.).
- Dass mit SGLT-2-Hemmern keine Unterzuckerung droht, ist ein großer Vorteil!

Bei Schmerzen im Dammbereich (besonders bei Männern), verbunden mit Fieber/Rötung/Schwellung (Fournier Gangrän = Faszienerkrankung im Dammbereich), sollte der Arzt konsultiert werden. Eventuell muss der SGLT-2-Hemmer abgesetzt werden.

Durch die vermehrte Ausscheidung von Zucker über den Urin kann es bei Frauen zu vermehrten Pilzinfektionen in der Scheide (Vaginitis) und bei Männern zu Entzündungen der Eichel des Penis (Balanitis) kommen (→ antimykotische Behandlung, ggf. Antibiotika); Hygiene ist besonders wichtig (➤ Kap. 13.7), ein Absetzen des Medikaments manchmal erforderlich!

SGLT-2-Hemmer sind für Patienten über 18 Jahre zugelassen und unterschiedlich verordnungsfähig bei Niereninsuffizienz zu Beginn der Behandlung. Bei einer GfR anhaltend < 25, < 30 bzw. < 45 ml/min/1,73 m^2 muss die Therapie abgebrochen werden. Die jeweils gültigen Fachinformationen sind zu beachten (➤ Tab. 4.3).

Die Kombination eines SGLT-2-Hemmers, Ertugliflozin, mit dem DPP-4-Hemmer Sitagliptin ist als Steglujan® (➤ Kap. 4.1.8) erhältlich.

Das bereits in Deutschland zugelassene Canagliflozin (Invokana®) wurde wieder vom Markt genommen.

INFO

Eine vererbte Erkrankung, bei der die SGLT-2-Rezeptoren in der Niere von Geburt an nicht vorhanden sind, ist die **familiäre renale Glukosurie.** Betroffene scheiden ihr Leben lang vermehrt Zucker über den Urin aus, ohne besonders darunter zu leiden und ohne gehäufte Infektionen im Genitalbereich – eine spezielle Behandlung ist nicht erforderlich!

4.1.3 DPP-4-Hemmer (Gliptine)

DPP-4 (Dipepdidyl-Peptidase-4) ist ein Enzym (Eiweiß), das für den Abbau des Darmhormons GLP-1 (Glukagon-like-Peptid-1) verantwortlich ist.

INFO

Wirkmechanismus: Die Sekretion von GLP-1 durch die L-Zellen des Dünndarms nimmt mit zunehmender Diabetesdauer ab. Das wenige noch vorhandene GLP-1 wird zudem auch noch innerhalb von 1–2 min von dem Enzym DPP-4 abgebaut (bei jedem Menschen).
Hemmt man nun dieses GLP-1-abbauende Enzym (Eiweiß) mit einem DPP-4-Hemmer, kann das noch vorhandene GLP-1 länger wirken!

Beim Essen werden Inkretine (= Hormone aus dem Magen-Darm-Trakt, GLP-1 und GIP) aus dem Dünndarm ausgeschüttet – je mehr Kohlenhydrate gegessen werden, desto mehr Inkretine werden sezerniert. Da diese Inkretine innerhalb weniger Minuten abgebaut werden, können sie nur kurze Zeit die β-Zellen zur Insulinabgabe anregen und u. a. die Glukagon-Produktion aus den α-Zellen unterdrücken!

Durch die **DPP-4-Hemmer** jedoch wird das Enzym (Eiweiß) gehemmt, das primär für den raschen Abbau der Inkretine verantwortlich ist (Dipeptidyl-Peptidase-4). Diese Hemmung führt zu einem nicht so raschen Abfall von endogenem (eigenem) GLP 1, das die Insulinsekretion stimuliert und die Glukagonsekretion hemmt (➤ Kap. 4.2). DPP-4-Hemmer wirken nur, wenn

- der Blutzucker erhöht ist,
- der Patient isst und die Nahrung (Speisebrei) in Kontakt mit der Dünndarmschleimhaut kommt.

Da die Wirkung der Inkretinhormone (z. B. GLP-1) streng von der Höhe des Blutzuckerspiegels abhängig ist, wird bei niedrigen Blutzuckerwerten weder eine Stimulierung der β-Zellen noch eine Unterdrückung der α-Zellen beobachtet. Durch diesen besonderen Mechanismus ist eine Unterzuckerung (Hypoglykämie) praktisch ausgeschlossen.

Die Kombination mit anderen oralen Antidiabetika ist sinnvoll und angeraten. In Kombination mit einem Sulfonylharnstoff sollte die tägliche Dosis allerdings auf 1× 50 mg morgens beschränkt werden (Hypo-Gefahr!). Die Einnahme ist in der Monotherapie nahrungsunabhängig (➤ Tab. 4.4). Kombinationen sind möglich mit:

- Metformin
- Sulfonylharnstoffen

Tab. 4.4 Gliptine – DPP-4-Hemmer

Wirkstoff	Sitagliptin	Saxagliptin	Vildagliptin
Handelsname	Januvia® 25, 50, 100 mg, Xelevia® 25, 50, 100 mg	Onglyza® 2,5 und 5 mg	Galvus®
Einnahmezeitpunkt	Unabhängig von der Nahrungsaufnahme	Unabhängig von der Nahrungsaufnahme	Unabhängig von der Nahrungsaufnahme
Dauertherapie	100 mg täglich	5 mg täglich	100 mg täglich
Dosierung	1× tägl. 100 mg oder 2× tägl. 50 mg Bei leichter Niereninsuffizienz: 1× 50 mg	1× 5 mg Bei leichter Niereninsuffizienz: 1× 2,5 mg	2× tägl. 50 mg Bei leichter Niereninsuffizienz 1× 50 mg

- Glitazonen
- SGLT-2-Hemmern
- Insulin

Wenn Diät und Bewegung sowie zusätzlich Insulin und Metformin nicht den gewünschten Erfolg bringen, kann Sitagliptin (Januvia®, Xelevia®) hinzugegeben werden – wenn eine Metformin-Gabe nicht möglich ist (z. B. Unverträglichkeit, Kontraindikationen), auch in der Monotherapie.

Kombinationspräparate aus Sitagliptin und Metformin (Janumet®, Velmetia®) sind seit vielen Jahren auf dem deutschen Markt erhältlich (➤ Tab. 4.10). Ebenso der DPP-4-Hemmer Saxagliptin (Onglyza® 5 mg; ➤ Tab. 4.4) und eine Kombination mit Metformin (Komboglyze®) (➤ Tab. 4.10).

Vildagliptin (z. B. Galvus®) war zwischenzeitlich vom deutschen Markt verschwunden – und ist jetzt wieder erhältlich, auch in der Kombination mit Metformin (Eucreas®).

Auch die Kombination eines SGLT-2-Hemmers mit einem Sitagliptin (Ertugliflozin, Steglujan®) ist auf dem deutschen Markt erhältlich (➤ Kap. 4.1.4, ➤ Tab. 4.12).

DPP-4-Hemmer können bei einer leichten Funktionseinschränkung der Niere (Kreatinin-Clearance > 50 ml/min) ohne Einschränkung gegeben werden. Bei mittlerer bis schwerer Niereninsuffizienz muss die Dosis reduziert werden (50 mg bzw. 2,5 mg/Tag). Metformin darf in dieser Phase laut Fachinformation in Deutschland nicht mehr eingesetzt werden – das muss bei Verwendung von Kombinationspräparaten (z. B. Janumet®) beachtet werden (Tab. 13.5). Aufgrund fehlender Daten zu Sicherheit und Wirksamkeit werden DPP-4-Hemmer nicht für Patienten unter 18 Jahren empfohlen.

Möglicherweise kommt im Jahr 2023 ein neues Kombinationspräparat auf den Markt: ein **DPP-4-Hemmer, kombiniert mit GIP** (**G**lukoseabhängiges **i**nsuliotropes **P**eptid). Hierbei handelt es sich um ein Eiweißhormon, das im Magen-Darm-Trakt gebildet wird und aus der Familie der Inkretine stammt. Es stimuliert nach der Nahrungsaufnahme die Ausschüttung von Insulin, hat aber auch einen appetithemmenden Effekt. So soll die neue Kombination sowohl das Gewicht als auch den Blutzucker senken.

4.1.4 α-Glukosidase-Hemmer

α-Glukosidase-Hemmer (➤ Tab. 4.5) bremsen die Aufspaltung von Stärke im Dünndarm. So wird die Stärke langsamer in Glukose umgewandelt, der Blutzuckeranstieg nach dem Essen verläuft langsamer und gleichmäßiger. Dieser Effekt ist abgeschwächt auch durch eine entsprechende Ernährung (d. h. langsam ins Blut gehende BE, wie z. B. Müsli) zu erreichen und das ohne die manchmal sehr lästigen, wenn auch ungefährlichen Nebenwirkungen dieser Substanzgruppe.

Tab. 4.5 α-Glukosidase-Hemmer

Wirkstoff	Acarbose	Miglitol
Handelsname	Glucobay® 50, Glucobay® 100	Diastabol® 50, Diastabol® 100
Einnahmezeitpunkt	Zum Essen	Zum Essen
Maximaldosis	3× 100 mg pro Tag	3× 100 mg pro Tag
Dosierung	Je 1 Tablette zu den Hauptmahlzeiten	Je 1 Tablette zu den Hauptmahlzeiten

Vorteile der Behandlung mit α-Glukosidase-Hemmern sind:

- Blutzuckersenkung ohne Hyperinsulinämie
- Senkung der Insulinresistenz
- Keine Unterzuckerungsgefahr
- Keine Nebenwirkungen außer im Magen-Darm-Trakt

Nachteil der Behandlung mit α-Glukosidase-Hemmern:

- Bei zu hoher Dosierung zu Beginn der Therapie treten häufig Magen-Darm-Beschwerden auf. α-Glukosidase-Hemmer können Blähungen auslösen, die aber mit einer wochenweisen Steigerung der Dosierung zu Beginn der Behandlung (Beginn mit 25 mg und Steigerung um je 50 mg pro Woche bis zur gewünschten Dosis) deutlich reduziert werden können. In seltenen Fällen zwingen die Blähungen zum Absetzen der Tabletten.

Unterzuckerungssymptome können nur mit reinem Traubenzucker (= Glukose) behandelt werden.

4.1.5 Glitazon (Thiazolidindione)

Diese Medikamentengruppe zur Behandlung des Typ-2-Diabetes gehört zu den **Insulin-Sensitizern** („Empfindlichmacher"), die eines der Hauptprobleme des Typ-2-Diabetes, nämlich die Insulinresistenz, angehen sollen.

Unter **Insulinresistenz** versteht man die Unempfindlichkeit verschiedener Organe, insbesondere der Leber, der Muskulatur und des Fettgewebes, für das eigene Insulin. Diese bewirkt eine verminderte Verwertung des Zuckers aus dem Blut, was schließlich zur Hyperglykämie, also einer ständigen Erhöhung des Blutzuckers führt.

Die **Glitazone** (➤ Tab. 4.6) greifen im Kern der Zellen unmittelbar in diesen Prozess der Insulinresistenz ein und verbessern so die Insulinempfindlichkeit von Leber, Muskel- und Fettgewebe. Dadurch kann der Zucker aus dem Blut besser in die Zellen aufgenommen und langfristig können sowohl der Blutzucker als auch der Insulinspiegel gesenkt werden. Sie scheinen darüber hinaus weitere positive Effekte bezüglich der Fettstoffwechselstörung bei Diabetes bzw. dem metabolischen Syndrom zu haben, die Blutgefäße (Gefäßinnenwände) zu schützen und somit die Rate an kardiovaskulären Erkrankungen zu reduzieren.

Tab. 4.6 Glitazone

Wirkstoff	Pioglitazon
Handelsname	Actos®
Einnahmezeitpunkt	Unabhängig von den Mahlzeiten
Maximaldosis	30 mg
Dosierung	1× täglich 15–30 mg

Auf Anordnung des Bundesinstituts für Arzneimittel und Medizinprodukte (BfArM) darf Rosiglitazon in Deutschland seit dem 1. November 2010 nicht mehr vertrieben werden – ein erhöhtes Risiko bezüglich Herzkrankheiten (Herzinfarkt) hatte zu diesem Beschluss geführt. Seit 1. April 2011 werden die Kosten für Pioglitazon (z. B. Actos®) nur noch in begründeten Einzelfällen von der GKV erstattet – in anderen Ländern wird es dagegen nach wie vor eingesetzt (z. B. USA).

Kombinationen von Glitazon und Metformin siehe auch ➤ Kap. 4.1.8.

4.1.6 Sulfonylharnstoffe

Sulfonylharnstoffe sorgen dafür, dass das in der Bauchspeicheldrüse vorhandene Insulin verstärkt an die Blutbahn abgegeben wird und wirken so der „Sekretionsstarre" entgegen. Die Bauchspeicheldrüse wird also quasi „ausgepresst". Die Insulinproduktion selbst wird jedoch nicht gesteigert. Früher oder später muss trotzdem mit der Insulintherapie begonnen werden. Glimepririd hat im Vergleich zu Glibenclamid ein besseres Nebenwirkungsprofil mit einem geringeren Hypoglykämie-Risiko und sollte deshalb vorrangig verwendet werden.

Die gefährlichste Nebenwirkung der Sulfonylharnstoffe besteht in langdauernden, teilweise unbemerkten **Unterzuckerungen,** vor allem unter dem „Klassiker" Glibenclamid (Maninil®) (➤ Tab. 4.7). Leider wissen viele Diabetiker nichts von der Unterzuckerungsgefahr, sodass sie nicht ausreichend darauf vorbereitet sind.
Eine weitere nicht gewollte Nebenwirkung ist die regelmäßige Gewichtszunahme (Hypoglykämien führen zu vermehrter Nahrungsaufnahme!).

Tab. 4.7 Der Sulfonylharnstoff Glibenclamid

Wirkstoff	Glibenclamid
Handelsnamen	Euglucon®, Maninil®
Einnahmezeitpunkt	15–30 Minuten vor dem Essen
Maximaldosis	3 Tabletten à 3,5 mg täglich
Dosierung	Üblicherweise morgens 2, abends 1 Tablette

Sulfonylharnstoffe sollten etwa 15–30 min **vor der Mahlzeit** eingenommen werden. Eine Einnahme zum falschen Zeitpunkt (z. B. ½ – 1 h nach dem Essen) führt zu einer unbefriedigenden Blutzuckereinstellung, weil die Tablettenwirkung und der Blutzuckeranstieg aus der Nahrung nicht aufeinander abgestimmt sind – außerdem kann es zu schweren Unterzuckerungen kommen. Die Tabletten dürfen deshalb nur in Zusammenhang mit einer Mahlzeit eingenommen werden: **kein Essen = keine Tablette!**

4

Unter dem Sulfonylharnstoff Glimepirid treten, wie bereits erwähnt, Unterzuckerungen deutlich seltener auf, insbesondere unter körperlicher Aktivität. Sinnvollerweise wird eine kleine Menge morgens eingenommen, die 24 h jeweils dann wirkt, wenn Kohlenhydrate gegessen werden. Aber auch hier gilt: keine Mahlzeit = keine Tablette! Ein weiterer Vorteil ist die deutlich geringere Anhäufung im Körper bei leicht eingeschränkter Nierenfunktion. Insbesondere das Gliquidon (Glurenorm®) (➤ Tab. 4.8) kann auch bei mäßiger Niereninsuffizienz eingenommen werden (GFR > 30 ml/min), da es primär über die Leber entgiftet wird.

Tab. 4.8 Der Sulfonylharnstoff Glimepirid (3. Generation) und Gliquidon

Wirkstoff	Glimepirid	Gliquidon
Handelsname	Glimepirid-ratiopharm® (1 mg, 2 mg, 3 mg, 4 mg, 6 mg)	Glurenorm (30 mg)
Einnahmezeitpunkt	Unmittelbar vor dem Frühstück	Unmittelbar vor dem Frühstück
Maximaldosis	6 mg täglich	2–1–1 Tabl. (= 120 mg)

Zahlreiche Studien in den letzten Jahren bzw. Jahrzehnten legen außerdem den Verdacht nahe, dass Sulfonylharnstoffe das Sterblichkeitsrisiko erhöhen – Unterzuckerungen stellen nachgewiesenermaßen ein besonderes Risiko für Menschen mit Typ-2-Diabetes mit bereits vorhandenen Gefäßschäden dar (Accord 2008; Advance 2008; VADT-Studie 2009). Ein Zusammenhang mit einer erhöhten Sterblichkeit durch Herz-Kreislauf-Erkrankungen scheint sich auch in neueren Studien zumindest tendenziell zu bestätigen (Currie et al., 2013). In dieser Studie, die auf dem EASD 2013 vorgestellt wurde, war die Sterblichkeit gegenüber Metformin um fast 60 % erhöht. Sulfonylharnstoffe sollten daher insbesondere bei älteren Menschen mit Typ-2-Diabetes mit besonderer Vorsicht eingesetzt werden – sie sind in der Therapie des Typ-2-Diabetes nicht mehr Mittel der 1. Wahl.

Eine Neubeurteilung durch die Gesundheitsbehörden wird in den nächsten Jahren den Wert dieser Substanzgruppe wahrscheinlich weiter reduzieren.

4.1.7 Repaglinide und Nateglinide

Repaglinide und Nateglinide gehören zur Gruppe der Glinide, unterscheiden sich aber sowohl chemisch als auch pharmakologisch deutlich voneinander.

Sowohl Repaglinide (NovoNorm®) als auch Nateglinide (Starlix®) stellen β-**Zellstimulatoren** dar, die als „prandiale Glukoseregulatoren“ zugelassen sind und eine gesteigerte mahlzeitenbezogene (glukoseabhängige) Insulinsekretion auslösen. Anders als bei den Sulfonylharnstoffen setzt die Wirkung beider Medikamente schneller ein, hält aber nur kurzfristig an. Dabei setzt die Wirkung von Nateglinid deutlich schneller ein als die von Repaglinid.

Repaglinid wird direkt vor einer geplanten Hauptmahlzeit eingenommen. Für Nateglinid scheint der Einnahmezeitpunkt 10 min vor jeder Hauptmahlzeit der günstigste zu sein. Dadurch ist in der Regel eine noch deutlichere Senkung der postprandialen Blutzuckerwerte zu erreichen. Beide Substanzen werden nach dem Prinzip „1 Hauptmahlzeit – 1 Tablette, keine Hauptmahlzeit – keine Tablette“ (➤ Tab. 4.9) eingenommen. Damit ist eine flexiblere Gestaltung der Essgewohnheiten möglich.

Tab. 4.9 Unterschiede von Repaglinid und Nateglinid

Wirkstoff	Repaglinid (Benzoesäure-Abkömmling)	Nateglinid (Phenylalanin-Abkömmling)
Handelsname	NovoNorm® (0,5 mg, 1 mg, 2 mg)	Starlix® (60 mg, 120 mg)
Einnahmezeitpunkt	Vor jeder Hauptmahlzeit	0–30 min vor jeder Hauptmahlzeit
Maximaldosis	16 mg/Tag	3 × 120 mg
Wirkungsbeginn	Innerhalb 15 min nach Einnahme	Sehr schnell nach Einnahme
Wirkungsmaximum	30 min – 1 h nach Einnahme	10 min – 1 h nach Einnahme

Im Unterschied zu den Sulfonylharnstoffen können bei der Einnahme von Repaglinid und Nateglinid Mahlzeiten ausgelassen oder verschoben werden. Beide Wirkstoffe werden fast vollständig über die Leber abgebaut, bei schweren Leberfunktionsstörungen dürfen sie daher nur mit Vorsicht verwendet werden. Dagegen können beide Substanzgruppen bei Niereninsuffizienz und Nierenschädigung nahezu immer eingesetzt werden.

Repaglinid kann sowohl in der Einzeltherapie als auch zusammen mit Metformin eingesetzt werden. Nateglinid ist in der Kombinationstherapie mit Metformin zugelassen. Unter einer Therapie mit Nateglinid sollen die postprandialen Blutzuckerwerte aufgrund des raschen Wirkungseintritts und der verkürzten Wirkdauer deutlich niedriger ausfallen als unter einer Therapie mit Repaglinid. Damit ist auch ein deutlich niedrigeres Risiko für Hypoglykämien zu erwarten.

Die übrigen unerwünschten Nebenwirkungen beider Substanzen ähneln nach Art und Häufigkeit denen der Sulfonylharnstoffe. Zu nennen sind hier an erster Stelle die Symptome der Unterzuckerung, wie Schwitzen, Schwindel, Zittern, Schwächegefühl und Übelkeit.

Die Therapie mit Repaglinid (NovoNorm®) sollte mit einer Anfangsdosis von 0,5 mg pro Mahlzeit begonnen und die Dosis frühestens nach einer Woche gesteigert werden. Bei Nateglinid (Starlix®) soll die Therapie laut Gebrauchsinformation mit einer Startdosis von 60 mg zu jeder Hauptmahlzeit begonnen werden. Nach unseren Erfahrungen kann häufig jedoch auch direkt mit der empfohlenen Regeldosis von 120 mg begonnen werden.

Die Glinide haben sich in Deutschland wegen der doch sehr begrenzten Wirkungen nicht durchgesetzt. Sie können aktuell nicht mehr zu Lasten der Gesetzlichen Krankenkassen verordnet werden (Stand bei Drucklegung).

4.1.8 Praktisches Vorgehen bei der Behandlung mit mehreren oralen Antidiabetika

Entsprechend den Empfehlungen der Nationalen Versorgungs-Leitlinien von 2018 wird ein zweites Medikament hinzugegeben, wenn unter der Behandlung mit **Metformin** (z. B. Glucophage®, Siofor®) der HbA1c-Wert nach 3 Monaten noch über 7 % liegt. Je nach dem gewünschten Effekt auf vorrangige „Endpunkte" kombiniert man mit Meformin entweder einen SGLT-2-Hemmer (Forxiga®, Xigduo®) oder favorisiert ein GLP-1 Analogon (➤ Kap. 4.2).

Aber auch die Kombination mit anderen oralen Antidiabetika wie einem DPP-4-Hemmer (Januvia®, Xelevia®, Onglyza®), einem α-Glykosidasehemmer (z. B. Glucobay®), einem Glinid (Starlix®, NovoNorm®), einem Glitazon (Actos®) oder einem Sulfonylharnstoff (z. B. Glibenclamid-ratiopharm®) sind möglich. SGLT-2-Hemmer und DPP-4-Hemmer sind besonders sinnvoll, da unter ihnen keine Unterzuckerungen zu erwarten sind und außerdem das Wirkprinzip eher physiologisch (wie bei einem Stoffwechselgesunden) ist (➤ Tab. 4.10 und ➤ Tab. 4.11).

SGLT-2-Hemmer sind in der Lage, deutlich erhöhte Blutzuckerwerte rasch zu reduzieren, sodass nicht gleich mit einem Insulin therapiert werden muss (mindert die Gefahr der Gewichtszunahme und die Hypo-Gefahr).

Sind die Zuckerwerte deutlich gebessert, ist langfristig gerade die Kombinationstherapie (z. B. DPP-4-Hemmer und Metformin) sinnvoll. In jeder Phase der Therapie kann auch die vorübergehende Gabe

Tab. 4.10 Kombinationen mit DPP-4-Hemmer und Metformin

Wirkstoffe	Sitagliptin + Metformin	Saxagliptin + Metformin	Vildagliptin + Metformin
Handelsname	Janumet® und Velmetia® Je 50 mg/850 oder 50 mg/1.000 mg	Komboglyze®2,5 mg/850 mg Komboglyze® 2,5 mg/1.000 mg	Eucreas® 50 mg/850 mg Eucreas® 50 mg/1.000 mg
Einnahmezeitpunkt	Mit oder kurz nach dem Essen		
Maximaldosis	100 mg/2.000 mg	10 mg/2.000 mg	100 mg/1.000 mg
Dosierung	2× tägl. 50 mg/850 mg oder 2× tägl. 50 mg/1.000 mg	2× tägl. 2,5 mg/850 mg oder 2× tägl. 2,5 mg/1.000 mg	2× tägl. 50 mg/850 mg oder 2× tägl. 50 mg/1.000 mg

Tab. 4.11 Kombinationspräparate von SGLT-2-Hemmern und Metformin

Wirkstoffe	Dapagliflozin und Metformin	Empagliflozin und Metformin
Handelsname	Xigduo® 5 mg/850 mg Xigduo® 5 mg/1.000 mg	Synjardy® 5 mg/850 mg bzw. 1.000 mg Synjardy® 12,5 mg/850 mg bzw. 1.000 mg
Einnahmezeitpunkt	Morgens und abends – mahlzeitenunabhängig	
Dosierung	Morgens und abends je 1 Tabl. 5 mg/850 mg oder 5 mg/1.000 mg	Morgens und abends je 1 Tabl. 5 mg/850 mg bzw. 1.000 mg oder 12,5 mg/850 mg bzw. 1.000 mg

von Insulin erforderlich bzw. sinnvoll werden, z. B. bei Entzündungen im Rahmen des diabetischen Fußsyndroms, bei grippalem Infekt, Herzinfarkt etc.

Inwieweit die Kombination verschiedener Antidiabetika bei Patienten mit bereits bestehenden Schäden am Herz-Kreislauf-System sinnvoll oder nützlich ist, um einen „normalen" HbA1c-Wert (Werte eines gesunden Menschen) zu erreichen, wurde in der 2001 in den USA gestarteten Accord-Studie (2008) untersucht. Aufgrund einer alarmierenden Übersterblichkeit in einem Arm der Studie (orale Antidiabetika) wurde dieser Teil der Studie abgebrochen.

Zu Beginn der Behandlung mit Ertugliflozin und Sitagliptin sollte die GFR > 60 ml/min liegen (➤ Tab. 4.12). Bei einer GFR anhaltend unter 45 ml/min sollte die Behandlung abgebrochen werden (Fachinformation August 2022).

Tab. 4.12 Kombinationspräparat mit einem SGLT-2-Hemmer und einem DPP-4-Hemmer

Wirkstoffe	Ertugliflozin + Sitagliptin
Handelsname	Steglujan® 5 mg/100 mg, Steglujan® 15 mg/100 mg
Einnahmezeitpunkt	Einmal täglich, unabhängig von den Mahlzeiten
Maximaldosis	1× 15 mg/100 mg
Dosierung	1× tgl. 5 mg/100 mg

4.2 Therapie mit Inkretinmimetika – GLP-1-Rezeptor-Agonisten

Bei den Inkretinmimetika handelt es sich um eine spezielle Substanzklasse zur Therapie des übergewichtigen Menschen mit Typ-2-Diabetes. Sie ahmen Inkretine nach – das sind Eiweißhormone aus der Schleimhaut des Dünndarms (L-Zellen), die insbesondere beim Essen von Zuckern (Kohlenhydraten) ausgeschüttet werden, so die Produktion von Insulin fördern (β-Zellen) und gleichzeitig die von Glukagon (α-Zellen) hemmen. Dieser Mechanismus ist aber bei Menschen mit Typ-2-Diabetes gestört – deshalb auch die erhöhten Nüchternblutzuckerwerte und die erhöhten Blutzuckerwerte nach den Hauptmahlzeiten.

4.2.1 GLP-1-Analoga

Der erste Vertreter dieser Substanzgruppe war das **Exenatide,** das dem Inkretinhormon GLP-1 (Glucagon Like Peptid) vergleichbar ist. Dieses wird bei stoffwechselgesunden Menschen während der Nahrungsaufnahme von der Darmschleimhaut abgegeben und regt, abhängig von der aufgenommenen Zuckermenge, die β-Zellen in der Bauchspeicheldrüse zur Insulinproduktion an.

INFO

- Inkretinhormone sind Darmhormone, die abhängig von der aufgenommenen Zuckermenge die Insulinproduktion aus der Bauchspeicheldrüse anregen.
- Der Begriff Mimetikum (= Nachahmung) stammt aus dem Griechischen und bedeutet, dass mit den Substanzen Exenatide/Liraglutid/Dulaglutide versucht wird, die Wirkung der natürlichen Inkretine nachzuahmen.

Es wurde entwickelt aus dem Exenadin-4, das man zufällig im Speichel einer Echse („gila monster") gefunden und schließlich im Labor hergestellt hat („Exenatide"). Es muss 2× täglich unter die Haut gespritzt werden (Byetta®).

Victoza® (= Liraglutid) muss nur noch 1× täglich gespritzt werden, da es langsamer vom Körper abgebaut wird (➤ Abb. 4.1, ➤ Tab. 4.13). Es ist auch bei moderater Niereninsuffizienz zugelassen.

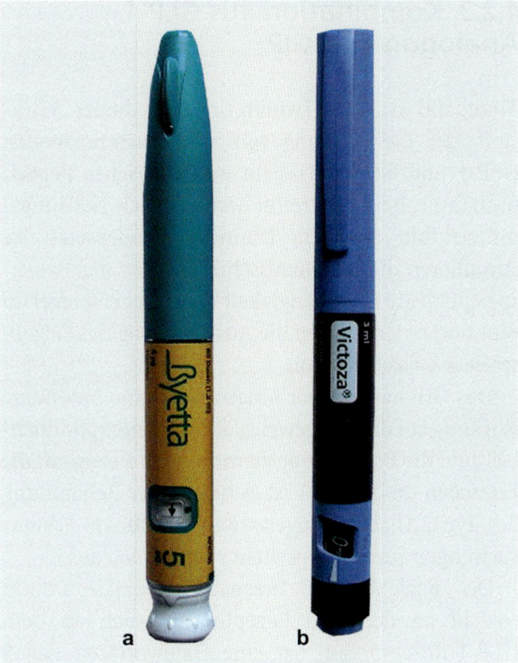

Abb. 4.1 a) Byetta®- und b) Victoza®-Fertigpens [M342]

Tab. 4.13 Wirkungen von Exenatide, Liraglutid und Lixisentid

Wirkstoff	Exenatide (Byetta®)	Liraglutide (Victoza®)
Verabreichung	s. c.-Injektion	s. c.-Injektion
Injektionshäufigkeit	2× täglich	1× täglich
Dosis pro Injektion	5–10 µg	Bis zu 2 mg
Insulinausschüttung	↑	↑
Glukagonausschüttung	↓	↓
Nüchternblutzucker	↓	↓↓
Blutzucker nach den Mahlzeiten	↓↓↓	↓
Gewichtsreduktion	Ja	Ja

Das 2013 von der EMA (Europäische Arzneimittelbehörde) zugelassene GLP-1-Analogon (Lyxumia®) mit Lixisenatide als Inhaltsstoff wurde bereits ein Jahr später vom deutschen Markt genommen.

INFO

Bei allen Substanzen handelt es sich um Eiweiße, die im menschlichen Magen zerstört würden, wenn man sie als Tablette zuführte – deshalb müssen sie bislang gespritzt werden.
Durch Verwendung eines speziellen Absorptionsverstärkers für Eiweiße scheint sich dieses Problem nun lösen zu lassen (➤ Kap. 22.3.3).

Vorteile der GLP-1-Analoga sind:

- Hemmung der Neubildung von Zucker aus der Leber bei normalen Blutzuckerwerten (= Unterdrückung der Ausschüttung von Glukagon aus den α-Zellen der Bauchspeicheldrüse),
- Verlangsamung der Magenentleerung (kann Völlegefühl erzeugen!)
- Mangel an GLP-1 bei Menschen mit Typ-2-Diabetes kann ausgeglichen werden.
- Förderung des Sättigungsgefühls (im Gehirn!)
- Mäßige bis starke Gewichtsabnahme – anders als bei DPP-4-Hemmern (gewichtsneutral)
- Reduktion kardiovaskulärer Ereignisse (Leader-Studie/Liraglutid)

Mögliche **Nebenwirkungen,** vor allem anfangs, sind:

- Übelkeit
- Brechreiz
- Völlegefühl

Exenatide und Liraglutid senken den Blutzucker, ohne eine Unterzuckerung zu verursachen. Bei „normalem" Blutzucker wirken sie de facto nicht. Ein weiterer Effekt dieser Substanzen besteht darin, dass die Entleerung des Magens verlangsamt und damit auch die Zuckeraufnahme im Darm gehemmt wird. Im Gehirn wird darüber hinaus das Sättigungszentrum aktiviert und so der Appetit gebremst. Liraglutid 3 mg ist auch zugelassen zur Behandlung der Adipositas ohne Diabetes.

In Studien kam es so nicht nur zu einer deutlichen HbA1c-Absenkung, sondern insbesondere auch zu einer Gewichtsreduktion ohne schwerwiegende Nebenwirkungen.

4.2.2 Langwirkende GLP-1-Analoga

Exenatide LAR (Long Acting Release) (Bydureon®) und Semaglutid (Ozempic®), die nur einmal wöchentlich gespritzt werden müssen, sind für Erwachsene

(> 18 Jahre) zugelassen und ermöglichen sowohl eine noch bessere Blutzuckerkontrolle als auch einen größeren Gewichtsverlust bei insgesamt besserer Verträglichkeit.

Mit Dulaglutide (Trulicity®), das ebenfalls nur 1×/Woche s. c. gespritzt werden muss (➤ Tab. 4.14), ist ein weiteres langwirkendes GLP-1-Analogon für Erwachsene (> 18 Jahre) auf dem Markt. Bei alleiniger Gabe oder in Kombination mit Metformin führt es nicht zu Unterzuckerungen. In der Kombination mit Sulfonylharnstoffen oder auch Insulin kann es zu Unterzuckerungen kommen. Eine Reduktion von Sulfonylharnstoff oder Insulin kann somit erforderlich werden. Bei leichter oder mäßiger Niereninsuffizienz ist keine Dosisanpassung erforderlich. In der Monotherapie ist eine Dosis von 1× 0,75 mg/Woche empfohlen, in der Kombinationstherapie 1× 1,5 mg/Woche.

Tab. 4.14 Exenatide LAR, Dulaglutide, Semaglutid und Tirzepatid (= langwirksame GLP-1-Analoga)

Wirkstoff	Handelsname	Dauertherapie
Exenatide LAR	Bydureon®	1× 2 mg/Woche s. c.
Dulaglutide	Trulicity®	Monotherapie: 1× 0,75 mg/Woche s. c.
		Zusatztherapie: 1,5 mg/3 mg oder 4,5 mg/Woche s. c. 4-wöchentliche Steigerung der Dosis empfohlen
Semaglutid	Ozempic®	Mono-/Zusatztherapie 1× 0,5/1 mg oder 2 mg/Woche s. c. 4-wöchentliche Steigerung der Dosis empfohlen
Tirzepatid	Mounjaro®	1× 5 mg/10 mg/15 mg/Woche s. c.

4.2.3 Kombination aus GLP-1-Analogon und GIP

Tirzepatid ist ein „Twinkretin", ein dualer Wirkstoff, der die Wirkung von zwei Darmhormonen GLP-1 und GIP (= Gastrin inhibitorisches Peptid) nachahmt. Beide Inkretine werden nach Nahrungsmittelzufuhr aus dem Dünndarm freigesetzt. Sie stimulieren die Insulinausschüttung aus der Bauchspeicheldrüse in Abhängigkeit vom Zuckerspiegel im Blut und unterdrücken die Ausschüttung des Gegenspielers – das Glukagon.

Das GIP hat darüber hinaus wohl eine besondere Wirkung auf das Fettgewebe, die Insulinempfindlichkeit und die Entzündungshemmung in Bezug auf die Fettzellen. In den USA ist es bereits zur Behandlung des Typ-2-Diabetes zugelassen (Mai 2022) – Untersuchungen zum Übergewicht stehen noch aus.

Der „duale Agonist" Tirzepatid (Mounjaro®) dockt sowohl an dem GIP-Rezeptor als auch an dem GLP-1-Rezeptor an, hat eine Halbwertszeit von 5 Tagen und soll 1× wöchentlich s. c. gespritzt werden (komplementärer Mechanismus von GLP-1und GIP/SURPASS-Studienprogramm) (➤ Tab. 4.14). Voraussichtlich 2023 wird er auch in Deutschland erhältlich sein.

MERKE

Im Hinblick auf die Blutzuckereinstellung gilt: Je länger der Diabetes bekannt und je ausgeprägter bestehende Gefäßschäden sind, umso weniger streng (= nicht zu niedrig!) sollte die Blutzuckereinstellung erfolgen – d. h. schwere Unterzuckerungen sollten vermieden werden. Die inkretinbasierten Therapien in Kombination mit Metformin sollten bevorzugt eingesetzt werden, um auch eine weitere Gewichtszunahme zu vermeiden. Begleiterkrankungen (➤ Kap. 14) müssen konsequent und rechtzeitig behandelt, aber auch Insulin, wenn erforderlich, adäquat und rechtzeitig eingesetzt werden (➤ Kap. 7). Sulfonylharnstoffe sollten, wenn möglich, vermieden werden.

BEACHTE

Ist auch mit einer Kombination aus mehreren oralen Antidiabetika oder einem Inkretinmimetikum das individuelle Therapieziel eines Patienten nicht zu erreichen (oder treten Hyperglykämien unter oralen Antidiabetika auf), muss Insulin zusätzlich oder auch als alleinige Therapie eingesetzt werden (➤ Kap. 7).

Dies betrifft auch ältere, alte und hochbetagte Menschen mit Diabetes. Insulin kann darüber hinaus auch die Lebensqualität verbessern!
Die Kombination von GLP-1-Rezeptor-Agonist und SGLT-2-Hemmer hat eine Schutzwirkung auf Herz- und Nierenerkrankungen (Award-10-Studie 2018).

Fragen

1. In welchen Situationen muss Metformin abgesetzt werden?
2. Warum sind Sulfonylharnstoffe heute nicht mehr unbedingt die Medikamente der ersten Wahl?
3. Welche oralen Antidiabetika bergen bei alleiniger Gabe keine Unterzuckerungsgefahr?
4. Gibt es Unterschiede in der Wirkungsweise von DPP-4-Hemmern und GLP-1-Analoga?
5. Durch welchen Mechanismus wirken SGLT-2-Hemmer?
6. Welche Nebenwirkungen können besonders zu Anfang einer Therapie mit GLP-1-Analoga auftreten?

Lösungen ➤ Anhang.

KAPITEL 5 Insuline

Seit nunmehr über 100 Jahren (seit 1921) ist das Insulin bekannt. Bis vor etwa 30 Jahren stammte das Insulin meistens aus Schweine- und Rinder-Bauchspeicheldrüsen. Heute gehören diese tierischen Insuline in Deutschland der Vergangenheit an. Das gentechnisch hergestellte menschliche Insulin (erstmals 1978 bei Gentech, 1998 erstmals in Deutschland zugelassen) hat die Tierprodukte abgelöst.

1982 wurde Insulin erstmals synthetisch durch gentechnisch veränderte Bakterien in großer Menge hergestellt – inzwischen übernehmen auch Hefepilze diese Aufgabe. Bis zur Einführung der Analoginsuline im April 1996 waren die am meisten verwendeten Insuline Humaninsuline.

Die aktuell zur Verfügung stehenden Insuline werden insbesondere aufgrund ihrer unterschiedlichen Wirkdauer und ihres schnelleren oder langsameren Wirkungseintritts für verschiedene Zwecke eingesetzt. Jeder insulinspritzende Mensch mit Diabetes sollte den zeitlichen Wirkungsablauf seines Insulins genau kennen (➤ Abb. 5.1).

Insulin kann nur wirken, wenn es in die Blutbahn gelangt und über diese zu den Körperzellen (z. B. Muskel-, Fett-, Leberzellen) transportiert wird. Da man es üblicherweise ins Unterhautfettgewebe (s. c.) spritzt, muss es von dort erst ins Blut aufgenommen werden. Die blutzuckersenkende Wirkung setzt daher langsamer ein als die bei einem Stoffwechselgesunden (➤ Abb. 5.2, ➤ Tab. 5.1).

Insulin ist ein Hormon, das aus verschiedenen Eiweißbausteinen aufgebaut ist (➤ Abb. 5.3). Diese Bausteine, die Aminosäuren, sind bei jedem Menschen in derselben Reihenfolge aneinandergefügt wie Perlen einer zweireihigen Kette, die miteinander durch Brücken verbunden sind.

Die Neueinstellung mit Insulin wird heute nicht mehr primär mit Humaninsulin begonnen; eine Neueinstellung und Fortführung der Therapie mit Analoginsulinen ist möglich und sinnvoll, da Analoginsuline Vorteile gegenüber Humaninsulinen bringen.

Analoginsuline

Analoginsuline sind **„Kunst-Insuline“**, die den in der Natur vorkommenden Insulinen nachgebaut wurden, jedoch nicht mit ihnen identisch sind („analog“ ist griechisch und bedeutet gleichwertig, ähnlich). Durch die Entwicklung solcher „Kunst-Insuline“ wird versucht, die Stoffwechselvor-

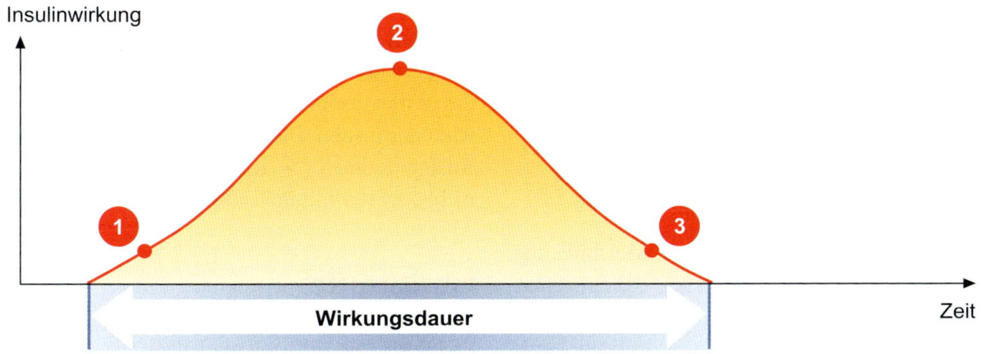

Abb. 5.1 Insulinwirkung: 1 Wirkungsbeginn, 2 Wirkungsmaximum, 3 Wirkungsabschwächung und -ende [L157]

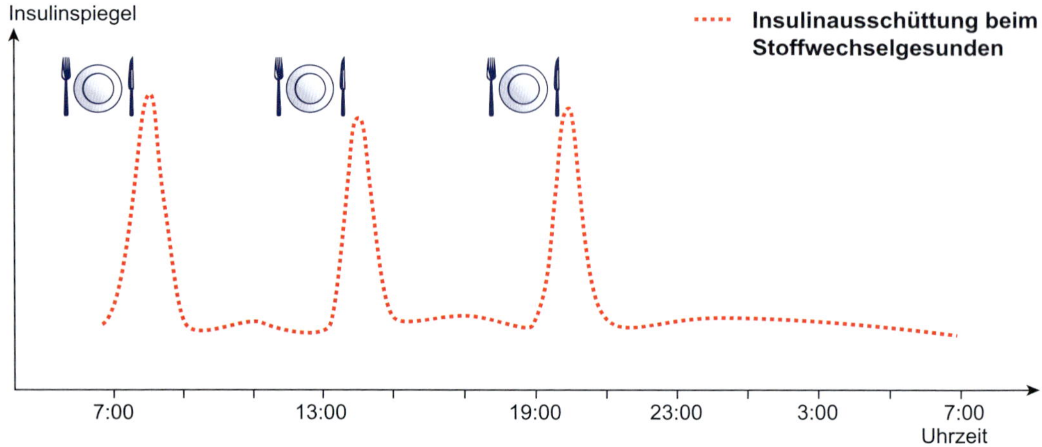

Abb. 5.2 Die Insulinausschüttung des Gesunden [G690, L157]

Tab. 5.1 Wirkungsverlauf des Insulins bei s. c.-Gabe

1. **Wirkungsbeginn**	Insulin erscheint im Blut, die Wirkung wird immer stärker.
2. **Wirkungsmaximum**	Schließlich befindet sich, nach unterschiedlich langer Zeit, alles Insulin im Blut, die Wirkung erreicht ihren Höhepunkt.
3. **Wirkungsabschwächung und -ende**	Die Wirkung wird schwächer, bis sie nicht mehr vorhanden ist.

gänge eines Menschen ohne Diabetes noch besser nachzuahmen, um eine optimale Blutzuckereinstellung und eine Erleichterung im Alltag zu erreichen (➤ Kap. 5.1 und ➤ Kap. 5.2).

Bisher wurden bereits Millionen Menschen mit Diabetes ohne negative Erfahrungen mit Analoga behandelt, es sollte aber nach wie vor bedacht werden, dass es sich um „Kunst-Insuline" handelt, für die langfristige Erfahrungen noch ausstehen. Studienergebnisse und Angaben der Hersteller sollten beachtet werden.

Biosimilars

Biosimilars sind komplex aufgebaute Moleküle, die bereits zugelassenen Medikamenten (Biopharmazeutika) zwar ähneln, aber nicht identisch sind.

Beispiele: Das Biosimilar lispro und Biosimilar glargin sind zwar vom substanziellen Aufbau (Eiweiß/Aminosäurensequenz) dem lispro Insulin bzw. dem glargin Lantus® gleich, jedoch werden sie in einem sehr aufwendigen Prozess völlig anders hergestellt. Veränderungen in diesem Prozess könnten die biologische Wirksamkeit eines Biosimilars verändern und somit auch die Sicherheit der Anwendung beim Menschen.

Die bisherigen Untersuchungen ergaben keinerlei Hinweise auf derartige negative Auswirkungen, sodass wir davon ausgehen dürfen, es genauso sicher anwenden zu können wie die bisherigen Analoginsuline lispro bzw. glargin.

Es sind weitere Biosimilars zugelassen worden und auf dem Markt. Eine Dosisanpassung ist nicht erforderlich, die Umstellung kann 1:1 erfolgen.

Humaninsuline

Bei allen Humaninsulinen hängt die Wirkungsweise von der Dosis ab. Je mehr man spritzt, desto stärker ist das Wirkungsmaximum ausgeprägt und desto länger wirkt das Insulin. Dies verhält sich anders bei Kurzzeit-Analoginsulinen (➤ Kap. 5.1), die diese Abhängigkeit nicht oder nur minimal aufweisen (➤ Abb. 5.3).

Inhaltsstoffe

Im Insulin sind Hilfsstoffe enthalten, wie z. B. Puffersubstanzen und Desinfektionsmittel. Als Desinfektionsmittel wird am häufigsten ein Phenol-Cresol-Gemisch verwen-

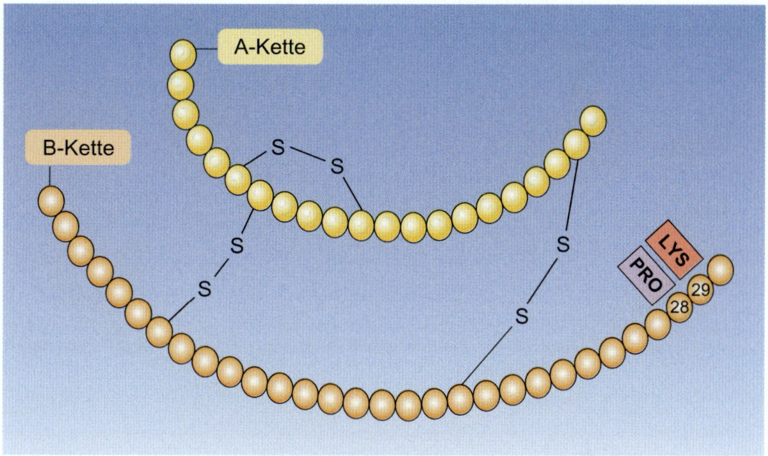

Abb. 5.3 Aufbau von Humaninsulin [L157]

det. In ganz seltenen Fällen können diese Substanzen Unverträglichkeitsreaktionen auslösen. Verzögerungsinsulin enthält zusätzlich eine Verzögerungssubstanz.

INFO

Es ändert sich sehr schnell und viel auf dem „Insulinmarkt". Daher müssen unbedingt immer die aktuell gültigen Fachinformationen der Hersteller beachtet werden!

5.1 Kurzzeit-Analoginsuline

Gegenwärtig sind **fünf Kurzzeit-Analoginsuline** im Handel und zwei sehr kurz wirkende Kurzzeit-Analoginsuline:

- Humalog® 100 und 200 (Fertigpen) der Firma Lilly (Insulin Lispro)
- Liprolog® 100 und 200 (Fertigpen) der Firma Berlin-Chemie (Insulin Lispro)
- Insulin lispro Sanofi® **(Biosimilar)**
- NovoRapid® der Firma Novo (Insulin Aspart)
- Apidra® (Insulin glulisine) der Firma Sanofi Aventis

Als **sehr kurz** wirkende Kurzzeit-Analoginsuline:

- Fiasp® (**f**ast-acting **i**nsulin **asp**art) der Firma Novo
- Lyumjev® 100 oder 200 (Fertigpen) (Insulin **u**ltra **r**apid **li**spro [Urli], Lilly)

Beim Insulin **lispro** (Humalog®100 und 200/Liprolog®100 und 200, Insulin lispro Sanofi® als Biosimilar) wurden zwei Aminosäuren, das Prolin und das Lysin, an Position 28 und 29 der zweiten Kette, der B-Kette, miteinander vertauscht, sodass in dem neuen Insulin die Reihenfolge der Aminosäuren Lysin und dann Prolin ist. Daher hat der Wirkstoff Lispro seinen Namen (➤ Abb. 5.4).

Diese Insulinanaloga besitzen eine besonders schnell einsetzende und auch abklingende Wirkung und sind damit insbesondere zur Blutzuckerkorrektur geeignet (➤ Abb. 5.5).

Insulin lispro ist auch als U200 Insulin (= halbes Volumen) in Form von Humalog® 200 bzw. Liprolog® 200 im Kwik Pen erhältlich, ebenso Lyumjev® 200.

Beim Insulin **aspart** (NovoRapid®) wurde lediglich eine Aminosäure, das Prolin an Position 28 der B-Kette, durch die Aminosäure Asparagin ersetzt. Daher resultiert der Name Insulin aspart (➤ Abb. 5.6).

Faster insulin aspart (Fiasp®) verwendet Nicotinamid zur Beschleunigung der Absorption (Aufnahme) in der Haut sowie Arginin als Zugabe zur Stabilisierung des Insulinmoleküls. Dadurch kommt es zu einem doppelt so schnellen Wirkbeginn im Blut und einer 50%-ig besseren Wirkung innerhalb der ersten halben Stunde.

Fiasp® PumpCart® und NovoRapid® PumpCart® sind in einer Patrone für die Anwendung in einer Insulinpumpe vorgesehen (➤ Kap. 9). Beim **Insulin glulisine** (Apidra®) wurde Lysin durch Glutaminsäure an Position 29 und Asparagin durch Lysin an Position 3 der B-Kette ersetzt. Daher resultiert der Name glulisine (➤ Abb. 5.7).

5

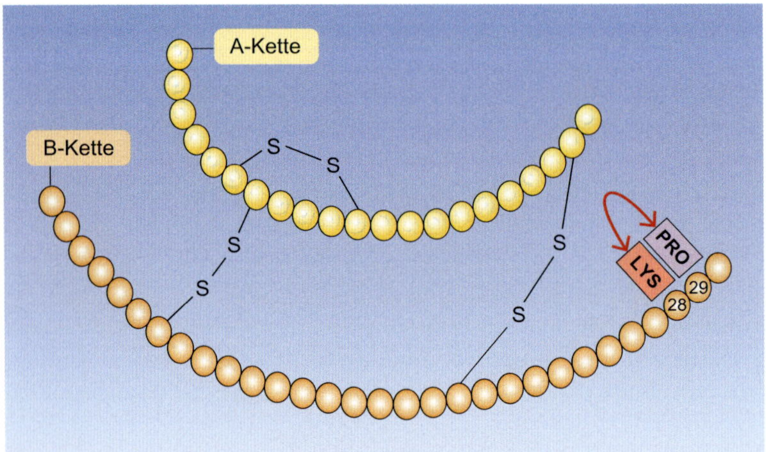

Abb. 5.4 Aufbau von lispro-Insulin [L157]

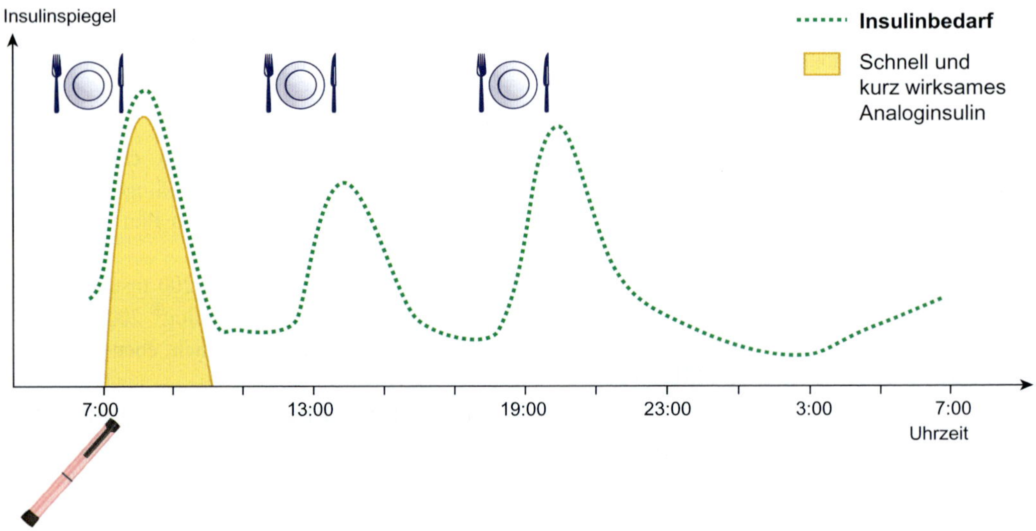

Abb. 5.5 Insulinspiegel mit einem Kurzzeit-Analoginsulin [M342, L157]

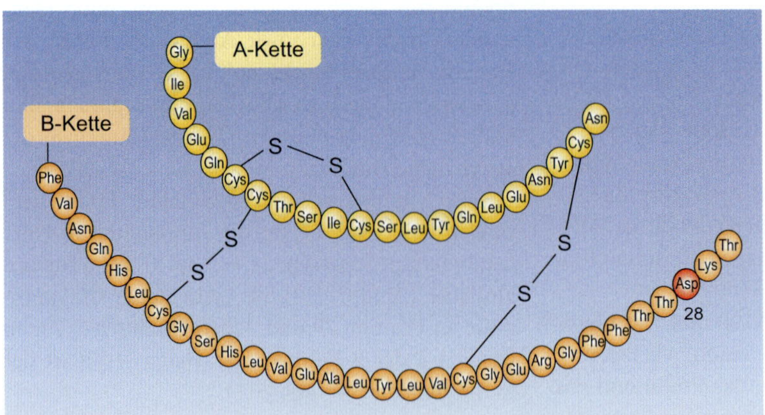

Abb. 5.6 Aufbau des Insulin aspart [L157]

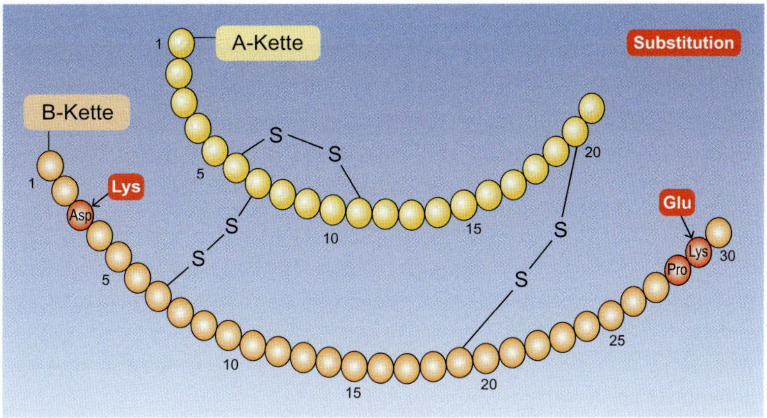

Abb. 5.7 Aufbau des Insulins glulisine [L157]

Kurzzeit-Analoginsulin in Durchstechflaschen

Apidra®, NovoRapid®, Fiasp® und Lyumjev® sind auch in Durchstechflaschen zu 10 ml erhältlich (100 IE/ml) z. B. für die Herstellung einer Injektionslösung, die über einen **Perfusor** (Intensivstation, i. v.-Gabe) verabreicht wird oder zur Behandlung einer diabetischen Entgleisung (➤ Kap. 11).

5.1.1 Wirkweise

Jedes Insulin, sei es für Spritze, Pen oder Pumpe, liegt in der Ampulle nicht als einzelnes Molekül, sondern als „Sechserpack" vor. Bevor das Hormon nach dem Spritzen vom Unterhautfettgewebe ins Blut und an den Wirkort abtransportiert werden kann, muss sich dieser „Sechserpack" in einzelne Insulinmoleküle (Monomere) aufspalten (➤ Abb. 5.8).

Humaninsuline brauchen hierzu wesentlich länger als die Kurzzeit-Analoginsuline. Durch diese beschleunigte Auflösung der „Insulinpakete" wirkt das Analoginsulin im Vergleich zu den Humaninsulinen rascher, aber auch kürzer (nicht dosisabhängig) (➤ Abb. 5.8, ➤ Tab. 5.2).

5.1.2 Besonderheiten in der Therapie

Bedeutung der veränderten Insulinwirkung für die tägliche Anwendung

Analoginsuline haben die Insulintherapie verbessert und vereinfacht und damit auch die Sicherheit in der Therapie erhöht.

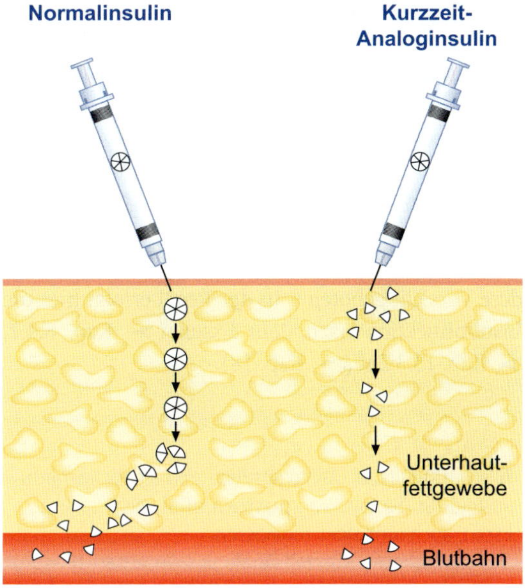

Abb. 5.8 Wirkungsweise der Kurzzeit-Analoginsuline [L157]

Spritz-Ess-Abstand und Injektion

Zum einen kann der **Spritz-Ess-Abstand,** d. h. der Zeitraum zwischen der Insulininjektion und dem ersten Bissen, **verkürzt** werden **oder ganz entfallen.** Es ist sogar möglich, das Insulin erst **nach der Mahlzeit** zu spritzen, was gerade in der intensivierten konventionellen Insulintherapie (ICT), ein großes Plus ist. Dies betrifft vor allem:

- Kleinkinder und Kinder
- Geriatrische Patienten
- Dementiell erkrankte Menschen

Tab. 5.2 Kurzzeit-Analoginsuline

	Humalog®/Liprolog® [Insulin lispro]	NovoRapid® [Insulin aspart]	Apidra® [Insulin glulisine]	Lyumjev® (Ultra rapid lispro [Urli])	Fiasp® (Faster Insulin aspart)
Anwendung (in der Regel)	0–15 min vor den Mahlzeiten	0–15 min vor den Mahlzeiten	0–15 min vor den Mahlzeiten	Unmittelbar zu den Mahlzeiten 0–2 min vor Beginn bis 20 min nach Beginn der Mahlzeit	Unmittelbar zu den Mahlzeiten bis zu 2 min vor Beginn bis 20 min nach Beginn der Mahlzeit
Wirkungseintritt	Nach ca. 20 min	Nach ca. 20 min	Nach ca. 20 min	Nach ca. 15 min	Nach ca. 15 min
Wirkungshöhepunkt	Nach ca. 2–2,5 h	Nach ca. 2–2,5 h	Nach ca. 1 h	Nach ca. 1–3 h nach Injektion	Nach ca. 1–3 h nach Injektion
Wirkungsdauer	Ca. 4–5 h	Ca. 4–5 h	Ca. 4–5 h	Ca. 4 h	Ca. 4 h

- Menschen mit einer Magen-Entleerungsstörung (autonome Neuropathie)

So kann die Insulindosis der tatsächlich gegessenen BE-Menge angepasst und die Gefahr einer Unterzuckerung reduziert oder vermieden werden. Bei Patienten mit einer Magen-Entleerungsstörung, z. B. im Rahmen einer diabetischen Neuropathie ist besondere Vorsicht geboten – in der Regel erfolgt hier die Insulininjektion nach dem Essen (➤ Kap. 8.4.2, ➤ Kap. 13.3.2 ff., ➤ Kap. 18).

BEACHTE

Alle U100-Kurzzeit-Analoginsuline sind als Pumpeninsulin und für die Injektion **postprandial,** also nach dem Essen, auch für Kinder zugelassen.
Das ultraschnelle Kurzzeit-Analoginsulin aspart (Fiasp®) ist für Kinder ab 1 Jahr, Jugendliche und Erwachsene zugelassen (Stand April 2022, Fachinformation).
Das sehr schnelle Kurzzeit-Analoginsulin lispro (Lyumjev®) ist für Erwachsene ab 18 Jahren zugelassen (Stand April 2022).

Blutzuckerkorrekturen

Blutzuckerkorrekturen sind in kürzeren Abständen möglich und nötig, da diese Insulinanaloga ihre blutzuckersenkende Wirkung nicht über einen so langen Zeitraum entfalten wie Normalinsulin. Die Dauer ihrer Wirkung ist weitgehend unabhängig von der gegebenen Insulinmenge, auch dies unterscheidet die Analoginsuline von den Normalinsulinen (➤ Kap. 8).

Hypoglykämien unter Kurzzeit-Analoginsulinen

Unterzuckerungen können unter Kurzzeit-Analoginsulinen genauso vorkommen wie unter Normalinsulin, jedoch muss man zu einem früheren Zeitpunkt damit rechnen.

Ein durch ein Analoginsulin verursachter zu niedriger Blutzucker wird 1–2 h nach dem Spritzen seinen „Tiefpunkt" erreichen, nach 3–4 h muss jedoch in der Regel keine Unterzuckerung mehr befürchtet werden; dies gilt vor allem im Zusammenhang mit körperlicher Bewegung und Sport.

Konzentration der Insuline

Die Kurzzeit-Analoginsuline liegen in Deutschland mittlerweile nicht nur als U100-Insulin, sondern teilweise auch als U200-Insulin vor. Somit ist beim Mischen mit anderen Insulinen besonders darauf zu achten, dass es nur mit einem Insulin derselben **Konzentration** in einer Spritze aufgezogen wird.

Mischbarkeit

Die Kurzzeit-Analoginsuline sind mit allen NPH-Insulinen mischbar, diese Mischung sollte jedoch unverzüglich verabreicht werden. Fertige „feste" Kombinationen, wie sie aus Normal- und NPH-Insulin (➤ Kap. 5.6) bekannt sind, gibt es auch aus Kurzzeit-Analoginsulinen und einem Verzögerungsanteil (NPL) (➤ Kap. 5.3).

5.2 Langzeit-Analoginsuline

Als Langzeit-Analoginsuline stehen derzeit sechs Präparate zur Verfügung:

- Levemir® Insulin detemir (Novo)
- Lantus® (Insulin glargin) (Sanofi)
- Tresiba® (Insulin degludec)(Novo)
- Abasaglar® **(Biosimilar** glargin) (Lilly)
- Semglee® (Insulin glargin) als **Biosimilar** (Mylan)
- Toujeo® (Insulin glargin U300, Sanofi) ist ein hochkonzentriertes Langzeit-Analoginsulin.

5.2.1 Langzeit-Analoginsulin detemir (Levemir®)

Beim Insulin Levemir® (➤ Tab. 5.3) handelt es sich wie bei Insulin Lantus® (Insulin glargin) (➤ Kap. 5.2.2) um ein gentechnisch hergestelltes Analoginsulin mit einem Verzögerungsmechanismus, der durch Einfügen einer Fettsäurekette in der B-Kette des Insulinmoleküls an Position 29 zustande kommt (➤ Abb. 5.9). Die einzelnen Insulinmoleküle sollen sehr starke 6er-Gruppen (Hexamere) bilden, wodurch die spätere Aufspaltung in Einzelbausteine (Monomere) deutlich verlangsamt wird. Bedingt durch die Fettsäureseitenkette wird dieses Insulin an der Injektionsstelle an das Eiweiß Albumin gebunden und damit die Aufnahme ins Blut verlangsamt. Auch im Blutkreislauf erfolgt die Bindung zu über 98 % an Albumin, ebenso im Zielgewebe (Muskulatur, Fett). Das Insulin detemir liegt als klare, farblose neutrale Lösung vor, sodass ein Durchmischen, ähnlich wie bei Lantus®, entfällt.

Tab. 5.3 Insulin detemir (Levemir®)

	Levemir®
Wirkungsbeginn	Nach ca. 1 h
Wirkungsmaximum	Dosisabhängig nach etwa 3–8 h
Wirkungsdauer	Dosisabhängig ca. 14–24 h
Anwendungshäufigkeit	Ein- oder zweimal täglich

Insulin Levemir® wird im Vergleich zu NPH-Insulin langsamer in das periphere Zielgewebe abgegeben, was zu einer längeren und gleichmäßigeren Wirkung führt. Klinischen Studien zufolge scheint bei fehlendem Wirkgipfel die Unterzuckerungshäufigkeit unter Levemir® geringer zu sein als unter NPH-Insulinen (➤ Abb. 5.10).

Die **Wirkdauer** beträgt, **abhängig von der Dosis,** bis zu 24 h, sodass die Anwendung ein- oder zweimal täglich erfolgen kann. Bei zweimaliger Gabe pro Tag wird nach 2–3 Dosisgaben in der Regel ein stabiler Zustand erreicht. Laut Produktinformation entfaltet Levemir® bei Dosierungen im Bereich von 0,2–0,4 IE pro kg Körpergewicht mehr als die Hälfte seiner maximalen Wirkung (Wirkmaximum) innerhalb von 3–4 h bis max. 14 h nach Gabe der Dosis. Der blutzuckersenkende Effekt ist bei subkutaner Gabe proportional der verabreichten Insulinmenge. Es ist für Kinder ab 1 Jahr zugelassen.

Zum Einsatz in der Schwangerschaft sei auf ➤ Kap. 17.2 verwiesen.

5

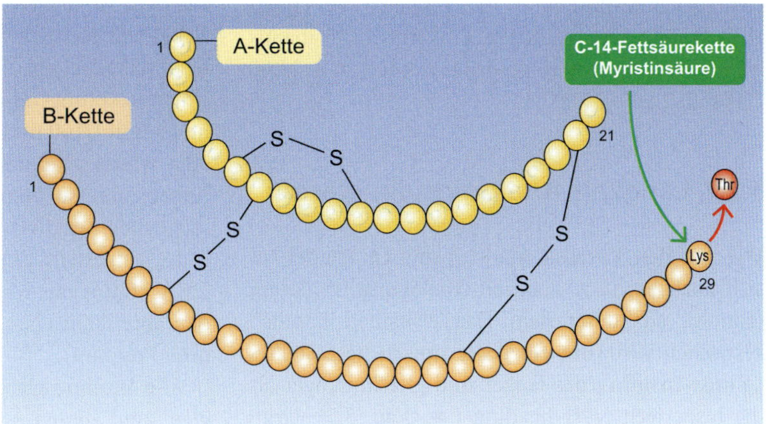

Abb. 5.9 Aufbau des Langzeit-Analoginsulin detemir (Levemir®) [L157]

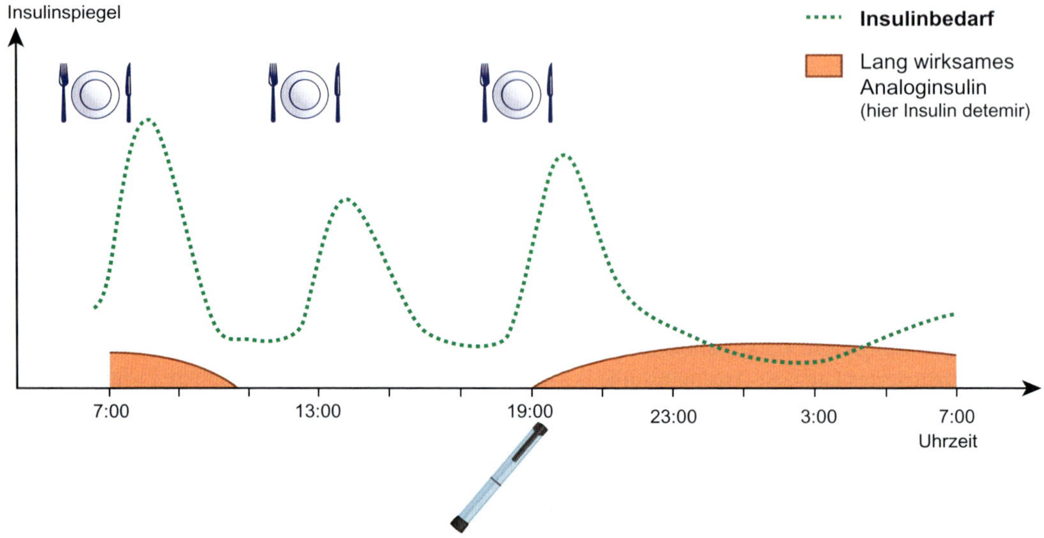

Abb. 5.10 Insulinspiegel mit dem Langzeit-Analoginsulin detemir (Levemir®) [M342, L157]

Besonderheiten in der Therapie

Erfahrungen mit dem Insulin Levemir® zeigen, dass es ähnlich wie NPH-Insulin bei Menschen mit Typ-1-Diabetes durch zweimal tägliche Injektion zur Abdeckung der Basalrate geeignet ist. Aufgrund seines besonderen Verzögerungsprofils mit einem weniger stark ausgeprägten Wirkgipfel treten unter Levemir® deutlich weniger Hypoglykämien auf. Darüber hinaus ist es insbesondere bei Menschen mit Typ-2-Diabetes mit hohen morgendlichen Nüchtern--Blutzuckerwerten zur Abdeckung des nächtlichen Insulinbedarfs – ebenfalls wegen des geringeren Hypoglykämie-Risikos – im Vergleich zu einem NPH-Insulin sehr geeignet. Es kann auch abends früher als NPH-Insulin gespritzt werden (z. B. 21:00 Uhr statt 22:00–23:00 Uhr).

5.2.2 Langzeit-Analoginsulin glargin

Wie bei den Kurzzeit-Analoginsulinen handelt es sich auch bei dem Langzeit-Analoginsulin glargin (Sanofi), das unter dem Handelsnamen Lantus® vertrieben wird, um ein gentechnisch hergestelltes **„Kunst-Insulin"**, das länger und gleichmäßiger als die bisherigen NPH-Insuline (➤ Kap. 5.5) wirkt. Bei Insulin **glargin** wurde zum einen das Ende der B-Kette in Position 30 um zwei Aminosäuren Arginin verlängert, zum anderen in der A-Kette die Aminosäure Asparagin an Position 21 durch Glycin ersetzt (➤ Abb. 5.11). Vergleichbare Glargine sind auf dem Markt: das Biosimilar Insulin glargin (Abasaglar® und Semglee®) und das hochkonzentrierte Insulin glargin U300 (Toujeo®). Toujeo® ist ein ultralang wirkendes Insulinanalogon in dem Insulin glargin nicht als U100 Insulin, sondern in höherer Konzentration als U300 Insulin vorliegt. Dies führt zu einem flacheren Profil und einer verlängerten Wirkdauer. Der Grund dafür ist eine langsamere Freisetzung aus dem konzentrierten Depot im Unterhautfettgewebe, was letztlich zu einer noch gleichmäßigeren Insulinabgabe mit besonders wenigen nächtlichen Unterzuckerungen führt. Der Stoffwechsel von Insulin glargin U100 und Insulin glargin U300 ist derselbe – wichtig, denn Insulin glargin ist eines der am besten untersuchten Langzeitinsuline hinsichtlich möglicher negativer Folgen – bisher wurden noch keine festgestellt. Zugelassen wurde es 2015 von der EMA (European Medicine Agency), ebenfalls von den amerikanischen Behörden (FDA, Edition Children Program).

Alle Insuline glargin (Lantus®, Abasaglar®/Semglee® und Toujeo®) liegen in saurer, **klarer Lösung**

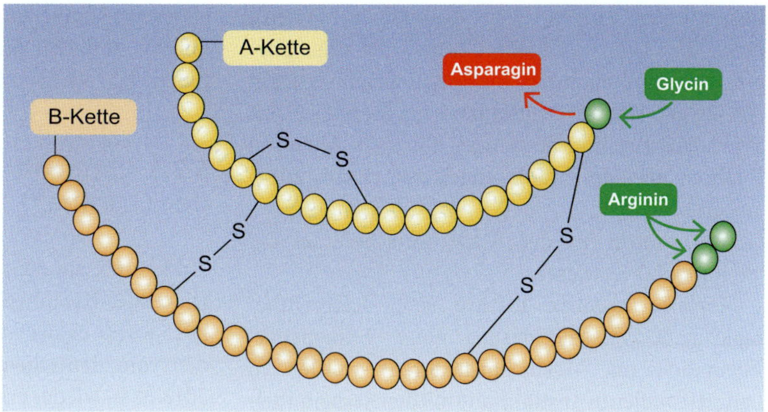

Abb. 5.11 Aufbau des Langzeit-Analoginsulin glargin (z. B. Lantus®) [L157]

vor, sodass ein Durchmischen vor der Injektion entfällt. Nach subkutaner Injektion bilden sie ein Depot aus Kristallen, weshalb sie nur verzögert in den Blutkreislauf aufgenommen werden. Denn nur Einzelbausteine (Monomere) sind in der Lage, die Wand der Blutgefäße zu durchdringen (➤ Abb. 5.12).

Toujeo® ist hochkonzentriert, in 1 ml Lösung sind 300 IE Insulin enthalten. Eine Umrechnung erfolgt nicht! Am **Fertigpen** werden die zu injizierenden Einheiten eingestellt (➤ Kap. 6). Durch ein flacheres Wirkprofil ist die nächtliche Unterzuckerungsrate noch niedriger als unter Insulin glargin U100 (Lantus®); zudem wirkt es etwas länger (➤ Abb. 5.12).

Ziel war es, mit den Langzeit-Analoginsulinen insbesondere die intensivierte Insulintherapie nach dem Prinzip des Basis-Bolus-Konzepts (ICT) durch Einsatz dieses Analoginsulins statt des NPH-Insulins zu verbessern. Aber auch viele Menschen mit Typ-2-Diabetes, bei denen eine basale Insulinversorgung notwendig geworden ist, profitieren davon (➤ Tab. 5.4).

Ebenso können Kinder und Jugendliche die Vorteile einer über 24 h gleichmäßig anhaltenden

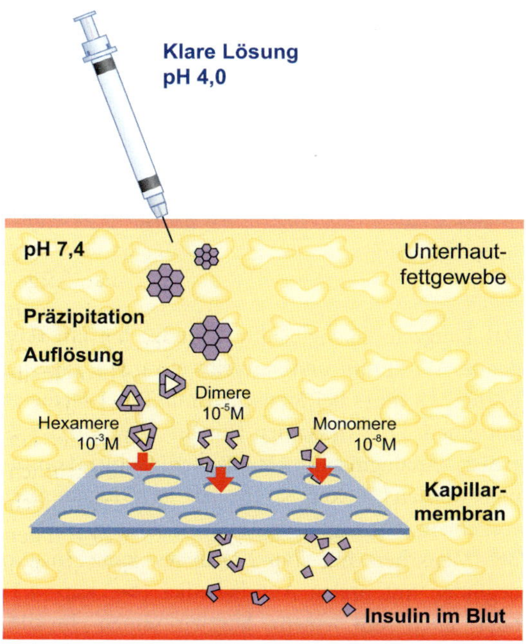

Abb. 5.12 Verzögerungsprinzip der Wirkung von Insulin glargin (z. B. Lantus®) [L157]

Tab. 5.4 Langzeit-Analoginsulin glargin (Lantus®), Biosimilar Insulin glargin (Abasaglar® und Semglee®) und Insulin glargin U300 (Toujeo®)

	Lantus®	**Abasaglar®/ Semglee®**	**Toujeo®**
Wirkungseintritt	Nach ca. 1 h	Nach ca. 1 h	Nach ca. 1–6 h
Wirkungsmaximum	8–12 h	8–12 h	12–16 h, geringes Maximum durch flaches Wirkprofil
Wirkungsdauer	Ca. 20–27 h	Ca. 20–27 h	30–32 h
Anwendungshäufigkeit	Ein- oder zweimal täglich	Ein- oder zweimal täglich	Einmal täglich

Insulinierung nutzen (z. B. Ausschlafen, Ferien), denn das Langzeitinsulin Lantus®, Insulin glargin U300 und auch das Biosimilar Insulin glargin Abasaglar® sind in Deutschland für Menschen mit Typ-1-Diabetes und für Kinder ab einem Alter von 2 Jahren uneingeschränkt zugelassen (EMA, 2014) (➤ Abb. 5.12).

Zum Einsatz in der Schwangerschaft sei auf ➤ Kap. 17.2 verwiesen.

Mögliche **negative Effekte** einer Langzeittherapie (z. B. Verschlechterung einer Retinopathie, Interaktion mit Wachstumsfaktoren) wurden in Langzeitstudien in Abstimmung mit den Arzneimittel-Zulassungsbehörden untersucht. Es wurden keinerlei Hinweise auf negative Auswirkungen bezüglich Netzhautschäden oder erhöhter Tumorgefahr gefunden. Insbesondere die diskutierten Interaktionen der Analoginsuline mit den insulinähnlichen Wachstumsfaktoren (IgF1) wurden dabei berücksichtigt.

Besonderheiten in der Therapie mit Insulin glargin U100 und ultra-lang wirkendem Insulin glargin U300

Erfahrungen mit Lantus®/Abasaglar®/Semglee® zeigen, dass eine gleichmäßige und häufig bis 24 h anhaltende Insulinversorgung möglich ist – gelegentlich findet sich jedoch auch eine kürzere oder längere Insulinwirkung. Das dadurch entstehende „Insulinloch" muss entweder durch Kurzzeit-Insulingaben oder durch kleine Mengen NPH-Insulin abgedeckt werden. Durch die gleichmäßige Basalinsulin-Versorgung, insbesondere in der Nacht, am darauffolgenden Morgen und Vormittag, ist ein morgendliches Ausschlafen ohne zusätzliche Insulininjektionen möglich. Dieser Vorteil wird insbesondere von Eltern mit Kindern als eines der Hauptentscheidungskriterien für dieses Insulin angegeben. Nächtliche Hypoglykämien treten zudem seltener auf als unter der zwei- oder dreimal täglichen Gabe von NPH-Insulin.

Insulin glargin U300 (Toujeo®Solostar® 300 Einheiten/ml) wirkt länger als 24 h – ohne Unterschied, ob es morgens oder abends injiziert wird. Die Rate der nächtlichen Hypoglykämien (Unterzuckerungen) sind unter U300 geringer als unter U100 glargin Lantus®. Auch Zuckerschwankungen bei ein und derselben Person wurden in geringerem Ausmaß gefunden als unter Insulin glargin U100. Um die optimale Insulindosis zu finden, braucht man häufig mehrere Tage; Blutzucker-Nachtprofile erhöhen die Sicherheit.

5.2.3 Langzeit-Analoginsulin degludec (Tresiba®)

2014 wurde auf dem deutschen Markt ein sehr langwirkendes Basalinsulin (degludec) eingeführt, Ende 2015 wurde es aus finanziellen bzw. Erstattungsgründen vom deutschen Markt genommen. Seit Ende 2018 ist es wieder erhältlich.

Die besonderen Eigenschaften erhält das Insulin durch eine über ein Verbindungsstück am Ende der B-Kette des Insulinmoleküls angehängte Fettsäure (C16). Anstelle der Aminosäure Threonin wurde über ein Verbindungsstück (= Linker/γ-Glutaminsäure) diese 16-teilige Fettsäure angehängt (von Hefezellen produziert) (➤ Abb. 5.13). Diese und das Verbindungsstück sorgen dafür, dass das Insulin im subkutanen Gewebe Multihexamere bildet. Aus diesem Depot wird dann sehr langsam Insulin in die Zirkulation abgegeben.

INFO

In der Insulinzubereitung lagern sich die Insulinmoleküle als Hexamere um ein Zinkatom. Nach dem Spritzen ins Unterhautfettgewebe entstehen Multihexamer-Verbindungen. Durch das langsame Verschwinden von Zink bilden sich wieder Monomere, die langsam ins Blut übergehen können.
Nach Aufnahme ins Blut wird Insulin degludec zu fast 100 % an Albumin gebunden, was die Wirkdauer nochmals verlängert.

Das Langzeit-Analoginsulin degludec hat ein sehr flaches Wirkprofil und verbleibt etwa 3–4 Tage im Körper. Es muss bei Menschen mit Typ-1-Diabetes mit einem kurzwirksamen Human- bzw. kurzwirksamen Analoginsulin (Mahlzeiteninsulin) kombiniert werden (➤ Kap. 8). Tresiba® ist ab einem Alter von einem Jahr zugelassen.
Bei Menschen mit Typ-2-Diabetes kann Insulin degludec mit oralen Antidiabetika (➤ Kap. 4.1) oder auch mit einem kurzwirksamen Insulin, wenn erforderlich, und auch mit GLP-1-Analoga (➤ Kap. 4.2) kombiniert werden.

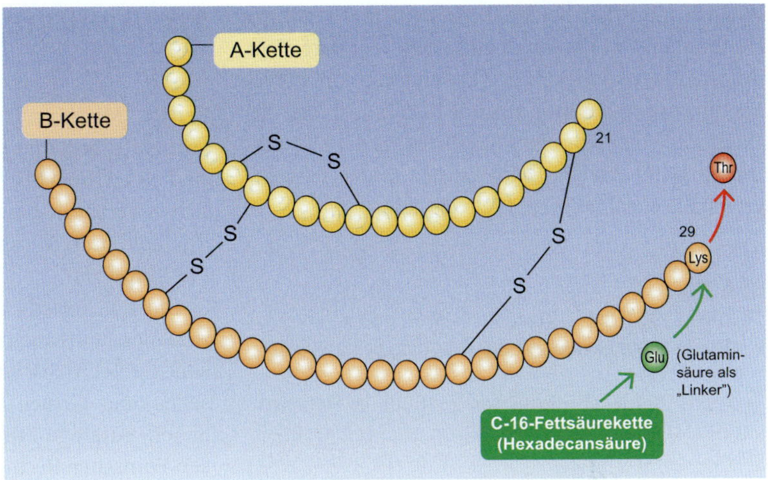

Abb. 5.13 Aufbau des langwirkenden Insulin degludec (Tresiba®) [L157]

Besonderheiten in der Therapie

Nach der subkutanen Injektion bildet Insulin degludec (Tresiba®) ein Depot stabiler, löslicher Multihexamer-Ketten („Ketten mit Insulin-Sechserpacks"). Diese lösen sich zu Einzelbausteinen (= Monomere) und können langsam in den Blutkreislauf gelangen. So kommt die langanhaltende und langsame blutzuckersenkende Wirkung über 42 h (bis zu 72 h) hinaus zustande (➤ Abb. 5.13).

Injektionsort und -zeitpunkt

Es wird 1× täglich s. c. am Oberschenkel oder Bauch injiziert – mit täglichem Wechsel der Injektionsstellen (➤ Tab. 5.5, ➤ Kap. 6.4) (→ Verminderung von Lipohypertrophien). Es kann zu jeder Tageszeit gespritzt werden – möglichst aber immer zum gleichen Zeitpunkt. Bei Wechsel des Injektionszeitpunkts sollte ein Abstand zwischen zwei Injektionen von mindestens 8 h eingehalten werden. In der Regel ist nach 3 Tagen ein gleichmäßiger Wirkspiegel erreicht (➤ Kap. 8, ➤ Abb. 8.4).

Tab. 5.5 Insulin degludec

	Tresiba®
Wirkungsbeginn	1–2 h (nur in den ersten Tagen bedeutend)
Wirkungsmaximum	8–14 h, geringes Maximum durch flaches Wirkprofil
Wirkungsdauer	Mehr als 42 h
Injektionshäufigkeit	Einmal täglich

Tresiba® ist ausschließlich zur subkutanen Injektion zugelassen. Es darf **nicht**

- in die Vene gespritzt (intravenös),
- in den Muskel gespritzt (intramuskulär),
- verdünnt oder mit anderen Insulinen gemischt,
- in Insulinpumpen verwendet werden.

Einstieg in die Therapie

Man beginnt z. B. mit 10 IE und steigert diese, gemessen an den aktuellen Blutzuckerwerten. Insulin degludec führte in umfangreichen Studien bei der Zulassung des Insulins – bei besserer HbA1c-Senkung – vor allem zu selteneren nächtlichen Unterzuckerungen (Hypoglykämien). Insgesamt konnte eine noch gleichmäßigere, mit weniger Schwankungen verbundene Blutzuckereinstellung erreicht werden als mit Insulin glargin (Lantus®, Abasaglar®/Semglee®, Toujeo®) oder auch Insulin detemir (Levemir®).

Konzentrationen

Tresiba® ist in zwei Konzentrationen erhältlich: **U100** derzeit nur als Patrone zur Verwendung in einem Pen und **U200** ausschließlich in einem Fertigpen (➤ Kap. 6.3), sodass keine Verwechslungen

5

möglich sind. Bei beiden Pens wird die benötigte Insulinmenge in Einheiten eingestellt – es darf nicht umgerechnet werden! Bei Verwendung von U200-Insulin wird so die zu spritzende Insulindosis mit der Hälfte des Volumens eines Basalinsulins der Konzentration U100 erreicht! Zum Einsatz in der Schwangerschaft sei auf ➤ Kap. 17.2 verwiesen.

MERKE

- Tresiba 100 IE/ml – Dosis von 1–80 IE im Pen (1-IE-Schritte) in einer Patrone (Packung hellgrün mit 5 Patronen)
- Tresiba 200 IE/ml – Dosis von 2–160 IE im Fertigpen (2-IE-Schritte) (Packung dunkelgrün mit 3 Fertigpens)

Die Dosisanzeige zeigt, unabhängig von der Stärke, stets die Anzahl der Einheiten an, die injiziert werden sollen. **Es darf keine Umrechnung erfolgen** (➤ Kap. 6).

BEACHTE

Vorsicht bei der Vorbereitung der Injektion!
Ähnlich wie die Langzeit-Analoginsuline glargin sind auch Insulin detemir und Insulin degludec **klare Flüssigkeiten,** sodass grundsätzlich eine Verwechslungsmöglichkeit mit Kurzzeit-Analoginsulinen besteht (➤ Abb. 5.14). Alle übrigen Langzeitinsuline (NPH-Insuline) sind trüb und müssen vor der Injektion durch Schwenken durchmischt werden (➤ Kap. 6).

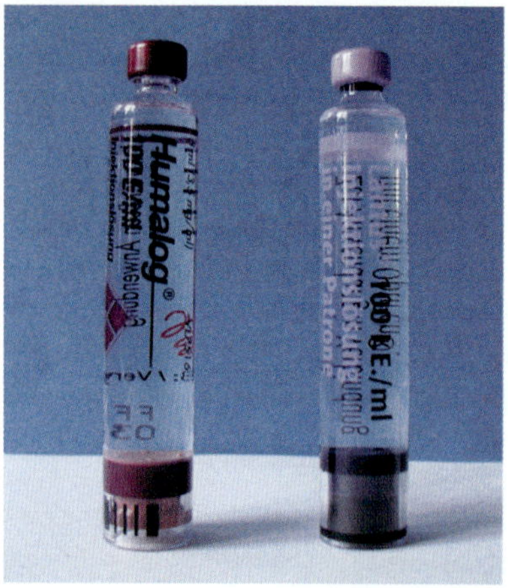

Abb. 5.14 Verwechslungsmöglichkeit von Kurzzeit- (links) und Langzeit-Analoginsulinen (rechts) aufgrund der klaren Lösung [M342]

5.3 Analoge Mischinsuline

Fertige Mischinsuline aus Humalog® und NPL® (Humalog Mix und Liprolog Mix) oder NovoRapid® und NPL (Novo Mix® 30) mit einem dem NPH ähnlichen Verzögerungsanteil (➤ Kap. 5.5) konnten die Therapie mit Mischinsulinen deutlich verbessern (➤ Kap. 7.3).

Um die Vorteile der rasch wirksamen Kurzzeit-Analoginsuline auch in Mischungen zu nutzen (insbesondere bei Menschen mit Typ-2-Diabetes), wurden seitens der Firmen Lilly, Berlin-Chemie, Novo und Sanofi, **Analoge Mischinsuline** entwickelt, die diesen Wünschen Rechnung tragen (➤ Abb. 5.15).

Es gibt Kombinationen mit dem Insulin Humalog®/Liprolog® (Insulin lispro):

- Humalog® Mix 25™/Liprolog® Mix 25™ (25 % Humalog/75 % NPL)
- Humalog® Mix 50™/Liprolog® Mix 50™ (50 % Humalog/50 % NPL)

Es gibt Kombinationen mit dem Insulin NovoRapid® (Insulin aspart):

- Novo® Mix 30
- Truvelog® Mix 30 **(Biosimilar),** zugelassen ab 10 Jahre

Der in dieser festen Mischung vorliegende Verzögerungsinsulinanteil, genannt NPL (statt NPH), entspricht in seinem Wirkungsverlauf dem bisher bekannten NPH-Insulin.

Mit diesen Mischungen können die bisher bekannten Vorteile des Humalog®/Liprolog®/NovoRapid® für Menschen mit einer konventionellen Insulintherapie (Menschen mit Typ-1- oder auch Typ-2-Diabetes) genutzt werden.

Zum Einsatz in der Schwangerschaft sei auf ➤ Kap. 17.2 verwiesen.

Umstellung von NPH-Insulin auf Analog-Mischinsuline

Die Umstellung von NPH-Insulinmischungen auf Humalog® Mix 25/50™ (Lilly)/Liprolog Mix® 25™ und Mix® 50™ (Berlin-Chemie) bzw. Novo® Mix 30 (Novo Nordisk)/Truvelog® Mix 30 (Sanofi, **Biosimilar**)® kann dabei in der Regel 1:1 erfolgen, wobei die

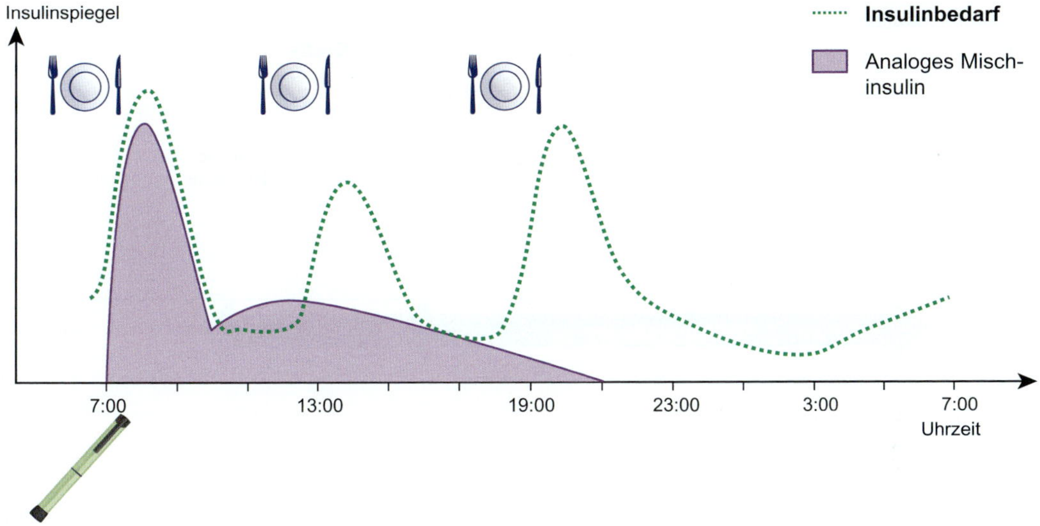

Abb. 5.15 Insulinspiegel bei der Verwendung von Analogen Mischinsulinen [M342, L157]

Zwischenmahlzeiten zur Vermeidung von Hypoglykämien zunächst beibehalten werden sollten.

Nach Senkung der postprandialen Blutzuckerwerte und entsprechender Insulindosis-Reduktion kann im Folgenden häufig auch auf Zwischenmahlzeiten verzichtet werden. Die Mischungen werden in der Regel morgens und abends – gelegentlich auch 3-mal täglich vor den Hauptmahlzeiten – angepasst an die Kohlenhydratmenge verabreicht.

Spritz-Ess-Abstand

Wie bei den Kurzzeit-Analoginsulinen kann auch bei diesen Mischungen in der Regel auf einen **Spritz-Ess-Abstand** (➤ Kap. 8.4.2) verzichtet werden. In Einzelfällen kann sogar auch nach dem Essen injiziert werden (Humalog® Mix™/Liprolog® Mix™) (➤ Tab. 5.6).

Tab. 5.6 Mischinsulin aus schnellwirkendem Analoginsulin und Analoginsulin Protamin-Kristall

z. B. Novo®Mix30/Truvelog® Mix 30 (Biosimilar), Humalog®Mix25, Humalog®Mix50	
Wirkungsbeginn	Ca. 20–25 min
Wirkungsmaximum	Ca. 2–3 h
Wirkungsdauer	10–14 h
Anwendungshäufigkeit	0–15 min vor dem Frühstück und Abendessen

5.4 Humane Normalinsuline

Normalinsulin wird auch als **Altinsulin** bezeichnet („regular insulin"). Die Wirkungsdauer von Normalinsulin ist abhängig von der Dosis: Kleine Mengen Normalinsulin wirken kürzer als große Mengen (➤ Abb. 5.16, ➤ Abb. 5.17, ➤ Tab. 5.7).

Heute noch verfügbare Normal-Insuline (Auswahl) in Patronen oder Fertigpens:

- Actrapid® Novo (Nordisk)
- Huminsulin® Normal (Lilly)
- Berlinsulin® H Normal (Berlin-Chemie)
- Impremzia®, ein **Biosimilar** zu Actrapid (Baxter)

Alle heute noch verfügbaren Normalinsuline haben eine untereinander vergleichbare Wirkung. Man kann sie bei Bedarf austauschen. Dabei muss lediglich die Konzentration (U100-, U200 oder U300-Insulin) beachtet werden.

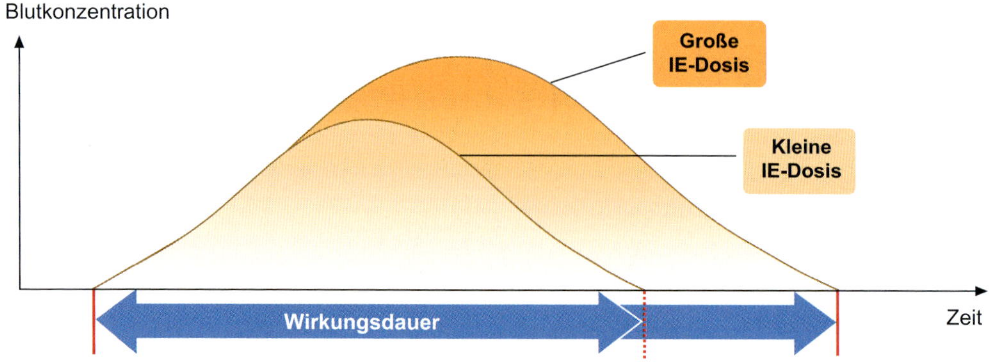

Abb. 5.16 IE-Dosis von Normalinsulin [L157]

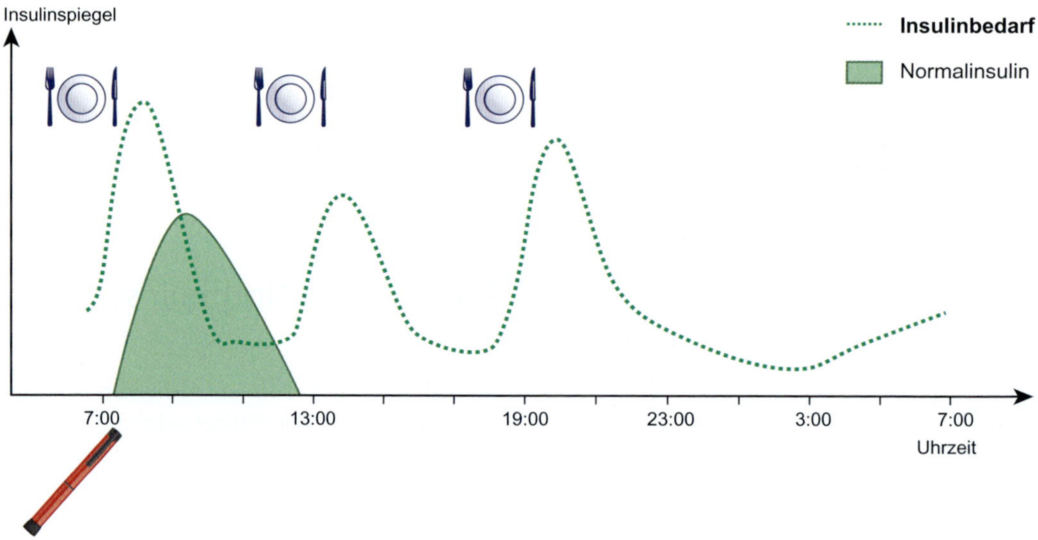

Abb. 5.17 Insulinspiegel bei Verwendung humaner Normalinsuline [M342, L157]

Tab. 5.7 Normalinsulin

	Normalinsulin
Wirkungseintritt	Ca. 30–60 min
Wirkungshöhepunkt	Nach ca. 3 h
Wirkungsdauer	Ca. 8 h
Anwendungshäufigkeit	0–30 min vor den Mahlzeiten in Abhängigkeit des gemessenen Blutzuckers (SEA, ➤ Kap. 6, ➤ Tab. 6.5)

5.5 Humane Verzögerungsinsuline

Verzögerungsinsuline sind länger wirkende Insuline, denen meist eine Verzögerungssubstanz zugemischt wurde.

Die viele Jahre lang gerade beim Dawn-Phänomen erfolgreich eingesetzten zinkverzögerten Insuline sind mittlerweile komplett vom deutschen Markt ver-

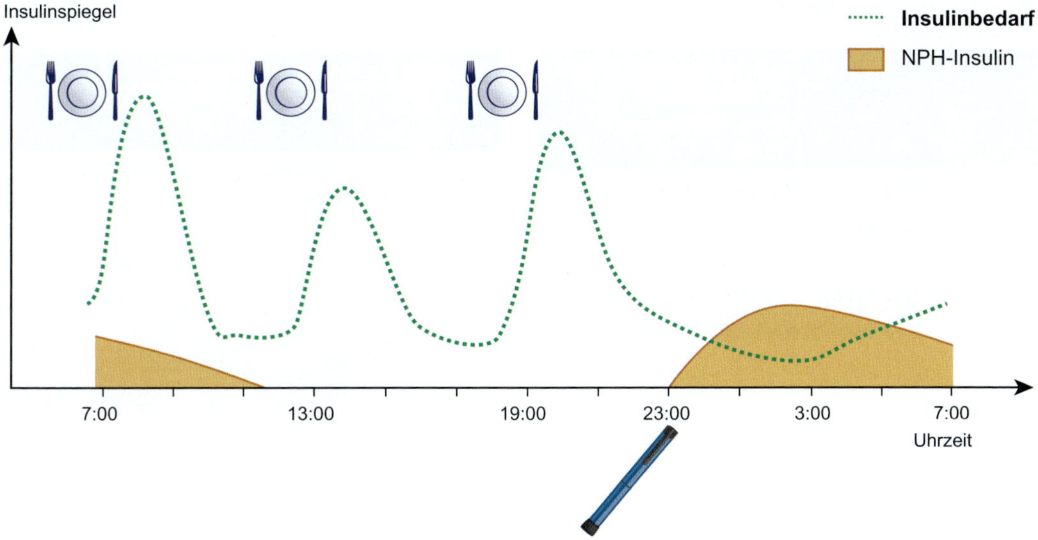

Abb. 5.18 Insulinspiegel bei Verwendung eines NPH-Insulins [M342, L157]

schwunden. Sie sind z. T. noch über „spezielle Kanäle" im Ausland erhältlich (z. B. Insulin Novo Semilente).

NPH-Insuline (NPH, Neutrales Protamin Hagedorn) sind mittellang wirkende Insuline mit **Protamin** als Verzögerungssubstanz (➤ Tab. 5.8, ➤ Abb. 5.18). Heute verfügbare U100-**NPH-Insuline** (Auswahl):

- Protaphane® HM (Novo Nordisk)
- Huminsulin® Basal (Lilly)
- Berlinsulin® H Basal (Berlin-Chemie)

Tab. 5.8 NPH-Insuline

	NPH-Insuline
Wirkungseintritt	Ca. 60–120 min
Wirkungsmaximum	Ca. 6–7 h
Wirkungsdauer	Ca. 14 h
Anwendungshäufigkeit	Zweimal täglich

5.6 Humane Kombinationsinsuline

NPH-Kombinationsinsuline sind **Mischinsuline** aus Normalinsulin und NPH-Insulinen (➤ Abb. 5.19).

NPH-Insuline können Normalinsulin nach Bedarf frei und stabil zugemischt werden (➤ Tab. 5.9). Man kann das NPH-Kombinationsinsulin selbst mischen oder in vorgegebenen Mischungsverhältnissen fertig beziehen (➤ Tab. 5.10, ➤ Abb. 5.20).

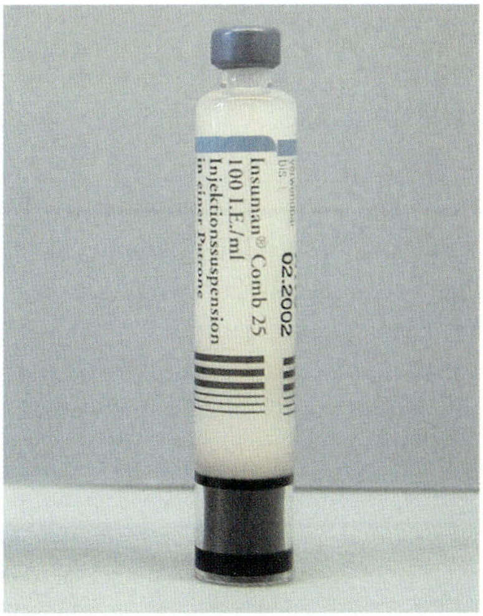

Abb. 5.19 Beispiel für eine fertige NPH-Kombinationsinsulin-Mischung (U100-Insulin) für den Pen [M342]

Tab. 5.9 Insulinmischungen aus Humaninsulin und NPH als U100-Insulin

	z. B. Huminsulin® Profil III, Actraphane® 30 Novo, Berlinsulin® 30/70
Wirkungseintritt	Nach ca. 30–60 min
Wirkungsmaximum	3–3,5 h
Wirkungsdauer	Ca. 14 h
Anwendungshäufigkeit	Vor dem Frühstück und dem Abendessen

Tab. 5.10 Insulinmischungen aus Humaninsulin und NPH-Insulin (U100-Insulin)

Beispiele für Insulinmischungen		
Normal(Human-)insulin	+ NPH-Insulin	= Präparat
30 % Huminsulin Normal	70 % Huminsulin Basal	Huminsulin Profil® III (Lilly)
30 % Actrapid	70 % Protaphan HM	Actraphane® 30 (Novo Nordisk)
30 % Berlinsulin H Normal	70 % Berlinsulin H Basal	Berlinsulin® H 30/70 (Berlin-Chemie)
50 % Actrapid	50 % Protaphan HM	Actraphane® 50 (Novo Nordisk)

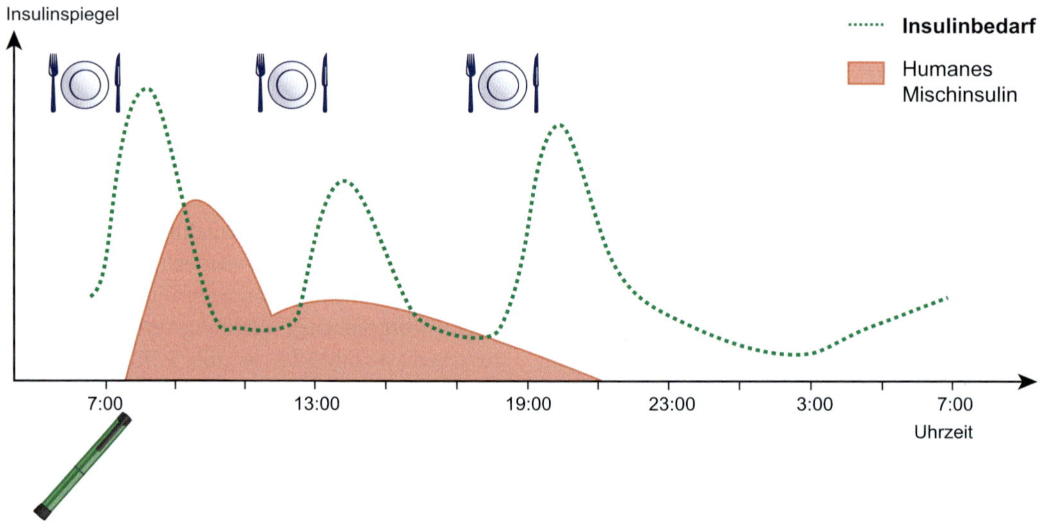

Abb. 5.20 Insulinspiegel bei Verwendung humaner Mischinsuline [M342, L157]

Fragen

1. Welche kurzwirkenden Insuline gibt es?
2. Nach welcher Zeit erreichen kurzwirkende Insuline ihr Wirkungsmaximum?
3. In welcher Insulinkonzentration sind Kurzzeit-Analoginsuline (Humalog®, NovoRapid® und Apidra®) verfügbar?
4. Wie lange wirkt NPH-Insulin?
5. Wieviel Prozent Normalinsulin enthält Huminsulin® Basal Lilly?
6. Warum kann das Verzögerungsinsulin Levemir® abends früher als das NPH-Insulin gespritzt werden?
7. Wie lange wirkt Tresiba®?

Lösungen ➤ Anhang.

KAPITEL

6 Insulinhandhabung

Ungenauigkeiten und Fehler im Umgang mit dem Insulin und seiner Injektion sind die häufigsten Ursachen unerwarteter Blutzuckerschwankungen. Bei Beachtung folgender Hinweise können solche Probleme leicht vermieden werden.

6.1 Lagerung und Transport

Aufbewahrung

Die gerade benutzte Ampulle bzw. der Pen in Benutzung kann bei Raumtemperatur bis zu 4–6 Wochen (Herstellerangaben beachten) lang aufbewahrt werden, jedoch ohne direkte Sonnen-, Kälte- oder Heizungseinwirkung.

Der Insulinvorrat wird am besten im Gemüsefach des Kühlschranks oder in kühlen Kellerräumen aufgehoben. Keinesfalls darf Insulin im Eisfach deponiert werden. Einmal gefrorenes Insulin darf nicht mehr verwendet werden!

Transport bei Reisen

Im Winter, beim Skilaufen etc. sollte das Insulin stets am Körper getragen werden (z. B. in einer Tasche des Skianzugs oder in einem Beutel am Körper).

Im Flugzeug darf das Insulin nicht im Frachtraum transportiert werden, denn dort können

- niedrige Temperaturen entstehen oder
- Gepäckstücke verloren gehen.

Insulin gehört daher ins Handgepäck (➤ Kap. 16.2).

Im **überhitzten** Auto darf Insulin nicht im Handschuhfach und nicht direkt unter der Kofferraumhaube gelagert werden.

Vorbereitung nach der Lagerung

Bei den „trüben“ Verzögerungsinsulinen und Mischinsulinen setzen sich die Depotstoffe schnell am Flaschenboden ab. Das Insulin, egal ob Aufziehampulle oder Pen, sollte durch vorsichtiges Rollen und Schwenken (ca.10- bis 20-mal) gründlich durchmischt werden, ohne dass Schaum und Blasen entstehen.

Schlierenbildung im Normalinsulin oder Insulin lispro (sein Aussehen ist normalerweise klar) deutet auf eine Zerstörung des Insulins hin. In diesem Fall darf es nicht mehr verwendet werden!

Insulinspritzen

Empfehlenswert sind Einmalspritzen aus Plastik mit eingeschweißter Kanüle und einer Einteilung nach internationalen Einheiten (U = Units) (➤ Abb. 6.1). Dabei ist darauf zu achten, dass das verwendete Insulin (U40 [nur noch sehr selten! – ggf. im Ausland] oder U100) zur Spritze passt. Es muss unbedingt die Aufschrift beachtet werden!

Das Insulin sollte sofort nach dem Aufziehen gespritzt werden. Einmalspritzen sollten auch nur einmal benutzt werden. Die Nadeln stumpfen ab und können so Verletzungen hervorrufen (➤ Abb. 6.9, ➤ Kap. 6.3). Spritzen mit aufgesetzten Nadeln sollten zwischenzeitlich völlig aus der Diabetestherapie verschwunden sein.

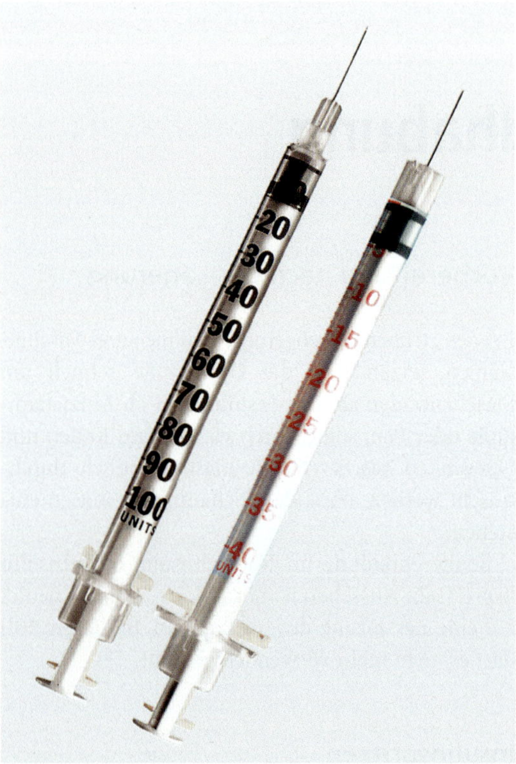

Abb. 6.1 Insulinspritzen [M342]

6.2 Richtiges Aufziehen von Insulin

Im Zeitalter der fast ausschließlich verwendeten Pens ist es dennoch wichtig, dass jeder Mensch mit Diabetes in der Lage ist, Insulin korrekt aus einer Ampulle aufzuziehen. Schnell kann es passieren, dass z. B. im Urlaub der Pen zerbricht und ein weiterer nicht rechtzeitig zur Hand ist (z. B. im Gepäckraum des Flugzeugs o. Ä.). Im Ausland gibt es unter Umständen gar keine Pens, sodass man im Krankenhaus oder vom behandelnden Arzt nur Einmalspritzen bekommt.

BEACHTE

Jeder Mensch mit Diabetes sollte mit einer Einmalspritze umgehen und sicher seine Insulindosis aufziehen können.

6.2.1 Aufziehen aus einer Ampulle

Für alle, die Insulin aus einer Ampulle aufziehen, gilt:

- Zuerst die Ampulle mit dem trüben Insulin zwischen den Händen rollen, um den Verzögerungswirkstoff und das Insulin gut miteinander zu vermischen. Klares Insulin braucht nicht gerollt zu werden.
- Zunächst das Volumen für die gewünschten Einheiten als Luft aufziehen
- Nun die Nadel senkrecht durch den Stopfen der auf dem Tisch stehenden Flasche stechen und die Luft hineindrücken
- Jetzt müssen Flasche und Spritze umgedreht werden; das Insulin kann langsam aus der nach oben gehaltenen Ampulle bis ca. 5 Einheiten über die gewünschte Menge hinaus in die Injektionsspritze aufgezogen werden.
- Am Schluss die „überzogene" Insulinmenge mit einer eventuell entstandenen Luftblase aus der Injektionsspritze zurück in die Flasche drücken.

6.2.2 Vorgehen beim Selbstmischen

BEACHTE

Für das Mischen von zwei Insulinarten gilt:
Mit der Injektionsspritze wird zuerst das klare Normal- oder Analoginsulin aufgezogen und anschließend das direkt vorher vorbereitete trübe Insulin (➤ Abb. 6.2).

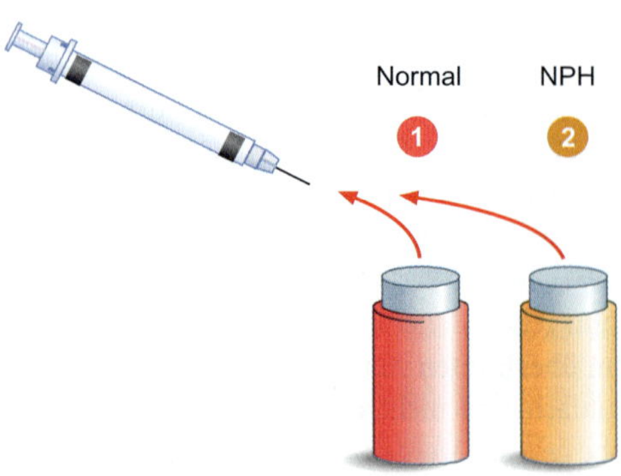

Abb. 6.2 Mischen von Insulin [L157]

1. Vorbereitung der Ampulle mit dem **trüben Insulin:**
   - Zuerst die Flasche zwischen den Händen mehrmals rollen und so Verzögerungswirkstoff und Insulin vermischen
   - Die gewünschte Menge mit einer Injektionsspritze als Luft aufziehen und diese in die Flasche hineindrücken
2. Aufziehen der Injektionsspritze mit der benötigten Menge **Kurzzeitinsulin:**
   - Die benötigte Einheitenmenge des Normal- oder Analoginsulins mit der Injektionsspritze als Luft aufziehen
   - Nun die Nadel senkrecht durch den Stopfen der auf dem Tisch stehenden Insulinflasche stechen und die Luft hineindrücken
   - Jetzt Flasche und Spritze umdrehen, damit das Insulin langsam aus der nach oben gehaltenen Ampulle bis ca. 5 Einheiten über die gewünschte Menge hinaus in die Injektionsspritze aufgezogen werden kann
   - Am Schluss die „überzogene" Insulinmenge mit einer eventuell entstandenen Luftblase aus der Injektionsspritze zurück in die Flasche drücken
3. Aufziehen der Injektionsspritze mit der benötigten Menge des **trüben Insulins:**
   - Die Injektionsnadel in die bereits vorbereitete Flasche (geschwenkt/gerollt) mit dem trüben Insulin stechen
   - Das trübe Insulin in die Injektionsspritze genau bis zum Eichstrich der Gesamtmenge aufziehen

BEACHTE

Darauf achten, dass nach dem Aufziehen des ersten Insulins kein Insulin aus der Spritze in die zweite Flasche gerät.
Wichtig: Zuerst das Kurzzeit-Insulin aufziehen!

Geht man umgekehrt vor und zieht zuerst das trübe Verzögerungsinsulin auf und gelangt beim anschließenden Aufziehen des klaren kurzwirkenden Insulins Verzögerungsinsulin in die Insulinampulle, kann das Normal- oder Analoginsulin verunreinigt werden.

6.3 Pens

Zur Erleichterung der Insulininjektionen gibt es zahlreiche Injektionshilfen, Pens, deren Form und Funktion der jeweiligen Insulintherapie angepasst ist – sowohl für ältere Menschen als auch für Kinder und Sehbehinderte. Die meisten ähneln hinsichtlich Form und Größe einem Füllfederhalter (➤ Abb. 6.3, ➤ Abb. 6.4, ➤ Abb. 6.5, ➤ Abb. 6.6, ➤ Abb. 6.7). Den ersten Pen gab es 1985 von der Firma Novo-Nordisk (Novo Pen).

Jeder Patient sollte durch Probieren selbst herausfinden, welcher Pen für ihn geeignet ist. Dabei spielen auch die benötigten Insulinmengen eine Rolle (➤ Tab. 6.1, ➤ Tab. 6.2).

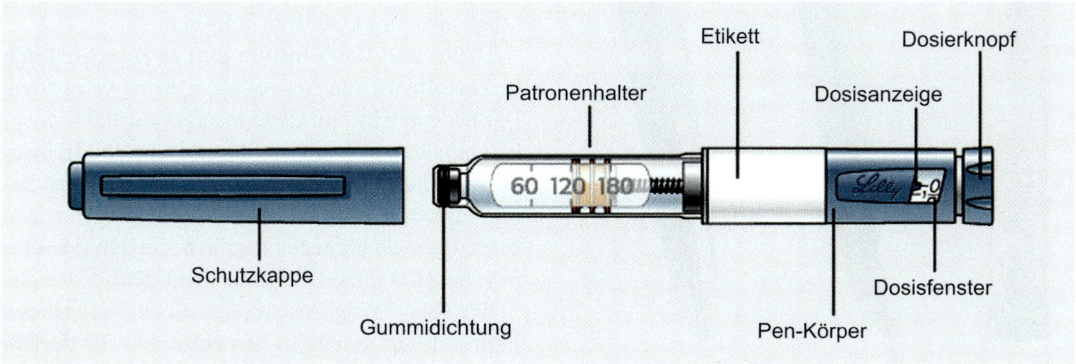

Abb. 6.3 Aufbau eines Pens (hier: KwikPen™ von Lilly) [U126]

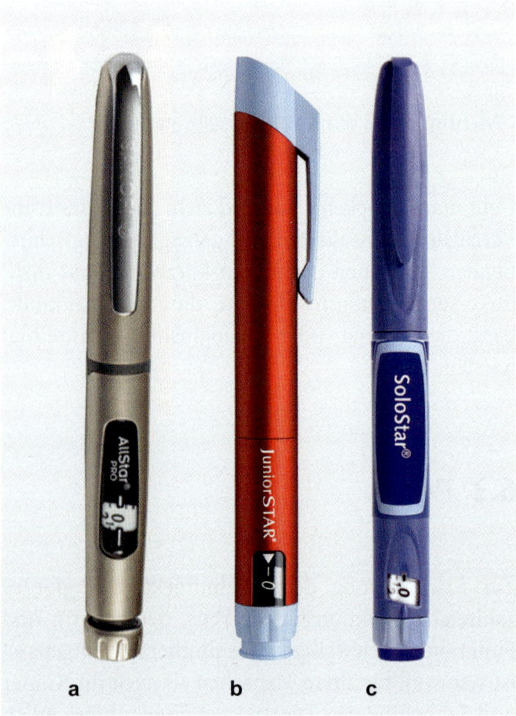

Abb. 6.4 Pen-Modelle der Firma Sanofi (Auswahl). a) AllStar® Pro, b) Junior Star®, c) Solo Star®. [U117]

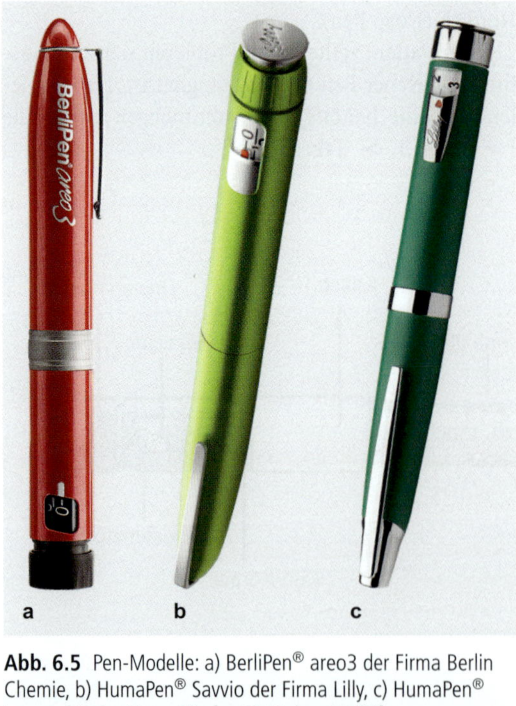

Abb. 6.5 Pen-Modelle: a) BerliPen® areo3 der Firma Berlin Chemie, b) HumaPen® Savvio der Firma Lilly, c) HumaPen® Luxura HD der Firma Lilly [a: U241; b, c: U126]

Die **Garantiezeit** der einzelnen Pens ist unterschiedlich und liegt zwischen 2 und 5 Jahren. Die Einstellung der zu spritzenden Einheiten erfolgt hörbar (wichtig für Sehbehinderte) durch ein Klicken pro ½ IE, 1 IE bzw. 2 IE je nach Pen. In der Regel erfolgt die Korrektur (zu viele IE eingestellt) ohne Insulinverlust. Viele Pens haben eine Restmengen-Anzeige.

Alle **U100-Insuline** können mit einem Pen injiziert werden.

BEACHTE

U100-Insulin bedeutet: In 1 ml sind 100 IE Insulin enthalten. Den Inhalt einer Pen-Patrone nur mit der entsprechenden U100-Injektionsspritze injizieren (z. B. bei defektem Pen) und nur Insuline gleicher Konzentration miteinander mischen.

U40-Insulin bedeutet: In 1 ml Lösung sind 40 IE Insulin enthalten. Insuline mit dieser Konzentration sind **in Deutschland nicht mehr erhältlich.**

Es gibt derzeit **Durchstechflaschen mit U100-Insulin** für Fiasp®, Lyumjev® und Insuman® Infusat als Pumpen-Insulin (➤ Kap. 9).

6.3.1 Fertigpens

Zusätzlich zu den Pens mit austauschbarer Insulinampulle gibt es auch Fertigpens, die für manche Patienten einfacher zu handhaben sind. Sie sind vorgefüllt und daher sofort gebrauchsfertig. Sie enthalten in der Regel 300 IE in 3 ml U100-Insulin und werden, wenn sie leer sind, im Hausmüll entsorgt (➤ Abb. 6.8). Es gibt auch Fertigpens mit halben Einheiten – Humalog®100 Junior KwikPen™ und Lyumjev® 100 Junior KwikPen™ U100 – und der Möglichkeit max. 30 IE zu injizieren.

U200- und U300-Insulin gibt es ausschließlich in Fertigpens, um Verwechslungen zu vermeiden. Das bedeutet: In 1 ml U200-Insulin sind 200 IE Insulin enthalten, in 1 ml U300-Insulin sind 300 IE Insulin enthalten. Die Insuline sind höher konzentriert und eignen sich besonders für Menschen mit Diabetes, die viele Einheiten Insulin benötigen (½ Volumen bei U200 bzw. ⅓ Volumen bei U300).

Bei allen Fertigpens werden die zu spritzenden Einheiten am jeweiligen Pen eingestellt. **Es darf in keinem Fall umgerechnet werden!** Auch darf das Insulin nicht aus dem Pen in eine Insulinspritze (U100) aufgezogen werden!

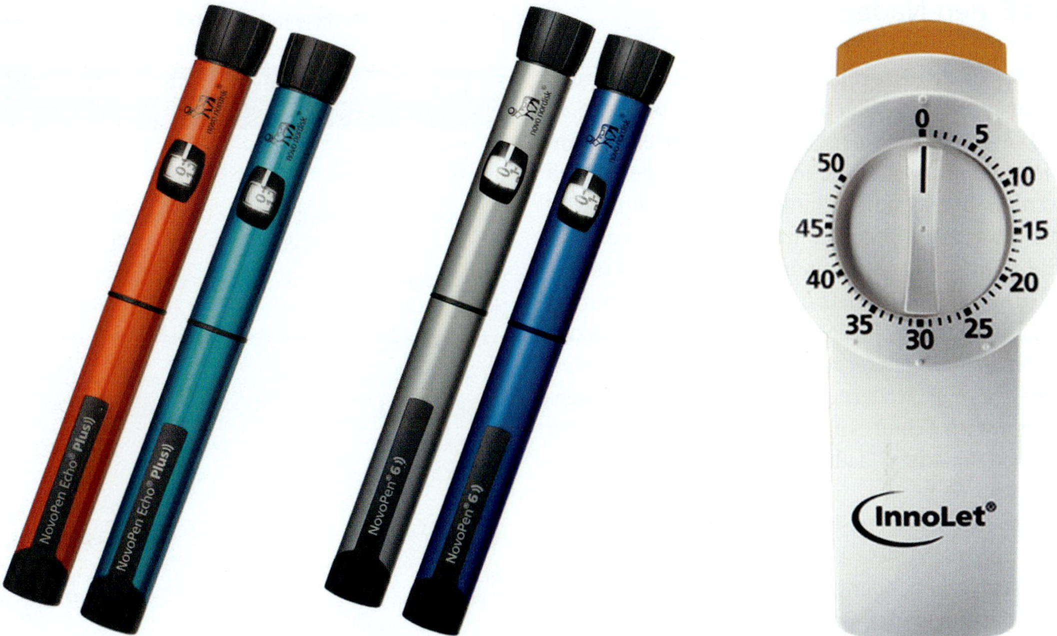

a b c

Abb. 6.6 Pen-Modelle der Firma Novo Nordisk (Auswahl). a) NovoPen® Echo Plus, b) NovoPen® 6, c) InnoLet®. [a, b: O715; c: U352]

Pens gibt es von verschiedenen Herstellern mit allen Insulinarten (Kurzzeit-, Langzeit- und Mischinsuline) (➤ Tab. 6.3) und sie sind häufig leicht gängig. Sie empfehlen sich besonders für mit den Händen nicht mehr so bewegliche Patienten (z. B. bei Arthrose) oder auch für Patienten mit Gefühlsstörungen (z. B. periphere Neuropathie). Sollten die Menschen mit Diabetes Mühe haben, den Kolben ihres Pens vollständig durchzudrücken (lange Haltezeit), empfiehlt sich, auch dann u. U. einen Pen mit einem konzentrierteren Insulin zu wählen, damit die Insulinmenge reduziert wird und es sicherer ist, dass die Menschen auch wirklich die benötigte Menge vollständig injizieren. Andernfalls besteht die Gefahr, dass die Insulineinstellung nicht zufriedenstellend ist (➤ Kap. 7).

Ein Fertigpen-Modell (Innolet Actrapid, Innolet Protaphane und Innolet Actraphane) ähnelt einer Eieruhr und eignet sich aufgrund seines großen Schriftbildes besonders für ältere Menschen mit Diabetes und **Sehbehinderte** (➤ Abb. 6.6, ➤ Abb. 6.7).

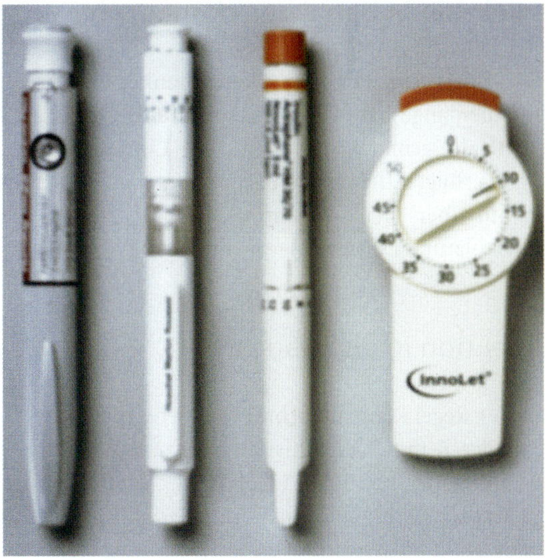

Abb. 6.7 So unscharf sehen Patienten mit einer Sehbehinderung die Insulineinheiten auf einem herkömmlichen Pen (linke Aufnahmen). Auf dem InnoLet® (rechts) können sie die Einheiten besser erkennen. (Klein B. E. et al., Ophtalmic Epidemiol. 2:49 [1995]) [U352]

6.3.2 Pen-Nadeln

Nicht jede Pen-Nadel passt auf jeden zur Verfügung stehenden Pen (➤ Tab. 6.1, ➤ Tab. 6.2, ➤ Tab. 6.3).

Die Pen-Nadel sollte, da es sich um einen Einmalartikel handelt, nach jeder Injektion gewechselt werden. Bereits durch einmalige Verwendung wird die Nadelspitze stumpfer und der darauf befindliche Gleitfilm kann abgenutzt werden. So kann es zu unsichtbaren Verletzungen der Haut kommen, die erhebliche Nachteile einbringen können (Mikroverletzungen → Resorptionsstörungen, Schmerzen!) (➤ Abb. 6.9). Moderne Nadeln haben einen 4-fach- oder 6-fach-Schliff, sind noch feiner und dünner und verursachen dadurch weniger Verletzungen (➤ Abb. 6.9).

Die Länge der Pen-Nadel sollte beachtet werden (➤ Tab. 6.4). Diese hängt von der Spritzmethode (Einstich schräg oder gerade), allerdings **nur wenig von der Dicke des Bauchfetts** des Menschen mit Diabetes ab. (Die Oberhaut ist bei allen Menschen nahezu gleich dick – etwa 1,2–2,3 mm).

Tab. 6.1 Pen-Modelle mit halben Einheiten für Kinder und „insulinempfindliche" Menschen mit Diabetes

Name des Pens	Novo Pen Echo Plus	Junior Star
Vertreibendes Unternehmen	Novo Nordisk	Sanofi
Patronengröße	3 ml (300 IE bei U100)	3 ml (300 IE bei U100)
Max. mögliche Insulindosis	30 IE	30 IE
Minimal mögliche Insulindosis	0,5 IE	1 IE
Dosierschritte	0,5 IE	0,5 IE
Dosiskorrektur möglich	Zurückdrehen ohne Insulinverlust	Zurückdrehen ohne Insulinverlust
Bedienung	Manuell	Manuell
Speicherung und Abrufbarkeit der injizierten Insulindosen	Ja	Ja
Pen-Nadeln	NovoFine, NovoFine Autocover	mylife Optifine, mylife Clickfine, BD Microfine Ultra u. a.
In den Pen passende Insulinpatronen	Von Novo Nordisk	Von Sanofi
Besonderheiten	Mit Integration der mobilen Apps und cloudbasierten Plattformen von Glooko	www.diabetologieportal.de

Injektion in den Oberschenkel

Bei Injektionen in den **Oberschenkel** sollte die Kanülenlänge **5 mm** nicht überschreiten, stets eine **Hautfalte** gebildet werden und der **Einstich schräg** (45°) erfolgen (häufig weniger subkutanes Fettgewebe am Oberschenkel als am Bauch – Gefahr, in die Muskulatur zu spritzen!) (➤ Tab. 6.4).

Injektion in den Bauch

In der Regel können auch Erwachsene mit einer 4-, 5- oder 6-mm-Nadel Insulin spritzen – bei einer 4-mm-Nadel im 90°-Winkel ohne Hautfalte (mit gestraffter Haut), ab einer 5-mm-Nadel mit gehaltener Hautfalte. Generell ist es nie falsch, eine Hautfalte zu bilden – es ist grundsätzlich sinnvoll (➤ Tab. 6.4).

Sehr stark übergewichtige Patienten können 8-mm-Nadeln an Stellen mit reichlich subkutanem Fettgewebe (vorderer Bauch, Flanke, Po) verwenden, wenn sie damit bisher „gut gefahren" sind und keine Veränderungen an der Haut oder subkutan vorliegen (z. B. Lipo-Hypertrophien!) – gespritzt wird dann mit gehaltener Hautfalte im 45°-Winkel.

Injektionen bei Kindern

Für Kinder eignen sich die 4, 5 und 6 mm langen Nadeln. 5-mm- und 6-mm-Nadeln sollten allerdings im 45°-Winkel mit angehobener Hautfalte benutzt werden – in Bauch (inkl. Flanken) und Oberschenkel (➤ Tab. 6.4).

Tab. 6.2 Pen-Modelle für „insulinunempfindliche" Menschen mit Diabetes

	BerliPen® areo 3	HumaPen Savvio	NovoPen 6	AllStar® Pro
Vertreibendes Unternehmen	Berlin Chemie	Lilly	Novo Nordisk	Sanofi
Patronengröße	3 ml (300 IE bei U100)	3 ml (300 IE bei U100)	3 ml (300 IE bei U100)	3 ml (300 IE bei U100)
Max. mögliche Insulindosis	60 IE	60 IE	60 IE	80 IE
Minimal mögliche Insulindosis	1 IE	1 IE	1 IE	1 IE
Dosierschritte	1 IE	1 IE	1 IE	1 IE
Dosiskorrektur möglich	Zurückdrehen ohne Insulinverlust	Zurückdrehen ohne Insulinverlust	Zurückdrehen ohne Insulinverlust	Zurückdrehen ohne Insulinverlust
Pen über Akustik bedienbar	1 Klick pro Einheit	Nein	Nein	Dosiseinstellung und Dosisverabreichung
Bedienung	Manuell	Manuell	Manuell	Manuell
Pen-Nadeln	Berlifine Micro	BD Micro Fine Ultra, BD AutoShield	NovoFine®Plus, Novo-Fine® NovoTwist®	Mylife Optifine, mylife Clickfine, BD Microfine Ultra u. a.
In den Pen passende Insulinpatronen	Berlinsulin H Liprolog	Von Lilly	Für alle Novo Nordisk Penfill®-Patronen	Von Sanofi
Besonderheit	In mehreren Farben, aus Aluminium/Kunststoff	**Savvio:** leicht (32 g) und in vielen Farben, eloxiertes Aluminium	Mit Integration der mobilen Apps und cloudbasierten Plattformen von Glooko. Pen bzw. App zeigen Dosis und Zeit seit der letzten Injektion an.	Großes Dosisfenster

Tab. 6.3 Fertigpens

	KwikPen™	Solostar DoubleStar	FlexPen FlexTouch	Kwik Pen™, Junior KwikPen™	InnoLet®
Vertreibende Firma	Berlin-Chemie	Sanofi	Novo Nordisk	Lilly	Novo Nordisk
Patronengröße	3 ml (300 IE bei U100)	3 ml (300 IE bei U100)	3 ml (300 IE bei U100) FlexTouch: 3 ml (U200)	3 ml (300 IE bei U100)	300 IE
Max. mögliche Insulindosis	60 IE	80 IE	60 IE FlexTouch: 160 IE	60 IE	50 IE
Dosiskorrektur	Zurückdrehen ohne Insulinverlust	Zurückdrehen ohne Insulinverlust	Zurückdrehen ohne Insulinverlust	Zurückdrehen ohne Insulinverlust	Zurückdrehen ohne Insulinverlust
Dosierschritte	1 IE	1 IE/2IE (DoubleStar)	1 IE/2 IE bei U200	1 IE, ½ IE	1 IE

Tab. 6.3 Fertigpens *(Forts.)*

	KwikPen™	Solostar DoubleStar	FlexPen FlexTouch	Kwik Pen™, Junior KwikPen™	InnoLet®
Pen-Nadeln	Berlifine Micro	Mylife Optifine, mylife Clickfine, BD Microfine Ultra u. a.	NovoFine®, Novo-Fine® Autocover	BD Micro Fine® Ultra, BD AutoShield	NovoFine®, Novo-Fine Autocover®
Vorgefüllte Patrone	Liprolog® Berlinsulin® H Normal Berlinsulin® H Basal	Lantus® Apidra®	Actrapid® Actraphane® 30 und 50 Protaphane® Novo®RAPID Levemir® FlexTouch: Tresiba® Fiasp®	Humalog® Huminsulin® Normal Huminsulin® Basal (NPH) Humalog® Mix 25/50 Huminsulin® Profil III Lyumjev®100	Actrapid® Protaphane® Actraphane®
Besonderheit	Auch Liprolog 200®	Fertigpen Toujeo® 300 (Glargin U300) – gleiche Wirkstoffmenge bei einem Drittel Volumen, Fertigpen Toujeo® 300 DoubleStar (2er-Schritte, ab 2–160 IE)	FlexTouch: bei 200 E/ml gleiche Menge an Wirkstoff bei halbem Volumen (➤ Kap. 5.4.6)	Fertigpen Humalog® 200 und Lyumjev®200 – gleiche Wirkstoffmenge bei halbem Volumen Fertigpen mit **Humalog®** und Fertigpen mit **Lyumjev®** im **Junior KwikPen™** U100 mit **½ IE**	Eieruhrähnliche Form Gute Einstellbarkeit und Ablesbarkeit

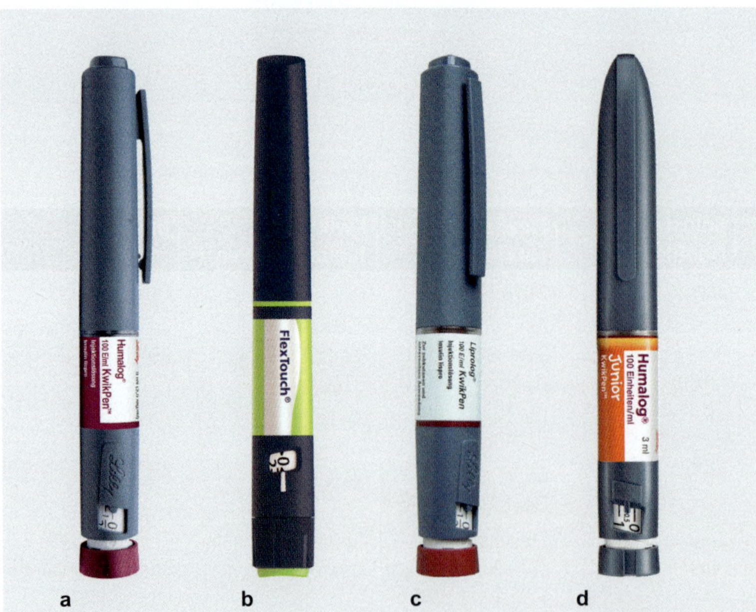

Abb. 6.8 Einmalpens (Fertigpens) für verschiedene Insuline. a) Lilly: KwikPen™ mit Humalog, b) NovoNordisk: Tresiba FlexTouch®, c) Berlin-Chemie: KwikPen™ mit Liprolog, d) Lilly: Humalog® Junior KwikPen™. [a, d: U126; b: U352; c: U241]

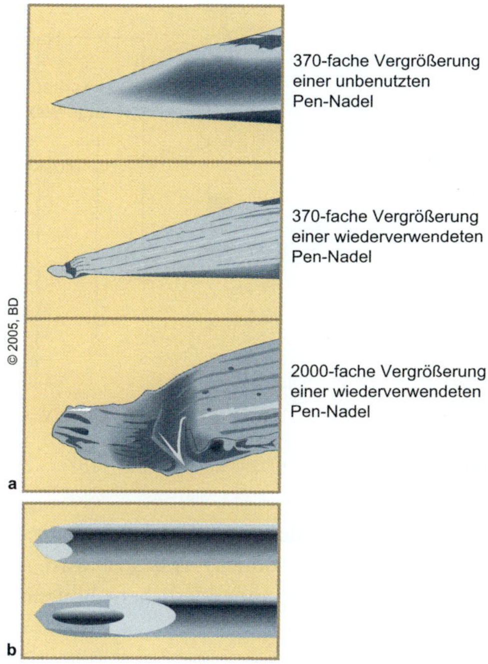

Abb. 6.9 Nadelspitzen. Mikroskopische Aufnahmen von oben nach unten: a) Neue Injektionsnadel, Injektionsnadel nach mehrmaligem Gebrauch in verschiedenen Vergrößerungen (Vorsicht: Mikroverletzungen der Haut nach mehrmaligem Gebrauch derselben Nadel). b) Ypsomed: Clickfine DiamontTip Nadeln, 4-fach- und 6-fach-Schliff. [a: L157; b: V632]

Tab. 6.4 Empfehlungen zur Nadellänge

	Empfohlene Nadellänge	Angehobene Hautfalte	Einstichwinkel
Kinder und Jugendliche	4 mm	Nein	90°
	5 mm	Ja	45°
	6 mm	Ja	45°
Erwachsene (bei Personen mit Übergewicht ≥ 5 mm)	4 mm	Nein	90°
	5 und 6 mm	Ja	90°
	8 mm	Ja	45°

MERKE

Die Hautfalte sollte immer so gebildet werden, dass keine Muskulatur mit abgehoben wird (stets zwischen Daumen und Zeige- bzw. Mittelfinger)!

6.4 Injektion

Alkohol ist in sauberer Umgebung und bei ausreichender Hygiene unnötig. Sollte eine alkoholische Desinfektion nötig sein (z. B. im Krankenhaus, in Rehabilitations- oder AHB-Kliniken, wenn das Pflegepersonal in Stationsräumen injiziert), ist dabei zu beachten, dass sich die keimtötende Wirkung in der Regel erst nach 2 min entfaltet. Es ist nach dem Prinzip „Sprüh-Wisch-Sprüh-Desinfektion“ zu verfahren. Deshalb muss mit der Injektion gewartet werden, bis der Alkohol verdunstet ist.

6.4.1 Vorgehen bei der Injektion

Ein **Aspirieren** (Anziehen des Spritzenstempels) vor der Insulininjektion ist heute unnötig, bei Injektionen mit dem Pen ist es gar nicht möglich. Die **Funktion des Pens** und die **Durchgängigkeit der Nadel** sollten allerdings vor jeder Injektion unbedingt überprüft werden:

- Dazu wird die Nadel **gerade** auf den Pen aufgeschraubt.
- Nun werden am Pen 1–2 IE eingestellt und dieses Insulin herausgespritzt, z. B. in einen Tupfer. Achtung: Insulin hinterlässt Flecken, die nicht mehr entfernt werden können (z. B. im Teppich).
- Wenn das Insulin herausläuft, ist die Nadel richtig aufgesetzt und funktionsbereit.
- Anschließend wird die zu injizierende Menge Insulin am Pen eingestellt, um es dann fachgerecht zu spritzen.

Vor dem Spritzen wird eine Hautfalte zwischen Daumen und Zeige- bzw. Mittelfinger gebildet (nicht die ganze Hand benutzen), da an Spritzstellen mit wenig Unterhautfettgewebe das Insulin sonst zu tief – in die Muskelschicht – geraten könnte, was zu Unterzuckerungen und schwankenden Blutzuckerwerten führen kann.

Das Insulin wird langsam ins Unterhautfettgewebe injiziert. Die Nadel wird senkrecht oder im Winkel bis zu 45° gehalten, je nach Länge der Nadel und Dicke der Hautfalte (➤ Tab. 6.4).

Die Hautfalte muss während des Spritzens gehalten werden (➤ Abb. 6.10, ➤ Abb. 6.11, ➤ Abb. 6.12). Anschließend muss die Nadel noch für **10 s** im Unterhautfettgewebe belassen werden – andernfalls läuft ein Teil des Insulins wieder aus dem Stichkanal zurück (das liegt nicht an der Länge der Nadel). Die Injektionsstellen sollten regelmäßig gewechselt werden (➤ Abb. 6.14).

Wird **trübes Insulin,** also Misch- oder bestimmtes Verzögerungsinsulin verwendet, muss dieses **vor dem Spritzen** aufgemischt werden. Dazu muss der Pen mindestens 10- bis 20-mal geschwenkt oder zwischen den Händen gerollt werden. Geschieht dies nicht, kann es schnell passieren, dass mehr Lösungsmittel als Insulin oder ein anderes Mischungsverhältnis (bei Mischinsulinen) gespritzt wird – es kommt dann leicht zu (unerklärlichen) Blutzuckerschwankungen.

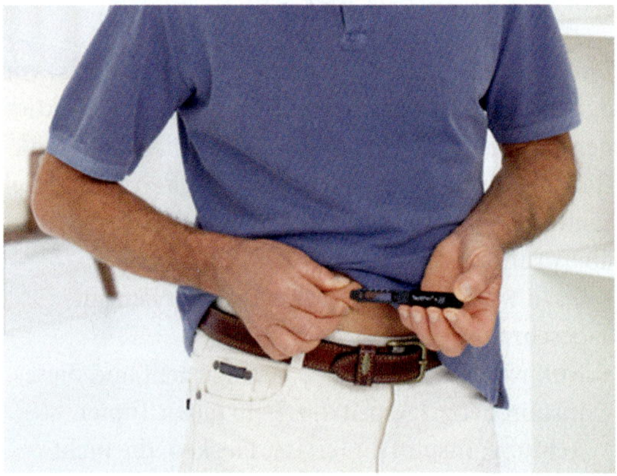

Abb. 6.10 Patient injiziert sich das Insulin in eine Hautfalte. [U117]

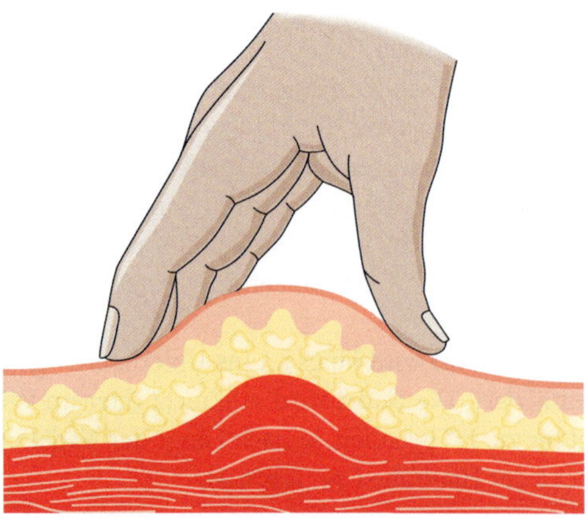

Abb. 6.11 Gehaltene Hautfalte mit Muskulatur – so nicht! [L157]

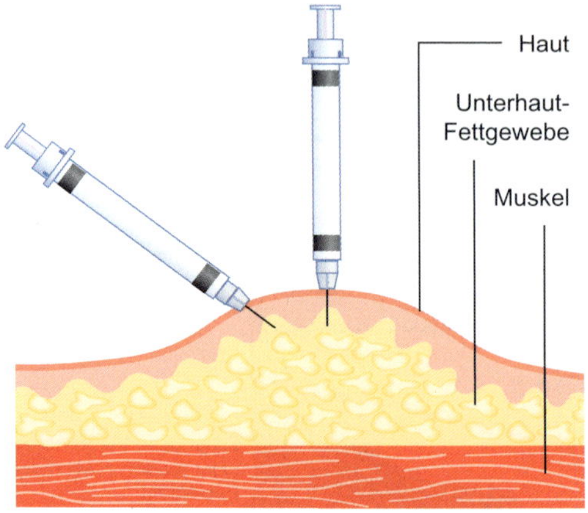

Abb. 6.12 Injektion mit gehaltener Hautfalte [L157]

BEACHTE

- Trübe Verzögerungsinsuline und Mischinsuline müssen vor dem Spritzen mind. 10- bis 20-mal geschwenkt/aufgemischt werden.
- Insulin langsam injizieren
- Nach der Injektion Nadel noch 10 s in der Haut belassen

6.4.2 Injektionsstellen

Welche Körperstellen sind für die Insulininjektionen besonders geeignet?

Besonders geeignete Injektionsstellen zeigt ➤ Abb. 6.13.

Ungünstige Spritzstellen sind die Oberarme, da hier kaum mit einer Hand eine Falte des dünnen Unterhautfettgewebes gebildet und das Insulin gespritzt werden kann, es sei denn, Eltern spritzen ihre Kinder. Es besteht hier die Gefahr, dass das Insulin in den Muskel gespritzt wird und nicht, wie gewollt, ins Unterhautfettgewebe. Das Insulin wirkt so sehr viel rascher (Gefahr der Unterzuckerung), außerdem bilden sich sehr schnell Verhärtungen (Nekrosen).

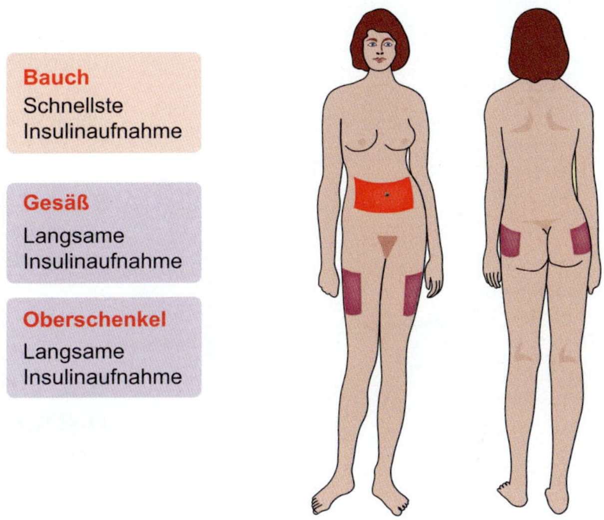

Abb. 6.13 Geeignete Injektionsstellen [L157]

BEACHTE

Grundsätzlich ist es wichtig, dass kein Insulin in den Muskel injiziert wird, da es sonst viel schneller wirkt.

NPH-Insuline sollten wegen eines höheren Wirkgipfels s. c. in den Oberschenkel injiziert werden.

Andere Langzeitinsuline können auch in den Bauch gespritzt werden – bis in die Flanken hinein. Das gilt z. B. für das Insulin glargin (Lantus®, Abasaglar®, Semglee®, Toujeo®), das bei einer Injektion in den Bauch noch gleichmäßiger und länger wirkt. Insulin degludec (Tresiba®) kann sowohl in den Bauch als auch in den Oberschenkel gespritzt werden – aber niemals in den Muskel! Kurzzeitinsuline sollten in den Bauch gespritzt werden. Grundsätzlich muss die Nadellänge beachtet werden – Gefahr der i. m.-Injektion (➤ Tab. 6.4).

Warum sollen die Injektionsstellen regelmäßig gewechselt werden?

Durch häufiges Spritzen an derselben Stelle („Lieblingsstellen", weil es da nicht mehr schmerzhaft ist) kommt es zu Gewebeschäden (z. B. Verhärtungen, Fettgewebsanhäufungen, Dellen), die eine sichere, rasche und gleichmäßige Insulinwirkung behindern können. Die Wirkung des Insulins ist dann nicht mehr kalkulierbar. Folge ist ein unregelmäßiger, häufig ein extrem zunehmender Insulinbedarf, oft begleitet von starken Blutzuckerschwankungen. Zu beachten gilt:

- Der Mensch mit Diabetes sollte selbst regelmäßig den Bauch und die Oberschenkel betrachten und zart über diese Stellen streichen. So bemerkt er, ob sich hier Fettansammlungen (Lipo-Hypertrophien, ➤ Abb. 6.15), Dellen (Lipo-Atrophien) oder auch Blutergüsse gebildet haben.
- Bestehen Auffälligkeiten, müssen für Wochen und Monate zunächst alternative Spritzstellen genutzt werden. Die Spritzstellen sollten bei jeder Injektion sowohl am Bauch als auch am Oberschenkel in horizontaler und vertikaler Richtung im Abstand von etwa 2–3 cm gewechselt werden (➤ Abb. 6.14).
- Am Bauch auch die Flanken nutzen. Dafür so weit nach seitlich gehen, wie man selbst mit der einen Hand eine Falte bilden und mit der anderen Hand sicher spritzen kann.

6.4.3 Beeinflussung des Wirkungseintritts

Durch Nutzung unterschiedlicher Spritzstellen kann die Insulinverteilung im Körper beschleunigt oder verlangsamt werden (➤ Abb. 6.14):

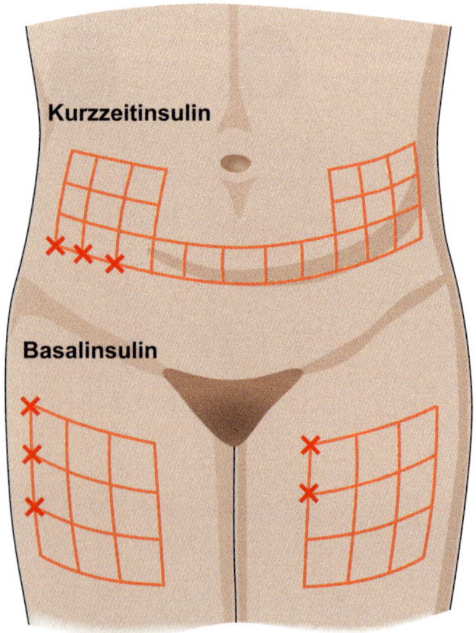

Abb. 6.14 Spritzstellen für die Insulininjektionen an Bauch und Oberschenkel [L157]

6

- Injektionsstellen mit beschleunigtem Wirkungseintritt: Bauchdecke, auch oberhalb des Nabels und an den Bauchseiten bis in die Flanken
- Injektionsstellen mit verlangsamtem Wirkungseintritt: Oberschenkel

Daher empfehlen sich bestimmte Spritzstellen zu bestimmten Zeiten (➤ Abb. 6.13).

Weitere Möglichkeiten, eine **schnellere Insulinwirkung** zu erzielen, sind:

- Bewegung, besonders der Muskelgruppe in Nähe der Injektionsstellen
- Heiß baden, duschen oder Rheumasalben
- Sauna
- Wärmflasche
- Reiben der Spritzstellen

MERKE

Die Insulinwirkung kann bei ein und demselben Menschen (= intraindividuelle Schwankung) innerhalb weniger Tage um bis zu 25 % schwanken. Die Wirkung ist abhängig

- vom Insulinpräparat,
- von der Insulindosis,
- vom Injektionsort,
- von der Nadellänge,
- von der Art der Injektion,
- von der individuellen Resorption aus der Haut.

Insbesondere der Injektionsort beeinflusst die Insulinaufnahme aus der Haut extrem. Verantwortlich dafür sind unterschiedliche Durchblutungsverhältnisse der subkutanen Haut und der unterschiedliche Resorptionscharakter des Insulins.

BEACHTE

Durch eine schnellere Insulinwirkung kann es eher zu Unterzuckerungen kommen!

6.5 Unterschiede in der Handhabung von Normalinsulin und Kurzzeit-Analoginsulin

Anmerkung: Der Wirkungseintritt von Fiasp® ist etwa 5 min früher als unter NovoRapid®. Die maximale Blutzuckersenkung liegt zwischen 1 h und 3 h nach Injektion (➤ Kap. 5.1.1); ➤ Tab. 6.5).

6.6 Unerklärliche Blutzuckerschwankungen

Immer wieder kommt es bei Patienten zu – für sie selbst – unerklärlichen Blutzuckerschwankungen. Gründe hierfür können sein:

- **Spritzen in Lipo-Hypertrophien oder Lipo-Atrophien,** weil das Insulin dann nicht mehr gleichmäßig weitertransportiert wird und somit die Wirkung nicht kalkulierbar ist (➤ Abb. 6.15)
- Verbleibt die **Injektionsnadel** zwischen den einzelnen Injektionen **auf dem Pen,** kann sich Luft in der Insulinampulle bilden, was evtl. zum Aufziehen der falschen Dosis führt.
- **Auslaufen von Insulin aus der Patrone,** was insbesondere bei Mischinsulinen zu einer Verschiebung des Mischungsverhältnisses der einzelnen Bestandteile führt

Weitere Gründe für Blutzuckerschwankungen bei Menschen mit Typ-2-Diabetes ➤ Kap. 7. ➤ 6, bei Menschen mit Typ-1-Diabetes ➤ Kap. 8.7.4.

Tab. 6.5 Vergleich Normalinsulin – Kurzzeit-Analoginsuline

	Normalinsulin	Humalog®/Liprolog®, Apidra®, NovoRapid®, Insulin lispro Sanofi®	Fiasp®, Lyumjev® 100 und 200 (noch schnellere Kurzzeit-Analoginsuline)
Spritz-Ess-Abstand (SEA) bei BZ-Werten im Zielbereich	10–30 min	– 5 bis + 15 min	Üblicherweise kein SEA erforderlich – minus 2 min vor bis zu 20 min nach dem Essen
BZ-Korrektur nach	Etwa 4 h	Etwa 2 h	Etwa 2–3 h
Zwischenmahlzeit	Kann zur Hauptmahlzeit mitgespritzt werden	Muss extra berechnet und gespritzt werden	Muss extra berechnet und gespritzt werden
Mischbarkeit	Mit NPH-Insulinen mischbar	Nur mit Humaninsulinen und mit NPH-Insulinen mischbar, muss sofort gespritzt werden	Keine
Konzentration	U40-Insulin für die Spritze (nur noch 1 Insulin in D erhältlich), U100-Insulin für Spritze und Pen	U100-Insulin für Spritze und Pen Humalog®/Liprolog® 200 E/ml im Fertigpen	U100-Insulin für Spritze und Pen Lyumjev® 200 im Fertigpen

MERKE

- Über längere Zeit sollte Insulin im Gemüsefach des Kühlschranks aufbewahrt werden.
- Insulinflasche oder Pen, die gerade in Gebrauch sind, können bei Zimmertemperatur belassen werden.
- Im Flugzeug darf das Insulin nicht in den Frachtraum – Gefahr des Gefrierens und des Verlusts, wenn das Gepäckstück (zunächst) nicht ankommt.
- Trübe Insuline müssen vor dem Aufziehen immer in den Händen gerollt werden.
- Beim Mischen von zwei Insulinen wird das klare Kurzzeitinsulin zuerst aufgezogen, dann das trübe Verzögerungsinsulin.
- Unter normalen hygienischen Bedingungen ist die Desinfektion vor der Injektion unnötig.
- Im Bereich der Bauchhaut gespritztes Insulin wirkt am schnellsten.
- Pens benutzen mindestens U100-Insulin, das ausschließlich mit U100-Spritzen gespritzt werden darf.
- Es gibt ausschließlich Fertigpens (Verwechslungsgefahr! Dosisproblem!) mit U200- und U300-Insulin, das dieselbe Menge an Wirkstoff bei halbem bzw. einem Drittel Volumen enthält.
- Die Aufnahme gespritzten Insulins kann beschleunigt werden durch:
  - Wärme (Sauna, Wärmflasche)
  - Reiben der Spritzstelle

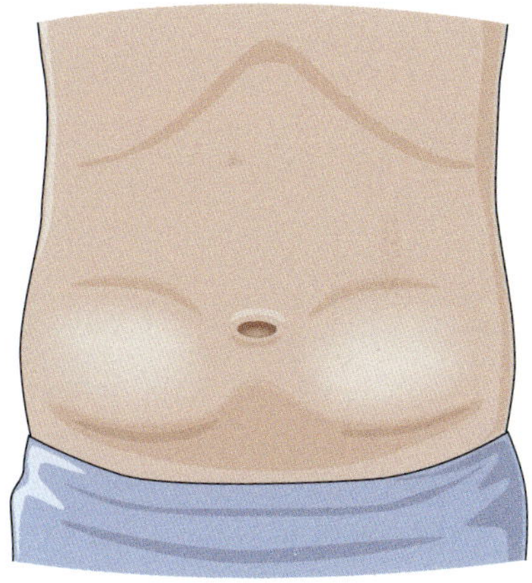

Abb. 6.15 Lipohypertrophien entstehen, wenn die Insulininjektionsstellen nicht gewechselt werden. [L157]

6

Fragen

1. Wo sollte ein größerer Insulinvorrat aufbewahrt werden?
2. Was sollte vor dem Aufziehen eines trüben Insulins beachtet werden?
3. Es sollen zwei Insuline (ein kurz wirkendes und ein lang wirkendes) in einer Spritze gemischt werden. Welches Insulin sollte zuerst aufgezogen werden und warum?
4. An welcher Körperstelle sollte Kurzzeitinsulin gespritzt werden und warum?
5. Der Pen ist defekt. Es soll Insulin mit einer herkömmlichen Spritze aus der Pen-Patrone aufgezogen werden. Was ist zu beachten?

Lösungen ➤ Anhang.

KAPITEL

7 Typ-2-Diabetes: Insulintherapie

Die aktuellen Leitlinien fordern für Menschen mit Typ-2-Diabetes HbA1c-Zielwerte zwischen 7,0 und 7,5 %. Ziel ist es, auch beim Typ-2-Diabetes Schäden an den kleinen und großen Blutgefäßen und damit insbesondere die verheerenden Folgeschäden wie Amputationen, Herzinfarkt, Herzinsuffizienz, Schlaganfall, aber auch Nierenschäden so gut wie möglich zu vermeiden. Ein zu niedriger HbA1c-Wert ist allerdings möglicherweise bei bereits von Gefäßschäden betroffenen Menschen mit Typ-2-Diabetes eher schädlich (➤ Kap. 2.6).

Wie aber erreicht man eine gute Stoffwechseleinstellung?

Nach vielen Jahren der Therapie mit Tabletten – mit einem oder mehreren Wirkstoffen – ist häufig der Zeitpunkt gekommen, ab dem sich die Notwendigkeit einer Insulinbehandlung nicht mehr umgehen lässt. Dies ist für jeden Menschen mit Typ-2-Diabetes ein bedeutender Schritt.

Ist Insulin erforderlich, kann die Auswahl des richtigen Regimes nicht einfach nach „Schema F" erfolgen, sondern muss auf die individuelle Situation abgestimmt werden. Da die Einstellung mit Insulin nicht nur für die Patienten, sondern auch für den Arzt bzw. Diabetesberater einen erhöhten Aufwand erfordert, nämlich

- Schulung (mit strukturierten Behandlungs- und Schulungsprogrammen, ggf. auch speziellen geriatrischen Programmen mit altersgerechten Materialien und Inhalten),
- umfangreicheres Wissen,
- richtige Reaktion in speziellen Situationen,

wird der Einstieg in die Insulintherapie auch heute noch oft hinausgezögert, manchmal sogar als Drohung ausgesprochen. Dabei ist spätestens seit der bekannten UKPDS-Studie(1998) klar, dass auch der Typ-2-Diabetes eine fortschreitende Erkrankung ist – jährlich gehen ca. 6 % der β-Zellen in der Bauchspeicheldrüse zugrunde – und somit irgendwann Insulin benötigt wird. Es ist besser, die Insulintherapie frühzeitig, bevor alle insulinproduzierenden β-Zellen zerstört oder bereits Folgeschäden entstanden sind, einzusetzen als zu spät.

IM ALTER

Der Beginn einer Insulintherapie bedeutet für viele geriatrische Patienten eine gute Chance, eine muskel- und fettaufbauende Stoffwechselsituation zu erreichen. Damit verbessern sich:
- Kraft
- Mobilität
- Teilweise auch das Denkvermögen (Kognition)

Der Einsatz von Insulin bei Patienten mit schlechter Stoffwechsellage **verschlechtert nicht die Lebensqualität!**

Aber: Die Lebensqualität älterer Menschen mit Diabetes hängt wesentlich von der Anzahl der täglichen Insulininjektionen und der erforderlichen Selbstkontrollen ab.

Bei Sekundärversagen oraler Antidiabetika kann durch eine Stoffwechselverbesserung im Rahmen eines strukturierten Schulungsprogramms die Lebensqualität älterer Menschen sogar deutlich verbessert werden.

IM ALTER

Grundsätzlich sind bei älteren, völlig unabhängigen Menschen ohne wesentliche geriatrische Beeinträchtigung (funktionell unabhängig, ➤ Kap. 20.3) alle Therapieschemata möglich, die auch bei jüngeren Menschen eingesetzt werden.

Bei leicht beeinträchtigten oder auch schwer pflegebedürftigen Diabetespatienten mit Einschränkungen wie Gebrechlichkeit oder auch demenziellen Erkrankungen (funktionell leicht abhängig, funktionell stark abhängig, ➤ Kap. 20.3) sollten jedoch einfachere Therapieschemata bevorzugt werden – unter strikter Vermeidung von Hypoglykämien.

Hypoglykämien führen zu Demenz (oder verschlechtern diese) und zu kardialen Komplikationen!

7.1 Ursachen des Blutzuckeranstiegs bei Menschen mit Typ-2-Diabetes

Die steigenden Blutzuckerwerte bei einem Menschen mit Typ-2-Diabetes sind in der Regel auf zwei Ursachen zurückzuführen:

1. Häufig wird zu den Mahlzeiten nicht mehr genügend eigenes Insulin ausgeschüttet (= prandiale Insulinsekretion), sodass erhöhte Blutzuckerwerte nach den Hauptmahlzeiten die Folge sind (> 180 mg/dl ~ 10,0 mmol/l). Dieser Mangel an Insulin tritt oft bereits im Stadium der gestörten Glukosetoleranz auf.
2. Während am Anfang der Erkrankung die mangelnde Aufnahme des Blutzuckers in die Zellen (Leber, Fettgewebe) durch eine vermehrte Ausschüttung von Insulin kompensiert werden kann, verringert sich im weiteren Krankheitsverlauf häufig die Produktion von Insulin (= basale Insulinsekretion). Das bedeutet, dass auch zwischen den Hauptmahlzeiten tagsüber und nachts der Blutzucker nicht mehr ausreichend gesenkt wird, weshalb zunehmend auch erhöhte Nüchtern-Blutzuckerwerte auftreten (> 120–130 mg/dl bzw. 6,66–7,22 mmol/l).

Die Auswahl der geeigneten Insulintherapie bei Menschen mit Typ-2-Diabetes orientiert sich deshalb an diesen beiden Ursachen, je nachdem welches Problem im Vordergrund steht.

7.1.1 Möglichkeiten der Insulinsubstitution – Allgemeines

Sowohl durch eine frühzeitige basale als auch prandiale (= vor den Mahlzeiten) Insulinversorgung lässt sich laut Studien eine bessere Blutzuckereinstellung erreichen.

Der Einstieg in die Insulintherapie mit einem **Basalinsulin** (in Kombination mit oralen Antidiabetika) ist bei noch erhaltener β-Zell-Restfunktion meistens der einfachste und effektivste Beginn. Die mehrfache Gabe von **Mahlzeiteninsulin** ist aber ebenso als Einstieg möglich und sinnvoll. Eine **Mischinsulintherapie** kann unter bestimmten Umständen eine vernünftige Alternative sein.

Die Indikation zur **Kombinationstherapie** (= orale Antidiabetika und Insulin) ist (nach den Leitlinien der DDG) immer dann gegeben, wenn die individuellen Therapieziele des Patienten mit oralen Antidiabetika allein oder in Kombination mit Ernährungs- und Bewegungstherapie nicht erreicht werden konnten (➤ Tab. 7.1).

Tab. 7.1 Eine Insulintherapie ist bei Typ-2-Diabetes indiziert,

1. wenn sich das individuelle Therapieziel durch orale Antidiabetika nicht erreichen lässt,
2. bei Blutzuckerentgleisungen nach oben (→ hyperosmolares Koma!) (➤ Kap. 11),
3. vor Operationen (➤ Kap. 18),
4. bei schweren entzündlichen Erkrankungen,
5. in der Schwangerschaft (➤ Kap. 17).

Die Insulindosis bei Einstieg variiert je nach Ausmaß der Insulinresistenz und des Insulinsekretionsdefizits zwischen 0,15 und 0,5 IE/kg KG (40–50 % Basalinsulin, 50–60 % Mahlzeiteninsulin).

BEACHTE

Ziel sowohl in der alleinigen Behandlung mit oralen Antidiabetika als auch in der Kombination mit Insulin ist beim übergewichtigen Menschen mit Typ-2-Diabetes die **Normoglykämie** (= normaler Blutzucker), sowohl nüchtern als auch postprandial (= nach dem Essen).

In den letzten Jahren haben sich viele, die an der Therapie des Typ-2-Diabetes beteiligt sind, Gedanken darüber gemacht, wie der Einstieg in die Insulintherapie möglichst einfach gestaltet werden kann. Im Folgenden sollen die verschiedenen Möglichkeiten dargestellt werden.

7.2 Basal unterstützte orale Therapie (BOT)

Nach heutigem Kenntnisstand ist die Fähigkeit der β-Zellen zur Insulinproduktion bei Diagnosestellung des Typ-2-Diabetes häufig bereits um die

Hälfte vermindert. Deshalb findet man bei vielen Menschen mit Typ-2-Diabetes bereits nach wenigen Jahren Krankheitsdauer eine zu geringe Insulinfreisetzung nicht nur zu den Mahlzeiten, sondern auch in den Zeiten dazwischen und nachts, was zu einem erhöhten Nüchternblutzucker und zu erhöhten Blutzuckerwerten nach den Mahlzeiten führt. In diesen Fällen wird zu den Tabletten i. d. R. abends zusätzlich ein Basalinsulin gespritzt.

MERKE

Die Substitution mit Basalinsulin zur Nacht ist immer dann notwendig, wenn die Nüchtern-Blutzuckerwerte trotz der maximalen Gabe oraler Antidiabetika (➤ Kap. 4) und trotz entsprechender Ernährung (kein Fett und Eiweiß zur Nacht, denn diese werden zu Zucker umgewandelt) (➤ Kap. 12.3 und ➤ Kap. 12.4) außerhalb des Zielbereichs von etwa 110 mg/dl (6,1 mmol/l) kapillärem Vollblut (aus der Fingerbeere) liegen.

Die **basale Insulinsubstitution** kann mit verschiedenen Präparaten erreicht werden:

- Injektion von NPH-Insulin (humanes Insulin, z. B. Insuman® Basal, Protaphane®) zur Nacht (22:00–23:00 Uhr)
- Injektion der Langzeit-Analoginsuline glargin (Lantus®, Abasaglar®, Semgelee®) entweder vor dem Zubettgehen oder am Morgen oder zu jeder anderen Tageszeit, jedoch immer zum gleichen Zeitpunkt
- Höherdosiertes Insulin glargin 300 (Toujeo® 300 E/ml) ist bezüglich des Injektionszeitpunkts von ± etwa 3 h flexibler bei noch geringeren Blutzuckerschwankungen.
- Auch die abendliche (etwa 21:00–22:00 Uhr) Injektion des Langzeit-Analoginsulins Levemir® oder des Langzeit-Analoginsulins Tresiba®, das ebenfalls einmal täglich, aber auch möglichst zur selben Zeit gespritzt werden muss, ist geeignet.

7.2.1 Vorgehen

Um optimale Nüchtern-Blutzuckerwerte ohne ein erhöhtes Unterzuckerungsrisiko in der Nacht zu erreichen, sollte die abendliche Insulindosis mithilfe eines einfachen Schemas, das sich an den morgendlichen Nüchtern-Blutzuckerwerten orientiert, eingestellt werden (➤ Tab. 7.2). Liegen z. B. die Nüchtern-Blutzuckerwerte morgens an drei aufeinanderfolgenden Tagen ≥ 110 mg/dl, sollte die abendliche Insulindosis langsam gesteigert werden. Man beginnt die Therapie in der Regel mit etwa 10 IE Insulin NPH oder z. B. Lantus® und erhöht die Dosis langsam über 5 Tage entsprechend den aktuellen Nüchtern-Blutzuckerwerten um etwa 2–6 IE.

Tab. 7.2 Abendliche Dosisanpassung in Abhängigkeit vom morgendlichen Nüchtern-Blutzucker U100-Insulin

Nüchtern-Blutzucker	Dosisanpassung mit Insulin glargin (z. B. Lantus®, Abasaglar®, Semglee®)
> 180 mg/dl (> 10 mmol/l)	+ 6 IE
> 140 mg/dl (> 7,8 mmol/l)	+ 4 IE
> 120 mg/dl (> 6,7 mmol/l)	+ 2 IE
< 70–80 mg/dl (< 3,9–4,5 mmol/l)	– 2 IE

Die Einstiegs- und Anpassungsregeln sind bei einem höher konzentrierten Analog-Langzeitinsulin etwas anders (➤ Tab. 7.3).

Das Insulin Levemir® eignet sich ebenfalls sehr gut, um einen morgendlichen Blutzuckeranstieg zu verhindern – sogar mit einer geringeren Hypoglykämiegefahr in der Nacht als bei einem NPH-Insulin. Ähnlich wie bei der Verwendung von NPH-Insulin sollte mit kleinen Dosen von etwa 8–10 IE mit subkutaner Injektion in den Oberschenkel etwa gegen 22:00 Uhr begonnen

Tab. 7.3 Abendliche Dosisanpassung in Abhängigkeit der morgendlichen Nüchtern-Blutzucker (von 3 Tagen) bei Insulin glargin U300

Nüchternblutzucker	Dosisanpassung mit Insulin glargin z. B. Toujeo® 300 Einheiten/ml
≥ 140 mg/dl (≥ 7,8 mmol/l)	+ 6 IE
> 100 mg/dl (> 5,6 mmol/l)	+ 3 IE
< 80 mg/dl	– 3 IE

und diese Dosis anhand der morgendlichen Nüchternwerte (sie sollten bei etwa 100 mg/dl bzw. 5,6 mmol/l oder etwas darüber liegen) in den folgenden Tagen angepasst werden.

Sicherer ist es, die Menge des injizierten Insulins, besonders in der Anfangsphase, durch nächtliche Blutzuckermessungen, insbesondere in der insulinsensitiven Phase, also gegen etwa 0–2:00 Uhr, zu überprüfen. Der Blutzucker sollte nicht < 100 mg/dl (bzw. 5,6 mmol/l) liegen.

Beim Einsatz von Tresiba® beginnt man in der Regel mit 8–10 IE zusätzlich zu den oralen Antidiabetika, die kein eigenes Unterzuckerungsrisiko bergen (Metformin, DPP-4-Hemmer, SGLT-2-Hemmer).

Bei der Kombination von Tresiba® mit einem Sulfonylharnstoff (z. B. Glibenclamid, Glimepirid) oder einem Glinid sollte die Dosis der Sulfonylharnstoffe bzw. Glinide evtl. reduziert werden (→ Hypogefahr).

Orale Therapie

Die Beibehaltung von **Metformin** ist gerade unter dem Gewichtsaspekt und der deutlich geringeren Hypo-Gefahr (kein Hypo-Risiko bei alleiniger Therapie mit Metformin) sehr sinnvoll und deshalb unbedingt zu empfehlen. Außerdem sieht man mit Metformin einen „Insulinspareffekt" – die Insulindosis kann reduziert werden.

Insbesondere bei Menschen mit Typ-2-Diabetes sollten jedoch unbedingt die Kontraindikationen von Metformin (v. a. Nierenschäden, ➤ Kap. 4.1.1, ➤ Kap. 13.1.2) beachtet werden.

Auch die Kombination von nichtinsulinotropen α-Glukosidase-Hemmern (z. B. **Glucobay®**) und Insulin führt zu einer Minderung der Insulindosis und wirkt sich positiv auf die Gewichtsentwicklung aus.

DPP-4- und SGLT-2-Hemmer sind auch für die Kombinationstherapie mit Insulin zugelassen und unter Gewichtsaspekten bei gleichzeitig fehlender Unterzuckerungsgefahr sehr zu empfehlen. Eventuell kann das Insulin nach einer Gewichtsabnahme und regelmäßiger Bewegung auch wieder abgesetzt oder reduziert werden (→ bessere Möglichkeit der weiteren Gewichtsabnahme).

7.3 Supplementäre Insulintherapie (SIT)

Die supplementäre Insulintherapie (SIT) ist ein sehr einfacher und sicherer Start in die Insulintherapie und empfiehlt sich immer bei hohen postprandialen Blutzuckerwerten als Ergänzung zu einer Behandlung mit oralen Antidiabetika.

Wie große Studien belegen, stellen gerade diese erhöhten Blutzuckerwerte einen unabhängigen Risikofaktor insbesondere für die schwerwiegenden Folgen am Herz-Kreislauf-System dar (➤ Kap. 13.2).

Durch die präprandiale Gabe von Insulin lässt sich nicht nur eine Glättung der Blutzuckerprofile, sondern meist auch eine Erholung der β-Zellen erreichen. Das kann bei konsequenter Therapie auch zur Verbesserung der Nüchtern-Blutzuckerwerte führen.

7.3.1 Vorgehen

Für die supplementäre Insulintherapie sollte entweder, wie seit Jahrzehnten praktiziert, Normalinsulin, besser jedoch ein **Kurzzeit-Analoginsulin** verwendet werden (➤ Kap. 5.1). Der Nachteil des Normalinsulins besteht darin, dass seine Wirkung erst mit Verzögerung einsetzt, dann aber oft zu lange anhält, sodass die Gefahr von Unterzuckerungen, insbesondere bei fehlenden Zwischenmahlzeiten, steigt. Die Kurzzeit-Analoginsuline (Humalog®, Apidra®, NovoRapid®, und Fiasp®) bieten die Möglichkeit, fehlendes Insulin quasi als Ergänzung zu dem noch von den eigenen β-Zellen in geringem Maße hergestellten Restinsulin punktgenau vor den Mahlzeiten zu spritzen (➤ Abb. 7.1). Der Vorteil der Kurzzeit-Analoginsuline liegt darin, dass sie

- vor den Mahlzeiten oder
- direkt zum Essen oder
- bei Bedarf auch danach injiziert werden können und
- kürzer wirken als humanes Normalinsulin.

Kurzzeit-Analoginsuline fluten derart schnell an, dass die endogene Zuckerproduktion in der Leber (Glukoneogenese) während der Mahlzeiten nahezu „physiologisch" unterdrückt wird. Sie können deshalb auch nach dem Essen gespritzt werden. Dies ist besonders bei alten und hochbetagten Menschen

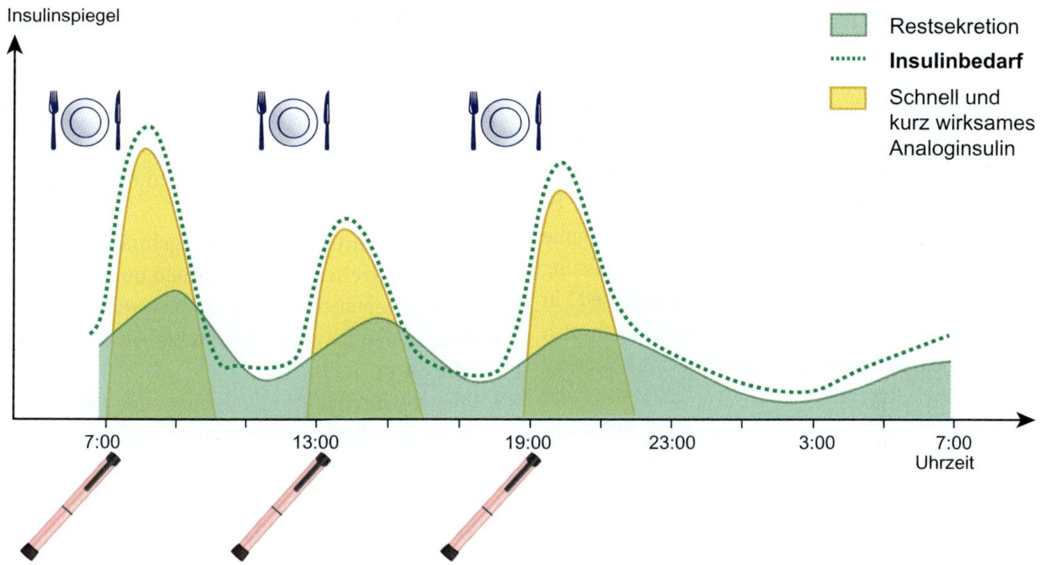

Abb. 7.1 Supplementäre Insulintherapie – zu den Hauptmahlzeiten Kurzzeit-Analoginsulin injizieren [M342, L157]

mit Diabetes positiv, wenn nicht abgeschätzt werden kann, wie viel sie wirklich essen. Gleiches gilt für Menschen mit einer dementiellen Erkrankung und Diabetes.

Dies bringt im Alltag mehr Flexibilität bei der Einnahme der Mahlzeiten und senkt die Wahrscheinlichkeit für postprandiale Unterzuckerungen, insbesondere auch bei Weglassen von Zwischenmahlzeiten (→ bessere Möglichkeiten zum Abnehmen).

MERKE

Die supplementäre Insulintherapie empfiehlt sich immer bei isoliert erhöhten postprandialen Blutzuckerwerten in Ergänzung zu oralen Antidiabetika (speziell Metformin) bei noch normalen Nüchtern-Blutzuckerwerten.

Treten z. B. unter einer BOT mit der morgendlichen Gabe eines Sulfonylharnstoffs oder eines DPP-4-Hemmers weiterhin deutliche Blutzuckerspitzen nach den Hauptmahlzeiten auf, können diese zusätzlich im Sinne der supplementären Insulintherapie durch Normal- besser jedoch durch Kurzzeit-Analoginsuline abgefangen werden. Nach Überprüfung der richtigen Insulindosis durch anfängliche Blutzuckermessungen etwa 2–3 h postprandial, kann in der Regel auf eine regelmäßige Blutzuckerkontrolle postprandial verzichtet werden.

Zur Strategie der SIT passt auch das Beibehalten von Metformin, wodurch in der Regel einer Gewichtszunahme entgegengewirkt wird.

7.3.2 Übergang zur alleinigen Insulintherapie

Wenn zu den Hauptmahlzeiten mehrfach täglich mehr als 20 IE Insulin benötigt werden, ist in der Regel ein Auslassversuch der oralen Antidiabetika angezeigt (außer Metformin, das Insulin sparen hilft) und der Übergang auf eine alleinige Insulintherapie notwendig. Insbesondere zur Vermeidung von Unterzuckerungen ist die morgendliche Gabe eines Sulfonylharnstoffs nicht sinnvoll und man sollte über den Wechsel zu einer alleinigen Insulintherapie, ggf. noch unter Beibehaltung des Metformins, nachdenken.

BEACHTE

Bei Versagen der Kombinationstherapien ist ohne lange Verzögerung eine komplette Umstellung auf Insulin vorzunehmen – unter Beibehaltung des Metformins, wenn möglich (Niere!).

7.4 Konventionelle Insulintherapie (CT)

Sind bei einem Menschen mit Typ-2-Diabetes sowohl die Nüchtern- als auch die postprandialen Blutzuckerwerte erhöht, ist meist ein vollständiger Insulinersatz notwendig. Dieser kann mit einem Mischinsulin erfolgen. Es handelt sich dabei um ein relativ starres Insulinregime mit einer fehlenden Insulin-Dosis-Selbstanpassung durch den Patienten und einem starren „Diätkorsett". In der Regel muss dabei zweimal täglich, gelegentlich auch dreimal täglich vor den Hauptmahlzeiten eine Mischung aus 25 bzw. 30 % Kurzzeit- und 75/70 % Langzeit-Insulin oder auch 50 % Kurzzeit- und 50 % Langzeitinsulin injiziert werden (➤ Abb. 7.2, ➤ Tab. 7.4). Dadurch müssen die Patienten eher „hinter der Therapie her essen", was einen sehr geregelten Tagesablauf erfordert und deshalb eher für ältere, nicht mehr so aktive Menschen mit Typ-2-Diabetes in Frage kommt.

Tab. 7.4 Dosisaufteilung bei Mischinsulingaben

Konventionelle Insulintherapie mit Mischinsulin
Aufteilung der Gesamtdosis, in der Regel: • ⅔ morgens zum Frühstück • ⅓ zum Abendessen
Schrittweise Anpassung der Tagesdosis etwa alle 3–4 Tage Beginn mit ca. 8–12 IE morgens und etwa 4–6 IE abends

7.4.1 Konventionelle Insulintherapie mit humanen Mischinsulinen

Mischinsuline aus Humaninsulin (➤ Abb. 7.3) können jedoch durchaus für bestimmte Patientengruppen geeignet sein:

- Menschen mit Diabetes, die einen relativ geregelten Tagesablauf haben
- Menschen mit Diabetes, die regelmäßig Zwischenmahlzeiten zu sich nehmen und ihre Essgewohnheiten auch nicht verändern wollen
- Patienten mit wenig körperlicher Anstrengung oder Sport
- Pflegebedürftige Patienten oder auch Patienten, die nicht selbst spritzen können und durch ambulante Pflegedienste betreut werden müssen (funktionell leicht und stark eingeschränkte Menschen, ➤ Kap. 20.3)

BEACHTE

Die Therapie mit den Humaninsulin-Mischungen hat einige gravierende Nachteile:
- Mit der Morgenspritze wird in der Regel auch das Mittagessen abgedeckt, weshalb relativ große Insulinmengen verwendet werden müssen.
- Vormittags müssen unbedingt Zwischenmahlzeiten eingenommen werden, da sonst mit schweren Unterzuckerungen zu rechnen ist.

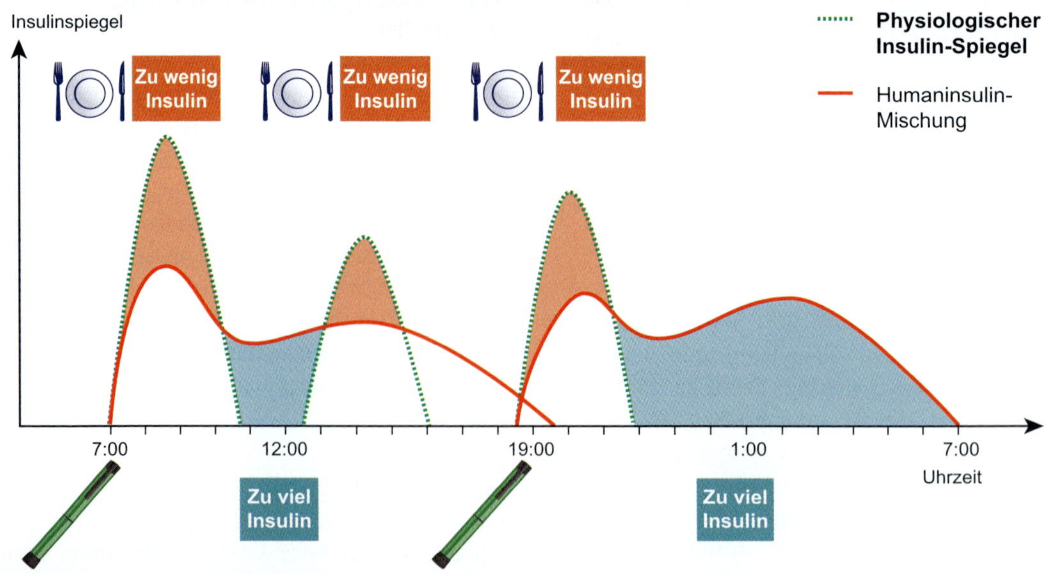

Abb. 7.2 Konventionelle Insulintherapie (CT) mit Humaninsulin-Mischungen [M342, L157]

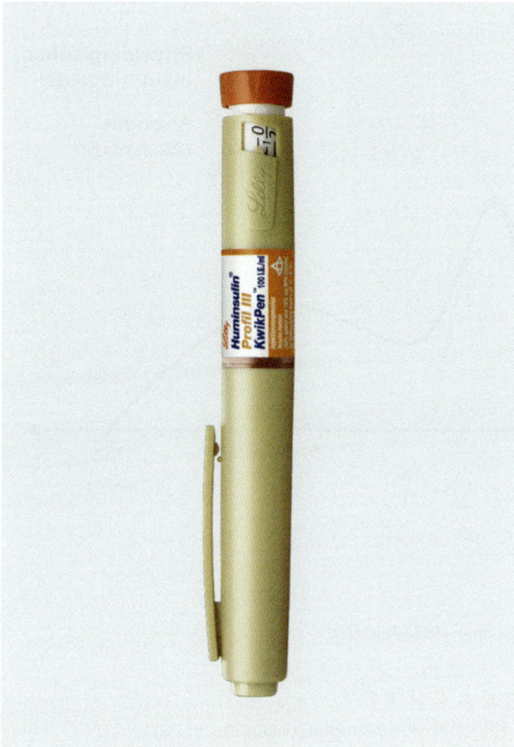

Abb. 7.3 Humanes Mischinsulin [U126]

- Eine flexible Gestaltung des Tagesablaufs ist mit diesem Therapieregime nicht möglich.
- Zusatzmahlzeiten führen in der Regel zu einer zusätzlichen Kalorienaufnahme, die eine häufig erforderliche Gewichtsabnahme verhindert.
- Bei großen Injektionsmengen von Mischinsulinen kommt es darüber hinaus zu Überlappungen der beiden Insulinkomponenten, dem Kurzzeit- und dem Langzeitanteil. Die Folge sind Unterzuckerungen unmittelbar vor dem Mittagessen und durch die Abendspritze (oft schon gegen 18:00 Uhr injiziert), gelegentlich auch um Mitternacht.
- Dies wiederum erfordert eine Spätmahlzeit zur Vermeidung von Unterzuckerungen und verhindert letztlich eine optimale Blutzuckereinstellung.
- Dosisanpassungen bei vermehrter körperlicher Anstrengung oder auch bei erhöhten Blutzuckerwerten sind aufgrund der festen Mischung des Insulins nicht sinnvoll möglich.

7.4.2 Konventionelle Insulintherapie mit analogen Mischinsulinen

Die genannten Nachteile der herkömmlichen Humaninsulin-Mischungen (Kurzzeit- und NPH-Insulin) können bei Verwendung von analogen Mischinsulinen – wie Humalog®, Liprolog® oder NovoRapid® in Form von Humalog® Mix 25/Mix 50, Liprolog® Mix 25 oder Mix 50 oder NovoMix® 30 – z. T. vermieden werden (➤ Abb. 7.4; ➤ Abb. 7.5). Dadurch ist insbesondere die Gefahr der nächtlichen Unterzuckerungen, aber auch der Unterzuckerung am späten Vormittag deutlich geringer als unter herkömmlichen Mischungen.

7.4.3 Vorteile der analogen Mischinsuline gegenüber humanen Mischinsulinen

Diese analogen Mischinsuline können
- unmittelbar **vor** der Mahlzeit oder
- bei Bedarf auch **danach** gespritzt werden.

Insbesondere bei stark übergewichtigen und insulinresistenten Menschen mit Typ-2-Diabetes ist mit den Analoginsulin-Mischungen eine relativ gute, in der Regel jedoch keine normnahe Blutzuckereinstellung möglich. Die Therapieziele mit dieser Therapieform sind eher:
- Verbesserung der Lebensqualität
- Vermeidung von schwerwiegenden Unterzuckerungen
- Vorbeugung einer Blutzuckerentgleisung

Durch einen etwas differenzierteren Einsatz der Analogmischungen entsprechend der tatsächlichen Glukoseaufnahme zu den einzelnen Mahlzeiten kann jedoch nach entsprechender Schulung trotzdem eine relativ gute Blutzuckereinstellung erreicht werden.

Beispiel: morgens Mix 50, mittags Mix 50, abends Mix 30/70, bei entsprechender Glukoseaufnahme morgens und mittags (➤ Abb. 7.5).

MERKE

Auch „Varianten" der konventionellen Mischinsulintherapie sind möglich, z. B. die Gabe einer festen Dosis von kurzwirkendem Insulin (human oder analog) zum Frühstück und Mittagessen und einem Mischinsulin (human oder analog) vor dem Abendessen.

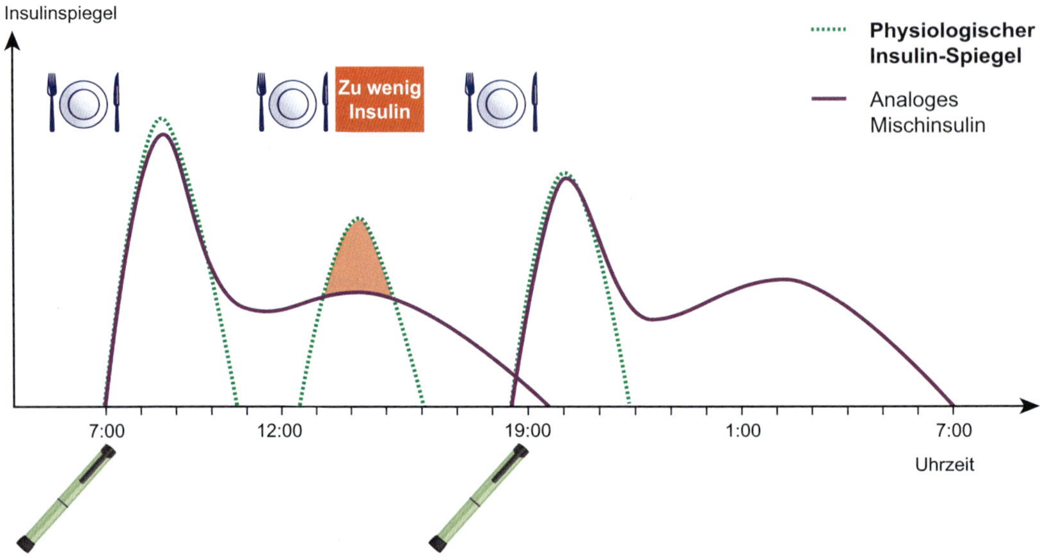

Abb. 7.4 Konventionelle Insulintherapie (CT) mit Analogen Mischinsulinen [M342, L157]

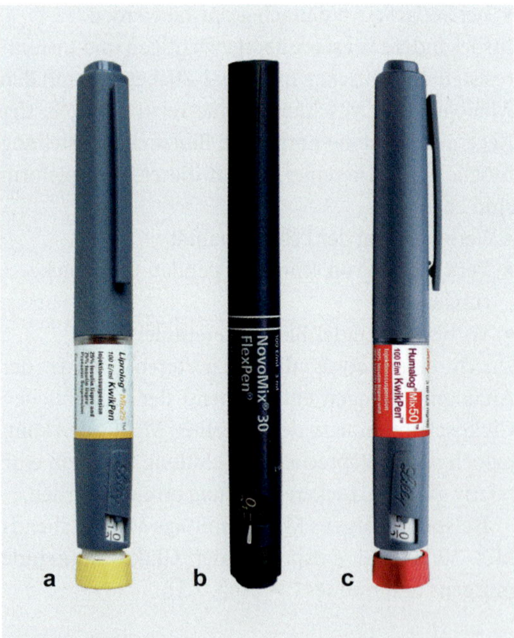

Abb. 7.5 Analoge Mischinsuline in Fertigpens: a) Berlin-Chemie: KwikPen mit Liprolog Mix 25, b) NovoNordisk: NovoMix® 30, c) Lilly: KwikPen™ mit Humalog Mix 50 [a: U241; b: M342; c: U126]

BEACHTE

Falls eine optimale Blutzuckereinstellung und gleichzeitig mehr Flexibilität von einem Menschen mit Typ-2-Diabetes angestrebt werden oder aus medizinischen Gründen (z. B. Folgeschäden) eine Optimierung der Blutzuckerwerte erforderlich ist, führt an einer ICT (➤ Kap. 8.2) kein Weg vorbei. Sie ist aber leider nicht für jeden Patienten durchführbar.

7.5 Insulin kombiniert mit GLP-1-Analoga

Eine weitere Möglichkeit für übergewichtige Menschen mit Typ-2-Diabetes ist die Gabe eines Insulins zu einem GLP-1-Analogon (Byetta®, Victoza®, Trulicity®, Bydureon). Dabei muss jedoch die zusätzliche Wirkung berücksichtigt und ggf. die Insulindosis angepasst werden (➤ Kap. 4.2).

Bei Exenatide (Byetta®) und Exenatide LAR (Bydureon®) ist grundsätzlich die Kombination mit einem Basalinsulin möglich, eine Insulinreduktion meist erforderlich, um Hypoglykämien zu vermeiden.

Liraglutide (Victoza®) hat eine lange Halbwertszeit und darf mit den Basalinsulinen Insulin detemir

Tab. 7.5 Kombinationsmöglichkeiten von GLP-1-Analoga und Insulin (Stand bei Drucklegung)

Insulin → ↓ GLP-1-Analoga	Kurzzeit-Analoginsuline	Insulin glargin (Lantus®, Abasaglar®/Semglee®, Toujeo® 300)	Insulin detemir (Levemir®)	Insulin degludec (Tresiba®)
Byetta®	Nicht zugelassen	Zugelassen	Zugelassen	Zugelassen
Victoza®	Nicht zugelassen	Zugelassen	Zugelassen	Zugelassen
Bydureon®	Nicht zugelassen	Zugelassen	Zugelassen	Zugelassen
Trulicity®	Zugelassen	Zugelassen	Zugelassen	Zugelassen

(Levemir®), Insulin degludec (Tresiba®) und Insulin glargin (Lantus®, Abasaglar®/Semglee®, Toujeo® 300) kombiniert werden.

Trulicity® darf sowohl mit einem Kurzzeit-Analoginsulin als auch mit einem Basalinsulin kombiniert werden (➤ Tab. 7.5).

Tresiba® darf grundsätzlich in Kombination mit GLP-1-Analoga verschrieben werden.

Das Risiko für Hypoglykämien ergibt sich aus der Art des verwendeten Insulins. Eine entsprechende Anpassung ist durch regelmäßige Blutzuckerprofile möglich – zu einer Gewichtszunahme kommt es bei der Kombination von Insulin und GLP-1-Analoga offensichtlich nicht – positiv für die Therapie des Menschen mit Typ-2-Diabetes.

Die erste Kombination aus GLP-1 und Insulin (Xultophy®) war nur kurz auf dem deutschen Markt erhältlich. Der Vertrieb wurde am 1. August 2016 eingestellt. Es handelte sich um eine Kombination von Liraglutid und Insulin degludec. Man begann mit 10 IE/Woche und steigerte bis max. 50 IE. Das entsprach einer Menge von 1,8 mg Victoza und 50 IE Tresiba/Woche.

Hinweis: Die Kombinationsmöglichkeiten ändern sich zeitweise sehr schnell. Daher unbedingt immer die aktuell gültige Fachinformation der Hersteller beachten!

7.6 Blutzuckerschwankungen bei Menschen mit Typ-2-Diabetes/ Insulindosis-Anpassung

Nicht nur Menschen mit Typ-1-, sondern auch mit Typ-2-Diabetes können Blutzuckerschwankungen zeigen, die unbedingt vermieden werden sollten. Die Gründe für Blutzuckerschwankungen sind vielfältig:

- Insulinotrope orale Antidiabetika mit der Gefahr der Unterzuckerung (z. B. Sulfonylharnstoffe und Glinide) und Gegenregulation
- Keine oder unzureichende Blutzuckerkontrollen trotz Einnahme von insulinotropen Antidiabetika oder Insulin
- Überforderung der älteren bzw. geriatrischen Menschen mit Diabetes mit der Medikamentenverabreichung (z. B. Metformin zum Essen, Glinide/Sulfonylharnstoffe vor dem Essen)
- Überforderung mit einem zu komplizierten Therapieregime (z. B. ICT statt CT/SIT oder BOT)
- Einnahme bestimmter oraler Antidiabetika in üblicher Dosierung trotz Niereninsuffizienz und ohne Anpassung der Dosis
- Falsche Injektionstechnik
- Falsche Injektionsareale
- Zu lange Nadeln
- Inadäquate Schulung, vor allem bei erforderlicher Insulintherapie
- Inadäquate Diabetestherapie bei älteren/alten Menschen mit Diabetes unter Nichtberücksichtigung weiterer Erkrankungen (z. B. Zustand nach Herzinfarkt, nach Schlaganfall, ggf. mit Lähmungen, Niereninsuffizienz, Sehstörungen, Gedächtnisproblemen: vergessenes oder doppeltes Spritzen des Insulins, beginnende Demenz)
- Hormonumstellung innerhalb des Monatszyklus oder in den Wechseljahren (➤ Kap. 17.5)

Eine Insulindosisanpassung kann auch bei Menschen mit Typ-2-Diabetes erforderlich werden. Beim Typ-2-Diabetes ist zwar die Ausschüttung zu den Mahlzeiten vermindert (1. Phase der Insulinsekretion ist reduziert oder fehlt), aber oft wird noch über einen längeren Zeitraum Insulin in kleinen Mengen abgegeben. Durch die Kombination mit oralen Antidiabetika (z. B. Metformin, DPP-4-Hemmer, SGLT-2-Hemmer) oder auch mit einem

Inkretinanalogon ist die erforderliche Insulinmenge sehr variabel – meist deutlich reduziert. Eine Insulinanpassung (häufig reduziert) muss diesen Sachverhalt berücksichtigen. Andererseits wird durch das Weglassen von oralen Antidiabetika (z. B. Metformin) oft deutlich mehr Insulin erforderlich!

7.7 Insulintherapie im Alter

Die Insulintherapie stellt Betroffene grundsätzlich vor Herausforderungen. So muss auch im Vorfeld geklärt werden, ob der Patient alleine oder mit Unterstützung eine erfolgreiche Insulintherapie durchführen kann. Ebenso berücksichtigt werden müssen:

- Verminderte körperliche Leistungsfähigkeit und Beweglichkeit
- Beeinträchtigungen des Seh- und Denkvermögens und/oder des Gedächtnisses
- Oft fehlender Appetit und/oder Durstgefühl
- Angehörige: sind oft nicht unmittelbar vor Ort u. a.

Bevor eine Insulintherapie (➤ Tab. 7.6) eingeleitet wird, sollte man sich mit bestimmten Fragestellungen auseinandersetzen und den Patienten, die Angehörigen, die Pflegenden in der ambulanten oder auch stationären Akut- und Langzeitpflege einbeziehen:

- Isst und trinkt der Patient selbstständig – ist eine regelmäßige Nahrungsaufnahme gewährleistet?
- Inwieweit ist der Patient noch zu einer Zusammenarbeit mit dem Arzt bzw. den Angehörigen/Nachbarn fähig (und/oder willig)?
- Inwieweit kann und möchte der Patient seine Selbstständigkeit und Unabhängigkeit erhalten? Oder: Wird er durch diese neue Therapie sehr stark eingeschränkt (Lebensqualität!)?

Um eine Insulintherapie vollkommen selbstständig durchführen zu können, muss der Mensch mit Diabetes noch

- die erforderlichen Blutzucker- oder Gewebezucker-Messungen durchführen können (Helfen könnte die Gewebezucker-Messung z. B. mittels FGM, ➤ Kap. 3.2.1!),
- über ein ausreichendes Sehvermögen verfügen, um Blut- oder Gewebezucker-Messergebnisse ablesen zu können,
- zählen können, um die Insulindosis am Pen einzustellen (Überprüfung z. B. mit dem **Geldzähl-Test**),
- die Insulininjektion durchführen können: Ein Morbus Parkinson („Schüttellähmung") oder eine anderweitige Behinderung, z. B. eine Dupytren-Kontraktur oder auch eine Neuropathie an Fingern und Händen, kann die Insulininjektion erschweren oder unmöglich machen.
  - Kann der Pen-Kolben vollständig heruntergedrückt werden? Bei hohen Insulindosen fällt das u. U. schwer (ggf. Pen-Wechsel, Herstellerwechsel).
  - Abhilfe könnte der Wechsel auf ein höherkonzentriertes Insulin schaffen, damit müssen weniger Einheiten injiziert werden (kürzere Haltedauer des Pen, geringerer Druck auf den Kolben) (➤ Kap. 6.3).

INFO

Im Alter steht oft weniger die Flexibilität im Vordergrund, sondern mehr die Einfachheit der Behandlung und die Erhaltung der Lebensqualität. Außerdem sind Hypoglykämien und Blutzuckerschwankungen zu vermeiden. Eine gleichmäßige Einstellung ist wichtig, um die Gefäße (Auge, Niere, Herz, Gehirn etc.) vor Folgeerkrankungen zu schützen.

MERKE

Erfahrene Menschen mit Typ-1-Diabetes spritzen meist ihr gewohntes Insulinschema weiter – solange sie dazu in der Lage sind.

Neueinstellungen auf Insulin bei Menschen mit Typ-1- oder auch Typ-2-Diabetes bedürfen einer adäquaten Schulung, die vom Arbeitskreis für Geriatrie der Deutschen Diabetes-Gesellschaft ausgearbeitet vorliegt – solche Schulungen sind auch im hohen Alter sinnvoll (➤ Kap. 20.3).

BEACHTE

Bei kognitiven Störungen zunächst mögliche Ursachen überprüfen (Demenz, Depression, mikro- und/oder makrovaskuläre Erkrankungen, Vitamin-B_{12}-Mangel, Flüssigkeitshaushalt u. a.) und ggf. behandeln.

Bei **demenziell Erkrankten** möglichst lange an bekannten Therapien (auch ICT bei Menschen mit Typ-1-Diabetes) festhalten, da Änderungen – auch Vereinfachungen – zu Therapiefehlern führen können.

Tab. 7.6 Möglichkeiten der Insulintherapie beim älteren Menschen mit Typ-2-Diabetes

Insulinschema	Indikation	Vorteile	Nachteile
Kombination von oralen Antidiabetika (z. B. Metformin, DPP-4-Hemmer, SGLT-2-Hemmer) und Insulin	Nicht mehr ausreichende Einstellung unter alleiniger Therapie mit oralen Antidiabetika	• Geringere Gewichtszunahme (Insulinspareffekt) • Geringere Hypo-Gefahr	Achtung bei Niereninsuffizienz
1× tägl. Basalinsulin zur Nacht	Hohe BZ-Werte über Nacht mit hohen Nüchtern-BZ-Werten	• Einfach • Verabreichung durch ambulante Pflegedienste möglich	Keine
Kurzwirksame Insuline zu den Mahlzeiten (SIT)	Hohe BZ-Werte nach den Mahlzeiten	Flexiblere Mahlzeiten in Menge und Zeit	• Häufiges Spritzen (3× tägl.) • In der ambulanten Akut- und Langzeitpflege evtl. schwieriger
2× tägl. humanes Mischinsulin	• Menschen mit Diabetes mit einem relativ geregelten Tagesablauf, • die regelmäßig Zwischenmahlzeiten zu sich nehmen, • die ihre Essgewohnheiten nicht ändern wollen, • mit wenig körperlicher Anstrengung, • die sich nicht selbst spritzen können, • die pflegebedürftig und von ambulanten Diensten abhängig sind	• Meist akzeptable Einstellung • Kann im Pflegeheim und von ambulanten Diensten geleistet werden	• Fixe Essenszeiten • Starrer Tagesablauf • Zwischenmahlzeiten erforderlich (Gewicht?!) • SEA erforderlich • Gefahr der nächtlichen Hypoglykämien
2–3× tägl. analoges Mischinsulin zu den Hauptmahlzeiten		• Meist akzeptable Einstellung • Es kann häufig auf Zwischenmahlzeiten verzichtet werden • Kein SEA • Kann nach dem Essen gespritzt werden • Kann in der stationären Langzeitpflege und von ambulanten Diensten geleistet werden	• Fixe Essenszeiten • Starrer Tagesablauf
Intensivierte Insulintherapie (ICT) (➤ Kap. 8)	• Menschen mit Typ-1-Diabetes • Aktive Menschen mit Typ-2-Diabetes	Sehr gute Stoffwechseleinstellung möglich	• Mehrfach täglich erforderlich: Blut-/Gewebe-Zucker-Kontrollen • Insulininjektionen

Fragen

1. Wann ist eine Umstellung eines Menschen mit Diabetes auf eine Insulintherapie angezeigt?
2. Wann ist die Gabe eines Basalinsulins zur Nacht erforderlich?
3. Welches Insulin sollte zusätzlich zu oralen Antidiabetika gespritzt werden, wenn die Blutzuckerwerte nach dem Essen zu hoch sind?
4. Welches sind die Nachteile der Mischinsulintherapie mit humanen Mischinsulinen?
5. Welches sind die Vorteile der analogen Mischinsuline?
6. Welche Insulintherapie sollte ein jüngerer, aktiver Mensch mit Typ-2-Diabetes anstreben?

Lösungen ➤ Anhang.

KAPITEL

8 Typ-1-Diabetes: Insulintherapie

8.1 Konventionelle Insulintherapie (CT)

Die früher bei Menschen mit Typ-1-Diabetes weit verbreitete konventionelle Insulintherapie wird heute nur noch von wenigen Menschen mit Typ-1-Diabetes – besonders wegen ihrer einfacheren Handhabung – angewendet, gelegentlich durchaus mit respektablem Ergebnis. Unter konventioneller Insulintherapie versteht man die zweimalige Gabe eines Mischinsulins pro Tag; die genaue Durchführung wird in ➤ Kap. 7.3 beschrieben.

In der 1993 veröffentlichten DCCT-Studie ist bei Menschen mit Typ-1-Diabetes bei einer intensivierten Insulintherapie (ICT) im Vergleich zu einer konventionellen Insulintherapie (CT) eine drastische Risikoreduktion bezüglich der Entstehung von Folgeschäden beschrieben. Des Weiteren führte die ICT durch die Flexibilisierung der Nahrungsaufnahme zu einer deutlichen Verbesserung der Lebensqualität.

8.2 Intensivierte konventionelle Insulintherapie (ICT)

8.2.1 Einleitung

Die **intensivierte konventionelle Insulintherapie** (ICT) entstand aus der medizinischen Notwendigkeit einer optimalen, d.h. möglichst normnahen Stoffwechseleinstellung und dem Wunsch des Patienten nach mehr Freiheit in der Gestaltung des Tagesablaufs.

INFO
Mahlzeiteninsulin = Normalinsulin = Kurzzeitinsulin
Basalinsulin = Verzögerungsinsulin = Langzeitinsulin

Viele Therapieformen werden ICT genannt, sind es jedoch nicht. Grundprinzip der ICT ist die konsequente Trennung von mahlzeitenabhängigem und mahlzeiten**un**abhängigem Insulin. Nur dann isst und lebt der Patient nicht mehr seinem Insulin hinterher wie bei der konventionellen Therapie, sondern kann z.B. Zeitpunkt und BE-Gehalt seiner Mahlzeit frei wählen und so gezielt seinen Blutzucker normalisieren. Dieses Verfahren ermöglicht also mehr Flexibilität, lässt sich jedoch nur durchführen, wenn täglich mindestens 3-mal, meistens jedoch 4-mal Insulin gespritzt wird. Somit ist für uns heute die intensivierte konventionelle Insulintherapie die bestmögliche und anzustrebende Therapie für einen Menschen mit insulinpflichtigem Diabetes.

Die Bezeichnung „intensivierte konventionelle Insulintherapie" wird nicht von allen diabetologischen Zentren gebraucht: „Therapie nach dem **Basis-Bolus-Prinzip**" oder **NIS,** d.h. nahenormoglykämische Insulinsubstitution nach der österreichischen Diabetologin Kinga Howorka, sind andere Bezeichnungen. Alle diese Formen der Insulintherapie basieren jedoch auf der Trennung von mahlzeitenabhängigem und mahlzeiten**un**abhängigem Insulin (➤ Abb. 8.1).

Große Studien haben gezeigt, dass sich durch eine Mehrspritzentherapie im Sinne einer ICT Folgeschäden vermeiden oder bei bereits bestehenden Folgeschäden ihr Fortschreiten verzögern lässt. Darüber hinaus bietet diese Therapie für den Patienten mehr Lebensqualität, da sich der Tagesablauf nicht unmittelbar nach dem Diabetes und den Spritzen richtet, sondern sich die Therapie in großem Maße den Bedürfnissen und Wünschen des Patienten anpassen lässt. So können Mahlzeiten unter ICT verschoben oder auch ausgelassen werden und es müssen keine festen BE-Mengen eingehalten werden.

Daher ist die ICT heute Therapiestandard bei allen Menschen mit Typ-1-Diabetes ab Beginn der Pubertät,

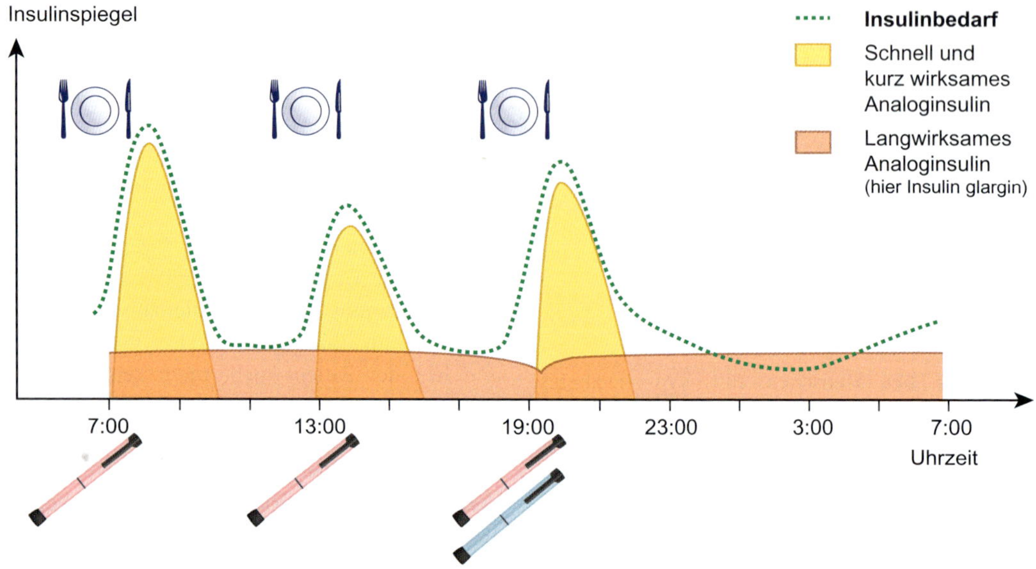

Abb. 8.1 Intensivierte konventionelle Therapie (ICT) für Menschen mit Typ-1- und Typ-2-Diabetes [M342, L157]

empfiehlt sich jedoch auch für insulinspritzende Menschen mit Typ-2-Diabetes, die ihren Tagesablauf bei bestmöglicher Blutzuckereinstellung flexibler gestalten möchten.

Voraussetzungen für diese Behandlungsform sind:

- Gute Schulung
- Wissen über die Wirkungsweise der Insuline, Zusammensetzung und Blutzuckerwirkung der Nahrung
- Erkennen und Beherrschen der Unter- und Überzuckerung
- Eine gewisse Selbstdisziplin mit regelmäßigem Blutzuckertesten, Insulinspritzen und Tagebuchführen

IM ALTER

Eine **intensivierte Insulintherapie** kommt aufgrund der vielen verschiedenen Möglichkeiten, aber auch Fehlermöglichkeiten dieses Therapieschemas in der Regel **nur für ältere, sehr mobile und aktive Menschen mit Diabetes in Frage** (Go-Go, ➤ Kap. 20.3).

Sie ist jedoch auch möglich, wenn die Durchführung der ICT zuverlässig von Angehörigen oder dem Pflegepersonal, z. B. in Pflegeheimen, übernommen wird.

Eine Umstellung auf diese intensivierte konventionelle Insulintherapie ist für den Menschen mit Diabetes kein „Ausprobieren", sondern ein Erarbeiten und ständiges Sich-Selbst-Überprüfen. Der Kontakt und das Vertrauen zu einem Arzt bzw. einem Diabetesberater, der die ICT kennt und dem Patienten in jeder Lebenslage beratend zur Seite stehen kann, sind mehr als wünschenswert.

8.2.2 Bauchspeicheldrüsenfunktion des Gesunden

Die Bauchspeicheldrüsenfunktion des Stoffwechselgesunden ist das Vorbild, an dem sich die ICT orientiert. Beim Gesunden produziert die Bauchspeicheldrüse ständig, wenn auch nicht kontinuierlich, Insulin, auch nachts, wenn nicht gegessen wird. Die Bauchspeicheldrüse schüttet bei körperlicher Anstrengung weniger Insulin aus als in Ruhe. In den frühen Morgenstunden, in denen andere Hormone, z. B. das Wachstumshormon oder Kortison, den Blutzuckerspiegel erhöhen, wird mehr Insulin freigesetzt als zur Mittagszeit.

Diese ständige Insulinproduktion wird gebraucht, um die Traubenzuckerneubildung (Glukoneogenese) in der Leber aus Eiweiß und Glykogen und den

Fettabbau (Lipolyse) mit nachfolgender Ketonkörperbildung zu drosseln (Rückkopplung).

Zusätzlich zur andauernden Insulinproduktion wird beim Gesunden bereits beim Anblick einer Mahlzeit Insulin ausgeschüttet und gelangt bedarfsgerecht direkt über die Pfortader in die Leber.

Die Insulinfreisetzung beim Gesunden kann in zwei Vorgänge unterschieden werden: die basale, mahlzeitenunabhängige Dauerinsulinabgabe und die mahlzeitenabhängige Insulingabe „im Schuss". Erstere bezeichnet man daher auch als „Basalrate" – in Anlehnung an die Insulinpumpentherapie –, letztere als „Bolus" (➤ Abb. 5.1).

Bei Menschen mit Diabetes muss in der Regel das Insulin nach dem Spritzen erst aus dem Unterhautfettgewebe aufgenommen werden, von wo es dann in den Blutkreislauf gelangt. Damit die blutzuckererhöhende Kohlenhydrataufnahme und blutzuckersenkende Insulinwirkung dennoch zu parallel ablaufenden Vorgängen werden, gilt es, den für die Tageszeit richtigen Spritz-Ess-Abstand (➤ Kap. 8.4.2) und den jeweiligen Injektionsort (➤ Kap. 6.4.2) zu berücksichtigen.

8.2.3 Insulinbedarf unter ICT

Der **Gesamtinsulinbedarf** unter ICT pro Tag liegt etwa bei 0,5–1 IE/kg Körpergewicht (das gilt auch für normalgewichtige Typ-2-Diabetiker, deren Insulineigenproduktion weitgehend erloschen ist). Von der errechneten Gesamtmenge spritzt man etwa 50 % Basalinsulin (= Verzögerungsinsulin) und ca. 50 % Normalinsulin (= Kurzzeitinsulin).

Der Insulinbedarf ist tageszeitlichen Schwankungen unterworfen. So beträgt der Insulinbedarf morgens in der Regel etwa 1,2–1,4 IE/h, ist also deutlich höher als mittags, ein Phänomen, das als „Dawn-Phänomen" (= Morgenröte-Phänomen) bezeichnet wird. Am geringsten ist der Insulinbedarf mittags (12:00 Uhr) und um Mitternacht (24:00 Uhr), er liegt dann bei etwa 0,6–0,8 IE/h (➤ Tab. 8.1). Das heißt konkret, dass Menschen mit Diabetes mittags und nachts besonders insulinempfindlich sind und deshalb weniger Insulin benötigen, sonst drohen Hypoglykämien. Abends liegt der Insulinbedarf bei etwa 1 IE/h.

Tab. 8.1 Tageszeitliche Schwankungen des Insulinbedarfs

Insulinbedarf	IE/Stunde
Morgens	1,2–1,4
Mittags/Mitternacht	0,6–0,8
Abends	1,0

Die **Verteilung des Basalinsulins** erfolgt üblicherweise zu 50 % morgens oder mittags und 50 % zur Nacht (Bed-time-Insulin), wenn es 2× täglich gespritzt wird. Die **Verteilung des Normalinsulins** zu den Hauptmahlzeiten erfolgt etwa im Verhältnis 40–30–30.

8.2.4 Einflussgrößen auf Insulinbedarf und Insulinwirkung

Die Insulinwirkung kann bei ein und demselben Menschen (= intraindividuelle Schwankungen) innerhalb weniger Tage um bis zu 25 % schwanken. Die Wirkung ist abhängig von:

- Insulinpräparat (➤ Kap. 5)
- Insulindosis
- Injektionsort (➤ Kap. 6)
- Nadellänge (➤ Kap. 6)
- Art der Injektion (➤ Kap. 6)
- Individueller Resorption aus der Haut

Insbesondere der Injektionsort beeinflusst die Insulinaufnahme aus der Haut extrem. Verantwortlich dafür sind unterschiedliche Durchblutungsverhältnisse der subkutanen Haut und der unterschiedliche Resorptionscharakter des Insulins.

8.3 Basalrate

8.3.1 Allgemeines

Das Basalinsulin (= Verzögerungsinsulin) dient dazu, den Blutzucker unter Alltagsbedingungen (z. B. Tagesrhythmus und normale körperliche Belastung) **mahlzeitenunabhängig** im Normbereich zu halten. Es wird nicht verwendet, um schlechte

Blutzuckerwerte kurzfristig zu korrigieren – dafür wird schnell wirkendes Insulin benötigt.

Eine Basalrate kann mit verschiedenen Methoden „aufgebaut" werden:

- Mittels kontinuierlicher Zufuhr von schnellwirkendem Insulin durch eine **Insulinpumpe** ins Unterhautfettgewebe (➤ Kap. 9)
- Mittels Injektion von langwirkendem Insulin als Insulin vom NPH-Typ mit dem besonders lang wirkenden Analoginsulin degludec (Tresiba®)
- Mit dem Langzeit-Analoginsulin glargin (Lantus®, Abasaglar®/Semglee®, Toujeo®)

Die physiologische Insulinwirkung, entsprechend dem Stoffwechsel eines Menschen ohne Diabetes, lässt sich am ehesten mit der Insulinpumpe nachahmen. Doch diese Therapieform (➤ Kap. 9) ist nicht nur die aufwändigste, mancher Betroffene scheut davor zurück, an „so einen Kasten gefesselt zu sein", sodass die ICT eine gute, für nahezu jeden durchführbare Alternative bedeutet.

8.3.2 Basalrate mit Verzögerungsinsulin vom NPH-Typ

NPH-Insuline wirken, je nach Insulindosis, zwischen 8 und 12 h. 45–60 min nach der Injektion beginnt ihre Wirkung, die maximale Wirkung wird nach ca. 4–6 h erreicht. Üblicherweise lässt sich mit einer morgendlichen und einer spätabendlichen Injektion vor dem Zubettgehen mit NPH-Insulin eine Basalrate aufbauen. Bei allzu kräftiger Maximalwirkung mit Unterzuckerungen um die Mittagszeit oder Nachlassen der Insulinwirkung mit Blutzuckeranstiegen in den späten Nachmittagsstunden kann jedoch eine Aufteilung der morgendlichen NPH-Insulingabe in jeweils eine Injektion morgens und mittags notwendig werden.

Es empfiehlt sich, die spätabendliche Injektion des NPH-Insulins nicht vor 21:00 Uhr vorzunehmen, da bei früherer Insulingabe die maximale blutzuckersenkende Wirkung genau zu dem Zeitpunkt eintritt, zu dem der Körper sehr insulinempfindlich ist, nämlich zwischen Mitternacht und 3:00 Uhr. Oft lassen sich nächtliche Unterzuckerungen durch ein Verschieben der Spätspritze auf einen späteren Zeitpunkt, z. B. von 21:00 auf 22:00 Uhr vermeiden.

8.3.3 Basalrate mit Langzeit-Analoginsulin glargin (z. B. Lantus®)

Eine gleichmäßigere Basalrate ist mit dem Langzeit-Analoginsulin glargin (Lantus®) und auch dem Biosimilar glargin (Abasaglar®/Semglee®) möglich. Die Erfahrungen zeigen jedoch, dass es nicht immer gleichmäßig über 24 h wirkt. Ist dies der Fall, muss die „Insulinlücke" erneut mit Kurzzeit- oder NPH-Insulin geschlossen werden. Gelegentlich wirkt es aber auch bis zu 30 h (➤ Kap. 5.2.2, ➤ Abb. 8.2).

Seitens des Herstellers wird empfohlen, Lantus® in einer einmaligen Dosis gegen 22:00 Uhr zu injizieren, wobei der Ort der Injektion (Oberschenkel, Bauch) nicht entscheidend sein soll. Rein praktisch injizieren wir beim ersten Mal 10–20 % weniger als die Gesamtmenge des bisher verwendeten Langzeitinsulins gegen 20:00 Uhr s. c. in den Oberschenkel oder den Bauch. Lantus® kann auch zu jeder beliebigen anderen Zeit gespritzt werden – dann jedoch möglichst immer zum gleichen Zeitpunkt (z. B. täglich um 8:00 Uhr, 12:00 Uhr oder auch 18:00 Uhr).

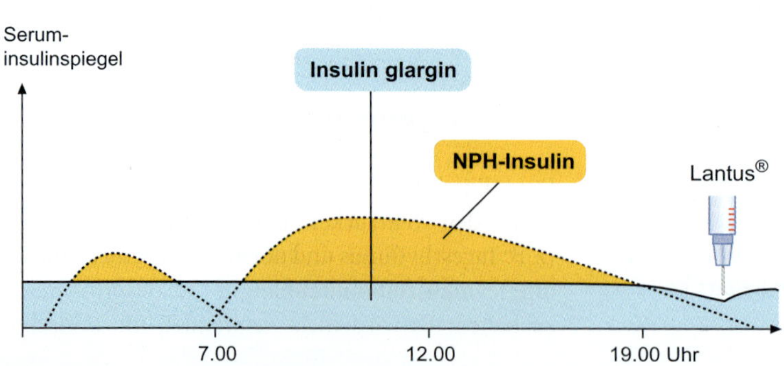

Abb. 8.2 Basalrate mit Langzeit-Analoginsulin glargin (Lantus®) bei einmaliger Injektion gegen 22:00 Uhr im Gegensatz zur Injektion mit NPH-Insulin [L157]

Die **Dosisanpassung** erfolgt idealerweise anhand nächtlicher (2:00–3:00 Uhr) und frühmorgendlicher Blutzuckerwerte. Der Blutzucker sollte gegen 2:00–3:00 Uhr nicht unter 100 mg/dl (5,6 mmol/l) liegen. Liegen die nächtlichen und frühmorgendlichen Werte im Zielbereich (120 mg/dl bzw. 6,7 mmol/l) und steigt der Blutzucker auch nachmittags und gegen Abend nicht an, braucht keine Dosiskorrektur vorgenommen zu werden. Gelegentlich kommt es jedoch zu einem **nachmittäglichen Anstieg** des Blutzuckers als Hinweis auf

- ein ausgeprägtes Dusk-Phänomen (verminderte Insulinempfindlichkeit) oder
- eine nachlassende Wirkung des Lantus®.

Lässt sich auch durch Verschieben der spätabendlichen Lantus®-Injektion (nach 22:00 Uhr) keine Besserung des nachmittäglichen Blutzuckeranstiegs erreichen, kann evtl. eine zweite Injektion mit einer geringen Menge Lantus® am Morgen weiterhelfen (eigene Erfahrungen). Lantus® und Biosimilar Insulin glargin (Abasaglar® und Semglee®) sind auch für Kinder ab 2 Jahren zugelassen.

Eine Basalrate kann auch mit dem höher konzentrierten Glargin U300 (Toujeo®) aufgebaut werden. Dabei ist von Bedeutung, wie lange das Insulin insgesamt wirkt – dies kann intraindividuell unterschiedlich sein und auch von Tag zu Tag leicht schwanken.

8.3.4 Basalrate mit dem Langzeit-Analoginsulin detemir (Levemir®)

Eine weitere Möglichkeit, eine Basalrate aufzubauen, bietet die Verwendung des Langzeit-Analoginsulins detemir (Levemir®). Der Verzögerungsmechanismus besteht darin, dass durch Austausch einer Aminosäure und Einsetzen einer Fettsäurekette eine Bindung des Insulinmoleküls an das Eiweiß Albumin im Blut möglich ist.

Die Abgabe des Insulins aus dieser Eiweißbindung soll sehr langsam und gleichmäßig über einen Zeitraum von etwa 20 h erfolgen, sodass damit eine gleichmäßigere Basalrate (im Vergleich zu NPH-Insulin) ohne Wirkgipfel aufgebaut werden kann. Da dieses Insulin nicht ganz so lange wirkt wie Insulin glargin (Lantus®), die Wirkdauer aber auch dosisabhängig ist, wird es primär mit einem NPH-Insulin verglichen, das allerdings einen deutlichen Wirkgipfel besitzt. Durch den fehlenden Wirkgipfel erklärt sich die beim Insulin Levemir® offensichtlich geringere Hypoglykämierate, insbesondere bei Verwendung als Basalinsulin zur Nacht. Insulin Levemir® ist auch bei Kindern ab 6 Jahren zugelassen.

Da in klinischen Studien die Unterzuckerungs-Gesamtrate bei Levemir® und NPH-Insulin ähnlich war, evtl. etwas niedriger, empfiehlt sich bei Menschen mit Typ-1-Diabetes der Aufbau der Basalrate ähnlich wie bei NPH-Insulin durch eine 2× tägliche Gabe des Insulins. Grundsätzlich ist eine subkutane Injektion sowohl am Oberschenkel als auch in der Bauchdecke möglich. Die Resorption bei Injektion in den Oberschenkel erfolgt aber langsamer und gleichmäßiger. Es muss unbedingt eine i. m. Injektion vermieden werden (→ kurze Nadel!), da es sonst zu rasch wirkt (→ Hypo-Gefahr).

Aufgrund des fehlenden Wirkgipfels kann beim Insulin Levemir® die abendliche Injektion zu einem etwas früheren Zeitpunkt erfolgen (vor 22:00 Uhr) als bei der Injektion von NPH-Insulin (➤ Kap. 5.2.1). Laut Produktinformation ist beim Insulin Levemir® die maximale Serumkonzentration nach 6–8 h erreicht, sodass auch bei einer etwas früheren Injektion ein morgendlicher Blutzuckeranstieg abgefangen werden kann.

8.3.5 Basalrate mit dem Langzeitinsulin degludec (Tresiba®) oder Insulin glargin U300 (Toujeo®)

Mit Tresiba® oder Toujeo® lässt sich sowohl bei Menschen mit Typ-1- (absoluter Insulinmangel) als auch bei Menschen mit Typ-2-Diabetes (➤ Kap. 7.1) mit hohen Nüchtern-Blutzuckerwerten und zunehmendem Insulinmangel auch tagsüber eine gute basale Insulinversorgung erreichen.

Bei Menschen mit Typ-1-Diabetes wird es zusätzlich zum Mahlzeiten-Insulin 1× täglich zu einem beliebigen, aber möglichst gleichbleibenden Zeitpunkt eingesetzt. Eine Umstellung auf Tresiba®/Toujeo® von einem anderen Basalinsulin kann im Verhältnis 1:1 erfolgen. Der Autor würde jedoch, besonders wenn zuvor 2× täglich ein Basalinsulin gespritzt wurde, bei nur noch 1-maliger Injektion von Tresiba®/Toujeo® die Dosis versuchsweise um 10–20 % reduzieren. Insbesondere dann, wenn neue Spritzstellen mit kurzen Nadeln (4–6 mm)

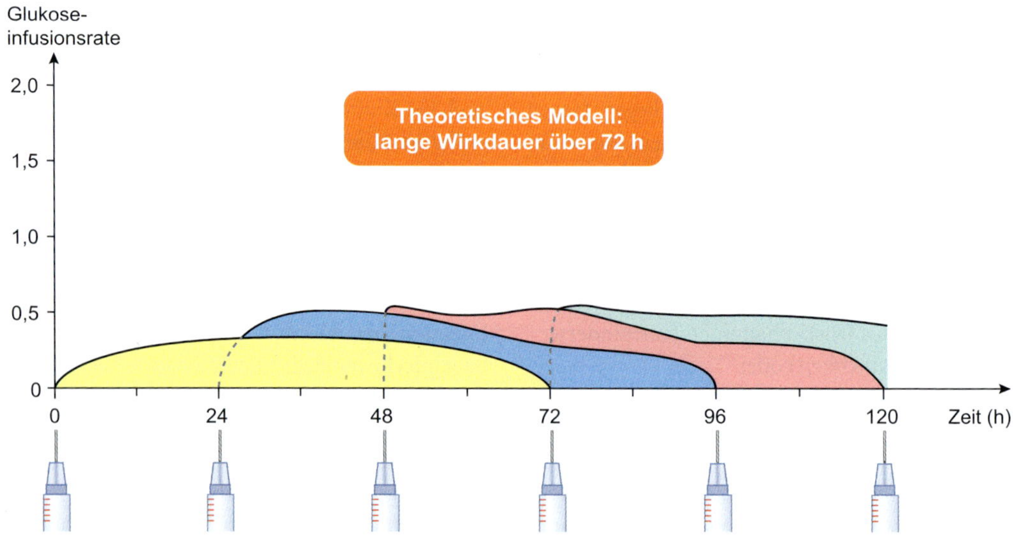

Abb. 8.3 Basalrate mit Langzeit-Analoginsulin degludec (Tresiba®) oder glargin U300 (Toujeo®) bei Injektion alle 24 h. Ein Anfluten des Wirkspiegels bedeutet eine gleichmäßig hoch aufgebaute Basalrate. [L157]

verwendet werden. Eine Dosisanpassung erfolgt dann etwa nach 3 Tagen entsprechend dem aktuellen Blutzuckerverlauf, da dann ein gleichmäßiger Blutspiegel erreicht ist (➤ Abb. 8.3). Die Erfahrungen der letzten Jahre zeigen, dass bei Verwendung von Insulin glargin U300 die Dosis im Vergleich zu Insulin glargin U100 etwas höher ist (➤ Kap. 5.2.2).

8.3.6 Überprüfung der Basalrate durch den Fastentest

Der Insulinbedarf eines Menschen mit Diabetes kann individuell sehr unterschiedlich sein. Bei der Neueinstellung auf eine intensivierte Insulintherapie wie auch zur gelegentlichen Therapieüberprüfung kann man sich jedoch auf einige wichtige Grundregeln und Vorgehensweisen stützen.

Die **erforderliche Insulinmenge** schwankt zwischen 0,5 und 1 IE/h je nach:

- Alter
- Gewicht
- Persönlicher Insulinempfindlichkeit
- Aktivität

In der Regel sollte der Basalinsulin-Anteil an der Gesamt-Tagesinsulindosis nicht mehr als 50 % betragen. Sonst kann ein Überhang an Verzögerungsinsulin Unterzuckerungen mitbedingen, die aufgrund der andauernden blutzuckersenkenden Wirkung der Langzeitinsuline manchmal schwer beherrschbar sind.

Ob die Dosis des Basalinsulins stimmt oder nicht, kann durch den Fastentest (Basalratentest) (➤ Tab. 8.2) ermittelt werden. Dies ist ein gezielter Mahlzeiten-Auslassversuch zu unterschiedlichen Zeiten des Tages. Die Basalinsulindosis sollte so bemessen sein, dass im Nüchternzustand ein stabiler Blutzucker gehalten werden kann.

Das Basalinsulin hat im Wesentlichen die Aufgabe, die Zuckerneubildung und -ausschüttung aus der Leber zu steuern. Steigt nun beim Fastentest der Blutzucker an, ist dies ein Hinweis auf eine zu niedrige Basalinsulindosis. Fällt er ab, muss die Basaldosis reduziert werden.

Beispiel: Überprüfung der morgendlichen Basalrate

Wichtig ist beim Fastentest ein **geeigneter Ausgangswert.** Bei einem Nüchternblutzucker zwischen 80 und 140 mg/dl (4,5–7,8 mmol/l) wird nur die übliche Dosis des Basalinsulins (= Verzögerungsinsulin) gespritzt. Andere Einflussfaktoren sollten ausgeschlossen sein, z. B.:

Tab. 8.2 Basalratenbestimmung mithilfe von „Fastentests"

Ausgangsblutzucker: sollte zwischen 80 und 140 mg/dl (4,4–7,8 mmol/l) liegen, Basalinsulin wie üblich spritzen	
Fastentest A: morgens	Kein Frühstück – kein Bolusinsulin (= Mahlzeiteninsulin = Kurzzeitinsulin), keine Zwischenmahlzeit, Mittagessen evtl. erst um 14:00 Uhr
Fastentest B: mittags	Kein Mittagessen – kein Bolusinsulin (= Mahlzeiteninsulin = Kurzzeitinsulin), keine Zwischenmahlzeit, Abendessen um ca. 18:00 Uhr
Fastentest C: abends	Kein Abendessen – kein Bolusinsulin (= Mahlzeiteninsulin = Kurzzeitinsulin), keine Zwischenmahlzeit, Spätmahlzeit ab 22:00 Uhr möglich
Fastentest D: nachts	Abendessen wie üblich, keine Spätmahlzeit, kein Alkohol, Blutzuckermessungen um 22:00, 2:00, 6:00 und 7:30 Uhr, evtl. auch engmaschiger

- Vermehrte körperliche Aktivität
- Alkohol
- Krankheit
- Hypoglykämie in den zurückliegenden Stunden

Nun muss auf Frühstück und Zwischenmahlzeiten verzichtet (Fastentest A) und das Mittagessen sollte auf ca. 14:00 Uhr verschoben werden. Alle 2 h wird der Blutzucker gemessen. Die Blutzuckerwerte sollten gegenüber dem Ausgangswert um nicht mehr als 30 mg/dl (1,7 mmol/l) ansteigen oder abfallen.

Erlaubt sind anrechnungsfreie Nahrungsmittel in kleinen Mengen, z. B. Gurke oder Tomate. Außerdem sollte reichlich Mineralwasser oder ungesüßter Kräuter- oder Früchtetee getrunken werden. Sportliche Betätigungen, das Gartenumgraben oder Großeinkäufe müssen auf den nächsten Tag verschoben werden.

Wie lange wird gefastet?

Die einzelnen Abschnitte der zu testenden Fastenperioden sollten nicht länger als etwa 4 h betragen, da durch die Ausschüttung von Glukose aus der Leber und der dadurch resultierenden Blutzuckererhöhung eine zu hoch angenommene Basalrate resultieren kann. Deshalb sollte nur **ein Test pro Tag** (A, B, C oder D) durchgeführt werden. Es empfiehlt sich das in ➤ Tab. 8.2 beschriebene Vorgehen.

Sollte sich beim Fastentest zeigen, dass die Basalinsulindosis verändert werden muss, empfiehlt es sich, dies in kleinen Schritten vorzunehmen, d. h. in einer Größenordnung von ± 10 % der vorherigen Menge. Häufig muss im Anschluss an eine erforderliche Korrektur der Basalrate eine Überprüfung der BE-Faktoren erfolgen (➤ Kap. 8.4.2).

BEACHTE

Wenn der Blutzucker während des Fastentests stark ansteigt, erst recht, wenn Azeton im Urin nachweisbar ist, muss der Basalratentest abgebrochen und am nächsten Tag die Dosis des Basalinsulins (= Verzögerungsinsulin) erhöht werden.
Umgekehrt sollte man bei niedrigen Blutzuckerwerten und Unterzuckerungen die Menge des Basalinsulins reduzieren.

Wann sollte die Basalrate überprüft werden?

Basalratentests zur Stoffwechselüberprüfung sollten halbjährlich wiederholt werden; außerdem immer dann, wenn Stoffwechselschwankungen Zweifel an der Richtigkeit der Basalrate aufkommen lassen (z. B. auch bei hohen BE-Faktoren). Hinweise auf eine nicht passende Basalrate sind:

- Erhöhte Nüchtern-Blutzuckerwerte, insbesondere dann, wenn die postprandialen Werte noch im Zielbereich liegen
- Häufig erforderliche Korrekturen der Blutzucker – das kann ein Hinweis auf eine nicht optimale Grundeinstellung sein.

Erkrankungen, insbesondere fieberhafte Infekte, aber auch der Menstruationszyklus können den basalen Insulinbedarf beeinflussen, sodass kurzfristig eine Anpassung der benötigten Verzögerungsinsulinmenge notwendig sein kann. Auch bei langfristigen sportlichen Aktivitäten und danach muss die Basalrate angepasst (reduziert) werden (➤ Kap. 15, Sport).

MERKE

Allgemeine Regeln für den Fastentest:
- Basalinsulin wie üblich spritzen!
- **Kein** Mahlzeiteninsulin (= Normalinsulin = Kurzzeit-insulin) spritzen!
- BZ-Messungen tagsüber mindestens alle 2 h durchführen, zusätzlich bei Unterzuckerungsverdacht
- Ausreichend trinken (kohlenhydratfreie Getränke)
- Abbruch bei BZ < 60 mg/dl (< 3,3 mmol/l) und > 200 mg/dl (> 11,1 mmol/l)
- Kein Fastentest, wenn man krank ist!
- Nur ein Fastentest pro Tag!
- Kein Fastentest nach vorausgegangener Über- oder Unterzuckerung
- Kein Sport 4–6 h vor und während des Fastentests

8.4 Bolusgaben

8.4.1 Allgemeines

Das schnell wirkende Insulin dient in der ICT:
- Zur Abdeckung von Kohlenhydraten als **Mahlzeiteninsulin**
- Zur Korrektur erhöhter Blutzuckerwerte als **Korrekturinsulin** (➤ Tab. 8.3)

Als Bolusinsulin kann Normalinsulin oder Kurzzeit-Analoginsulin verwendet werden (➤ Kap. 5.1.1).

Tab. 8.3 Bolusgaben

Mahlzeiten	Bolusgaben, Einheiten pro BE
Morgens	1,5–3
Mittags	0,5–1,5
Abends	1–2,5

8.4.2 Mahlzeiteninsulin

Das mahlzeitenabhängige Insulin wird bei der ICT in Form von kurzwirksamem Normal- oder Analoginsulin mittels Spritze oder Pen, je nach aktuellem Blutzucker mit einem gewissen Spritz-Ess-Abstand vor den Mahlzeiten, in eine „schnelle" Spritzstelle (Bauchdecke) gegeben, bei der Insulinpumpe durch die Bolusgaben (➤ Tab. 8.3 und ➤ Kap. 9).

BE-Faktor

In der ICT errechnet man die Menge des Mahlzeiteninsulins unter Zuhilfenahme von „BE-Faktoren". Der **BE-Faktor** ist die Menge an schnellwirkendem Insulin, die benötigt wird, um eine Broteinheit (BE) abzudecken. Der jeweils pro BE benötigte Einheitenbedarf ist individuell und von mehreren Faktoren abhängig. Aufgrund der im Tagesverlauf schwankenden Insulinempfindlichkeit werden in aller Regel morgens und abends mehr Einheiten pro BE benötigt als mittags und spätabends.

In der Regel wird zu den Hauptmahlzeiten pro BE die in ➤ Tab. 8.3 genannte Insulinmenge benötigt.

BEACHTE

Die Gesamtmenge des Mahlzeiteninsulins errechnet sich wie folgt:
gewählte BE-Menge × persönlicher tageszeitenabhängiger BE-Faktor
Ausnahme: Menschen mit Typ-1-Diabetes mit einer **autonomen Magenlähmung** (Gastroparese, ➤ Kap. 13.3) benötigen zu den Mahlzeiten etwa 25 % weniger Insulin.

BE-Faktoren von mehr als 3,0 IE schnellwirkendem Insulin pro BE sind selten nötig (z. B. in der Pubertät) und sollten immer Anlass zur Überprüfung der Therapie sein, insbesondere der Basalrate!

Durch engmaschige Blutzuckerkontrollen vor dem Essen sowie 2 und 4 h nach der Mahlzeit lässt sich der Bolus-Insulinbedarf ermitteln. Hierbei sollten im Idealfall die Blutzuckerwerte 2 h nach der Mahlzeit unter 160 mg/dl (8,9 mmol/l) und nach 4–5 h wieder im Zielbereich, also unter 120 mg/dl (6,7 mmol/l) liegen.

Sind die Blutzuckerwerte 2 und 4 h nach der Mahlzeit zu hoch oder auch zu tief, kann der BE-Faktor in kleinen Schritten zu 0,25–0,5 IE Insulin/BE verändert werden.

Spritz-Ess-Abstand

Zwischen der Normalinsulin-Injektion und dem ersten Bissen sollte eine gewisse Zeit abgewartet werden, der **Spritz-Ess-Abstand** (SEA). Dieser ist individuell verschieden und abhängig vom Blutzuckerausgangswert sowie eventuell auch von der Tageszeit. Zu Zeiten, in denen der Körper insulinunempfindlicher ist, z. B. am Morgen vor dem Frühstück, wird oft ein längerer SEA benötigt als zum Mittagessen. Wartezeiten über 45 min sollte es nicht geben! Bei der Verwendung von Kurzzeit-Analoginsulinen sind die Spritz-Ess-Abstände generell kürzer (➤ Tab. 8.4).

Tab. 8.4 Spritz-Ess-Abstand bei Normalinsulin und Kurzzeit-Analoginsulinen (Empfehlungen!)

Blutzucker vor dem Essen	Spritz-Ess-Abstand	
	Bei Normalinsulin	Bei Kurzzeit-Analoginsulinen
Unter 60 mg/dl	Erst Hypo behandeln (1–2 schnelle BE)	Erst Hypo behandeln (1–2 schnelle BE)
60–80 mg/dl	Spritzen und gleich essen	Nach dem Essen spritzen
80–120 mg/dl	10–20 min	Direkt vor dem Essen spritzen
120–200 mg/dl	20–30 min	0–15 min
200–250 mg/dl	35–45 min	15–20 min
Über 250 mg/dl	• Azeton messen, Korrektur spritzen • Vor dem Essen erneut Blutzucker testen • Erst essen, wenn BZ unter 200 mg/dl (11,1 mmol/l) liegt	
Genereller Tipp	• Morgens eher längerer SEA • Mittags eher kürzerer SEA, bei Kurzzeit-Analoginsulin **kein** SEA	

Die in ➤ Tab. 8.4 angeführten Zeiten können erste Richtzeiten sein, die jedoch von jedem persönlich und wiederholt überprüft werden sollten.

Zu beachten ist:

- Die Blutzuckerwerte 2 h nach der Mahlzeit können durch eine Verkürzung oder Verlängerung des Spritz-Ess-Abstands verbessert werden.
- Die schnellste blutzuckersenkende Wirkung wird durch die Injektion in die Bauchdecke erreicht.
- Bei der Verwendung von Analoginsulin als Mahlzeiteninsulin ist oft bei normalen Blutzuckerwerten vor dem Mittagessen und dem Abendbrot kein Spritz-Ess-Abstand erforderlich. Es zeigt sich in der Praxis, dass die Blutzuckerwerte am Vormittag deutlich besser liegen, wenn vor dem Frühstück ein kurzer Spritz-Ess-Abstand von bis zu 10 min eingehalten wird.
- Bei erhöhten Blutzuckerwerten vor einer Mahlzeit sollte auch mit Kurzzeit-Analoginsulinen zwischen dem Spritzen und Essen gewartet werden.
- Ein hoher Eiweißanteil in der Nahrung verzögert die Insulinwirkung. Blutzuckeranstiege vor der nächsten Mahlzeit können die Folge sein.
- Bei der Normalinsulingabe wirken große Mengen dieses Kurzzeitinsulins länger als kleinere Mengen, d. h. je mehr Normalinsulin auf einmal gegeben wird, desto länger ist auch die Wirkdauer des gespritzten Insulins (➤ Kap. 5.1). Hier kann es nötig sein, bei großen BE-Mengen eventuell 1 oder 2 BE ohne Anrechnung zu essen oder erst kurz vor, während oder nach der Mahlzeit zu spritzen, damit es nicht zu einer Unterzuckerung kommt.
- Menschen mit Typ-1-Diabetes mit einer **autonomen Magenlähmung** (Gastroparese, ➤ Kap. 13.3.2) sollten aufgrund der Magenlähmung bzw. der verzögerten Zuckeraufnahme ins Blut:
  - den Spritz-Ess-Abstand verkürzen oder ganz weglassen,
  - evtl. erst während oder nach der Mahlzeit Insulin spritzen,
  - eher ein Kurzzeit-Humaninsulin spritzen.

Viele dieser Betroffenen unterzuckern häufig oder sogar fast regelmäßig nach dem Frühstück: Das Insulin wirkt, aber aufgrund der fehlenden Magenentleerung wird kein Zucker im Darm resorbiert und ins Blut aufgenommen.

Zwischenmahlzeiten

Ein Vorteil der ICT mit Normalinsulin (= kurzwirkendes Humaninsulin) besteht darin, dass Zwischenmahlzeiten in den Tagesplan mit eingeplant werden können, aber nicht müssen. Wir empfehlen, das zweite Frühstück, den Nachmittagskaffee oder die Spätmahlzeit spontan zu genießen. Dies bedeutet jedoch, dass für diese zusätzliche Mahlzeit auch zusätzlich Insulin zur BE-Abdeckung gegeben werden muss.

Der **BE-Faktor einer Zwischenmahlzeit** errechnet sich als der Mittelwert der BE-Faktoren der „benachbarten" Hauptmahlzeiten.

Beispiel

Bei einem BE-Faktor von 1 IE/BE für das Mittagessen und einem BE-Faktor von 2 IE/BE für das Abendessen müssen z. B. für ein Stück Kuchen am Nachmittag pro BE 1,5 IE Insulin gespritzt werden.

Wird Normalinsulin als Mahlzeiteninsulin verwendet, können die Zwischenmahlzeit-BE auch bereits zur Hauptmahlzeit mit eingerechnet und gespritzt werden. Dies bedeutet jedoch, dass die BE auch im Bereich der Maximalwirkung des Normalinsulins gegessen werden müssen, damit es nicht zu Unterzuckerungen kommt. Praktisch heißt das, dass in unserem Nachmittagskaffee-Beispiel das Stück Kuchen 2 h nach dem Mittagessen verzehrt werden sollte.

Diese Möglichkeit des Vorab-Abdeckens der Zwischenmahlzeit besteht jedoch nicht bei den schneller wirkenden Kurzzeit-Analoginsulinen. Hier muss jede BE extra berechnet und mit Insulin abgedeckt werden. Manchen Patienten ist es möglich, eine Zwischenmahlzeit von 1 BE auf Kosten der Basalrate zu genießen, dies sollte jedoch jeweils im Rahmen der ICT-Einstellung individuell erarbeitet werden.

Eine **dosisabhängige Wirkdauer des Insulins** ist bei der Verwendung von Kurzzeit-Analoginsulinen nicht gegeben (➤ Kap. 5.1).

BEACHTE

Eine Zwischenmahlzeit kann man sich natürlich nur dann „leisten", wenn der Blutzucker stimmt, d. h., bei Werten über 200 mg/dl (11,1 mmol/l) muss darauf verzichtet werden!

8.4.3 Korrekturinsulin

Das vor der Mahlzeit gegebene schnell wirkende Insulin erfüllt neben dem „Abdecken der BE" noch eine andere Aufgabe: Es dient der Korrektur erhöhter Blutzuckerwerte in den Zielbereich hinein.

Zielblutzucker

Der **Zielblutzucker** wird individuell festgelegt, sollte jedoch zwischen 80 und 120 mg/dl (4,5–6,7 mmol/l) nüchtern bzw. vor den Mahlzeiten und 140–160 mg/dl (7,8–8,9 mmol/l) 2 h nach den Mahlzeiten liegen. Nur dann ist die Stoffwechselführung wirklich nahe-normoglykämisch, d. h., der Blutzucker-Langzeitwert, der HbA1c, liegt im Normbereich (➤ Kap. 2.6). Diese nahe-normoglykämische Stoffwechselführung ist erforderlich, um das Risiko des Auftretens diabetesspezifischer Folgeerkrankungen so niedrig wie möglich zu halten. In vielen Studien ist außerdem der positive Einfluss einer guten Stoffwechseleinstellung auf den weiteren Verlauf bereits bestehender diabetischer Folgeerkrankungen an Augen, Nieren und Nerven belegt.

Gelegentlich erhöhte Blutzuckerwerte werden sich auch bei bestem Bemühen nie vermeiden lassen, weil sich viel mehr auf Körper und Seele und damit auch auf den Blutzucker auswirkt als nur die Aufnahme von Kohlenhydraten. Jeder ausreichend geschulte Mensch mit Diabetes sollte jedoch gezielt auf diese Blutzuckererhöhungen einwirken können!

MERKE

Für die ICT muss man wissen, um wieviel mg/dl der Blutzucker durch eine Einheit Normalinsulin oder Kurzzeit-Analoginsulin gesenkt wird und zwar tageszeitenabhängig morgens, mittags, abends und spätabends.

BEACHTE

Es ist nie zu spät, eine Normalisierung der Stoffwechsellage anzustreben!

Korrekturregeln

Die **40er-Regel** besagt z. B., dass oberhalb von 120 mg/dl (6,7 mmol/l) für jeweils 40 mg/dl (2,2 mmol/l) Blutzuckererhöhung 1 Einheit Kurzzeitinsulin zur Blutzuckerkorrektur gegeben wird, also bis 160 mg/dl (8,9 mmol/l) + 1 Einheit, bis 200 mg/dl (11,1 mmol/l) + 2 Einheiten etc.

Dabei muss Folgendes beachtet werden:

- Bei einer **Stoffwechselentgleisung** mit Übelkeit, Erbrechen und Bauchschmerzen kann eine

Verdoppelung der so errechneten Korrekturgaben notwendig sein. Ist Azeton im Urin ++ oder +++, sind freie Fettsäuren im Blut, die zu einer relativen Insulinunempfindlichkeit führen (➤ Kap. 11). Der Nachweis von Azeton erfordert also ein Mehr an Korrekturinsulin.

- Besteht jedoch eine Stoffwechselentgleisung mit **Azetonnachweis** im Urin, sind evtl. raschere Korrekturen notwendig.
- Blutzuckerkorrekturen mit **Normalinsulin** sollten jeweils nur zu den Hauptmahlzeiten und vorsichtig vor dem Zubettgehen erfolgen, denn die blutzuckersenkende Wirkung hält mehrere Stunden an. Es empfiehlt sich daher, zwischen zwei Blutzuckerkorrekturen mit Normalinsulin einen Abstand von 4–5 h einzuhalten, um nicht über das Ziel hinaus in eine Unterzuckerung hineinzukorrigieren.
- Verwendet man ein **Kurzzeit-Analoginsulin,** kann und muss sogar häufig zwischen den Mahlzeiten korrigiert werden, da dieses Insulin ja bereits nach 3–4 h keine blutzuckersenkende Wirkung mehr hat.

Wie fast überall im Leben ist auch bei der Blutzuckerkorrektur ein „Zuviel" und „Zu schnell" ungünstig. Manch stark schwankende Blutzuckerkurve wurde auf diese Weise selbst produziert. Unsinnig und gefährlich ist eine Gabe von schnellwirkendem Insulin ohne vorherige Blutzuckermessung. Dieses Manöver ist einem Flug ohne Kompass vergleichbar – die Gefahr der „Bruchlandung" wird sehr groß!

BEACHTE

Der Abstand zwischen zwei Blutzuckerkorrekturen bei Azetonfreiheit: beträgt
- mit Normalinsulin 4–5 h,
- mit Kurzzeit-Analoginsulin 2–3 h.

8.5 Unterschiede der ICT im Vergleich: Normalinsulin – Kurzzeit-Analoginsuline

Seit es neben dem herkömmlichen Normalinsulin auch die schneller wirkenden Kurzzeit-Analoginsuline als Mahlzeiten- und Korrekturinsulin gibt, sollte der Patient die Wahl haben, mit welchem dieser Insuline er seine ICT durchführen möchte. Kurzzeit-Analoginsuline sind in ihrer Wirkung dem aus der Bauchspeicheldrüse des Stoffwechselgesunden ausgeschütteten Hormon ähnlicher als das Normalinsulin (➤ Abb. 8.4).

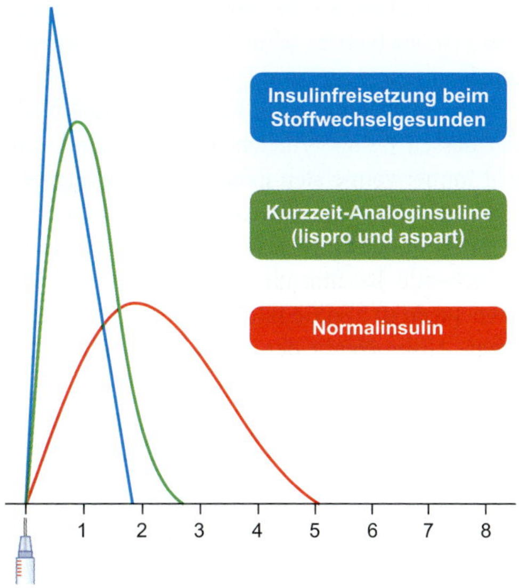

Abb. 8.4 Vergleich der Insulinspiegel [L157]

Beim Vergleich der beiden Insulinarten gibt es jedoch einiges zu beachten:

Wie bereits angeführt, ist die Einhaltung eines Spritz-Ess-Abstands vor dem Frühstück häufig auch unter einer Therapie mit Kurzzeit-Analoginsulinen erforderlich. Im Tagesverlauf ist es den meisten Patienten jedoch möglich, erst unmittelbar vor oder sogar kurz nach der Mahlzeit zu spritzen (➤ Tab. 8.5).

Kurzzeit-Analoginsuline wirken rascher und kürzer, die Wirkdauer ist weitgehend unabhängig von der gegebenen Insulindosis. Dies kann dazu führen, dass „Insulinlöcher" auffallen, die unter der herkömmlichen ICT durch die länger anhaltende Wirkung des Normalinsulins verdeckt waren. Eine zweimalige Gabe von Verzögerungsinsulin morgens und spätabends ist unter Umständen dann zur Abdeckung einer gleichmäßigen Basalrate nicht mehr ausreichend, sodass eine dritte mittägliche Basalinsulingabe und in seltenen Fällen sogar eine vierte

Basalinsulingabe zum Abendessen nötig werden. Patienten, die regelmäßig auch zwischen den Hauptmahlzeiten den Blutzucker kontrollieren, erhöhte Werte korrigieren und Zwischen-BE konsequent mit Insulin abdecken, kommen oft mit einer geringeren Anzahl von Verzögerungsinsulingaben aus. Nach unseren Erfahrungen wirkt NovoRapid® doch etwas länger als Humalog® und seine Wirkung setzt nicht so rasch ein wie die von Humalog® – Apidra® wirkt evtl. noch etwas schneller und ganz besonders schnell wirken Fiasp® und Lyumjev®.

Eine Einstellung auf Kurzzeit-Analoginsuline zeigt dessen Besonderheiten in der Insulinwirkung nicht immer vom ersten Behandlungstag an, sodass es bis zu 2 Wochen dauern kann, um den Spritz-Ess-Abstand richtig einschätzen zu können und die ausreichende Basalinsulindosis zu finden. In den ersten Tagen ist also Geduld erforderlich. Von einem kurzen Ausprobieren der Analoginsuline ist daher abzuraten.

MERKE

Obgleich die intensivierte Insulintherapie neben der Insulinpumpentherapie heute die beste Form der Insulingabe darstellt, ist sie immer noch als „unphysiologisch" anzusehen.

Maßnahmen, damit das Insulin schneller wirkt, d.h. schneller in die Blutbahn gelangt:

- „Schnelle" Spritzstellen bevorzugen (➤ Kap. 6.4.3)
- Vergrößerung des Spritz-Ess-Abstands
- Wärmeeinwirkung auf die Spritzstellen (Sauna, Wärmflasche, Bad oder Dusche; Pad [Pflaster!], durchblutungsfördernde Salben und Reiben fördern die Hautdurchblutung).

8.6 Insulindosisanpassung

Situationen, die eine Insulindosisanpassung erforderlich machen, gibt es sowohl bei Menschen mit Typ-1- als auch mit Typ-2-Diabetes (➤ Kap. 7.6). Allerdings ist die Ausgangssituation bei beiden Diabetesformen unterschiedlich. Beim Typ-1-Diabetes muss immer berücksichtigt werden, dass ein absoluter Insulinmangel vorliegt – das gesamte Insulin, das der Körper im Laufe eines Tages benötigt, muss von außen zugeführt werden.

Situationen, in denen eine Insulinanpassung erforderlich ist, sind z. B.:

- Erkrankungen, insbesondere einhergehend mit Fieber
- Notwendigkeit der Kortisongabe, z. B. bei einem akuten Rheumaschub, Asthmaanfall, Durchfall oder Morbus Crohn (= entzündliche Darmerkrankung)

Tab. 8.5 Vergleich Normalinsulin und Kurzzeit-Analoginsuline

	Normalinsulin	Kurzzeit-Analoginsuline	Ultra kurz wirkende Analoginsuline (Fiasp® und Lyumjev®)
Unterzuckerungsgefahr (z. B. beim Sport) am größten	2 h nach Injektion	1 h nach Injektion	< 1 h nach Injektion
Spritz-Ess-Abstand (SEA) bei BZ-Nüchternwerten im Zielbereich	Je nach Tageszeit 10–30 min	Oft morgens 10 min SEA, im Tagesverlauf kein SEA	+ 2 min bis 20 min nach Essensbeginn
Zwischenmahlzeiten	Können in die Insulindosis der Hauptmahlzeit mit eingerechnet werden	Müssen extra berechnet und mit Insulin abgedeckt werden	Müssen extra berechnet und mit Insulin abgedeckt werden
Blutzuckerkorrekturen bei Azetonfreiheit möglich im Abstand von	4–5 h	2–3 h	2–3 h
Mischbarkeit mit Verzögerungsinsulin	Mit NPH-Insulinen	Mit NPH-Insulinen sofort spritzen!	Nicht mischbar

- Sportliche Aktivitäten (z. B. Ausdauerlauf, Tennis, Kegeln, Tanzen, aber auch Gartenarbeit, Fenster putzen und der „Frühjahrsputz“ etc.)
- Feiern mit reichlich Alkoholgenuss
- Schichtarbeit, z. B. mit ständig wechselnden Schichtdiensten
- Operationen (= Stress)
- Trauer (= Stress)
- Urlaub in fremden Ländern mit anderen Essgewohnheiten
- Starke Änderungen des Essverhaltens (z. B. Fastenperioden)
- Ernährungsfehler (zu viel Eiweiß oder Fett am Abend) (➤ Kap. 12.3 und ➤ Kap. 12.4)
- Häufige Hypoglykämien
- Häufig erhöhte Nüchtern-Blutzuckerwerte (nächtliche Hypo mit Gegenregulation?)
- Starke Blutzuckerschwankungen – Spritzen in Lipohypertrophien (neue Spritzstellen = weniger Insulin!) (➤ Kap. 6.4.2)
- Starker Blutzuckeranstieg in den Morgenstunden (Dawn-Phänomen), eventuell Blutzuckeranstieg am Nachmittag (Dusk-Phänomen) (➤ Kap. 8.7)
- Anpassung bei Flugreisen (Flug von Ost nach West = mehr Insulin erforderlich; Flug von West nach Ost = weniger Insulin erforderlich; ➤ Kap. 16)

8.6.1 Vorgehen

Da der Insulinbedarf eines Menschen mit Diabetes aufgrund stetig wechselnder Lebensumstände individuell sehr unterschiedlich sein kann, ist es von Zeit zu Zeit – oder in den oben genannten Situationen – erforderlich, die ICT hinsichtlich der Verteilung von Basal- und Mahlzeiteninsulin zu überprüfen. Das gilt auch für Menschen mit Typ-2-Diabetes, die mit einem Mischinsulin behandelt werden. Eventuell muss hier das Mischungsverhältnis verändert – reduziert oder erhöht – werden.

BEACHTE

Man sollte nicht alle Faktoren gleichzeitig überprüfen und nicht gleichzeitig mehreres verändern!

Einer der Schlüssel für eine gute Blutzuckereinstellung ist die korrekte Berechnung der Basalrate (➤ Kap. 8.3.6). Sie ist die Voraussetzung für eine vernünftige Berechnung der BE-Faktoren zu den Mahlzeiten (➤ Kap. 8.4.2). Danach macht man sich an die „Ursachenforschung“ für zu hohe, zu niedrige oder schwankende Werte.

Nun folgt ggf. eine Insulinanpassung, wobei die wesentlichen Grundlagen der Insulintherapie berücksichtigt werden müssen:

- Zwischen ca. 24:00–2:00 Uhr nachts besteht in der Regel eine sehr hohe Insulinempfindlichkeit. Der Mahlzeiten- und Korrekturinsulinbedarf ist um diese Zeit meist sehr niedrig, entsprechend vorsichtig muss das Insulin dosiert werden.
- Insbesondere bei auffälligen Nüchtern-Blutzuckerwerten sind gelegentliche nächtliche Blutzuckermessungen (23:00–3:00 Uhr) sinnvoll. Der Nüchternblutzucker sollte nicht unter 100 mg/dl liegen.
- Der „prandiale Insulinbedarf“, also der Insulinbedarf zu den Mahlzeiten, hängt vor allem von der aufgenommenen Kohlenhydratmenge (Glukose) ab, aber auch vom Eiweiß (wenig vom Fett). Eine Berücksichtigung des Eiweißes ist im Rahmen der ICT in der Regel aber nur dann erforderlich, wenn große Mengen an Eiweiß gegessen werden: z. B. eine Pizza abends vor dem Zubettgehen (→ hohe Nüchternwerte) (➤ Kap. 12.4).

8.7 ICT-Probleme: Ursachen und Lösungsmöglichkeiten

8.7.1 Zu hoher Morgenblutzucker

Viele ICT-Patienten klagen über das scheinbar gleiche Problem – der morgendliche Blutzucker ist hoch. Die Ursachen jedoch können sehr unterschiedlich sein. Daher ist zu beachten:

- Ermittelt werden muss nicht nur der Blutzuckerwert vor dem Schlafengehen und am nächsten Morgen, sondern zumindest noch ein Nachtwert (23:00–3:00 Uhr).

- Am besten geeignet ist der Blutzuckerwert am Wirkungsmaximum des Basalinsulins, d. h. ca. 4 h nach der Injektion von NPH-Insulin oder Langzeit-Analoginsulin. Besser ist es, wenn diese Werte an mehreren Tagen hintereinander gemessen werden.
- Voraussetzung ist jeweils, dass der Ausgangsblutzucker vor dem Schlafengehen im Zielbereich liegt. Die Ergebnisse können unterschiedlich ausfallen und entsprechend unterscheiden sich auch die Reaktionen.

MERKE

Systematische Blutzuckermessungen sind zur Analyse des Blutzuckerverlaufs erforderlich:

- Blutzuckermessungen abends, morgens und gelegentlich auch nachts (24:00 und gegen 3:00 Uhr – kann auch mit einem Toilettengang kombiniert werden)
- Aktivitäten/Sport notieren, insbesondere nach längerer körperlicher Aktivität am späten Nachmittag oder Abend

Eine Ursachenforschung ist deshalb wichtig, weil das „Abspritzen" erhöhter Nüchternwerte gerade bei Menschen mit Typ-1-Diabetes nicht selten erneut Hypoglykämien mit Gegenregulation verursacht, wodurch es im Gesamtverlauf der Blutzuckereinstellung zu einer „Schaukeltherapie" mit nicht selten deutlich schlechteren HbA1c-Werten kommt. Voraussetzung ist eine Überprüfung der Basalrate und der BE-Faktoren.

8

Mögliche Ursachen für hohe Nüchtern-Blutzuckerwerte können sein:

- Eine nicht angepasste Basalrate über Nacht bei unterschiedlichen Ausgangssituationen hinsichtlich der Aktivitäten (z. B. Sport) und der Mahlzeiten (fett- und eiweißreich, Alkohol) am Abend ist eine Hauptursache für erhöhte Nüchternwerte am Morgen. Dies trifft insbesondere dann zu, wenn sich die Ernährungsgewohnheiten von Tag zu Tag ändern und so ein gleichmäßiger Blutzuckerverlauf erschwert wird. Auch ist eine Dosisanpassung bei Sport unbedingt erforderlich (➤ Kap. 15).
- Unterschiedliche Blutzuckerverläufe finden sich auch bei Menschen mit Diabetes, die Nachtarbeit verrichten.
- Patienten mit einer Polyneuropathie, die nachts mehrfach durch Schmerzen geweckt werden oder gar nicht schlafen können. Schmerzen bedeuten für den Körper Stress und somit erhöhte Nüchtern-Blutzuckerwerte.
- Auch wenige BE vor dem Zubettgehen, die nicht mit Insulin abgedeckt wurden, können Ursache für erhöhte Nüchtern-Blutzuckerwerte sein.
- BE mit sehr langsamer Blutzuckerwirkung (z. B. Fruchtzucker) und Eiweiß (z. B. Joghurt) zur Spätmahlzeit erhöhen den morgendlichen Nüchternblutzucker.
  - Eiweiß wird im Laufe der Nachtstunden in der Leber zu Zucker umgebaut und an das Blut abgegeben.
  - Die Kohlenhydrate werden über Nacht so noch langsamer aufgeschlüsselt.
  - **Tipp:** abends keine fett- oder eiweißreiche Mahlzeit mehr zu sich nehmen – und wenn, dann mit etwas mehr Verzögerungsinsulin (Basalinsulin) – was sowieso gespritzt wird – abdecken
  - Wird die Spätmahlzeit mit einem Mahlzeiteninsulin abgedeckt, besteht insbesondere bei höheren Dosen die Gefahr der Unterzuckerung gegen Mitternacht und in den frühen Morgenstunden (wegen der hohen Insulinempfindlichkeit zu diesen Zeiten).
- Die Basalinsulinwirkung vom Abend klingt in den Morgenstunden aus, sodass es zu einem „Insulinloch" am frühen Morgen kommt (zur Erinnerung: NPH-Insulinwirkdauer 8 bis max. 12 h, die Wirkung von Langzeit-Analoginsulinen z. B. Lantus® beträgt ca. 20–24 h).
- Alkoholgenuss mit nächtlicher Unterzuckerung und Gegenregulation ist eine regelmäßige Ursache für hohe Nüchtern-Blutzuckerwerte, wenn gleichzeitig zu wenige Kohlenhydrate gegessen wurden.

Maßnahmen können sein:

- Basalrate überprüfen, ggf. anpassen
- Das Basalinsulin so spät wie möglich spritzen und einen eventuellen Blutzuckeranstieg vor dem Schlafengehen lieber durch eine zusätzliche kleine Menge Verzögerungsinsulin zum Abendessen verhindern

- Konsequent eine „langsame“ Spritzstelle verwenden (Oberschenkel) und „Lieblingsstellen“ mit Verhärtungen meiden (➤ Kap. 6)
- Ein anderes Basalinsulin zur Nacht injizieren, evtl. Lantus®, Levemir® oder auch Tresiba®

Dawn-Phänomen

Nach längerer oder langer Diabetesdauer leiden die Menschen häufiger unter einem ausgeprägten „Dawn-Phänomen“ , einem **frühmorgendlichen Blutzuckeranstieg,** bedingt durch die Gegenspieler des Insulins wie Kortison, Schilddrüsenhormon oder Wachstumshormone. Diese Hormone sorgen dafür, dass morgens genügend Zucker zur Verfügung steht, um „aus dem Bett zu kommen“ und aktiv zu werden. Bei manchen Menschen mit Diabetes findet sich ein extrem hoher Anstieg des Blutzuckers innerhalb weniger Stunden am Morgen – nicht selten ist der Blutzucker bis 4:00 Uhr gleichmäßig niedrig (z. B. 90 mg/dl), um dann zwischen ca. 5:00–6:00 Uhr extrem anzusteigen – um mehr als 100 mg/dl.

Unabhängig davon gibt es auch Menschen mit Diabetes mit einem **Aufsteh-Phänomen**. In diesem Fall ist der Blutzucker bis kurz vor dem Aufstehen aus dem Bett noch sehr gut – 10 min Aktivitäten wie Zähne putzen oder z. B. Kaffee zubereiten reichen aber aus, um den Blutzucker extrem ansteigen zu lassen (Stress).

In der Praxis hat es sich bewährt, diesen frühmorgendlichen Anstieg abzufangen, indem man einige Einheiten Normal- oder Kurzzeit-Analoginsulin, z. B. 4–6 IE gegen 5:00–6:00 Uhr spritzt, ohne etwas zu essen. Da dieser Blutzuckeranstieg durch die Insulingegenspieler (Kortison, Wachstumshormon etc.) in den frühen Morgenstunden bedingt ist, hat er nichts mit dem Essen am Vorabend zu tun. Der **„Morgengupf“** – also die 4–6 IE Kurzzeitinsulin – wird deshalb auch nicht zur Basalrate dazugerechnet, es ändert sich auch nicht der BE-Faktor zum Frühstück.

Menschen mit Diabetes mit ausgeprägtem Dawn-Phänomen, die diesen Morgengupf nicht spritzen, haben in der Regel vor dem eigentlichen Frühstück – 2–3 h später – extrem hohe Blutzuckerwerte und benötigen dann auch extrem viel Korrekturinsulin (mit der Gefahr einer späteren Hypoglykämie).

BEACHTE

Extrem hohe BE-Faktoren von 4 IE Insulin pro BE oder höher sollten hellhörig machen. Eventuell ist die Basalrate zu niedrig – durch das viele Kurzzeitinsulin besteht eine Hypo-Gefahr am Vormittag!

Ein weiteres Problem in diesem Zusammenhang besteht darin, dass es auch Menschen mit Typ-1-Diabetes gibt, die den Morgengupf zwar um 5:00–6:00 Uhr spritzen, dann jedoch nicht frühstücken und mit einem Auto zur Arbeit fahren müssen. Die Gefahr der Hypoglykämie ist groß!

Ein ausgeprägtes Dawn-Phänomen ist eine der Hauptindikationen zur **Insulinpumpenbehandlung** (➤ Kap. 9). Dabei kann durch eine höhere Basalrate in den Nachtstunden die relativ schlechte Insulinwirkung am Morgen ausgeglichen werden.

MERKE

Der „Morgengupf" soll lediglich den morgendlichen BZ-Anstieg abfangen, der durch eine vermehrte Ausschüttung von Hormonen zu diesem Zeitpunkt bedingt ist (Insulingegenspieler!).

Dusk-Phänomen

Unter dem „Dusk-Phänomen“ versteht man den nachmittäglichen vermehrten Anstieg des Blutzuckers, der ebenfalls nicht selten durch zusätzliches Insulin abgefangen werden muss, indem man z. B.
- zum Mittagessen mehr kurzwirkendes Insulin,
- morgens etwas mehr Basalinsulin,
- isoliert kurzwirkendes Insulin zum Zeitpunkt des Anstiegs

spritzt.

8.7.2 Hoher Nachtwert

Erhöhte Blutzuckerwerte bereits vor dem Zubettgehen können vielfältige Ursachen haben:

Ursache	Lösung
Basalinsulinmangel in den späten Abendstunden	Klärung durch einen Fastentest C um 18:00–22:00 Uhr
Zu niedriger BE-Faktor zum Abendessen	Basalrate überprüfen, Fastentest B, ggf. die Basalrate anpassen
Die Blutzuckerkorrektur erfolgte mit dem falschen Korrekturfaktor (z. B. 40er- statt 30er-Regel = zu wenig Insulin gespritzt)	Korrekturfaktor erhöhen
Spätmahlzeit, die nicht mit Insulin abgedeckt wurde	Spätmahlzeit mit Kurzzeitinsulin abdecken

Erfolgskontrolle in den nächsten Nächten!

8.7.3 Unbemerkte nächtliche Unterzuckerung

Hinweise auf unbemerkte Unterzuckerungen in der Nacht können z. B. sein:

- Morgendliches Erwachen mit Kopfschmerzen
- Durchgeschwitztes Bett
- Unausgeschlafen sein, müde, „sich wie gerädert fühlen"
- Positiver Azetonnachweis bei eher niedrigem Zucker im Morgenurin
- Aber auch unklare Verletzungen, blaue Flecken von unbemerkten Stürzen

Ursache	Lösung
Zuviel Basalinsulin als Spätinjektion	Die Basalinsulindosis am Abend verringern
Basalinsulin wurde zu früh gespritzt (z. B. 18:00–20:00 Uhr) – gilt besonders für NPH-Insulin (möglichst nach 22:00 Uhr)	Basalinsulin erst zwischen 22:00–23:00 Uhr spritzen (Ausnahme Lantus, Toujeo® und Tresiba®), dann wirkt es auch bis in die Morgenstunden hinein und das Wirkmaximum liegt nicht in der insulinempfindlichen Zeit zwischen 24:00–2:00 Uhr

Zeigen sich die Symptome der Stoffwechselentgleisung (positiver Azetonnachweis), liegt möglicherweise eine Gegenregulation vor: Der Körper „wehrt sich" gegen den niedrigen Blutzucker und gibt seine Zuckervorräte aus der Leber ab. Achtung vor zu drastischen Blutzuckerkorrekturen!

Eine Erfolgskontrolle sollte in der nächsten Nacht erfolgen.

8.7.4 Blutzuckerschwankungen

Einen Typ-1-Diabetes ohne Blutzuckerschwankungen gibt es nur sehr selten. Ausnahme ist die Remissionsphase (Erholungsphase), die Zeit kurz nach der Diagnose des Typ-1-Diabetes, während der das Rest-Eigeninsulin blutzuckerstabilisierend wirkt (➤ Kap. 1.4.2).

Ein hoher HbA1c-Wert und schwankende Blutzuckerwerte sind ein häufiger Grund, beim Menschen mit Typ-1-Diabetes genaue Ursachenforschung zu betreiben. Genauso wichtig ist dies aber bei sehr niedrigen HbA1c-Werten (eine vermeintlich „sehr gute" Einstellung) mit häufigen Unterzuckerungen und entsprechender Gegenregulation mit der Gefahr der Entwicklung einer Hypoglykämie-Wahrnehmungsstörung.

Es gibt viele, oft nicht beeinflussbare **Faktoren, die zu Schwankungen** führen, z. B.:

- Witterungseinflüsse, z. B. starke Sonneneinstrahlung und Hitze
- Hormonschwankungen während der Pubertät, des Monatszyklus oder in den Wechseljahren bei Frauen (➤ Kap. 17.5)
- Unterschiedliche Resorptionsgeschwindigkeit und damit Blutzuckerwirkung der Broteinheiten (1 BE Apfel als Teil einer Mahlzeit mit Fett und Eiweiß ist etwas anderes als ein purer Apfel auf nüchternen Magen, ➤ Kap. 12.2.5)
- Wechselnde körperliche Aktivität
- Stress

Trotzdem sollte man nicht alle Turbulenzen hinnehmen, ohne regelmäßig zu hinterfragen, ob nicht eine **beeinflussbare Ursache** vorliegen könnte (➤ Kap. 6.6), denn auch folgende Aspekte können Schwankungen verursachen:

- Zu viel oder zu wenig Insulin beim Sport
- Häufiges Abspritzen erhöhter Blutzuckerwerte im Laufe eines Tages (Hypo-Wahrnehmungsstörung)
- Basalinsulinlastigkeit der Insulintherapie

- Fehlende oder mangelnde Blutzuckerkontrollen
- Falsche Injektionstechnik, Lipohypertrophien
- Autonome Neuropathie des Magens

Ebenso können

- Akzeptanz- und Verarbeitungsprobleme des Diabetes (➤ Kap. 23),
- „Null-Bock-Mentalität" bei jungen und jugendlichen Menschen mit Typ-1-Diabetes,
- Überforderung durch ICT oder auch die Pumpentherapie,
- gegebenenfalls auch ein nicht funktionierendes Blut-bzw. Gewebezucker-Messgerät

eine Rolle spielen.

Die Ursachen für Blutzuckerschwankungen sollten geklärt werden. Folgendes Vorgehen ist sinnvoll:

Unterlagen prüfen

Die Aufzeichnungen (**Blutzuckertagebuch** oder aus dem PC) sollten genau angeschaut und hinterfragt werden:

- Ist eine Regelmäßigkeit der zu hohen oder zu niedrigen Werte erkennbar? Zu welchen Uhrzeiten treten sie auf?
- Gezielt nach Sporteffekten, Alkoholeinfluss, Stress etc. fahnden
- Wie groß war der Spritz-Ess-Abstand, wurde er eingehalten?
- Gab es Zeiten, in denen der Stoffwechsel stabiler war? Was hat sich seitdem geändert?

Dieses Nachforschen zeigt noch einmal, wie wichtig eine genaue „Buchführung" ist!

Insulingesamtmenge prüfen

Führt das Nachvollziehen des Tagesablaufs nicht zum Ziel, muss als nächstes die Frage gestellt werden, ob die Insulingesamtmenge stimmt?

Zur Erinnerung: Der Anteil des Basalinsulins an der Gesamtinsulin-Tagesdosis sollte nicht mehr als 50 % betragen!

- Bei **zu niedriger Gesamtdosis,** vor allem des Basalinsulins, kommt es ständig zu Blutzuckeranstiegen, die mühsam mit hohen Mengen an schnellwirkendem Insulin „heruntergeholt" werden müssen.
- Ein **Überhang von Normalinsulin** mit seiner dosisabhängigen Wirksamkeit über längere Zeit führt zu schlechterer Abschätzbarkeit des Wirkungsverlaufs, sodass die richtige Anpassung schwieriger wird. Die Folge sind Blutzuckerschwankungen.
- Eine zu **geringe Anzahl an Basalinsulingaben** im Tagesverlauf in einer ICT mit Analoginsulin kann immer wieder Blutzuckeranstiege zwischen den Insulingaben mit sich bringen.
- Umgekehrt führt eine **zu hohe Gesamtinsulindosis** zu Unterzuckerungen mit Gegenregulation, die dann wieder mit drastischen Mengen an Kurzzeitinsulin korrigiert werden. Auch so wird ein Teufelskreis daraus: Zu viel Insulin führt zur Unterzuckerung, diese möglicherweise zur Gegenregulation und die Gegenregulation zur Injektion von noch mehr Korrekturinsulin.

Spritzstellen prüfen

Eine weitere Ursache für schwankende Blutzuckerwerte können die „Lieblingsstellen" beim Spritzen sein.

Auch bei Injektion in kleine, z. T. noch gar nicht durch die Haut spürbare Verhärtungen wird das Insulin wesentlich schlechter und ungleichmäßiger resorbiert (➤ Kap. 6).

Weitere Ursachen

Wenn dies alles nicht weiterhilft, gilt oft eine einfache Regel: Es muss versucht werden, **Ruhe** in das Leben zu bringen!

Wer gleichzeitig an zu vielen blutzuckerwirksamen Faktoren etwas verändert, verliert den Überblick. Es sollte ein **Basalratentag** durchgeführt (➤ Kap. 8.3.6) und die BE-Faktoren und die Korrekturregeln sollten ohne andere Einflüsse – wie Sport, Alkoholgenuss oder große Mahlzeiten – getestet werden. Wenn dadurch festgestellt wird, dass die Therapie einer Umstellung bedarf, sollten die Dinge **nacheinander und in kleinen Schritten** verändert werden.

Gegenüber der **Technik** sollte ein gesundes Misstrauen entwickelt werden. Der Pen oder auch eine Insulinpumpe und das Blut- bzw. Gewebezucker-Messgerät müssen auf ihre Funktionsfähigkeit überprüft werden.

Eine Störung der **Schilddrüse** kann eine Ursache für Blutzuckerschwankungen sein, an die viel zu selten gedacht wird. Auch eine nicht vergrößerte, d.h. vom Tastbefund völlig normale Schilddrüse, kann zu viel Hormone (Hyperthyreose = Überfunktion) oder zu wenig Hormone (Hypothyreose = Unterfunktion) produzieren und so Unruhe im Stoffwechsel stiften. Eine zu hohe Dosis an Schilddrüsenhormonen bei Unterfunktion kann ebenfalls ursächlich dafür verantwortlich sein.

Zur Klärung werden eine Laboruntersuchung, eine Ultraschalluntersuchung und eventuell anschließend ein Schilddrüsenszintigramm durchgeführt.

Durch Blutzuckerschwankungen sollten sich Menschen mit Diabetes nicht entmutigen lassen. Nach dem heutigen Stand der Forschung kann man davon ausgehen, dass **kurzfristige Blutzuckererhöhungen,** die konsequent durch Gaben von Kurzzeitinsulin normalisiert werden, keine Veränderungen am HbA1c bewirken und auch keine Folgeschäden hinterlassen.

MERKE

Grundsätzliches Vorgehen bei Blutzuckerproblemen:
- Zuerst Schwierigkeiten notieren,
- danach Ursachenforschung (die sorgfältige Buchführung hilft entscheidend),
- erst dann grundsätzliche Änderungen der Therapie durchführen.

8.8 Beispiele aus dem Protokollheft eines ICT-Patienten

Wichtig und unabdingbar für die notwendigen Anpassungen der ICT ist das sorgfältige Protokollieren
- aller Blutzuckermesswerte,
- aller Insulingaben sowie BE-Mengen,
- der körperlichen Bewegung.

Keine noch so gute (ärztliche) Theorie kann den Wert der gut dokumentierten Eigenerfahrung mit dem Diabetes ersetzen.

Hier nun einige Blutzucker-Beispiele aus einem ICT-Tagebuch (➤ Tab. 8.6, ➤ Tab. 8.7, ➤ Tab. 8.8, ➤ Tab. 8.9, ➤ Tab. 8.10, ➤ Tab. 8.11, ➤ Tab. 8.12). Wie wird die Stoffwechsellage beurteilt?

Tab. 8.6 Der Patient ist gut eingestellt. Der Blutzuckeranstieg nach dem Frühstück hält sich im Rahmen. Auch um 11:30 Uhr keine Unterzuckerung oder hohe Werte.

	Zeitpunkt			
	7:00	**7:20**	**9:00**	**11:30**
BZ mg/dl (mmol/l)	115 (6,4)	–	160 (8,9)	100 (5,6)
BE	–	4	–	–
BE-Faktor	1,5 IE/BE			
SEA	20 min			
Insulin	6 IE Normal 12 IE Basal			

Tab. 8.7 Der Blutzuckeranstieg nach dem Frühstück ist zu hoch. Die Kohlenhydrate sind schneller im Blut, das Insulin wirkt zu langsam. Die Normalinsulindosis aber reicht aus bei gutem BZ um 11:30 Uhr. Ein solcher Blutzuckeranstieg nach dem Essen lässt sich durch einen längeren Spritz-Ess-Abstand (SEA) ausgleichen.

	Zeitpunkt			
	7:00	**7:10**	**9:00**	**11:30**
BZ mg/dl (mmol/l)	115 (6,4)	–	225 (12,5)	119 (6,6)
BE	–	4	–	–
BE-Faktor	1,5 IE/BE			
SEA	10 min			
Insulin	6 IE Normal 12 IE Basal			

Tab. 8.8 Die Blutzuckerwerte um 9:00 Uhr und 11:30 Uhr sind hoch. Die Insulinmenge an schnell wirkendem Insulin muss erhöht werden.

	Zeitpunkt			
	7:00	**7:20**	**9:00**	**11:30**
BZ mg/dl (mmol/l)	115 (6,4)	–	200 (11,1)	210 (11,6)
B10	–	4	–	–
BE-Faktor	1,0 IE/BE			
SEA	20 min			
Insulin	4 IE Normal 12 IE Basal			

Tab. 8.9 Die Menge des Basalinsulins ist zu hoch, sodass es trotz Zwischenmahlzeit zu einer Unterzuckerung kommt.

	Zeitpunkt			
	7:00	7:20	9:00	11:30
BZ mg/dl (mmol/l)	115 (6,4)	–	150 (8,4)	50 (2,8)
BE	–	4	1	–
BE-Faktor	1,5 IE/BE			
SEA	20 min			
Insulin	6 IE Normal 16 IE Basal			

Tab. 8.10 Die Basalinsulingabe erfolgte viel zu früh am Abend (erst um 22:30 Uhr spritzen!).

	Zeitpunkt			
	18:00	20:00	24:00	2:00
BZ mg/dl (mmol/l)	80 (4,5)	140 (7,8)	100 (5,6)	50 (2,8)
BE	–	4	–	–
BE-Faktor	1,0 IE/BE			
SEA	20 min			
Insulin	4 IE Normal 12 IE Basal			

Tab. 8.11 Die Zwischenmahlzeit wurde nicht mit Insulin abgedeckt, zusätzlich ist keine Basalinsulinwirkung vorhanden, ein typisches „Insulinloch" am frühen Abend.

	Zeitpunkt		
	13:00	15:00	17:30
BZ mg/dl (mmol/l)	80 (4,5)	140 (7,8)	200 (11,1)
BE	3	2	–
BE-Faktor	1,0 IE/BE		
SEA	keiner		
Insulin	3 IE Humalog®/Liprolog®, Apidra®, NovoRapid®, Fiasp®, Lyumjev®		

Tab. 8.12 Der Patient hat sich bei der Berechnung der Insulindosis verrechnet und 1 IE Korrekturinsulin zu wenig gespritzt.

	Zeitpunkt			
	7:00	7:20	9:00	11:30
BZ mg/dl (mmol/l)	205 (11,3)	–	240 (13,4)	185 (10,3)
BE	–	3	–	–
BE-Faktor	2,0 IE/BE			
Korrektur	40er-Regel ab 120 mg/dl			
SEA	45 min			
Insulin	7 IE Normal 12 IE Basal			

Fragen

1. Welche unterschiedlichen Behandlungsmöglichkeiten gibt es beim Typ-1-Diabetes? Worin liegen die jeweiligen Vor- und Nachteile?
2. Welche beiden Funktionen des Kurzzeitinsulins in der ICT gibt es?
3. In welchen Abständen kann mit schnellwirkendem Insulin der Blutzucker korrigiert werden?
4. Wie kann die Basalrate überprüft werden?
5. Mit wieviel Einheiten Verzögerungsinsulin wird ein Blutzucker von 200 mg/dl (11,1 mmol/l) gesenkt?
6. Was sollte zur Abklärung hoher Blutzuckerwerte am Morgen gemacht werden?
7. Was bedeutet „Dawn-Phänomen" bzw. „Morgenröte-Phänomen"?
8. Welchen Zusammenhang gibt es zwischen eiweißreichen Mahlzeiten am Abend und dem Blutzucker am Morgen?
9. Was ist ein wichtiges Hilfsmittel zur Überprüfung schwankender Blutzuckerwerte?

Lösungen ➤ Anhang.

KAPITEL

9 Insulin-Pumpentherapie/ „Automatisierte Insulindosierung" (AID)

In Deutschland werden aktuell etwa 40.000–60.000 Menschen mit Diabetes mit einer **Insulinpumpe** behandelt. Große Studien (DCCT) zeigten, dass sich die Pumpentherapie günstig auf die Diabeteseinstellung auswirkt und insbesondere auch diabetische Folgeschäden verringert. Sowohl Therapiesicherheit als auch Therapieform konnten optimiert werden, sodass Kleinkinder, Kinder, Jugendliche, aber auch ältere Patienten heute mit einer Insulinpumpe behandelt werden können.

Die Mehrheit der Kinder und Jugendlichen mit Typ-1-Diabetes werden mit einer Insulinpumpe behandelt; bei den Kindern unter 5 Jahren sind es mehr als 90 %. 12 % der Kinder und Jugendlichen nutzten im Jahr 2020 bereits eine **automatisierte Insulindosierung** (AID = Sensor steuert die Pumpe) (Holl, Lange 2022).

9.1.1 Indikation für eine Insulinpumpe

Die Indikation (➤ Tab. 9.1) für eine Insulinpumpe sollte wegen der deutlich höheren Kosten gegenüber einer ICT kritisch geprüft werden, vor allem wenn Faktoren seitens der Patienten eine erfolgreiche Pumpenbehandlung in Frage stellen (➤ Tab. 9.2).

9.2 Voraussetzungen für eine Insulinpumpentherapie

- Ausreichende Motivation der Patienten
- Sichere Beherrschung der ICT
- Geeignete Insulinpumpenschulung mit Training in einem spezialisierten Zentrum
- Akzeptanz eines „ständigen Begleiters"
- Psychische Stabilität
- Positive Haltung gegenüber technischen Geräten

Tab. 9.1 Indikationen und Kontraindikationen der Insulinpumpentherapie, angelehnt an die Fachkommission Diabetes Sachsen

Gründe für eine Insulinpumpentherapie (Auswahl)	Kontraindikationen für eine Insulinpumpentherapie
• Kinder mit Diabetes in jedem Alter • Hypo-Wahrnehmungsstörung • Ausgeprägtes Dawn-Phänomen (Morgendämmerungsphänomen) • Geplante Schwangerschaft • Während der Schwangerschaft • Starke Blutzuckerschwankungen oder häufige Unterzuckerungen unter intensivierter konventioneller Insulintherapie (ICT) • Verbesserung der Lebensqualität, z. B. Wunsch des Patienten nach größerer Flexibilität (z. B. Schichtdienst, unregelmäßige Mahlzeiten) • Diabetische Folgeschäden (Polyneuropathie) • Hohe Insulinempfindlichkeit • Langzeitbehandlung mit Kortisonpräparaten • Niedriger Insulinbedarf, z. B. diabetische Nephropathie, Gastroparese	• Unzuverlässigkeit • Reduzierte intellektuelle Fähigkeiten (= dann eher eine Gefahr für die Betroffenen!) • Mangelnde Motivation • Essstörungen • Alkohol- und Drogenmissbrauch • Psychische Labilität, Suizidgefahr

Tab. 9.2 Vor- und Nachteile einer Pumpentherapie

Vorteile	Nachteile
• Kann im Beruf und in der Freizeit ständig getragen werden • Patch-Pumpen (ohne Katheter) ermöglichen auch neuen Patientengruppen eine Behandlung (z. B. Menschen mit Typ-2-Diabetes) • Kurzfristiges Ablegen der Pumpe möglich (abkoppelbare Katheter) • Deutliche Verbesserung der Lebensqualität • Höhere Motivation und eine gute Einstellung, Verringerung der Folgeschäden möglich • Niedrigerer Insulinbedarf	Einschränkungen: • In der Sauna (Hitzeempfindlichkeit der Pumpe und des Insulins) • Beim Tauchen (veränderte Druckverhältnisse) • Bei Kontaktsport (Verletzungsgefahr) • Bei Untersuchungen, bei denen starke Magnetfelder erzeugt werden (z. B. MRT) • Beim Sex • Schnellere Entwicklung einer Ketoazidose bei unterbrochener Insulinzufuhr • Vermehrte Ausbildung von Lipodystrophien • Infektionen an der Einstichstelle • Gewichtszunahme • Mindestens 2- bis 3-fach höhere Kosten

9.3 Prinzip der Insulinpumpe

In einer am Körper tragbaren Pumpe befindet sich in einer Ampulle Kurzzeitinsulin, das über einen Katheter in das Unterhautfettgewebe abgegeben wird (➤ Abb. 9.1).

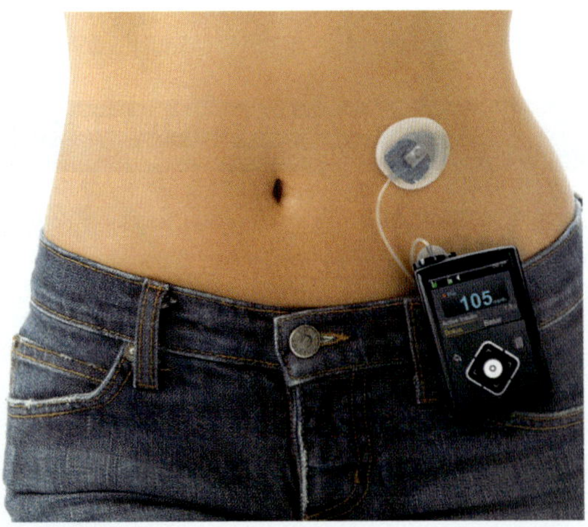

Abb. 9.1 Am Körper tragbare Insulinpumpe (Medtronic MiniMed 780G) [V170-1]

BEACHTE

Insulinpumpen dürfen keinem starken magnetischen Feld ausgesetzt sein (z. B. bei einer MRT). Der Einfluss starker magnetischer Felder schädigt die Pumpen derart, dass es z. B. zu vermehrten Insulinabgaben kommt, die evtl. zu einer Unterzuckerung führen können. Im Fall einer entsprechenden Untersuchung muss die Insulinpumpe abgelegt werden.
Defekte Mikrowellenherde stellen ebenfalls eine Gefahr dar!

Schnell wirkendes Insulin wird regelmäßig automatisch zur Deckung des Grundbedarfs abgegeben, zusätzlich können manuell für die Bolusgaben zu den Mahlzeiten oder zur Korrektur Insulinmengen abgerufen werden (➤ Abb. 9.2).

9.3.1 Katheterwechsel

Der Katheter sollte alle **2–3 Tage** gewechselt werden (Stahl/Teflon). Nach einer preisgekrönten Studie von Prof. Thomas Pieber (Universität Graz) können „neuere Insulinpumpen" möglicherweise durch eine Messung der Resistenz der Haut gegenüber der Insulininfusion einen Katheterwechsel um mehrere Tage hinausschieben, z. B. statt nach 2–3 Tagen auf 7 Tage oder mehr.

Darüber hinaus hat die Firma Medtronic schon im Mai 2021 in Europa das weltweit erste Infusionsset mit einer Tragedauer von bis zu 7 Tagen eingeführt (Medtronic Extended Infusionsset). Es ist mit allen Insulinpumpen der Serien 600/700 kompatibel. Dieses System ist nur anwendbar in Kombination mit dem ebenfalls neuen „Medtronic Extended Reservoir", um Insulin bis zu 7 Tagen stabil zu halten.

9.3.2 Katheterprobleme

Durch die Verwendung neuerer Materialien (Polyethylen, Polyurethan) bei der Herstellung der Katheter (Verbindung zwischen Pumpe und Patient) hat sich die Häufigkeit von Komplikationen drastisch vermindert. Auch Allergien durch Fixiermaterial (Flügel, Rondellen, Katheternadeln etc.) treten deutlich seltener auf.

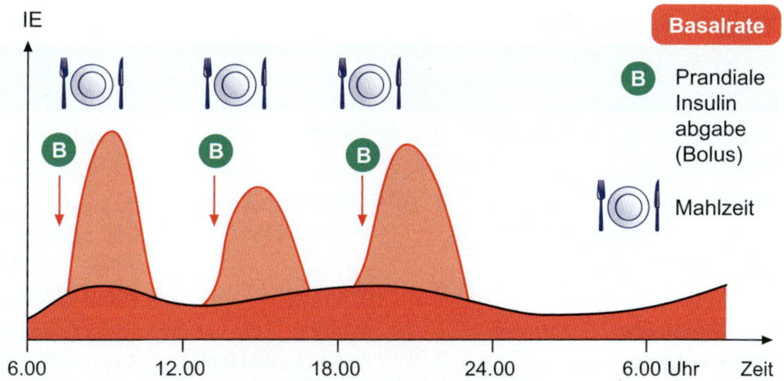

Abb. 9.2 Insulinabgabe bei der Pumpentherapie [L157]

9.3.3 Pumpenmodelle

Die zum Stand der Drucklegung in Deutschland häufiger verwendeten Pumpenmodelle (➤ Tab. 9.3) stammen u. a. von den Firmen Medtronic (MiniMed™ 780G) (➤ Abb. 9.3) und Ypsomed (mylife™ YpsoPump®) und die Insulinpumpe Tandem t:slim X2® (VitalAire). Ferner die Insulinpumpe OmniPod®DASH® PDM, die von der Firma Ypsomed vertrieben wird, und die neue Mikropumpe Accu-Chek® Solo (ab 2 Jahre) von Roche (Infos unter www.accu-chek.de), die kurz vor Drucklegung auf den Markt kam (➤ Abb. 9.4).

Der langjährige Pumpenhersteller Roche bietet zurzeit (Stand November 2022) keine Insulinpumpe an. Für die Insulinpumpe Akku Chek® Insight ist weiterhin Zubehör erhältlich.

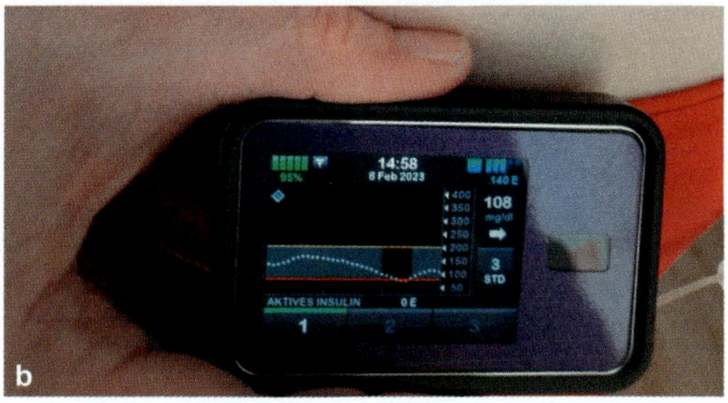

Abb. 9.3 Aktuelle Pumpenmodelle: a) Ypsomed: mylife™ YpsoPump®, b) VitalAire: t:slimX2®, c) Medtronic: MiniMed™ 780G [a: U392; b: M342; V170-1]

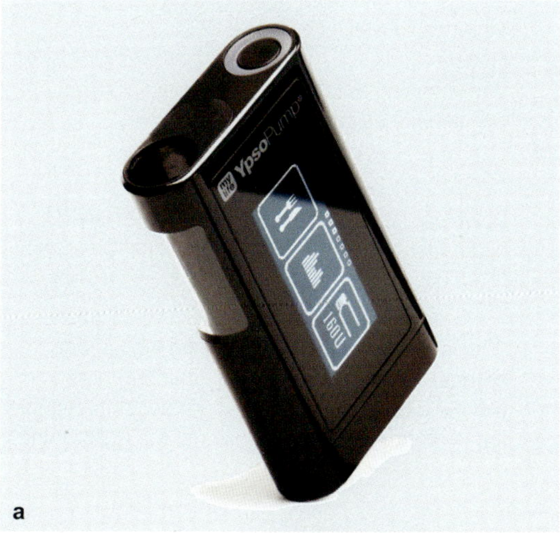

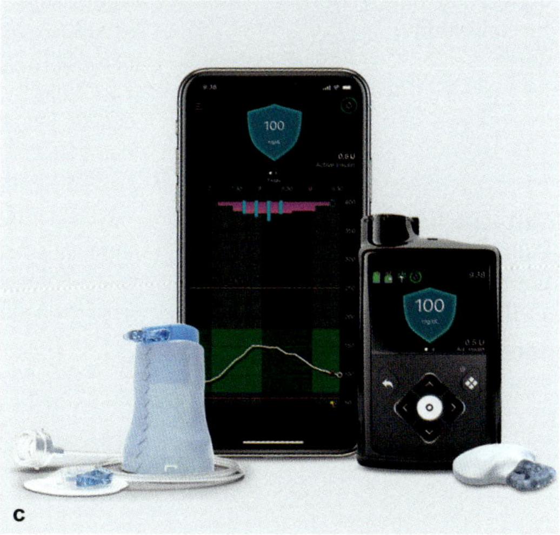

Tab. 9.3 Insulinpumpen

	mylife™ Ypso-Pump®	MiniMed™ 780G	Tandem t:slim X2®	OmniPod® DASH®PDM
Vertreibendes Unternehmen	Ypsomed	Medtronic	VitalAire	Insulet
Insulinvolumen	160 IE (1,6 ml), selbst befüllbar	1,8 ml oder 3 ml, selbst aufzuziehen	Max. 300 IE (3 ml), Reservoir selbst zu befüllen mit t:lock™-Anschluss Alle 48 oder 72 h austauschen	2 ml, selbst befüllbar
Energieversorgung, Lebensdauer	Batterien	Batterien oder wieder aufladbare Akkus	Aufladbarer Akku über Mikro-USB-Anschluss	Pod: Knopfzellen (nicht austauschbar) PDM: Batterien
Basalratenprofile	2	8	Bis zu 6 persönliche Profile	7
Maximale Basalrate pro Zeiteinheit	200 %	35 IE	individuell zwischen 15 min und 72 h mit einer Rate von 0–250 %	30 IE
Bolusoptionen	Normalbolus, verzögerter Bolus (max.8 h/in 30 Schritten), kombinierter Bolus und Blindbolus	Normalbolus, verlängerter Bolus, Dual-Bolus	Standard-Korrektur-verlängerter oder Sofortbolus	Normalbolus, verzögerter Bolus
Bolusrechner	Nein	Ja	Ja	Ja
Kombination mit CGM in Pumpe	Nein	SmartGuard® bei Nutzung von CGM: automatische Unterbrechung der Insulinzufuhr **vor** einer drohenden Unterzuckerung und Start der Basalrate bei wieder ansteigendem Trend	**Basis IQ-Technologie:** Vorhersage niedriger BZ-Werte und automatische Unterbrechung der Insulinzufuhr in Verbindung mit Dexcom7 **Control-IQ-Technologie:** CGM-Sitzung aktiv/vorhanden/Trendpfeil verfügbar (ab 25 kg und mind. 10 IE Tagesinsulinmenge) = Hybrid-Closed Loop-System	Nein
Benutzungshilfen für Sehbehinderte	Nein	Großes, kontrastreiches Farbdisplay, automatische Helligkeitsanpassung. Signale: Ton und/oder Vibration, einstellbare Alarmlautstärke	Signale: Ton und/oder Vibration, einstellbare Signallautstärke, Wiederholung alle 10 min, bis auf diesen reagiert wird	Nein
Software für Pumpendaten und ggf. -einstellung	Daten über Bluetooth-Verbindung auslesbar	CareLink™ Personal (automatischer Transfer in Arzt-Software CareLink ™Pro möglich)	Download, Diasend®,Sensordaten Clarity®	Omnipod DASH® Personal Diabetes Manager (PDM)
Sonstiges	Wasserdicht 1 m bis zu 60 min		30 min wasserfest bei 0,91 m getestet Nur die U100 Insuline Humalog® und NovoRapid®	Pod wird 3 Tage ununterbrochen am Körper getragen und dann ausgetauscht

9

Man unterscheidet **Pumpenmodelle mit Katheter** oder **Patch-Pumpen** ohne Katheter. Diese besitzen keinen Katheter. Ein Pod, der zuvor mit Insulin befüllt wurde (85 U–200 U), wird auf die Haut geklebt. Nachdem das Steuergerät (PDM = Persönlicher Diabetes Manager + Blutzuckermessgerät in einem) aktiviert wurde („Start“), wird das automatische Setzen der Teflonkanüle (am Pod) ausgelöst. Die Insulinversorgung ist nun für die nächsten Tage geregelt. Über das Steuergerät wird alles eingegeben und das Insulin entsprechend abgegeben (➤ Abb. 9.5).

Zu den neueren Entwicklungen gehört auch das A7 TouchCare® Insulin-Patchpumpe von Medtrum,

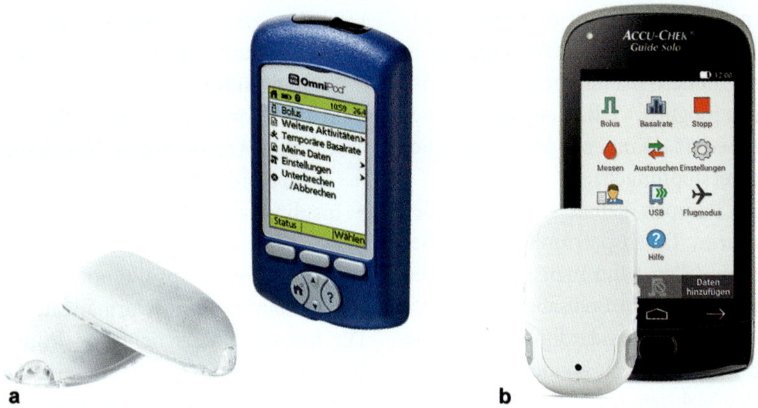

Abb. 9.4 a) OmniPod® DASH – die schlauchlose Pumpe, b) Mikropumpe Accu-Chek® Solo (Roche) [U392]

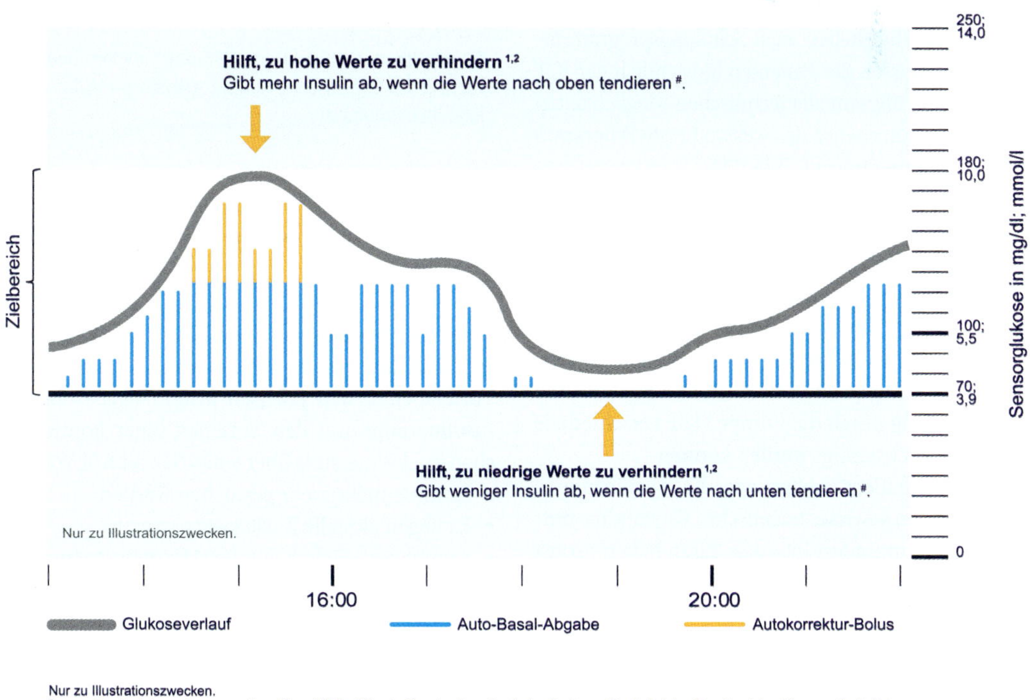

Abb. 9.5 Smart Guard™ [V170-1]

9

ein schlauchfreies, künstliches Bauchspeicheldrüsen-System, das eine Insulin Patch-Pumpe, eine CGM und einen Algorithmus integriert, bei dem eine Insulinzufuhr unterbrochen wird, wenn niedrige Glukosewerte vorhersehbar sind (optional). Befindet sich der Glukosewert wieder im Zielbereich, wird die Abgabe von Basalinsulin automatisch wieder aufgenommen (siehe Herstellerinformationen, Vertrieb über DiaShop).

Alle Pumpenmodelle werden primär mit U100-Insulin (100 IE/ml) befüllt. Die Herstellung einer „eigenen" weniger hohen Insulinkonzentration ist jedoch prinzipiell möglich, z. B. U40-Insulin bei geringem Insulinbedarf (Kinder) – oder auch bei häufigen Katheterverstopfungen.

Heutige externe Pumpen haben eine Fernbedienung, Vibrationsalarm, Tastensperrfunktion u. a. Bei aktuellen Pumpenmodellen kann man nicht nur die Basaltrate beeinflussen, auch die Bolusabgabe kann frei programmiert werden (z. B. Standardboli, verlängerte oder kombinierte Boli). Dadurch können die Blutzuckerprofile nach den Mahlzeiten verbessert werden.

Pumpenanfänger sind von der Vielfalt an technischen Möglichkeiten zunächst oft überfordert. Die neuen Pumpensysteme ermöglichen aber einen „schrittweisen" Einstieg. Hier helfen auch Schulungsprogramme, die auf dem Wissen der Patienten hinsichtlich der ICT aufbauen und langsam alle technischen Möglichkeiten einfließen lassen; ebenso das weltweit erste Programm für Insulinpumpenträger („Input").

Auch die Integration von Blutzuckermessgerät und Insulinpumpe ist heute möglich. Über eine Funkschnittstelle werden die gemessenen Blutzuckerwerte direkt auf die Pumpe übertragen. Die Pumpe schlägt dann, nachdem der Mensch mit Diabetes die gewünschte BE-Menge eingegeben hat, eine konkrete Menge an Bolusinsulin vor, wobei bei der Berechnung durch die Pumpe viele verschiedene Faktoren berücksichtigt werden können.

Ein „Pumpenpatient" sollte, wie die Ausführungen oben zeigen, ein gewisses technisches Verständnis mitbringen oder zumindest Interesse daran haben – sonst ist der gewünschte Erfolg eher in Frage gestellt.

BEACHTE

Alarmmeldungen dürfen nicht einfach gelöscht und die Pumpe ohne Berücksichtigung weitergetragen werden!

9.3.4 Pumpeninsuline

In der Pumpentherapie kommen ausschließlich kurzwirksame Insuline zum Einsatz, entweder als Normal- oder als Analoginsulin, aufgrund des günstigeren Wirkprofils haben sich aber auch in der Pumpentherapie die Analoginsuline („Kunstinsuline") immer mehr durchgesetzt.

In Deutschland für die Pumpentherapie grundsätzlich zugelassene Insuline sind:

- Insulin Humalog® (Lilly), ein Kurzzeit-Analoginsulin
- Insulin NovoRapid® (Novo Nordisk), ein Kurzzeit-Analoginsulin, NovoRapid® PumpCart® (Novo Nordisk)
- Insulin Fiasp® PumpCart®
- Lyumjev® (Insulin **u**ltra **r**apid **li**spro [Urli], Lilly) (nur für mylife YpsoPump®)
- Insuman® Infusat (Normalinsulin)

Die Insuline unterscheiden sich nicht nur hinsichtlich der Konzentration und der Schnelligkeit der Wirkung, sondern auch durch verschiedene Zusätze, die als Stabilisatoren oder zur Desinfektion dienen.

BEACHTE

Anwender müssen die Herstellerinformationen beachten: Nicht jedes zugelassene Kurzzeit-(Analog)-Insulin darf in jede Insulinpumpe!

9.4 AID-Systeme

Neue AID-Systeme (= „automated insulin delivery" = automatisierte Insulindosierung) verbinden die Vorteile einer sehr präzisen Insulinabgabe über eine Insulinpumpe mit den Vorteilen einer kontinuierlichen Zuckermessung über einen Sensor mit Vorteilen:

- Es muss nicht mehr gestochen werden.
- Es liegen aktuelle Zuckerwerte vor.
- Es gibt die Möglichkeit der Alarmeinstellung!

Seit etwa 2009 gibt es derartige Systeme schon, die eine vorausschauende Insulinabschaltung in der Pumpe ermöglichen. Ein weiterer wichtiger Schritt zur automatischen Abgabe von Insulin, auf den man sich verlassen konnte, war die Entwicklung neuer mathematischer Algorithmen zur verlässlichen Steuerung der Insulinpumpe. Die Zusammenschaltung der Insulinpumpe mit dem System zur kontinuierlichen Glukosemessung (CGM, ➤ Kap. 3.4) macht dies möglich. Der Rechenalgorithmus steuert so die Basalrate. Das Mahlzeiteninsulin muss nach wie vor vom Benutzer selbst durch einen Bolus gegeben werden! Diese AID-Systeme haben bisher schon gezeigt, dass durch sie die Verweildauer im Zielbereich einer guten Blutzuckereinstellung von > 70 % besser erreichbar ist als mit der herkömmlichen Zuckereinstellung (z. B. CT oder ICT). Außerdem treten Hypoglykämien und Blutzuckerschwankungen deutlich seltener auf, weshalb diese Systeme bei Kindern und Jugendlichen immer häufiger eingesetzt werden (➤ Tab. 9.4).

MERKE

Ein AID-System reagiert selbstständig auf Unter- und Überzuckerungen.

Das erste **Voll-AID** wird in der Insulinpumpe MiniMed™ 790G erhältlich sein (➤ Tab. 9.4, ➤ Tab. 9.5)

BEACHTE

AID-Systeme sind aber nur so gut, wie ihre Anwender damit umgehen!
Eine umfängliche kontinuierliche Schulung in diesen Systemen ist unabdingbar!

Tab. 9.4 Gängige AID-Systeme (Auszug)

	MiniMed™ 670G/770G	MiniMed™780G	Diabeloop DBLT4®/DBLG1	CamAPS FX App	t:slimX2® mit Control IQ
Insulinpumpe	MiniMed™ 670G/770G	MiniMed™ 780G	Accu Chek® Insight*	mylife™ Ypso-Pump® Dana R/S, Dana-i	t:slim X2®
Glukosesensor	Guardian 4		Dexcom G7		
Nutzungsdauer/ Sensor	7 Tage		10 Tage		7 Tage
Einstellbare Glukoseziele	120 mg/dl/ (6,7 mmol/l)	100/120 mg/dl (5,6/6,7 mmol/l)	100–180 mg/dl (5,6–10,0 mmol/l)	80–200 mg/dl (4,4–11,1 mmol/l)	110 mg/dl (6,1 mmol/l)
Kalibrieren (BZ-Messungen)	Mind. 2–6×/Tag		Kein Minimum, selten		
Plattform des Algorithmus	In der Pumpe		Handgerät	Android Smartphone	In der Pumpe
Insuline	Humalog® und NovoRapid®	Humalog® und NovoRapid®	Humalog® und NovoRapid®	Humalog®, NovoRapid®, Fiasp®, Lyumjev®	Humalog® und NovoRapid®
Korrektur-Bolusgaben	Nein	Ja	Ja	Nein	Ja
Datenverfügbarkeit	Download CareLink™ Automatisch (770G)	Automatisch CareLink™	Download, Diasend® (Sensordaten Clarity®)	Automatisch, Diasend	Download, Diasend®, Sensordaten Clarity®
Altersbeschränkung	> 7 Jahre	> 7 Jahre	Ab 7 Jahre, in D ab 18 Jahre (DBLT4) Erwachsene (DBLG)	> 1 Jahr (auch für Schwangere)	Ab 6 Jahre
Besonderheiten			Variable „Aggressivität“ 5–10 cm langer Katheter am Oberarm	„Boost-Modus“	Nachtmodus

Tab. 9.5 Unterscheidung der verschiedenen Hybrid-Closed-Loop-Systeme bzw. AID-Systeme

	Hybrid-AID	Fortgeschrittenes Hybrid-AID	Voll-AID*
Leistungen	• Basale Insulin-Gabe passt sich an • Boli werden manuell abgegeben	• Basale Insulingabe passt sich an • Boli werden manuell abgegeben • Korrekturboli automatisch	Vollständige, autonome Insulinabgabe sowohl für das Basal- als auch das Bolusinsulin
Systeme (Stand Nov. 2022)	Diabeloop	MM780G	MM790G*
	MM670G	CamAPS FX	
	t:slim X2® Control IQ		

* Noch nicht marktreif

9.4.1 Kalibrierungen

Kalibrierungen (= Kontroll-**Blutzucker**messungen) sind erforderlich, um einen stabilen Kurvenverlauf durch das CGM-System zu erreichen, und sollten bei einem stabilen Verlauf von Gewebe- oder Blutzuckerwerten durchgeführt werden, zu hohe und auch zu niedrige Werte sollten vermieden werden.

Empfehlenswerte Zeitpunkte sind:

- Morgens, noch nüchtern mit einem Abstand von 15 min zur nächsten Mahlzeit oder zur nächsten Insulingabe
- Abends spät vor dem Zu-Bett-Gehen (oder bei Kindern: vor dem Zu-Bett-Gehen der Eltern, wenn das Kind schon schläft), um eine sichere Messung in der Nacht zu erzielen

Viele Systeme benötigen eine Kalibration mindestens alle 12 h. So kann es sein, dass eine weitere Kalibration am Tage erfolgen muss.

Möglicherweise fordert das Gerät auch eine Kalibration in besonderen Situationen, z. B. nach Abschaltung der Basalrate.

9.5 Fazit

Die Therapie mit einer Insulinpumpe ist kein Buch mit sieben Siegeln. Das Erlernen der Technik bereitet in der Regel keine Probleme, wenn man sich gerade am Anfang auf das Wesentliche beschränkt. Die vielen technischen Möglichkeiten können einen anderenfalls überfordern. Modernste Pumpen mit einer klaren Menüstruktur bereiten Kindern und auch älteren Menschen in der Regel keine größeren Schwierigkeiten. Unerlässlich dagegen ist **eine intensive tägliche Schulung in Kleingruppen** in speziellen Einrichtungen. Ein spezielles Pumpen-Schulungsprogramm (z. B. „Subito", „Input") sollte u. a. folgende Themen umfassen:

- Pumpe und Technik
- Pumpe und Entgleisung
- Pumpe und Sport
- Pumpe und Urlaub

Durch gezielte Mahlzeitenauslassversuche (ABCD-Fastentests, siehe unter ICT, ➤ Kap. 8) wird die individuelle Insulinbasalrate ermittelt. Durch gute Schulung lassen sich mögliche Probleme der Insulinpumpentherapie weitgehend vermeiden (raschere Entwicklung einer Ketoazidose im Vergleich zur ICT, mögliche Hautabszesse). Unterzuckerungen treten unter der Pumpentherapie nachgewiesenermaßen seltener auf als unter einer ICT.

Entscheidend sind das praktische Training mit „Insulinpumpenanwärtern" und die tägliche Besprechung der Blutzuckerprofile, natürlich auch der Nachtprofile!

In seltenen Fällen kann es aber auch sinnvoll sein, die Insulinpumpentherapie wieder zu beenden und auf eine externe mehrfache Spritzentherapie, z. B. ICT (➤ Kap. 8), zurückzukehren!

MERKE

Ein in der Insulinpumpentherapie erfahrener Arzt bzw. ein Diabetesberater sollte zumindest zu Beginn der Behandlung stets erreichbar und auch im weiteren Verlauf der Ansprechpartner sein.

KAPITEL

10 Akuter Notfall: Hypoglykämie (Unterzuckerung)

Jeder Mensch mit Diabetes, der mit Insulin behandelt wird und/oder blutzuckersenkende Tabletten erhält, kann eine Unterzuckerung (Hypoglykämie) bekommen. Dies ist bei Menschen mit Typ-1-Diabetes häufiger der Fall als bei Menschen mit Typ-2-Diabetes, da erstere oft mit einer intensivierten konventionellen Insulintherapie (ICT) „schärfer" eingestellt werden. Bei insulinbehandelten Menschen mit Typ-2-Diabetes wiederum kommt es häufiger zu Unterzuckerungen als bei mit Tabletten Behandelten. Dennoch sollte jeder Mensch mit Diabetes, der aufgrund seiner Behandlung unterzuckern kann (➤ Kap. 4.1.6, ➤ Kap. 4.1.7, ➤ Kap. 4.1.8, ➤ Kap. 7), die Ursachen und Anzeichen kennen, damit er gezielt reagieren und so schwerere Hypoglykämien verhindern kann.

BEACHTE

Jeder Blutzucker unter 70 mg/dl (< 3,9 mmol/l) (ADA) – auch ohne Symptome – wird als Unterzuckerung (Hypoglykämie) bezeichnet.

Die Grenze von 70 mg/dl (3,9 mmol/l) orientiert sich an den Gegenregulationsmechanismen von stoffwechselgesunden Menschen: Ab einem Blutzuckerwert von 80–85 mg/dl (4,5–4,8 mmol/l) stoppt die Bauchspeicheldrüse die Insulinausschüttung. Sinkt der Glukosespiegel weiter, setzt bei Werten von etwa 70 mg/dl (3,9 mmol/l) die hormonelle Gegenregulation („Alarmschwelle") ein. Durch Ausschüttung von Glukagon (Gegenspieler des Insulins) und Katecholaminen (z. B. Adrenalin und Noradrenalin) steigt bei Stoffwechselgesunden der Blutzucker wieder an, sodass schwere Unterzuckerungen praktisch nicht auftreten.

Bei sehr langer Diabetesdauer und/oder unter starkem Alkoholeinfluss kann eine Gegenregulation bei Menschen mit Diabetes ausbleiben (→ Lebensgefahr!).

Bei niedrigen Blutzuckerwerten von < 54 mg/dl (3,0 mmol/l) spricht man auch von einer **klinisch signifikanten Hypoglykämie,** bei noch niedrigeren Werten von einer **Hypoglykämie mit schweren Wahrnehmungsstörungen** und der Notwendigkeit der Fremdhilfe (International Hypoglycaemia Study Group, 2017).

Bei niedrigen Blutzuckerwerten werden auch vermehrt Kortisol und Wachstumshormon ausgeschüttet.

10.1 Ursachen für eine Hypoglykämie

Häufige Ursachen einer Unterzuckerung sind:

- **Insulin:**
  - Zu viel Insulin gespritzt
  - Aus Versehen i. m. injiziert → schnellere Wirkung
  - Falsches Insulin/falscher Pen → Basalinsulin statt Mahlzeiteninsulin?
  - Zu langer Spritz-Ess-Abstand
  - Bessere Insulinaufnahme über die Haut, z. B. im Sommer bei Hitze
  - Zu starke Insulinwirkung, z. B. bei ungewollter Gewichtabnahme
- **Orale Antidiabetika mit Hypogykämiegefahr** (Sulfonylharnstoffe, Glinide):
  - Zu viele Tabletten
  - Tabletten eingenommen, aber nichts oder zu wenig gegessen
- **Bewegung:**
  - Insulindosis vorher nicht ausreichend reduziert
  - Sport ohne zusätzliche BEs
- **Kohlenhydrate:**
  - Zu wenige Broteinheiten, besonders vor längerer körperlicher Bewegung
  - Eine Mahlzeit ausfallen lassen
- **Alkohol:**
  - Senkt oft den Blutzucker – auch im Schlaf
  - Besonders gefährlich, weil diese Unterzuckerung oft erst in der zweiten Nachthälfte oder am nächsten Vormittag auftritt

Seltenere Ursachen einer Unterzuckerung können sein:

- Schwere Lebererkrankungen (z. B. Zirrhose)
- Insulinome (Tumoren der Bauchspeicheldrüse)
- Schwere Nierenerkrankungen
- Blutvergiftung (Sepsis)
- Nebenniereninsuffizienz

- Bestimmte Medikamente, z. B. Betablocker, Chinin
- Magersucht (Anorexia nervosa)
- Hypophysenvorderlappeninsuffizienz

Alle **anderen oralen Antidiabetika** („Diabetestabletten“) haben **kein eigenes Unterzuckerungsrisiko:**

- Alpha-Glukosidase-Hemmer (z. B. Acarbose)
- Biguanide (z. B. Metformin, Glucophage®, Glucophage® XR, Mediabet®)
- DPP-4-Hemmer (z. B. Sitagliptin, Vildagliptin, Saxagliptin)
- SGLT-2-Hemmer (z. B. Empagliflozin, Dapagliflozin)

Ebenfalls **kein Unterzuckerungsrisiko** haben (müssen s. c. gespritzt werden):

- GLP-1-Analoga (z. B. Liraglutide, Exenatide)

IM ALTER

Bei **gebrechlichen, älteren Menschen sind Hypoglykämien strikt zu vermeiden!** Sie treten im Alter gehäuft auf bei:

- Gewichtsabnahme
- Verschlechterung der Nierenfunktion (durch Anhäufung von oralen Antidiabetika oder Insulin)
- Fehlern bei der Medikamenteneinnahme (Verwechslung, doppelte Einnahme, Appetitlosigkeit)
- Einnahme vieler verschiedener Medikamente (Polypharmazie) mit Gefahr von Interaktionen (=Wechselwirkungen; z. B. große Mengen an Salicylaten [2–3 g], Betablocker!)
- Ausgelassenen Mahlzeiten

10.2 Erkennen einer Hypoglykämie

Wichtig ist es, **Warnsymptome** ernst zu nehmen und im Zweifelsfall eine Blutzuckerkontrolle durchzuführen. Ohne die geringste Vorwarnung sind schwere Hypoglykämien selten. Viel häufiger kommt es vor, dass entsprechende Symptome nicht erkannt werden, die durch gegenregulatorische Hormone zustande kommen, z. B.

- Schweißausbruch
- Übelkeit, Blässe
- Herzklopfen als Folge körperlicher Anstrengung
- Herzdruckgefühl, aber manchmal auch Bauchschmerzen
- Kopfschmerzen und Müdigkeit als „Kater“
- Gähnen und Schwindelgefühl
- Hunger und Angst
- Konzentrationsstörungen – hilfreich sind hier Konzentrationstests (z. B. Kopfrechnen, Gedicht aufsagen, Geburtsdaten aufzählen).

Bei **Kindern** können neben den genannten Warnzeichen auch plötzliche Wesensveränderungen auftreten, z. B.:

- Aggressivität
- Weinerlichkeit
- Anhänglichkeit
- Unleidlichkeit
- Albernheit

MERKE

Die **Unterzuckerungssymptome verändern sich** im Laufe des Lebens: Erkannte man z. B. kurz nach der Feststellung des Diabetes die Unterzuckerung durch Schwitzen, kann es sein, dass dies nach einigen Jahren völlig ausbleibt und sich niedrige Blutzuckerwerte mit Unkonzentriertheit ankündigen.
Daher ist es wichtig, dass Menschen mit Diabetes immer wieder in sich hineinhorchen und die persönlichen, aktuellen „Hypo“-Symptome erkennen. Andernfalls liegt evtl. eine **Hypo-Wahrnehmungsstörung** vor. Sie kommt häufiger nach langer Diabetesdauer vor.

Hypo-Wahrnehmungsstörung

Bei einer Hypo-Wahrnehmungsstörung liegt ein teilweises oder vollständig eingeschränktes Vermögen vor, die Symptome einer Hypoglykämie zu bemerken (Definition nach Pschyrembel Diabetes). Normalerweise bemerkt der Körper, dass eine gefährliche Situation kommt. Er schüttet Stresshormone (Adrenalin) aus. In der Folge treten die bekannten Symptome auf. Wenn diese Symptome häufiger ignoriert werden (keine Zeit zu essen, sich nicht um die Hypo „kümmern wollen“), gewöhnt sich der Körper an den Zuckermangel. Irgendwann spürt der Betroffene die Angst nicht mehr: Es kommt zum unbemerkten Blutzuckerabfall, eine Bewusstseinsstörung unterschiedlicher Ausprägung folgt mit der Gefahr, dass der Betroffene nicht mehr schnell genug

Gegenmaßnahmen ergreifen kann (rechtzeitig Glukose aufnehmen). Fremdhilfe wird nötig.

Diese Situation muss und kann verbessert werden: In speziellen Schulungen lässt sich die Wahrnehmung wieder einüben, indem z. B. trainiert wird, die typischen Symptome einer Unterzuckerung bei sich selbst wieder bewusst wahrzunehmen.

Außerdem können CGM-Systeme den Alltag erleichtern und dazu beitragen, dass die Betroffenen vor schweren Unterzuckerungen geschützt werden – die CMG-Systeme warnen vor hohen und niedrigen Werten (➤ Kap. 3.4).

IM ALTER

Im Alter schwächen sich die typischen Unterzuckerungssymptome häufig ab. Mögliche Symptome sind dann z. B.:
- Körperliche Schwäche
- Schwindel
- Verwaschene Sprache
- Verwirrtheit

Besonders schwierig ist es, Unterzuckerungsanzeichen bei demenziell Erkrankten mit erhöhtem Bewegungsdrang und möglicherweise nicht kalkulierbarer Nahrungsaufnahme zu erkennen! Die Einstellung sollte deshalb nicht zu streng sein. Es besteht ein erhöhtes Risiko für Stürze (→ Knochenbrüche!).

10.3 Grundsätzliche Behandlung der Hypoglykämie

Natürlich möchte man im besten Fall niemals die nachfolgend beschriebenen Maßnahmen bei Unterzuckerungen anwenden müssen. Daher ist Vorbeugung entscheidend.

Man unterscheidet bei Hypoglykämien nach der Schwere:
- Leichte Unterzuckerung
- Mittelschwere Unterzuckerung
- Schwere Unterzuckerung

Grundsätzlich **ungeeignet** zur Behandlung des Unterzuckers sind:
- Light Getränke
- Eiweiß- und fettreiche Speisen (z. B. Schokolade, Milch)
- Süßigkeiten, die sich nicht schnell auflösen oder die schwer zu kauen sind (z. B. Bonbons)

Geeignet zur raschen Anhebung des Blutzuckers sind (➤ Abb. 10.1):
- Traubenzucker
- Normal gesüßte Fruchtsäfte, Cola-Getränke
- Süßigkeiten, die sich schnell auflösen oder gut zu kauen sind

➤ Tab. 10.1 zeigt den BE-Gehalt der gebräuchlichsten „schnellen“ Broteinheiten.

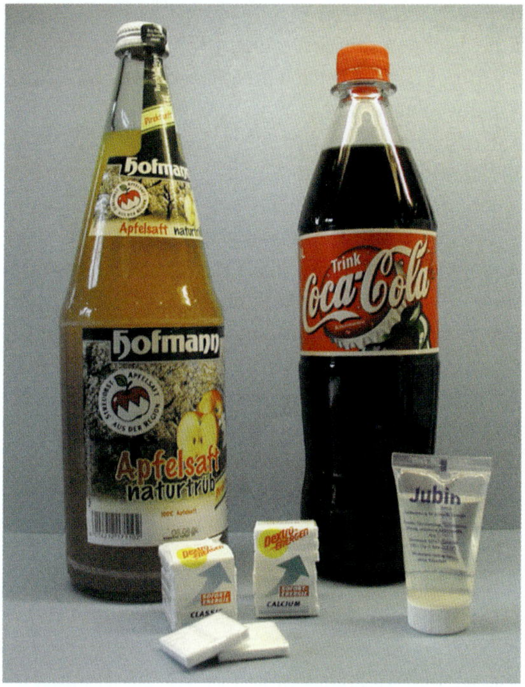

Abb. 10.1 „Schnelle BE“ bei Hypoglykämie [M342]

Tab. 10.1 Eine schnelle BE

Präparat	Menge	Broteinheiten (BE)
Traubenzucker, z. B. Dextroenergen®	2½ Päckchen	1
Traubenzuckerplättchen, z. B. Dextro Energy minis	10 Plättchen	1
Intact® Traubenzucker	6 Stück	1
Jubin® (cremig)	1 Tube	2,6
Saft/Cola	100 ml	1
Kaubonbon z. B. Mamba/ Maoam	3 Stück/ 3½ Stück	1
Gummibärchen (kleine Bärchen)	13 Stück	1
Traubenzuckerlutscher (verschiedene Hersteller)	2 Stück	1

MERKE

Menschen mit Diabetes sollten Traubenzucker **immer am Körper** bei sich tragen, denn er ist sozusagen ihre „Lebensversicherung in allen Lebenslagen".

10.3.1 Leichte Hypoglykämie

Symptome

Eine leichte Unterzuckerung (BZ ≤ 70 mg/dl bzw. 3,9 mmol/l) macht sich bemerkbar durch

- Schweißausbruch
- Heißhunger
- Herzklopfen
- Kribbeln an den Lippen
- Leichte Konzentrationsschwäche

Auch „weiche" Knie, also eine Muskelschwäche, sowie Stimmungsschwankungen (aggressive oder depressive Grundstimmung ohne entsprechenden Anlass) sind recht typisch.

Nicht alle Anzeichen müssen gleichzeitig auftreten, beim Einzelnen stehen jeweils unterschiedliche Symptome im Vordergrund.

Leichte Hypoglykämien führen nicht zu Gehirnschäden.

Maßnahmen

Bei leichter Hypoglykämie **1–2 BE** als Traubenzucker oder Saft zu sich nehmen.

Falls die nächste Mahlzeit unmittelbar bevorsteht und die Unterzuckerung vielleicht während eines zu langen Spritz-Ess-Abstands aufgetreten ist, sollte man eine „schnelle" BE zu sich nehmen und dann unverzüglich das Essen mit blutzuckeranhebenden schnelleren Broteinheiten wie Nudeln, Reis oder anderen Beilagen beginnen.

Auf jeden Fall sollte die Unterzuckerung bekämpft und nicht ohne zusätzliche, schnelle BE bis zum Beginn der Mahlzeit abgewartet werden, da der Blutzucker bis dahin weiter absinken wird. Siehe auch ➤ Tab. 10.2.

Tab. 10.2 Maßnahmen bei Hypoglykämien unterschiedlichen Schweregrades

Leichte Hypoglykämie (BZ ≤ 70 mg/dl/3,9 mmol/l)	Mittelschwere Hypoglykämie (BZ ≤ 54 mg/dl/3,0 mmol/l)	Schwere Hypoglykämie (keine Blutzuckerschwelle)
1 schnelle BE (➤ Tab. 10.1)	1–2 schnelle BE (➤ Tab. 10.1)	Stabile Seitenlage
Wenn Hypoglykämie unmittelbar vor einer Mahlzeit: sofort essen, mit Kohlenhydraten beginnen	Zusätzlich 1–2 BE Brot (= langsame BE)	Keine Flüssigkeit einflößen, wenn bewusstlos
Danach BZ messen	Danach BZ messen	Falls vorhanden: Glukagon nasal oder s.c/i.m.
		Arzt verständigen
		Wenn erwacht: 3–4 schnelle BE
		Danach BZ messen

10.3.2 Mittelschwere Hypoglykämie

Symptome

Bei einer mittelschweren Hypoglykämie (BZ≤ 54 mg/dl bzw. 3,0 mmol/l) treten weitere Symptome hinzu (Auswahl):

- Zittern (u. U. am ganzen Körper)
- Sehstörungen (z. B. Augenflimmern)
- Verwirrtheit
- Undeutliche Sprache
- Koordinationsstörungen
- Gezieltes Denken und Handeln fällt zunehmend schwerer, die Orientierung geht verloren.

Auch mittelschwere Hypoglykämien führen nicht zu Gehirnschäden.

Maßnahmen

Bei mittelschweren Hypoglykämien **1–2 „schnelle" BE** (z. B. Traubenzucker, Saft, Cola, zuckerhaltige Limonade), **zusätzlich 1–2 BE Brot,** um ein erneutes Abrutschen in den Unterzucker zu vermeiden. Siehe auch ➤ Tab. 10.2.

10.3.3 Schwere Hypoglykämie (keine genaue Blutzuckerschwelle!)

Schwere Unterzuckerungen sind Zeichen eines **Zuckermangels im Gehirn** und sind – auch bei Kindern – meist von **Bewusstlosigkeit** und eventuell auch **Krampfanfällen** gekennzeichnet oder können wie ein Schlaganfall erscheinen. Bei einer schweren Unterzuckerung benötigt der Patient unbedingt fremde Hilfe.

Bewusstlosigkeit heißt jedoch nicht unbedingt, dass Gehirnzellen absterben. Zum Glück ist auch in der Unterzuckerung meistens noch genug Glukose im Gehirn vorhanden, damit die Zellen überleben können. Der **Erhaltungsstoffwechsel** ist also gewährleistet.

Für den **Funktionsstoffwechsel** reicht die Glukosemenge jedoch nicht mehr aus, **bewusste Denkvorgänge sind nicht möglich.** Folglich fehlt dem Patienten für die Zeit der schweren Unterzuckerung oft die Erinnerung.

Symptome

Typische Zeichen können sein:
- Krampfanfall
- Bewusstseinsstörungen
- Isoliert neurologische Ausfälle (gelegentlich)
- Gefühlsstörungen (manchmal)
- Aggressionen (!)
- Verschwommen oder doppelt Sehen
- Zittern
- Vorübergehende Halbseitenlähmungen (gelegentlich)

Schwere Hypoglykämien können bleibende Schäden hinterlassen, insbesondere dann, wenn sie gehäuft und in kürzeren Abständen auftreten. Folgen können sein:
- Lähmungen
- Gedächtnisstörungen
- Verschlechterung einer Demenz (z. B. Studien von Graydon S., Meneilly, Tessier)
- Herzrhythmus- und häufiger Durchblutungsstörungen (z. B. Herzinfarkte, Schlaganfälle) (ACCORD- 2008; ADVANC 2008; VADT-Studie 2009)
- Förderung einer Hypo-Wahrnehmungsstörung

Bei seltenem Auftreten bleiben sie jedoch meistens folgenlos.

In der Regel wachen die Patienten aus einer schweren Unterzuckerung nach einer gewissen Zeit (meist nach wenigen Minuten) von selbst wieder auf, da die Leber mit zeitlicher Verzögerung auf Unterzuckerungen mit der Freigabe ihrer Zuckervorräte ins Blut reagiert. Diesen Vorgang bezeichnet man als **Gegenregulation.** Im Rahmen der Gegenregulation werden Hormone ausgeschüttet (z. B. Adrenalin, Noradrenalin, Kortisol), die den Blutzuckerspiegel in die Höhe treiben, aber auch gleichzeitig Herzrhythmus- und Durchblutungsstörungen auslösen bzw. verschlechtern können.

Verlangsamt ist die Gegenregulation häufig bei älteren Menschen und bei Menschen mit Diabetes, die eine autonome diabetische Neuropathie haben. Bei der autonomen diabetischen Gastroparese (➤ Kap. 13.3.2) kommt es durch die verlängerte Resorption häufig zu Unterzuckerungen nach den Mahlzeiten (postprandiale Hypoglykämien).

BEACHTE

Achtung: Durch den übermäßigen Genuss von Alkohol ist die Gegenregulation oft blockiert. Tritt dann eine Unterzuckerung ein, kann der Körper sich nicht mehr selbst helfen! In diesem Fall kann die schwere Unterzuckerung nur durch Gabe von Glukose (Traubenzucker) in die Vene behoben werden (Notarzt oder Krankenhaus).

Maßnahmen

Bei schweren Unterzuckerungen ist der Patient auf fremde Hilfe angewiesen. Am wichtigsten ist es zunächst, der Erstickung vorzubeugen:
- Patient in die stabile Seitenlage bringen
- Niemals versuchen, dem Bewusstlosen Flüssigkeit einzuflößen
- Falls vorhanden, Glukagon nasal (Nasenspray, baqsimi®) oder Glukagon (GlukaGen® HypoKit) in das Unterhautfettgewebe oder die Muskulatur spritzen (z. B. Oberarm, Gesäß, Oberschenkel)
- Nur bei Versierten und im Extremfall: evtl. Traubenzucker in Form von Jubin® (cremig) in

die Backentasche geben, Kopf unbedingt zur Seite festhalten (Vorsicht beim Wachwerden!)
- Arzt verständigen

Wichtig ist es, nach dem Aufwachen aus der Unterzuckerung sofort mindestens 3–4 „schnelle" Broteinheiten zu essen bzw. zu trinken, da die Leber ihre Vorräte wieder auffüllt und der Blutzucker daher recht schnell wieder abzusinken droht (**Achtung:** erneute Unterzuckerung möglich). Siehe auch ➤ Tab. 10.2.

Glukagon

Glukagon ist ein Hormon, das die Abgabe der Zuckervorräte der Leber ins Blut bewirkt, im Grunde genommen also die natürliche **Gegenregulation** beschleunigt.

Glukagon nasal – Einmal-Gebrauch

Das „nasale Glukagon" (baqsimi®, Fa. Lilly ; **einmaliger Spraystoß** in die Nase) zur Behandlung der Unterzuckerung wird wie ein übliches Nasenspray angewendet (➤ Abb. 10.2). Es ist besonders wichtig für Eltern diabetischer Kinder mit Typ-1-Diabetes mit hohem Risiko für Unterzuckerungen (ISPAD-Empfehlungen = International Society for Pediatric and Adolescent Diabetes). Natürlich gilt dies auch für Menschen mit Typ-1- und insulinbehandelte Menschen mit Typ-2-Diabetes mit entsprechendem Risiko. Eine regelmäßige Schulung zum Gebrauch des Nasensprays für Glukagon ist unbedingt erforderlich.

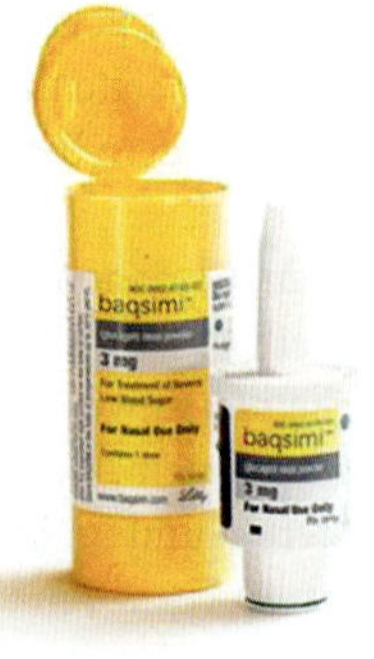

Abb. 10.2 Nasales Glukagon hier baqsimi® [O715]

Glukagon s.c./i. m.

Bei Verwendung des Glukagon in Pulverform muss dieses vor dem Spritzen mit Wasser aus der mitgelieferten Ampulle aufgelöst werden. Die nach dem Schütteln klare Flüssigkeit wird in die Spritze aufgezogen und senkrecht in Oberschenkel, Gesäß oder Bauch injiziert. Kinder unter 25 kg KG erhalten die halbe Dosis (bis zur Marke ½ auf der Glasspritze), Kinder über 25 kg KG und Erwachsene den ganzen Spritzenanteil.

Eine **Aufbewahrung** im Kühlschrank ist nicht notwendig, aber es ist ungekühlt nur 18 Monate haltbar (gekühlt: siehe Verfallsdatum auf der Packung). Der Hausarzt sollte es verschreiben (GlucaGen® HypoKit Novo). Jeder Angehörige eines zu häufigen und starken Unterzuckerungen neigenden Menschen mit Diabetes sollte mit der Glukagoninjektion vertraut sein und im Zweifelsfall wissen, wo diese zu finden ist (z. B. Badezimmerschränkchen, Autohandschuhfach etc.). Die zweite Möglichkeit der Injektion mit dem Fertigpen (Ogluo™ 1 mg) stellt eine noch einfacherer Form der Hypotherapiemöglichkeit dar (s. Herstellerangaben).

MERKE

Schwere Unterzuckerungen sollten so weit wie möglich vermieden werden, da bei gehäuftem Auftreten die Wahrscheinlichkeit bleibender Schäden steigt, außerdem können im Rahmen der Unterzuckerung Verletzungen bis hin zu Knochenbrüchen auftreten.

10.3.4 Hypoglykämien unmittelbar nach dem Essen

Unterzuckerungen, die unmittelbar nach dem Essen auftreten, können auch nichtdiabetesbedingte Ursachen haben:
- Vermehrte körperliche Arbeit
- Alkohol
- Leberzirrhose
- Glukokortikoidmangel
- Fehlernährung
- Im Rahmen einer Sepsis („Blutvergiftung")
- Vorhandensein von Insulin-Antikörpern
- Medikamente z. B. Betablocker

10.3.5 Nächtliche Hypoglykämien

Mehr als die Hälfte der Unterzuckerungen treten nachts auf – häufig unbemerkt, auch bei Kindern. Anzeichen einer nächtlichen Hypoglykämie können sein:

- Sehr hohe Nüchtern-Blutzuckerwerte (durch die Gegenregulation!)
- Abgeschlagenheit am Morgen, „wie gerädert" wach werden
- Albträume
- Nächtliche Schweißausbrüche
- Durchnässte Bettwäsche und Nachtwäsche am Morgen
- Blutergüsse, die man nach mehreren Tagen entdeckt
- Verletzungen am nächsten Morgen

Um nächtliche Hypoglykämien zu verhindern bzw. zu reduzieren, können verschiedene Faktoren und Ursachen bedacht bzw. überprüft und bei der Behandlung berücksichtigt werden:

- Der abendliche Blutzuckerwert sollte nicht zu tief sein.
- Die Insulintherapie sollte angepasst werden, wenn
  - tagsüber Hypoglykämien auftreten,
  - Kinder Sport treiben bzw. sich viel körperlich belasten.
- Gewebezucker-Messungen z. B. mittels FGM oder rtCGM-Sensoren mit kontinuierlichen Daten auch in der Nacht (➤ Kap. 3.2; ➤ Kap. 9)

BEACHTE

Auch Kinder, vor allem bis zum 5. Lebensjahr, laufen Gefahr, schwere Unterzuckerungen, aber auch nächtliche Hypoglykämien zu erleiden:

- Die Bewegung ist oft schwer planbar.
- Welche Mengen bei den Mahlzeiten wirklich gegessen werden, ist oft nicht vorhersehbar.
- Außerdem können Kleinkinder die Unterzuckerungssymptome noch nicht richtig äußern.

10.3.6 Ursachenforschung

Ist die Unterzuckerung erfolgreich bekämpft, muss die „Ursachenforschung" unter Zuhilfenahme des Blutzuckertagebuchs oder der Dokumentation im PC erfolgen.

Maßnahmen zur Vermeidung von Hypoglykämien

Es gibt viele verschiedene Möglichkeiten, das Risiko einer Hypoglykämie zu senken. Das können sein (Auswahl):

- **Häufigere Blutzuckertestungen:**
  - Blutzuckerwerte spät abends über 130 mg/dl
  - Nüchtern-Blutzuckerwerte nicht unter 115 mg/dl
- **Insulingaben:**
  - Verwendung von kurzwirkenden Analoginsulinen (weniger langwirkendes Insulin)
  - Spätes Spritzen des Basalinsulins/langwirkenden Analoginsulins
- **Kohlenhydrate**
  - Langsam resorbierbare Kohlenhydrate spät abends
  - Schnell resorbierbare Kohlenhydrate nach dem Sport
- **Bei Hypo-Wahrnehmungsstörung:**
  - Verwendung einer Insulinpumpe mit kontinuierlichen Glukosemessungen mit automatischer Abschaltung der Insulinzufuhr
  - Hypoglykämie-Schulungen

MERKE

Unterzuckerungszeichen sind:
- Zittern
- Schwitzen
- Heißhunger
- Konzentrationsschwäche

Bei schweren Unterzuckerungen drohen:
- Bewusstlosigkeit
- Krampfanfälle

Fragliche Unterzuckerung
- Erst testen,
- dann essen.

Bei sicherer Unterzuckerung:
- Zuerst 1–2 „schnelle" BE,
- dann testen,
- eventuell weitere, langsamere BE essen.

Bei schwerer Unterzuckerung:
- Stabile Seitenlage
- Von Versierten: evtl. Traubenzucker (Jubin®) in die Backentasche
- Evtl. Glukagon nasal/s. c.
- Arzt verständigen

Fragen

1. Wie kann sich eine Unterzuckerung bemerkbar machen?
2. Ist es sinnvoll, aus der Angst vor Unterzuckerungen heraus erhöhte Blutzuckerwerte zu tolerieren?
3. Welche Ursachen kommen für den Unterzucker in Betracht?
4. Welche Maßnahmen zur Behandlung kommen in Frage?
5. Welche Fehler sollte man dabei vermeiden?

Lösungen ➤ Anhang.

KAPITEL

11 Notfall: hyperglykämische Stoffwechselentgleisung (Überzuckerung)

Zu den akuten Diabetesnotfällen gehört neben der Hypoglykämie (Unterzuckerung) auch die **hyperglykämische Stoffwechselentgleisung.** Man findet in der Regel deutlich **mehrfach über 250 mg/dl erhöhte Blutzuckerwerte,** die je nach Diabetestyp mit bestimmten Symptomen einhergehen.

Im Gegensatz zur Hypoglykämie entwickelt sich diese Stoffwechselentgleisung oft schleichend über einige Stunden beim Typ 1- und bis zu einige Tage beim Typ-2-Diabetes. Viele Menschen mit Diabetes haben jedoch nicht sofort Beschwerden, wenn der Blutzucker zu hoch ist.

11.1 Hyperosmolares Austrocknungskoma

Diese Komaform **entwickelt sich meist langsam** und tritt vor allem bei **Typ-2-Diabetes** auf, z. B. im Rahmen von schweren Infekten oder Operationen.

11.1.1 Entstehung

Ursache der Entgleisung ist ein relativer Insulinmangel, durch den der Blutzucker stark ansteigt (> 600 mg/dl bis über 1000 mg/dl bzw. > 33,3–55,5 mmol/l). Wenn der Blutzucker die Nierenschwelle überschreitet (sie liegt etwa bei 180 mg/dl bzw. 10 mmol/l), wird Zucker über den Urin ausgeschieden und entzieht dem Körper dabei Wasser, sodass es zu Harnflut und in der Folge zu extremem Durst kommt. In der Situation trinken die Menschen mit Typ-2-Diabetes bis zu 8 l/Tag. Mit dem Urin werden auch Mineralstoffe ausgeschieden und viele Betroffene leiden unter Wadenkrämpfen und Muskelschwäche; lebensgefährliche Herzrhythmusstörungen können die Folge sein.

Durch die Restproduktion von Insulin in den Betazellen kommt es bei Menschen mit Typ-2-Diabetes nicht zum Fettabbau im Fettgewebe. Deshalb findet man üblicherweise keine Ketonkörper (= Azeton) im Urin – selbst bei sehr hohen Blutzuckerwerten von 800 mg/dl (44,4 mmol/l) oder 1.000 mg/dl (55,5 mmol/l) im Blut. Die Restproduktion reicht aber nicht, um eine vermehrte Produktion von Glukose in der Leber (Glukoneogenese) zu bremsen.

So kommt es zur **schleichenden Austrocknung** des Körpers, zu Müdigkeit und Abgeschlagenheit mit Kollapsneigung und schließlich zum Koma, dem **hyperosmolaren Austrocknungskoma.** Es steht die Austrocknung im Vordergrund.

INFO

Hyperosmolar = die Osmolalität des Blutes ist hoch = es ist ein hoher Anteil an gelösten Substanzen im Blut, z. B. Zucker.

BEACHTE

Diese Komaform ist wegen des großen Flüssigkeits- und Elektrolytverlusts (Blutsalze) ein absoluter Notfall, der unbehandelt auch heute noch manchmal zum Tode führt!

11.1.2 Ursachen

Mögliche Ursachen für eine hyperglykämische Stoffwechselentgleisung sind vielfältig:

- Fieberhafte Infekte (meist der oberen Luftwege oder der Harnwege) in 40 % der Fälle
- Weglassen des Insulins
- Falsche Ernährung („Diätsünden“)
- Defekter/leerer Insulin-Pen

- Medikamente (z. B. Kortison oder Entwässerungsmedikamente)
- Katheterverstopfung, Katheterleck oder leeres Reservoir bei der Pumpentherapie
- Einnahme eines SGLT-2-Hemmers (Ketoazidose trotz normalen Blutzuckers möglich)

IM ALTER

Hyperglykämische Entgleisungen entwickeln sich bei Typ-2-Diabetes meist langsam über mehrere Tage und können bei alten, gebrechlichen Menschen auftreten, z. B. bei:

- Offenen Wunden (Druckgeschwüre vom Liegen, Ulcus cruris etc.)
- Infektionen mit Fieber („grippaler" Infekt, Harnwegsinfekt, Lungenentzündung etc.)
- Vergessen der Medikation u. a.

Daher sind gelegentliche Blutzuckerkontrollen in solchen Situationen nicht nur sinnvoll, sondern notwendig – andernfalls ist sehr viel häufiger eine Krankenhauseinweisung erforderlich (= Stress für die Patienten/Kostensteigerung im Gesundheitswesen).

11.1.3 Symptome

Symptome der hyperglykämischen Stoffwechselentgleisung sind:

- Müdigkeit
- Schlappheit
- Häufiges Wasserlassen und extremer Durst
- Sehstörungen durch die Flüssigkeitsverschiebungen
- Gewichtsabnahme durch Austrocknung bzw. Fettgewebeabbau
- Wadenkrämpfe und Muskelschwäche durch Mineralstoffverluste
- Juckreiz durch die trockene Haut
- Übelkeit, Erbrechen und Bauchschmerzen, Bewusstlosigkeit

IM ALTER

Die Symptome einer Hyperglykämie sind im Alter nicht unbedingt eindeutig, z. B.:

- Heißes, gerötetes Gesicht
- Oft niedriger Blutdruck mit Schwindel durch den Volumenmangel
- Stehende Hautfalten durch massive Austrocknung des Gewebes
- Zunehmende Verwirrtheit, Desorientiertheit
- Schläfrigkeit, manchmal sind die Betroffenen nicht mehr ansprechbar.
- Evtl. Nierenversagen
- Thromboserisiko steigt.

11.1.4 Behandlung

Die Entwicklung einer hyperglykämischen Stoffwechselentgleisung mit hyperosmolarem Austrocknungskoma ist gefährlich und auch heute kommt es immer noch zu Todesfällen. Deshalb erfordert eine hyperglykämische Stoffwechselentgleisung eine sofortige intensivmedizinische Betreuung im Krankenhaus – vor allen Dingen wegen der extremen Flüssigkeitsverluste und Elektrolytverschiebungen (Blutsalze). Es erfolgen (➤ Abb. 11.1)

- Flüssigkeitsersatz über eine Infusion (Vene): Die Blutsalz- und Wasserverschiebungen in Gehirn und Rückenmark benötigen in der Regel mehrere Tage bis zur völligen Normalisierung.
- Gabe von Insulin in kleinen Mengen, meist über eine Infusionspumpe (Perfusor) zur **langsamen Senkung des Blutzuckers** – oft über einige Tage: Der Blutzucker darf nicht zu schnell sinken: Gefahr der Entwicklung eines Hirnödems (= Wasseransammlung im Gehirn) mit erhöhtem Hirndruck und Beeinträchtigung der Atmung (→ Tod)
- Kaliumgabe, um Herzrhythmusstörungen zu verhindern:
  - Durch Insulingaben sinkt neben dem Blutzucker auch der Kaliumspiegel im Blut.
  - Kalium ist für die Nervenerregung und die Muskelerregung im Herzen zwingend nötig.

Manchmal muss nach der akuten Behandlung im Krankenhaus auch weiterhin Insulin gespritzt werden – zu den oralen Antidiabetika dazu. Gegebenenfalls sind dazu entsprechende Schulungen des Betroffenen erforderlich.

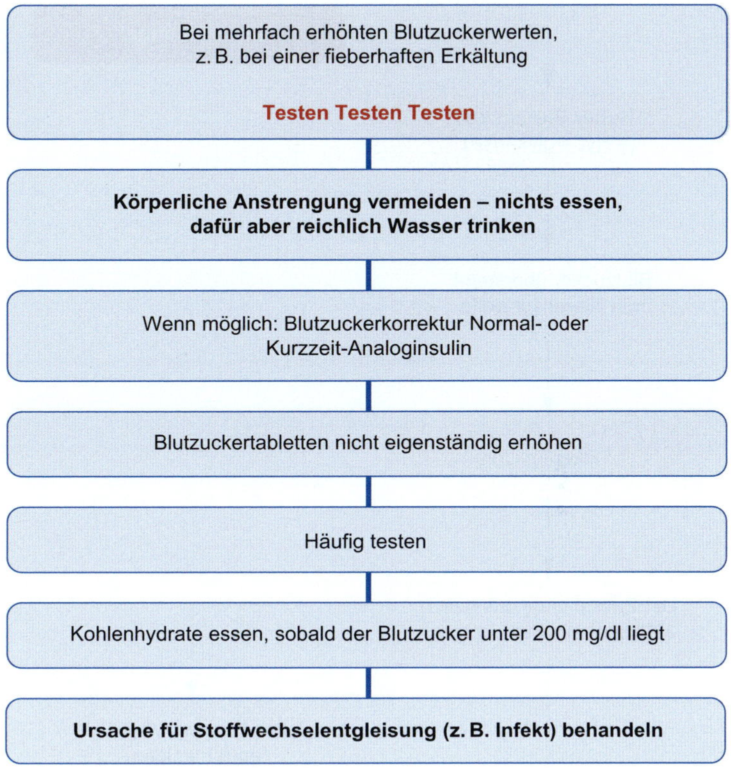

Abb. 11.1 Vorgehen bei hyperosmolarem Koma bei Menschen mit Typ-2-Diabetes [L157]

11.2 Ketoazidose/ ketoazidotisches Koma

Neben dem Austrocknungskoma existiert ein weiterer Mechanismus, der vor allem Menschen mit **Typ-1-Diabetes** betreffen kann. Diese Art der Stoffwechselentgleisung kann sich **innerhalb von wenigen Stunden entwickeln** und geht oft mit **weniger starken Blutzuckererhöhungen (> 350 mg/dl bis unter 1.000 mg/dl)** einher.

11.2.1 Entstehung

Die Ketoazidose stellt einen Zustand des absoluten Insulinmangels dar, bei dem der Körper zur Deckung seines Energiebedarfs statt auf Zucker (Glukose) auf Fettreserven zurückgreift (➤ Abb. 11.2). Die dabei entstehenden Fettsäuren werden schließlich im Rahmen der β-Oxidation im Körper unvollständig zu Ketonkörpern (Acetoacetat, β-Hydroxybutyrat, Azeton) abgebaut. Dadurch ergibt sich eine Übersäuerung des Blutes, die im Vordergrund steht. Der Körper wird quasi mit Ketonkörpern (= Säuren) überschwemmt. Sie sind dann im Urin, Blut und der Ausatemluft des Betroffenen nachweisbar. Die ausgeprägte Ketoazidose ist deshalb ein internistischer Notfall, der, wenn er in den Anfängen nicht beherrscht wird, eine Krankenhauseinweisung erfordert.

11.2.2 Ursachen

- Weglassen des Insulins im Rahmen einer Infektion mit Fieber und vermindertem Appetit
- Fehlende Insulinzufuhr, z. B. bei Neuauftreten eines bisher unbekannten Typ-1-Diabetes
- Insulinzufuhr-Stopp bei Insulinpumpen ohne Alarm (fehlendes Insulindepot subkutan)
- Vergessene oder ausgelassene Insulininjektion

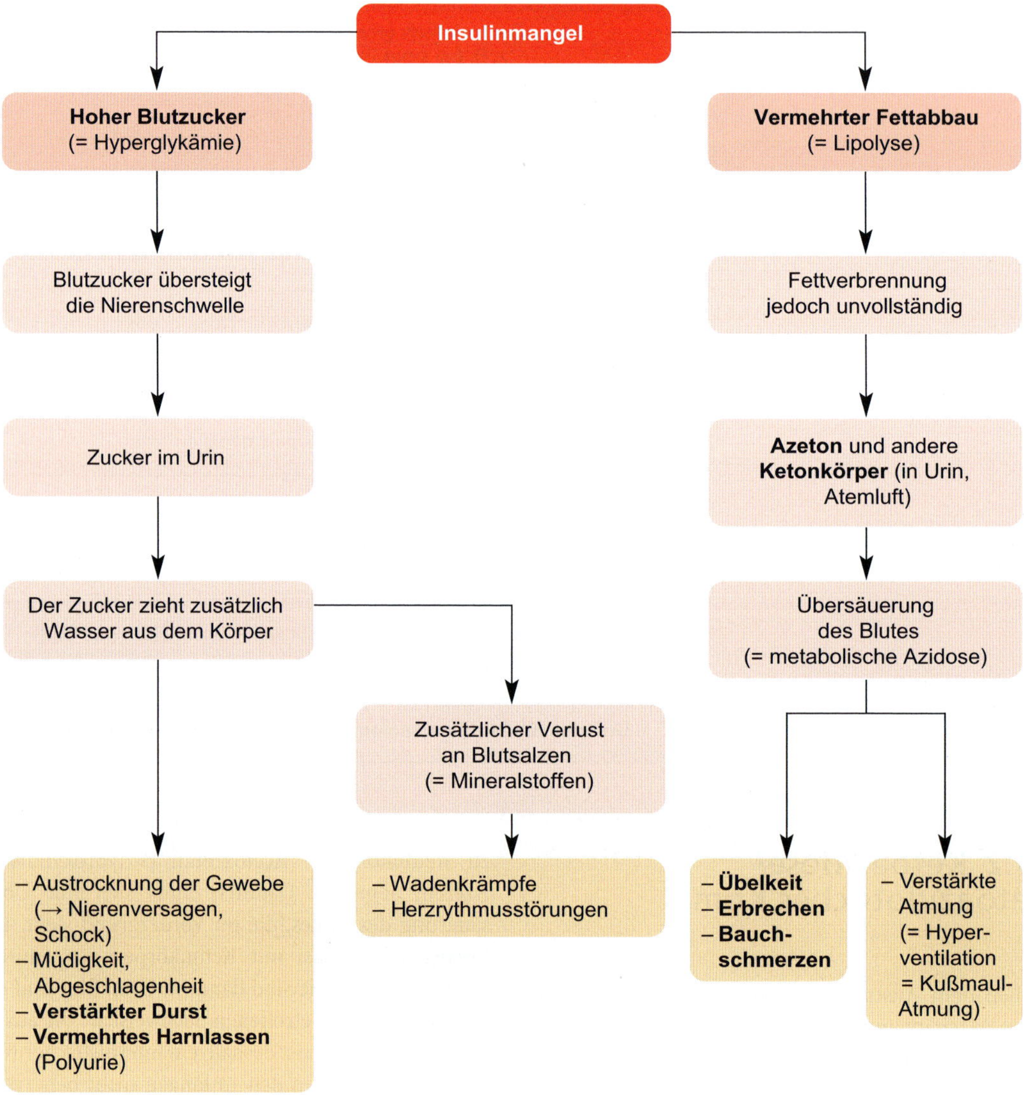

Abb. 11.2 Entwicklung des ketoazidotischen Komas [L157]

- Falsche oder ungenügende Insulindosis z. B. bei Operationen, Schilddrüsenüberfunktion, Infektionen etc.
- Technische Fehler bei der Injektion selbst, z. B. Injektionen in Lipohypertrophien (➤ Kap. 6.4.2)

11

11.2.3 Symptome

Die Betroffenen leiden häufig unter:

- Übelkeit
- Erbrechen
- Bauchschmerzen („Pseudo-Bauchfellentzündung")

Diese Symptome werden nicht selten „fehlinterpretiert" als eine „Magenverstimmung". Bei Typ-1-diabetischen Kindern sollte jeder Bauchschmerz zunächst auch an eine Stoffwechselentgleisung denken lassen!

Weiterhin:

- Azetongeruch wie grüne Äpfel oder Nagellackentferner in der Ausatemluft

- Durch die entstehende Übersäuerung des Blutes **atmen die Betroffenen tief und zwanghaft** (Kußmaul-Atmung). Mit dieser Atmung versucht der Körper, die sauren Valenzen im Körper durch „abatmen" loszuwerden.
- Starker Durst, häufiges Wasserlassen
- Müdigkeit und Schläfrigkeit
- Benommenheit und Schwächegefühl
- Sehstörungen
- Rasender Puls

Auch in diesen Fällen mündet die Stoffwechselentgleisung in ein Koma, das **ketoazidotische Koma** ➤ (Abb. 11.2).

BEACHTE

Bei Erkrankungen oder Unpässlichkeiten wie Übelkeit, Erbrechen und Bauchschmerzen muss neben einer Magen-Darm-Verstimmung auch an eine Stoffwechselentgleisung gedacht werden. Diese beiden Fälle können durch Blutzuckertest und Untersuchung auf Azeton im Urin oder Blut unterschieden werden.

11.2.4 Laborbefunde

Bei einer Ketoazidose finden sich typische Laborbefunde:

- Sehr hoher Blutzucker, meist > 350 mg/dl (> 19,6 mmol/l)
- Austrocknung des Körpers (die Nieren arbeiten nicht mehr)
- Nachweis von Ketonkörpern in Urin (z. B. KetoStix®+ bis +++) bzw. im Blut (z. B. Freestyle Precision β-Ketone-Teststreifen)
- Zucker im Urin
- Veränderungen der Elektrolyte (Blutsalze) Natrium und Kalium
- Niedriger pH-Wert (metabolische Azidose)

11.2.5 Behandlung der Ketoazidose

Regelmäßig geschulte Menschen mit Typ-1-Diabetes sind oft in der Lage, mittels Insulingabe eine beginnende Ketoazidose selbst zu behandeln. Die Korrektur des Blutzuckers durch Insulin führt zu einer Verschiebung von Kalium aus dem Blut in die Zellen, wodurch der Kaliumspiegel im Blut sinkt. Es kann zu lebensbedrohlichen Herzrhythmusstörungen kommen. Die gleichzeitige Gabe von Kalium in Form von z. B. Kalinor® Brausetabletten ist deshalb eine der wichtigsten zusätzlichen Maßnahmen – sowohl zu Hause als auch in der Klinik.

Testen

Regelmäßige Kontrollen sind lebenswichtig: Testen des Blutzuckers und Kontrolle auf Azeton im Urin oder Blut mittels spezieller Teststreifen (➤ Kap. 3).

BEACHTE

Testen, testen, testen: Blutzucker und Azeton im Urin (ggf. auch im Blut)!

Insulin spritzen

Falls Normal- oder Analoginsulin zur Verfügung steht und entsprechende Kenntnisse vorhanden sind, kann der Mensch mit Typ-1-Diabetes zunächst selbst versuchen, die Stoffwechsellage zu korrigieren.

Hierzu sollte man auf das Insulin jeden Fall vor Gebrauch überprüfen (Farbe, Ausflockungen) und ebenso den Pen auf seine Funktionsfähigkeit testen. Zur Sicherheit empfiehlt es sich, bei einer Stoffwechselentgleisung **eine Insulinspritze** zu benutzen!

Zur Korrektur gibt es zwei Möglichkeiten:

40er-Regel, 50er-Regel

Sofern Patienten mit individuellen Korrekturregeln vertraut sind (z. B. 40er-Regel, 50er-Regel etc.), können sie selbst darauf zurückgreifen.

Die 40er-Regel besagt, dass pro 40 mg/dl (2,2 mmol/l) Blutzuckererhöhung über den Zielblutzucker hinaus eine Einheit Normal- oder Analoginsulin injiziert werden soll. Bei der 50er-Regel sind es entsprechend 50 mg/dl (2,8 mmol/l) über dem Zielblutzucker.

Da bei **Azetonausscheidung** die Insulinempfindlichkeit des Körpers stark vermindert ist, ist bei einer Stoffwechselentgleisung mit Bauchschmerzen, Übelkeit und Erbrechen eine **Verdoppelung des errechneten Korrekturinsulins** notwendig (maximal 10–12 IE Kurzzeit-Insulin auf einmal).

Neben der Azetonausscheidung erhöht **auch Fieber** den Insulinbedarf. Es kann das **Doppelte oder gar Dreifache der üblichen Insulindosis** benötigt werden.

Man wiederholt dieses Schema alle 2 h, bis sich der Blutzucker normalisiert hat und keine Azetonausscheidung mehr messbar ist. Bei bekannter hoher Insulinempfindlichkeit ist bei der ersten Korrektur jedoch etwas Vorsicht geboten.

11.2.6 Korrektur in Abhängigkeit von der Tagesgesamtinsulinmenge

Bei ausgeprägter Stoffwechselentgleisung mit Azetonnachweis im Urin oder Blut werden bereits bei der ersten Korrektur etwa 20 % des Gesamttagesbedarfs an Insulin (Normal-, Kurzzeit-Analog- und Verzögerungsinsulin) in Form von schnell wirkendem Insulin subkutan in die Bauchdecke injiziert und der Erfolg zweistündlich überprüft (Blutzucker- und Azetonkontrolle).

Kommt es zu keinem Blutzuckerabfall, werden erneut 20 % des Tagesgesamtinsulinbedarfs subkutan injiziert. Die Injektionen werden so lange wiederholt, bis die Kontrollen einen Erfolg anzeigen. Zwischen den Korrekturen sollte ein **Abstand von 2 h** eingehalten werden.

Wenn ein deutlicher Blutzuckerabfall zu verzeichnen ist (mehr als 50 mg/dl bzw. 2,8 mmol/l), werden nur noch 10 % der Gesamttagesmenge gespritzt – erneute Erfolgskontrolle (auch nachts!) nach weiteren 2 h.

Liegt der gemessene Blutzucker unter 200 mg/dl (11,1 mmol/l) und ist weiterhin Azeton nachweisbar, sind wegen der anhaltenden Insulinunempfindlichkeit oft in den folgenden Stunden weitere Insulininjektionen notwendig, die dann nach dem gewohnten Insulinanpassungsplan vorgenommen werden sollten.

BEACHTE

Zunächst gilt bei erhöhten Blutzuckerwerten, vor allem wenn Azeton im Urin oder Blut nachweisbar ist:

- Ruhe bewahren!
- Körperliche Anstrengung vermeiden!
- Viel Mineralwasser trinken!
- Kaliumsubstitution, z. B. Brausetabletten!

MERKE

Wenn unter Insulingabe der Blutzucker schnell abfällt, kann auch das Kalium im Blut schnell sinken – eine solche Hypokaliämie kann sich äußern in Form von

- Adynamie (= Schwäche, Kraftlosigkeit)
- Obstipation (→ die zum Ileus führen kann)
- Abschwächung von Reflexen
- EKG-Veränderungen: Abflachung von T, ST-Senkung, U-Welle höher als T
- Zunahme der Empfindlichkeit für Digitalis (= Digitalisunverträglichkeit)

BEACHTE

Für beide Korrekturmöglichkeiten gilt:

- Entwarnung erst nach längerer Azetonfreiheit des Urins bzw. Blutes und Blutzuckernormalisierung
- Nach zweimaliger erfolgloser Korrektur und/oder Verschlechterung des Allgemeinbefindens umgehend den Arzt verständigen! Meist ist dann eine Klinikeinweisung erforderlich!

11.2.7 Kohlenhydrate zuführen

Sobald der Blutzucker unter 200 mg/dl (11,1 mmol/l) absinkt und kein Azeton mehr nachweisbar ist, müssen Kohlenhydrate aufgenommen werden. Dies geschieht am besten in Form von z. B. Bananen oder gesüßtem Tee. Bananen sind wegen des darin enthaltenen Kaliums besonders geeignet. Gesüßter Tee ist insbesondere bei Übelkeit und Brechreiz zu empfehlen. Die über den Tag verteilte Kohlenhydratmenge sollte dabei zur Vermeidung von Hunger-Azeton (Azeton^{+}, einfach positiv) mindestens 6 BE entsprechen.

11.2.8 Ermittlung der Ursache

Wenn die Blutzuckerwerte wieder im Normbereich liegen, kein Azeton im Urin bzw. Blut mehr nachweisbar ist und das körperliche Wohlbefinden wiederhergestellt ist, muss unter Zuhilfenahme des Blutzuckertagebuchs nachgeforscht werden, wie es zu der Stoffwechselentgleisung gekommen ist.

➤ Abb. 11.1 und ➤ Abb. 11.3 fassen die Vorgehensweisen beim hyperosmolaren und ketoazidotischen Koma zusammen.

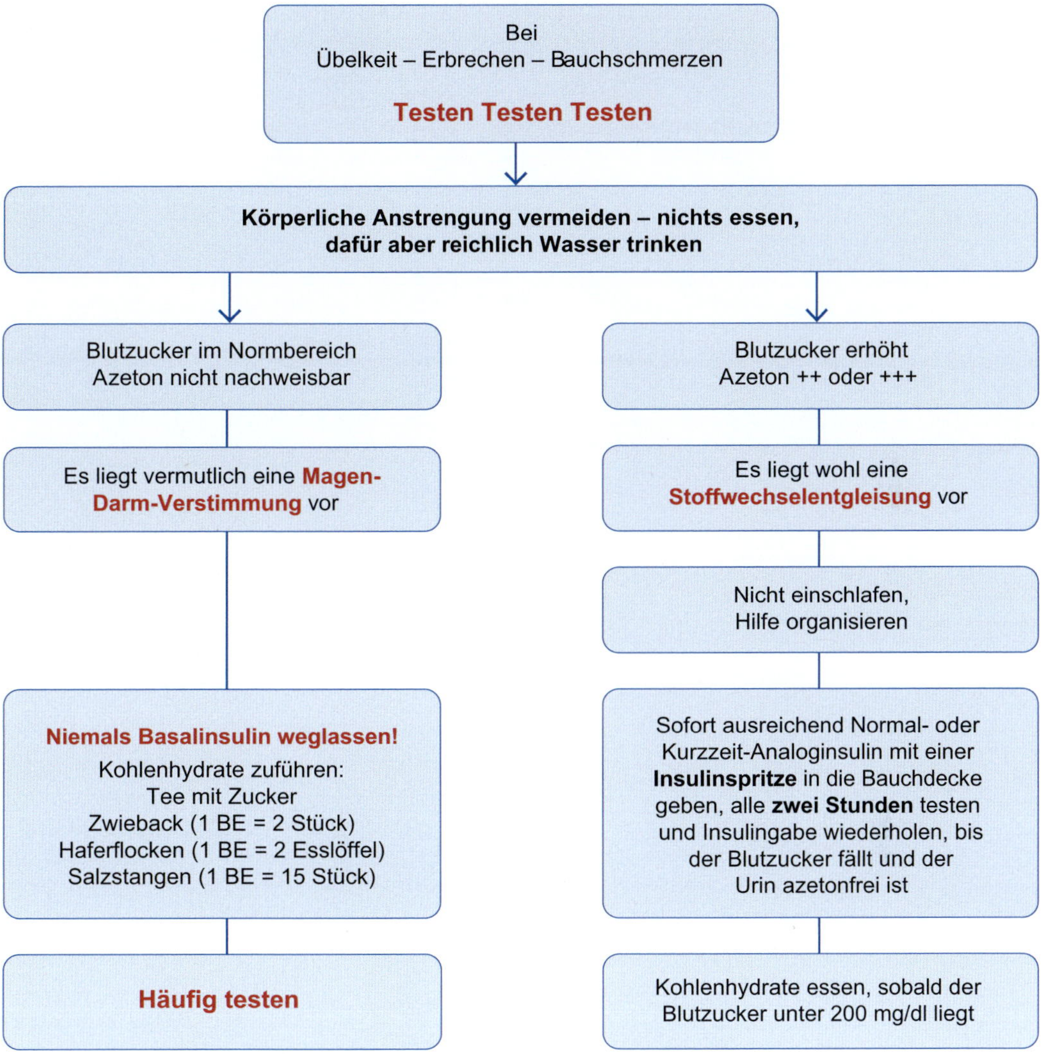

Abb. 11.3 Vorgehen bei ketoazidotischem Koma bei Menschen mit Typ-1-Diabetes [L157]

Fragen

1. Entwickelt sich eine hyperglykämische Stoffwechselentgleisung innerhalb weniger Minuten?
2. Warum kommt es zur Austrocknung des Körpers beim Überzucker?
3. Wie/warum bildet sich bei der hyperglykämischen Stoffwechselentgleisung Azeton?
4. Ist es ratsam, bei Übelkeit und Erbrechen auf die Insulinspritze zu verzichten?
5. Was kann man unternehmen, wenn man in diesem Fall nichts bzw. nicht viel essen kann?
6. Welche Patienten sollten wann den Urin bzw. das Blut auf Azeton testen?

Lösungen ➤ Anhang.

KAPITEL

12 Ernährung

Essen zählt zu den angenehmen Dingen in unserem Leben. Es sollte Spaß bereiten, sowohl bei der Zubereitung als auch beim anschließenden Verzehr. Selbstverständlich geht auch hier Qualität vor Quantität.

12.1 Diabetes und Ernährung

Die aktuellen Ernährungsleitlinien (> Abb. 12.1) des Ausschusses Ernährung der Deutschen Diabetes-Gesellschaft (DDG) wurden mit der Deutschen Adipositas-Gesellschaft (DAG), der Deutschen Gesellschaft für Ernährungsmedizin (DGEM) und der Deutschen Gesellschaft für Ernährung (DGE) abgestimmt. Dies ermöglicht eine einheitliche Vorgehensweise in der Ernährungstherapie für Diabetiker. Die Empfehlungen für eine gesunde Ernährung sind für Menschen mit Diabetes und ohne Diabetes gleich. So gibt es in der täglichen Ernährung keine Verbote, sondern nur ein „mehr oder weniger".

Folgende **Empfehlungen** für eine gesunde und vollwertige Ernährung sollten beachtet werden:

- **Kohlenhydrate mit einem niedrigen glykämischen Index** sollten im Mittelpunkt der täglichen Ernährung stehen. Dies bedeutet: öfter Vollkornprodukte und Hülsenfrüchte sowie täglich fünf Portionen Obst, Gemüse und Salat (möglichst roh) essen. Damit werden insgesamt mehr

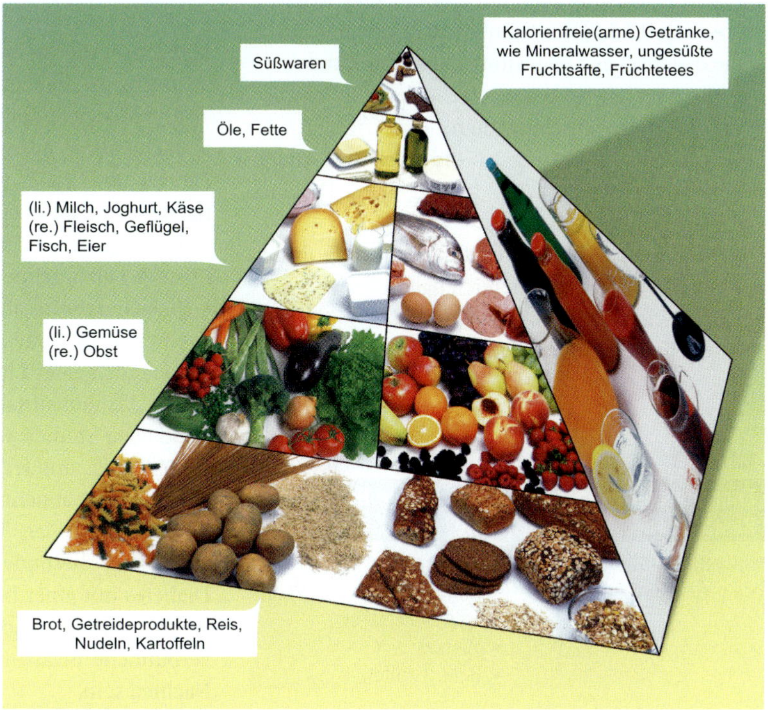

Abb. 12.1 Ernährungspyramide der DGE [W904]

Ballaststoffe, Mineralstoffe, Spurenelemente und Vitamine aufgenommen.

- **Fettmenge und die Fettauswahl** spielen eine Rolle. Es sollten fettarme Wurst, Fleisch, Käse, Milch und Milchprodukte bevorzugt werden und auch hier sollten die Mengen begrenzt werden. Es sollten hochwertige pflanzliche Fette und Öle mit einem hohen Anteil an einfach ungesättigten Fettsäuren bevorzugt werden, sie sind enthalten z. B. in Seefisch, Rapsöl, Sojaöl, Olivenöl und Nüssen.
- Die tägliche Flüssigkeitsmenge sollte 1,5–21 betragen. Es eignen sich kalorienarme Flüssigkeiten, z. B. Wasser, Mineralwasser, ungesüßter Früchte- und Kräutertee, auch schwarzer Tee oder Kaffee (2–3 Tassen pro Tag) sind möglich. Alkoholische Getränke werden **nicht** in die Flüssigkeitsbilanz mit aufgenommen. Es gilt jedoch, dass unter Beachtung der Kalorien und der Unterzuckerungsgefahr Alkohol in Maßen getrunken werden kann (Ausnahme: bei Leber- und Bauchspeicheldrüsenerkrankungen, Alkoholabhängigkeit!) (➤ Kap. 12.7.2).
- „Süßungsmittel" (➤ Kap. 12.6) für Menschen mit Diabetes sind nicht mehr nötig. Inzwischen darf Haushaltszucker in kleinen Mengen auch in den Ernährungsplan mit einbezogen werden (➤ Kap. 12.2.6). Im Oktober 2012 wurden die diätetischen Lebensmittel aus dem Handel genommen, da sie keine entscheidenden Vorteile für den Stoffwechsel brachten.

Eine gesunde Ernährung ist **die** Basis der Therapie für Menschen mit Typ-1- und Typ-2-Diabetes (➤ Tab. 12.1, ➤ Tab. 12.2, ➤ Abb. 12.2).

Die **Ziele** einer diabetesgerechten Ernährung sind:

- Blutzucker im Normalbereich halten
- Übergewicht abbauen bzw. vermeiden
- Fettstoffwechselstörungen vorbeugen

Tab. 12.1 Zusammensetzung unserer Nahrung

Energieliefernde Bestandteile	Energiefreie Bestandteile
Hauptnährstoffe: • Kohlenhydrate • Fett • Eiweiß	• Vitamine • Mineralstoffe • Spurenelemente • Wasser • Ballaststoffe

Die **Grundsätze** lauten:

- Die Kohlenhydrat- und Kalorienzufuhr sollte dem Bedarf entsprechen.
- Kohlenhydratmenge, Insulindosis und -wirkung sollten aufeinander abgestimmt werden.
- Das Nährstoffverhältnis sollte sich wie in ➤ Tab. 12.2 dargestellt zusammensetzen.

Betrachtet man allerdings das Ernährungsverhalten eines Großteils der Bevölkerung, ist deutlich zu erkennen, dass allgemein eine Ernährungsumstellung unter Berücksichtigung des folgenden Merksatzes angebracht ist.

Tab. 12.2 Kaloriengehalt der Hauptnährstoffe

Hauptnährstoffe	Kaloriengehalt	Energiegehalt
1 g Kohlenhydrate	4 kcal	17 kJ
1 g Fett	9 kcal	38 kJ
1 g Eiweiß	4 kcal	17 kJ

BEACHTE

Eine Ernährungsumstellung ist keine vorübergehende Maßnahme, sondern muss das ganze Leben über beibehalten werden!

Menschen, die versuchen, dauerhaft und erfolgreich abzunehmen, haben diese Wahrheit erkannt.

Andererseits raten die aktuellen Ernährungsempfehlungen dazu, die bisherigen individuellen Lebens- und Ernährungsgewohnheiten zu berücksichtigen – zumindest bei Menschen mit Typ-1-Diabetes.

Bisher galten die klassischen **Diäten** als die günstigste Art abzunehmen mit:

- einer Beschränkung der Fettzufuhr,
- einem recht hohen Kohlenhydratanteil,
- aber auch einer Liberalisierung an Süßigkeiten- und Alkoholaufnahme.

Viele neue Studien weisen darauf hin, dass sich mit einer eiweiß- und fettreicheren Diät, z. B. Loggi-Diät, ebenfalls gut abnehmen lässt, evtl. sogar besser als mit der fettarmen Variante. Diese Form der Diät kann aber besonders für Menschen mit Typ-1-Diabetes mit einer beginnenden Mikroalbuminurie, bedingt durch die hohe Eiweißzufuhr und die damit verbundene Belastung der Nieren, ein gravierender Nachteil sein.

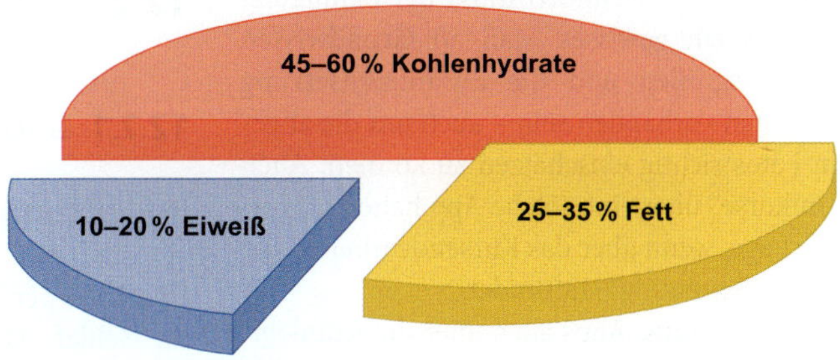

Abb. 12.2 Nährstoffverhältnis [L157]

Hafer-Tage

Ein neuer Trend ist die Durchführung von „Hafer-Tagen". Das Besondere am Hafer ist der reichlich enthaltene Ballaststoff β-Glukan – dies haben andere Getreidearten nicht in diesem Ausmaß.

In vielen Fällen führen Hafer-Tage zu einer deutlichen Verbesserung bzw. Reduktion der Insulinresistenz und oft auch zu einem Einsparen von Insulin. Dies wiederum verbessert die Blutzuckereinstellung und hilft bei der Gewichtsreduktion. Diese Hafertage gehen auf den deutschen Arzt (um 1900) Carl von Noorden zurück, der ohne Medikamente und Insulin zu seiner Zeit damit erfolgreich Menschen mit Diabetes behandelte – die erhöhten Zuckerwerte im Blut konnten meist deutlich gesenkt werden.

Vorgehen: Am besten werden 3 Tage hintereinander (800–1.000 kcal/Tag) jeweils dreimal täglich etwa 75–100 g Haferflocken mit etwa 300–500 ml Wasser (keine Milch!) angerührt. Das kann dann „süß", versetzt mit Beerenobst und etwas Joghurt, oder auch „herzhaft" mit Gemüse etc. angerichtet werden. Solche Hafertage sollten/können einmal im Monat durchgeführt werden.

In meiner früheren Klinik der Bundesmodell Einrichtung Diabetes Zentrum Fürstenhof hatten wir dies oft schon sehr erfolgreich bei Zuckerentgleisungen von Menschen mit Übergewicht durchgeführt (1991–2004) und dabei große Mengen an Insulin einsparen können.

Ketogene Ernährung

Eine „ketogene" Ernährung bedeutet noch einmal deutlich weniger Kohlenhydrate (kohlenhydratarme Gemüsesorten wie z. B. Zucchini/Gurken), aber viel Fett und mehr Eiweiß (hauptsächlich fetthaltige Lebensmittel wie z. B. Fisch, Käse, Nüsse, Avocado) im Vergleich zu einer normalen Mischkost – es wird eine Art „Hungerstoffwechsel" nachgeahmt. Bei bestimmten Erkrankungen wie Epilepsie, Glut1-Defizit-Syndrom = Glusosetransporterstörung und Pyruvatdehydrogenasemangel wird sie – ärztlich überwacht – erfolgreich eingesetzt. Ohne ärztliche Überwachung drohen aber auch Gefahren, wie eine Ketose: Im Hungerzustand werden Fettsäuren aus der Nahrung zu Ketonkörpern in der Leber umgewandelt, die dann als Energie-Quelle (statt Zucker) – dienen, speziell auch für das Gehirn. Das sollte man ohne ärztliche Überwachung nicht länger durchführen!

MERKE

Eines aber haben alle Diäten gemeinsam: Keine kann garantieren, dass das reduzierte Gewicht auch gehalten wird, selbst wenn die vorgegebenen Diätvorschriften eingehalten werden. Hinzu kommt, dass ohne regelmäßige körperliche Bewegung (➤ Kap. 15.1) eine nachhaltige Gewichtsabnahme überhaupt nicht möglich ist.

Gewicht reduzieren mit Apps

Heute benutzen ca. 7 von 10 Menschen ein Smartphone. Etwa die Hälfte der Nutzer machen dabei auch Gebrauch von „Gesundheits-Apps". Neben einem eventuellen Nutzen für sportliche Aktivitäten (➤ Kap. 15), können die Apps auch gezielt für die Optimierung der Ernährung eingesetzt werden.

Häufig verwendete Apps wie z. B. Yazio oder (in englischer Sprache) Foodvisor verwenden Fotografien, das Einscannen von Barcodes, Erinnerungsfunktionen und die Möglichkeit, seine Erfolge mit

Freunden zu teilen. Dennoch muss bei Benutzung solcher Apps ein gewisses Maß an Grundwissen über Portionsgrößen und die Zusammensetzung der Mahlzeiten vorhanden sein – auch um die abgebildeten Fotos richtig einschätzen zu können. Auch „Abnehmkurse“ über eine solche App haben längerfristige Erfolge, wenn über das Kursende hinaus eine anhaltende „Betreuung“ stattfindet.

Neu ist, dass einige Apps auch über die Krankenkassen abrechenbar sind (z. B. Zanadio, die digitale Adipositas-App). Die Installation der App erfolgt über übliche Portale wie den Google-Play oder den Apple-Play-Store. Nach der Installation erhält der Nutzer eine E-Mail mit einem Link, um sich vom Hausarzt die App verschreiben lassen kann. Weitere Apps sollen in der nächsten Zeit zertifiziert und zur Verfügung gestellt werden.

Seriosität einer solchen App ist wichtig, daher sollte auf folgende Aspekte geachtet werden:

- Der Zweck der App ist klar erkennbar.
- Der Informationsgehalt ist auf dem aktuellen Stand.
- Die Autoren und Ansprechpartner sind Fachleute aus dem Gesundheitssektor.
- Auf Werbung (sofern vorhanden) wird hingewiesen.
- Finanzierungsquellen sind erkennbar, ein Kontaktformular und das Impressum sind leicht auffindbar.

Es gibt auch IT-gestützte Programme zur Gewichtsreduktion innerhalb einer stationären Behandlung (z. B. Adipositas-Konzept BRITTA, Universität Dresden, Prof. Dr. Peter Schwarz).

IM ALTER

Bei Senioren müssen die Vor- und Nachteile einer Gewichtsreduktion abgewogen werden. Die Steigerung der Lebensqualität geht vor!

Gewichtsverlust im Alter ist verbunden mit Verlust der Muskelmasse und fördert die altersbedingte Sarkopenie und Gebrechlichkeit – Gewichtsverlust im Alter begünstigt Behinderungen und Unselbständigkeit.

Funktionalität und Selbständigkeit stehen im Vordergrund!

12.2 Kohlenhydrate

12.2.1 Bedeutung

Bedeutung für den Stoffwechsel

Unser Körper benötigt zu jeder Zeit **Energie,** selbst im Schlaf. Der Körper braucht **Kohlenhydrate,** damit die Körperfunktionen

- Verdauung,
- Aufrechterhaltung der Körpertemperatur,
- Herztätigkeit,
- Atmung,
- Bewegung

erfüllt werden können.

Erhält der Körper mehr Kohlenhydrate als für den augenblicklichen Energiebedarf benötigt, speichert er diese in Leber und Muskulatur. Diese im Körper gespeicherten Kohlenhydrate werden als **Glykogen** bezeichnet. Wenn die körpereigenen „Energiespeicher“ gefüllt sind, können die Kohlenhydrate in **Fett** umgewandelt und im Fettgewebe gespeichert werden.

Bedeutung für den diabetischen Stoffwechsel

Kohlenhydrate erhöhen unmittelbar den Blutzucker. Sie können nur als Traubenzucker mithilfe des Insulins in die Zelle eingeschleust und somit dem Körper als Energie zur Verfügung gestellt werden (➤ Abb. 12.3).

12.2.2 Aufbau

In unserer Nahrung liegen die Kohlenhydrate entweder als **Einzelbausteine** (z. B. Glukose, Fruktose und Galaktose, ➤ Tab. 12.3, ➤ Tab. 12.4) oder aneinandergereiht in Form einer **Kette** (z. B. Glykogen = Speicherzucker, ➤ Tab. 12.5) vor. Die Mehrzahl der Kohlenhydrate, die wir zu uns nehmen, sind gut verdaulich, es gibt aber auch solche, die nicht verdaut und zu den Ballaststoffen gezählt werden (z. B. Zellulose).

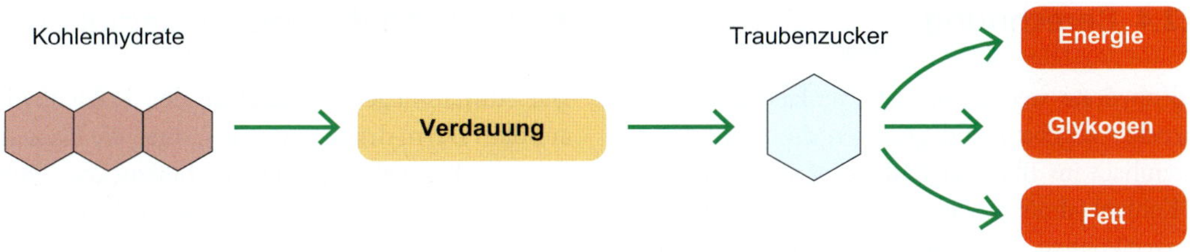

Abb. 12.3 Bedeutung der Kohlenhydrate [L157]

Tab. 12.3 Einfachzucker (Monosaccharide)

Struktur	Bezeichnung
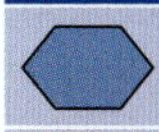	Traubenzucker (Glukose)
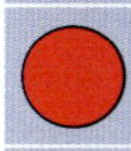	Fruchtzucker (Fruktose)
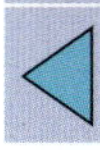	Schleimzucker (Galaktose)

Tab. 12.4 Zweifachzucker (Disaccharide)

Struktur	Zusammensetzung	Bezeichnung	Beispiele
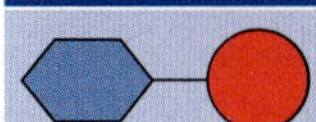	Glukose + Fruktose	Haushaltszucker (Saccharose)	Obst, Honig, Säfte
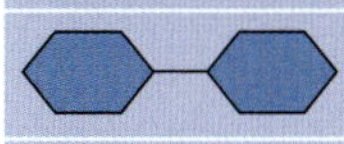	Glukose + Glukose	Malzzucker (Maltose)	Bier
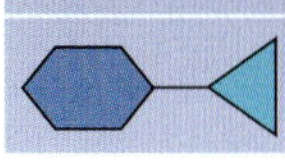	Glukose + Galaktose	Milchzucker (Laktose)	Milch, Joghurt

12.2.3 Vorkommen

➤ Tab. 12.6 und ➤ Tab. 12.7

Tab. 12.6 Kohlenhydrate in pflanzlichen Nahrungsmitteln

Pflanzliche Nahrungsmittel	
Brot- und Backwaren	Vollkornbrot, Knäckebrot, Weißbrot, Blätterteig, Zwieback, Paniermehl
Getreide	Körner, Grieß, Grütze, Mehl, Stärke, Teigwaren
Gemüse	Hülsenfrüchte, Erbsen, Mais, Blattsalat, Tomaten, Bohnen, Rotkraut, Kartoffeln, Kartoffelprodukte
Obst	Frischobst, Kompott, Säfte, Trockenobst
Nüsse, Samen	Haselnüsse, Sonnenblumenkerne, Leinsamen

Tab. 12.7 Kohlenhydrate in tierischen Nahrungsmitteln

Tierische Nahrungsmittel	
Milch und Milchprodukte	Trinkmilch, Joghurt, Buttermilch, Kefir, Dickmilch

Tab. 12.5 Vielfachzucker (Oligo- und Polysaccharide)

Struktur	Bezeichnung	Beispiele
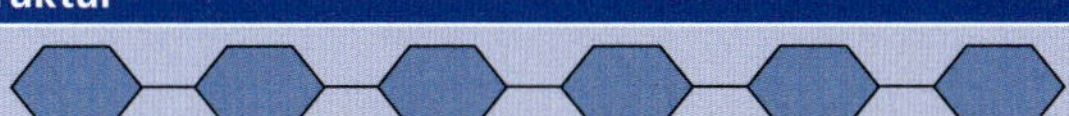	Stärke	Brot, Kartoffeln
	Glykogen	Leber
	Inulin	Topinamburknolle
	Zellulose	Stützsubstanz im pflanzlichen Gewebe, Ballaststoff

12.2.4 Berechnung

Kohlenhydrate werden bei der Verdauung zu Traubenzucker abgebaut und gelangen durch die Darmschleimhaut ins Blut; der Blutzucker steigt an. Damit die Kohlenhydrate aus dem Blut in die Körperzellen gelangen können, wird Insulin benötigt; der Blutzucker sinkt wieder. Wenn Insulin gespritzt wird oder die Insulinfreisetzung stimulierende Tabletten (z. B. Glimepirid, Repaglinid) eingenommen werden, aber keine Kohlenhydrate gegessen werden, kann es zu einem Abfall des Zuckers im Blut und damit zu den Zeichen einer Unterzuckerung kommen (➤ Kap. 4, ➤ Kap. 10).

Um die mit der Nahrung aufgenommene Menge an Kohlenhydraten mit der zu spritzenden Insulinmenge in Einklang zu bringen, wurde als Rechengröße die **Broteinheit** (= BE = 12 g) oder **Kohlenhydrateinheit** (= KE = 10 g) verwendet. Da im Alltag nicht immer die gleichen Nahrungsmittel gegessen werden, kann man sich anhand der „Kohlenhydrat-Austauschtabelle" (➤ Kap. 12.2.7) über die in einer bestimmten Portion Nahrung enthaltene Menge an Kohlenhydraten informieren und somit Nahrungsmittel mit der gleichen Menge an Kohlenhydraten gegeneinander austauschen. Einschränkend muss erwähnt werden, dass die Austauschtabelle nur den Kohlenhydratgehalt angibt, nicht aber dessen Blutzuckerwirksamkeit berücksichtigt (glykämischer Index).

Das große Angebot an kohlenhydrathaltigen Nahrungsmitteln (➤ Kap. 12.2.7) ermöglicht es Menschen mit Diabetes, eine gesunde und abwechslungsreiche Kost zusammenzustellen.

Eine Diät- oder Briefwaage erleichtert anfangs die Bestimmung der Nahrungskohlenhydratmenge. Danach erfolgt das Abschätzen der BE- oder KE-Mengen nach Augenmaß.

INFO

1 BE = 10–12 g Kohlenhydrate, 1 KE = 10 g Kohlenhydrate

Beispielsweise stecken in 80 g Kartoffeln ebenso 12 g Kohlenhydrate wie in 110 g Apfel oder in 30 g Mischbrot. Also entspricht jede dieser Portionen 1 BE!

BE oder KE? Entscheidend ist, dass eine Variante konsequent genutzt wird. z.B. immer KE, also 10 g KH = 1 KE **oder** 12 g KH = 1 BE!

Bei **größeren KH-Mengen** kann es sonst evtl. zu Hypoglykämien kommen, denn für 1 KE braucht man weniger Insulin zu spritzen als für 1 BE!

12.2.5 Aufnahmegeschwindigkeit

Die Aufnahmegeschwindigkeit der Kohlenhydrate aus dem Darm drückt aus, wie schnell die Kohlenhydrate ins Blut gelangen und den Blutzucker erhöhen, also die Blutzuckerwirksamkeit der Kohlenhydrate.

Glykämischer Index

Anhand des glykämischen Index (GI) werden die Nahrungsmittel nicht wie bisher nach ihrem Kohlenhydratgehalt ausgetauscht, sondern anhand ihrer blutzuckersteigernden Wirkung.

Der glykämische Index ist ein Maß für die Blutzuckerwirksamkeit von kohlenhydrathaltigen Nahrungsmitteln und wird in Prozent ausgedrückt.

Bei einem hohen glykämischen Index gehen die Kohlenhydrate sehr rasch ins Blut über. Ein niedriger glykämischer Index bedeutet einen langsamen Anstieg des Blutzuckers, da die Kohlenhydrate nur sehr langsam vom Darm ins Blut resorbiert werden.

Je niedriger der glykämische Index ist, desto länger hält auch das Sättigungsgefühl an, das gilt insbesondere für ballaststoffreiche Kost. Zahlreiche Studien haben gezeigt, dass eine Kost mit niedrigem GI wesentlich zur Verbesserung der Blutzuckerwerte und der Insulinempfindlichkeit beiträgt. Unter Alltagsbedingungen gibt es allerdings nur sehr wenige Studien und diese sind meist schon älteren Datums (1990).

Allerdings sind Nahrungsmittel, die neben einem niedrigen GI zusätzlich einen hohen Gehalt an gesättigten Fettsäuren und Zucker enthalten, nicht empfehlenswert, z. B. Schokolade.

INFO

1 BE Traubenzucker = 100 % im GI

Nahrungsmittelbeispiele:

Hoher GI	> 70 %	Weißbrot, Cornflakes
Mittlerer GI	55–70 %	Kartoffeln, Haushaltszucker
Niedriger GI	< 55 %	Vollkornbrot, Milch

Wie wende ich den glykämischen Index im Alltag an?

INFO

Zunächst erfolgt wie immer das Austesten! Die Bedeutung des GI (➤ Tab. 12.8) liegt darin, Nahrungsmittel aus ähnlichen Nahrungsmittelgruppen miteinander zu vergleichen (z. B. verschiedene Nudel-, Obst- oder Brotsorten).

Tab. 12.8 Glykämischer Index

GI	Beispiele
90–110 %	Malzzucker, Instant-Kartoffelpüree, Honig, gekochter Reis, Cornflakes, Cola
90–70 %	Weißbrot, Graubrot, Knäckebrot, Kräcker, Weizenmehl, Biskuit, Plätzchen, Sandkuchen, Bier
50–70 %	Haferflocken, Bananen, Salzkartoffeln, Haushaltszucker, Pumpernickel, Vollkornbrot, ungesüßte Obstsäfte
30–50 %	Milch, Joghurt, Obst, Spaghetti, Hülsenfrüchte, Eiscreme
< 30 %	Fruktose, Linsen, Bohnen, Sojabohnen, Gemüse, Nüsse, Frischkornmüsli

Mithilfe einer kleinen **Testmahlzeit** (z. B. 2 BE Kartoffelbrei, 2 BE Linsen) und dem Messen des Blutzuckers nach 60, 120 und 180 min kann der glykämische Index angewandt werden. Wichtig ist noch die Information, wie viel Kurzzeitinsulin pro BE benötigt wird, um den Blutzucker im Normbereich zu halten.

Somit kann sich jeder Mensch mit Diabetes für verschiedene Nahrungsmittel seinen individuellen glykämischen Index aufstellen, was eine größere Vielfalt in der Nahrungsmittelauswahl mit sich bringt.

Bei Anwendung des glykämischen Index müssen jedoch verschiedene Faktoren beachtet werden, die die **Blutzuckerwirksamkeit** beeinflussen:

- Aufbau der Nahrungskohlenhydrate (z. B. Stärke oder Milchzucker)
- Ballaststoffgehalt (z. B. Weißbrot oder Vollkornbrot)
- Verarbeitungsgrad (z. B. Saft oder rohes Obst)
- Essgeschwindigkeit, Zerkleinerungsgrad durch Kauen
- Geschwindigkeit der Magenentleerung (z. B. flüssige Kohlenhydrate)
- Kombination mit anderen Nährstoffen wie Fett und Eiweiß (z. B. Brot mit Wurst und Margarine)
- Reifegrad (z. B. bei Obst)
- Zeitpunkt des Essens: Bei gleicher Kohlenhydratmenge tritt morgens ein höherer Anstieg des Blutzuckers als mittags und abends auf.

Die Ärztin oder der Diabetesberater kann helfen, inwieweit diese Besonderheiten bei der Insulintherapie berücksichtigten werden sollten.

12.2.6 Zucker in der diabetesgerechten Ernährung

Normaler Zucker in der Diabetes-„Diät"erlaubt?

Wie bereits in ➤ Kap. 12.2.3 dargestellt, enthält z. B. auch Obst recht viel Zucker und zwar Trauben-, Frucht- und Haushaltszucker.

Beispiele: 100 g **Apfel** enthalten: 3 g Haushaltszucker, 6 g Fruchtzucker, etwas Traubenzucker, aber auch das Pektin als Ballaststoff, das die Aufnahme von Zucker ins Blut bremst.

Hingegen enthalten 100 g **Weintrauben** ca. 15 g Zucker, wovon die Hälfte Traubenzucker ist. Die Folge: Der Blutzuckerspiegel schnellt sofort in die Höhe. Deshalb sind Weintrauben nur zum „Naschen geeignet".

Beeren sind für Menschen mit Diabetes geeignet, denn sie enthalten nur etwa 6 g Zucker auf 100 g und viele Ballaststoffe.

MERKE

Obst ist nicht gleich Obst!

Dies war jedoch noch nie ein Grund, Obst für Menschen mit Diabetes zu verbieten. Es wird im Rahmen des Ernährungsplans stets mit einbezogen und berechnet.

Berücksichtigt man nun den Haushaltszucker genauso, z. B.

- in einem kleinen Eis,
- in einem Schokoriegel,
- in einem kleinen Stück Kuchen,

wird es hierbei ebenfalls zu keinem drastischen Blutzuckeranstieg kommen.

Natürlich wird bei Diabetes nicht empfohlen, freizügig Zucker (Haushaltszucker) zu essen. Nichts spricht jedoch dagegen, dass Menschen mit Diabetes **Haushaltszucker in „verpackter" Form** (d. h. in den Mahlzeiten enthalten) zu sich nehmen.

Bei Untersuchungen an Menschen mit Typ-1-Diabetes unter intensivierter konventioneller Insulin- und Pumpentherapie wurde deutlich, dass eine tägliche Zuckermenge von 30–50 g den Blutzucker nicht negativ beeinflusst. Dies führte zur **Liberalisierung der Diabetes-„Diät".**

Bestimmte Voraussetzungen sind jedoch nötig, um zuckerhaltige Lebensmittel genießen zu können:

- Der Umgang mit Kurzzeitinsulin muss sicher beherrscht werden!
- Der Haushaltszucker muss in der Mahlzeit enthalten und innerhalb des Ernährungsplans vorgesehen sein, d. h. wird nicht zusätzlich verzehrt.
- Neben dem Haushaltszucker müssen auch die anderen freien Zucker berücksichtigt werden. Unter „freien" Zuckern versteht man alle Einfach- und Zweifachzucker, die natürlicherweise in Fruchtsäften, Honig, Zuckersirup vorkommen bzw. durch Hersteller, Köche oder Verbraucher in die Nahrungsmittel gegeben werden.
- Der Kohlenhydratgehalt muss bekannt sein durch Angaben auf der Verpackung oder Nährwerttabellen (z. B. „Kalorien mundgerecht", Umschau-Verlag).
- Die Empfehlungen für den Zuckerverzehr lauten, dass nicht mehr als 10 % der Gesamtenergie in Form von Zucker aufgenommen werden soll. **Beispiel:** Bei einer täglichen Kalorienaufnahme von 1.000 kcal sollte die Zuckeraufnahme unter 25 g liegen (1 Schokoriegel mit ~50 g enthält 35 g Zucker).
- **Geeignet** sind Lebensmittel, die gleichzeitig Fett und Eiweiß enthalten, weil dadurch der Blutzucker langsamer ansteigt (z. B. Milcheis, Schokolade, Sahnetorte etc.).
- Ungeeignet ist Zucker in konzentrierter bzw. isolierter Form (z. B. Wassereis, normale Cola, Zuckerwatte etc.) ohne Fett- oder Eiweißanteil, weil dadurch der Blutzucker sehr schnell ansteigt. Ausnahme: Zucker als Sofortmaßnahme bei Unterzuckerungen (Hypoglykämien). Es gilt: 100 ml Cola = 1 BE (➤ Tab. 10.1).
- Der Blutzucker muss vor und nach dem Verzehr zuckerhaltiger Nahrungsmittel kontrolliert werden.

Durch die Blutzuckerselbstkontrolle vor und nach den Mahlzeiten zeigt sich am besten, was und wie viel der entsprechenden Lebensmittel in dem täglichen Ernährungsplan aufgenommen werden kann.

BEACHTE

Weiterhin wichtig bleibt das Ziel der Diabetestherapie: normale Blutzuckerwerte.

Tipp für übergewichtige Diabetiker

Es gibt sicher Situationen, in denen doch lieber ein Stück Torte gegessen werden möchte, anstatt immer nur zu verzichten. Daher ein kleiner, aber hilfreicher Tipp:

- Das Stück Torte unbedingt genießen!
- Durch das Weglassen anderer kalorienreicher Lebensmittel und anschließende Bewegung kann das Stück Torte ausgeglichen werden.

IM ALTER

Bei Senioren müssen die Vor- und Nachteile einer Gewichtsreduktion abgewogen werden. Die Steigerung der Lebensqualität geht vor!

12.2.7 Kohlenhydrat-Austauschtabelle

INFO

Für die nachfolgenden Kohlenhydrat-Austauschtabellen (➤ Tab. 12.9, ➤ Tab. 12.10, ➤ Tab. 12.11, ➤ Tab. 12.12, ➤ Tab. 12.13, ➤ Tab. 12.14, ➤ Tab. 12.15) gilt: 1 BE = 12 g Kohlenhydrate! Zur Berechnung der Kohlenhydrate ➤ Kap. 12.2.4.

Tab. 12.9 Brot-und Backwarengruppe (1 BE ~ 60 kcal)	
Blätterteig (roh, Tiefkühlware)	35 g
Brötchen, Semmeln	25 g
Grahambrot	30 g
Hefeteig, Pizzateig (roh)	30 g
Knäckebrot	20 g
Leinsamenbrot	35 g
Paniermehl	15 g
Pumpernickel	30 g
Roggenbrot, Roggenbrötchen	30 g
Roggenmischbrot	30 g
Roggenvollkornbrot	35 g
Weißbrot	25 g
Weizenmischbrot	30 g
Weizentoastbrot	25 g
Weizenvollkornbrot	35 g
Zwieback	15 g

Tab. 12.10 Getreidekörner (1 BE ~ 60 kcal)	
Gerstengraupen (Gargewicht 70 g)	20 g
Grünkern (Gargewicht 70 g)	20 g
Hirse (Gargewicht 70 g)	20 g
Mais	20 g
Reis (Gargewicht 45 g)	15 g
Roggen	20 g
Vollkornreis (Gargewicht 50 g)	15 g
Weizen	20 g

Tab. 12.11 Getreidekeime (1 BE ~ 40 kcal)	
Roggenkeime, getrocknet	40 g
Weizenkeime, getrocknet	40 g

Tab. 12.12 Getreidegrieß, -grütze, -flocken (1 BE ~ 60 kcal)	
Buchweizengrütze	15 g
Cornflakes	15 g
Gerstengrütze	15 g
Haferflocken	20 g
Hafergrütze	20 g
Weizengrieß	20 g
Weizengrütze	20 g

Tab. 12.13 Getreidemehl (1 BE ~ 60 kcal)	
Buchweizenvollkornmehl	20 g
Grünkernmehl	15 g
Hafermehl	20 g
Maismehl	20 g
Reismehl	15 g
Roggenmehl, Roggenvollkornmehl	20 g
Weizenmehl Typ 405	15 g
Weizenvollkornmehl Type 1700	20 g

Tab. 12.14 Getreidestärke (1 BE ~ 60 kcal)	
Puddingpulver	15 g
Reis-, Maisstärke	15 g
Weizen-, Kartoffelstärke	15 g

Tab. 12.15 Getreide-Teigwaren (1 BE ~ 70 kcal)	
Nudeln, Eierteigwaren roh (Gargewicht 60 g)	20 g
Vollkornnudeln, roh (Gargewicht 60 g)	20 g

Getreide

Gemüse

Kohlenhydratarme Sorten

INFO

Übliche Portionen dieser Gemüsesorten bis ca. 200 g, auch mehrmals am Tag, sind ohne BE-Anrechnung, da sie einen sehr geringen Kohlenhydratgehalt haben.
200 g frisches oder eingelegtes Gemüse enthalten durchschnittlich 40 kcal.

Frisches Gemüse

- Artischocke, Aubergine, Avocado (hoher Fettgehalt, 460 kcal)
- Bambussprossen, Bleichsellerie (Staudensellerie), Blumenkohl, grüne Bohnen, Bohnenkeimlinge, Broccoli
- Champignons, Chicorée, Chinakohl
- Eisbergsalat, Endiviensalat
- Feldsalat, Fenchel
- Grünkohl, Gurken

- Knollensellerie, Kohlrabi, Kopfsalat, Kürbis
- Lauch (Porree)
- Mangold, Möhren (Karotten)
- Paprikaschote, Pfifferling
- Radicchio, Radieschen, Rettich, Rhabarber, Rosenkohl, Rotkohl
- Sauerkraut, Schwarzwurzeln, Sojabohnen (hoher Eiweiß- und Fettgehalt: 200 g getrocknet entsprechen 710 kcal), Sojabohnenkeimlinge, Spargel, Spinat, Steinpilze
- Tomate
- Weißkohl, Wirsing
- Zucchini, Zwiebeln

Eingelegtes Gemüse

- Gewürzgurken, Mixed-Pickles, Tomaten-Paprika, Zwiebeln
- Oliven (hoher Fettgehalt: 200 g entsprechen 260 kcal)

Kohlenhydratreiche Sorten

Hülsenfrüchte (➤ Tab. 12.16, ➤ Tab. 12.17) haben einen hohen Ballaststoffanteil. Daher kann eine Portion Eintopf (250 ml) ohne Berechnung verzehrt werden. Kartoffeln (➤ Tab. 12.18) im Eintopf sind jedoch gesondert zu berechnen.

Tab. 12.16 Getrocknete Hülsenfrüchte (1 BE ~ 75 kcal)

Bohnen (alle Sorten) (60 g gekocht)	25 g
Erbsen (gelb, grün) (50 g gekocht)	25 g
Kichererbsen (55 g gekocht)	25 g
Linsen (75 g gekocht)	25 g

Tab. 12.17 Kohlenhydratreiche Gemüsesorten (1 BE ~ 75 kcal)

Dicke Bohnen	100 g
Erbsen (jung, grün)	100 g
Maiskörner (roh)	70 g
Zuckermais	80 g
Maiskolben	170 g
Rote Bete	140 g

Tab. 12.18 Kartoffeln und Kartoffelprodukte, nach Anweisung zubereitet (1 BE = 50–110 kcal)

Kartoffeln	80 g
Kartoffelflocken	15 g
Kartoffelknödel	50 g
Kartoffelknödelpulver	15 g
Kartoffelpüree	100 g
Kartoffelpuffer	50 g
Kartoffelpufferpulver	15 g
Kroketten	40 g
Krokettenpulver	15 g
Pommes frites (verzehrfertig)	40 g

Obst

➤ Tab. 12.19, ➤ Tab. 12.20, ➤ Tab. 12.21

Tab. 12.19 Frischobst (1 BE ~ 60 kcal)

Ananas	90 g
Apfel	100 g
Apfel mit Schale	110 g
Apfelsine	130 g
Apfelsine mit Schale	180 g
Aprikosen	120 g
Aprikosen mit Stein	130 g
Banane	60 g
Banane mit Schale	90 g
Baumtomaten/Tamarillo	130 g
Birne	120 g
Birne mit Schale	130 g
Blaubeeren	160 g
Brombeeren	140 g
Cherimoya, Annonen	90 g
Erdbeeren	190 g
Feigen	90 g
Granatapfel, Kerne	70 g
Granatapfel, ganze Frucht	200 g
Guave	180 g
Hagebutten	60 g
Himbeeren	210 g
Holunderbeeren	160 g

Tab. 12.19 Frischobst (1 BE ~ 60 kcal) (*Forts*)

Honigmelone	100 g
Johannisbeeren rot	150 g
Johannisbeeren schwarz	120 g
Johannisbeeren weiß	130 g
Kakipflaume	80 g
Karambole, Sternfrucht	150 g
Kirsche sauer	110 g
Kirsche sauer mit Stein	120 g
Kirsche süß	90 g
Kirsche süß mit Stein	100 g
Kiwi	120 g
Kumquat	70 g
Litschi	70 g
Mandarinen	120 g
Mandarinen mit Schale	180 g
Mango	90 g
Mirabellen	80 g
Mirabellen mit Stein	90 g
Mispeln	100 g
Pflaumen mit Stein	110 g
Preiselbeeren	220 g
Moosbeeren	150 g
Nektarinen	100 g
Nektarinen mit Stein	110 g
Opuntie, Kaktusfrucht	170 g
Pampelmuse	130 g
Pampelmuse mit Schale	200 g
Passionsfrucht	90 g
Pfirsich	140 g
Pfirsich mit Stein	150 g
Pflaumen	100 g
Quitten	140 g
Reineclauden	90 g
Reineclauden mit Stein	100 g
Sanddornbeeren	230 g
Stachelbeeren	120 g
Wassermelone	160 g
Wassermelone mit Schale	260 g
Weintrauben	70 g
Zitrone	150 g

Tab. 12.20 Naturreiner Obstsaft (1 BE ~ 60 kcal)

Apfelsaft	120 g
Birnensaft	100 g
Brombeersaft	120 g
Erdbeersaft	160 g
Grapefruitsaft	120 g
Himbeersaft	170 g
Holundersaft	160 g
Johannisbeersaft rot	80 g
Mandarinensaft	130 g
Orangensaft	120 g
Pflaumensaft	80 g
Rhabarbersaft	Bis 200 g ohne Anrechnung
Sauerkirschsaft	90 g
Stachelbeersaft	100 g
Traubensaft	70 g

Tab. 12.21 Trockenobst (1 BE ~ 60 kcal)

Apfel	20 g
Aprikose	20 g
Banane	15 g
Datteln	20 g
Dattel mit Stein	25 g
Feigen	20 g
Pfirsich	20 g
Pflaumen	20 g
Pflaumen mit Stein	25 g
Rosinen	20 g

Nüsse/Samen

➢ Tab. 12.22, ➢ Tab. 12.23

Tab. 12.22 Nüsse, Samen – 1 BE

Cashewnüsse 40 g	235 kcal
Maronen (Edelkastanien) 30 g	60 kcal
Pinienkerne 60 g	400 kcal

Tab. 12.23 Nüsse, Samen – bis 50 g ohne BE-Anrechnung (kcal pro 50 g)	
Erdnüsse	300 kcal
Erdnüsse geröstet	310 kcal
Haselnüsse	340 kcal
Kokosflocken	330 kcal
Kokosnüsse	190 kcal
Kürbiskerne	295 kcal
Leinsamen	220 kcal
Mandeln	310 kcal
Mohn	240 kcal
Paranüsse	350 kcal
Pistazien	310 kcal
Sesamsamen	290 kcal
Sonnenblumenkerne	300 kcal
Walnüsse	350 kcal

INFO

Wer gerne auch mal Fast-Food-Gerichte isst, sollte die BE-Verteilung berücksichtigen. Eine genaue Aufstellung finden Sie im Internet unter http://www.diabsite.de/ernaehrung/be-tabellen/mc-donalds/index.html

Milch, Milchprodukte

➢ Tab. 12.24

Tab. 12.24 Milch, Milchprodukte (1 BE = 90–170 kcal)

Milchprodukte	Menge	Fett	Kaloriengehalt
Milch, Dickmilch, Joghurt, Kefir, Buttermilch	250 g	0,3 %	90 kcal
Milch, Dickmilch, Kefir, Joghurt	250 g	1,5 %	120 kcal
Milch, Dickmilch, Joghurt, Kefir	250 g	3,5 %	170 kcal
Molke	250 g	0,2 %	60 kcal
Kondensmilch	120 g	4 %; 7,5 %; 10 %	134–167 kcal
Vollmilch-Trockenpulver	30 g	27 %	148 kcal
Magermilch-Trockenpulver	20 g	1 %	87 kcal
Sojamilch	KH-Gehalt sehr gering	2 %	86 kcal
Kokosmilch	KH-Gehalt sehr gering	22 %	428 kcal

IM ALTER

Durch den Verlust von Knochenmasse kommt es zur Osteoporose. Dadurch steigt die Sturzgefahr, verbunden mit der Gefahr von Knochenbrüchen.
Dem entgegen wirken:

- Regelmäßiger Verzehr von Milch und Milchprodukten
- Tägliche Vitamin-D-Einnahme von 20 µg ab dem 65. LJ.
- Kalzium, z. B. Brausetabletten
- Regelmäßige Bewegung (auch leichtes Krafttraining)

Zuckeraustauschstoffe und Süßstoffe

Die Verwendung der energiehaltigen **Zuckeraustauschstoffe** Fruchtzucker, Isomalt, Lactit, Mannit, Maltit, Sorbit und Xylit anstelle von Haushaltszucker wird von den verschiedenen Fachgesellschaften nicht mehr empfohlen.

Die in Deutschland zugelassenen **Süßstoffe** Acesulfam-K, Aspartam, Cyclamat, Neohesperidin DC, Saccharin, Sucralose, Thaumatin, Stevia, Neotam und Advantam (➢ Kap. 12.6.3) sind kalorien- und kohlenhydratfrei. Sie sind für Menschen mit Diabetes geeignet. Eine gewichtssteigernde Wirkung von Süßstoffen ist wissenschaftlich nicht belegt – aber auch eine Gewichtreduktion ist laut verschiedener Studien nicht anhaltend.

Ein erhöhtes Krebsrisiko wurde laut einiger älterer Studien aus Tierexperimenten vermutet. Laut neuerer Studien ist dies bei Verwendung haushaltsüblicher Mengen sowohl tierexperimentell als auch nach Untersuchungen beim Menschen nicht der Fall. Aktuell werden Süßstoffe als ein „begrenzt sinnvolles Hilfsmittel" (DDG) zur Gewichtskontrolle bei geringerer Energieaufnahme angesehen.

Zuckerhaltige Lebensmittel (Süßigkeiten)

Die Aufnahme von Haushaltszucker (Saccharose) plus weiterer freier Zucker (Honig, Zuckersirup) soll nicht mehr als 10 % der täglichen Kalorienzufuhr ausmachen (➢ Tab. 12.25). Zucker in isolierter Form ist nicht empfehlenswert (z. B. zuckerhaltige Getränke, ➢ Kap. 12.7).

Tab. 12.25 Zuckerhaltige Nahrungsmittel (Süßigkeiten). Die Kaloriengehalte sind sehr unterschiedlich.

Zuckerhaltige Nahrungsmittel	Menge	Kalorien
Haushaltszucker	12 g	50 kcal
Honig	15 g	50 kcal
Kakaogetränk	150 g	120 kcal
Marmelade	15 g	45 kcal
Marmelade, kalorienreduziert	Geringer KH-Gehalt (2 TL 25 kcal)	
Nuss-Nougat-Creme	20 g	100 kcal
Pralinen	15 g	70 kcal
Rührkuchen	25 g	100 kcal
Schokolade (1 Riegel)	20 g	100 kcal
Speiseeis	45 g	110 kcal

Verschiedenes

Portion bis je 20 g **ohne** BE-Anrechnung bei:

- Kakaopulver
- Sojamehl
- Leinsamen
- Weizenkleie

MERKE

1. Unsere Nahrung setzt sich zusammen aus:
   a) **Energieliefernde Bestandteile und ihr Energiegehalt:**
      - Kohlenhydrate 4 kcal/g
      - Eiweiß 4 kcal/g
      - Fett 9 kcal/g

   b) **Energiefreie Bestandteile:**
      - Vitamine
      - Mineralstoffe
      - Wasser
      - Spurenelemente
2. Der Körper erhält seine Energie in erster Linie aus der Umwandlung der Kohlenhydrate zu Traubenzucker.
3. Kohlenhydrate können in der Leber als Glykogen gespeichert werden. Diesen „Notvorrat" nutzt der Körper bei Unterzuckerungen.
4. Kohlenhydrate setzen sich aus einer unterschiedlichen Anzahl und Art von Bausteinen zusammen:
   - Einfachzucker
   - Zweifachzucker
   - Vielfachzucker
5. Kohlenhydrate erhöhen unmittelbar den Blutzucker (BZ). Insulin senkt den Blutzucker. Die Kohlenhydrate, z. B. im Brot, werden zu Traubenzucker abgebaut (BZ ↑) und mithilfe des Insulins in die Körperzelle eingeschleust (BZ ↓).
6. Kohlenhydrate kommen in allen pflanzlichen Nahrungsmitteln vor. Sie sind darüber hinaus in Milch und fast allen Milchprodukten enthalten. Fleisch, Fisch, Ei enthalten keine Kohlenhydrate, sondern Eiweiß und Fett.
7. Für insulinpflichtige Menschen mit Diabetes und Menschen mit Diabetes, die insulinfreisetzende Tabletten nehmen, hat es sich bewährt, Kohlenhydrate in BE umzurechnen. Für diese Schätzhilfe gilt: 1 BE = 10–12 g Kohlenhydrate. Wie viel Gramm eines Nahrungsmittels eine BE enthalten, wird in der Kohlenhydrat-Austauschtabelle angegeben (➤ Kap. 12.2.7).
8. Die Blutzuckerwirksamkeit von kohlenhydrathaltigen Nahrungsmitteln wird durch den glykämischen Index (GI) ausgedrückt. Es gilt: 1 BE Traubenzucker = 100 % GI. Vor allem kohlenhydratreiche Lebensmittel mit einem geringen glykämischen Index (GI < 55 %) sind empfehlenswert, vorausgesetzt, sie erfüllen die weiteren Kriterien einer gesunden Kost.

Fragen

1. Für wen ist es sinnvoll, den Kohlenhydratgehalt der Nahrung zu berechnen?
2. Welche Nahrungsbestandteile liefern Kalorien? Zählen Sie diese Nährstoffe auf und notieren Sie den Kaloriengehalt.
3. Wozu benötigen wir Kohlenhydrate?
4. In welchem Organ unseres Körpers werden Kohlenhydrate gespeichert?
5. Wo kommen Kohlenhydrate vor?
6. Was ist eine BE bzw. KE?
   - 1 BE = 12 g Kohlenhydrate = 30 g Mischbrot
   - 1 BE = 25 g Kohlenhydrate = 30 g Mischbrot
   - 1 BE = 25 g Kohlenhydrate = 60 g Mischbrot
   - 1 BE = 12 g Kohlenhydrate = 60 g Mischbrot.
7. Was sagt die Kohlenhydrat-Austauschtabelle aus?
8. Was sagt die Aufnahmegeschwindigkeit der Kohlenhydrate aus?
9. Wann muss ein insulinpflichtiger Mensch mit Diabetes sein Essen abwiegen?
10. Stellen Sie ein Frühstück mit 3 BE zusammen.

Lösungen ➤ Anhang.

12.2.8 Ballaststoffe

Als Ballaststoffe bezeichnet man Zellwandbestandteile, Schutz-, Füll- und Begleitstoffe von Pflanzen, die durch die Verdauungssekrete des Menschen nicht oder nur z. T. abgebaut werden können. Dennoch sind sie alles andere als „unnützer Ballast" für unseren Körper – im Gegenteil: Sie sind wichtiger Bestandteil der Nahrungsmittel zur Gewichtsreduktion und auch zur Prävention von z. B. Krebs, KHK (Koronare Herzkrankheit, ➤ Kap. 13.2) (➤ Abb. 12.4).

Eigenschaften

Ballaststoffe haben eine Vielzahl **positiver Eigenschaften:**

- Ballaststoffe verzögern die Resorption von Kohlenhydraten:
  - Vermeidung von Blutzuckerspitzen
  - Reduzierung der Insulinmenge, die zur Verarbeitung der Kohlenhydrate notwendig ist
  - Verbesserung der diabetischen Stoffwechsellage
- Ballaststoffe haben meist eine faserige Struktur und müssen dadurch länger und kräftiger gekaut werden:
  - Schnellere und längere Sättigung („Kalorienbremse")
  - Positive Beeinflussung der Zahngesundheit
- Ballaststoffe binden Wasser und quellen:
  - Regulierung der Darmtätigkeit
  - Bindung von Cholesterin und Gallensäuren, dadurch Senkung des Blutcholesterinspiegels

Empfehlung

Die empfohlene tägliche Ballaststoffaufnahme liegt bei 40 g (bzw. > 14 g/1.000 kcal), wobei die Hälfte in Form von löslichen Ballaststoffen (Frischobst, Gemüse) aufgenommen werden sollte. Bei jeder Mahlzeit kann man durch die Auswahl der Lebensmittel die tägliche Ballaststoffzufuhr beeinflussen:

- Vollkornprodukte bevorzugen
- Fünf Portionen Obst (max. 2) und Gemüse (3) am Tag, wenn möglich mit Schale (z. B. Äpfel, Birnen, Gurke)
- Hülsenfrüchte ausprobieren und die individuelle Blutzuckerwirksamkeit (glykämischer Index) testen
- Ein Müsli zum Frühstück
- Die Zufuhr von Vitaminen, Mineralstoffen und sekundären Pflanzenstoffen ist durch den Verzehr von genügend Obst und Gemüse gewährleistet.

INFO

Unser Vorschlag

Müsli für 3 BE:

- 30 g Roggen- und/oder Weizenschrot über Nacht einweichen (1½ BE)
- 1 BE Obst (z. B. 110 g Apfel) klein schneiden
- 125 g Naturjoghurt 1,5 % (½ BE)
- Je 1 Esslöffel Sonnenblumenkerne, Leinsamen, Weizenkleie

Guten Appetit!

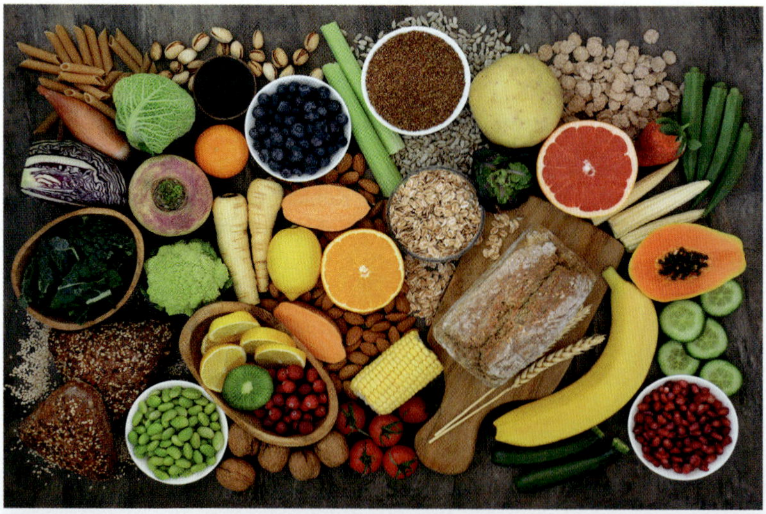

Abb. 12.4 Auswahl ballaststoffreicher Nahrungsmittel [J751]

Fragen

1. Welche positive Wirkung haben Ballaststoffe auf die diabetische Stoffwechsellage?
2. Welche positive Wirkung haben Ballaststoffe auf Herz-Kreislauf-Erkrankungen?
3. Nennen Sie ballaststoffreiche Lebensmittel.
4. Überlegen Sie sich verschiedene ballaststoffreiche Zwischenmahlzeiten.

Lösungen ➤ Anhang.

12.3 Fette

12.3.1 Fett in der Ernährung

Fett gehört zu den drei Hauptnährstoffen. Es ist der Träger von Aroma- und Geschmackstoffen. Fett liefert dem Körper konzentrierte Energie.

INFO

1 g Fett enthält 9 kcal (38 kJ).

Fett hat damit doppelt so viele Kalorien wie die gleiche Menge Eiweiß oder Kohlenhydrate.

Hauptsächlich zieht der Körper Fett zur Energiegewinnung heran. Daneben erfüllt es weitere lebenswichtige Aufgaben:

- Transport von fettlöslichen Vitaminen (Vitamin A, D, E, K)
- Schutzfunktion für Haut, Haare und wichtige Organe, z. B. die Niere
- Baustoff für Körperzellen
- Energiereserve
- Träger von lebensnotwendigen Fettsäuren

Wie viel Fett benötigt der Körper?

Ein übermäßiger Fettverzehr ist sowohl für einen Menschen mit Diabetes als auch für einen nicht an Diabetes Erkrankten sehr ungünstig. Die Folgen können sein:

- Übergewicht
- Anstieg der Blutfette (Cholesterin, Triglyzeride)
- Anstieg des Blutdrucks
- Begünstigung der Arteriosklerose (= Gefäßverkalkung) (➤ Kap. 1.6)

Gerade für übergewichtige Menschen mit Diabetes ist ein **bewusster und sparsamer Fettverzehr** von großer Bedeutung. Fettreiche Mahlzeiten enthalten hohe Mengen an gesättigten Fettsäuren, die nach dem Essen zu ungünstig hohen Blutfettspiegeln führen. Diese wiederum fördern die Entstehung von Herz-Kreislauf-Erkrankungen und beeinträchtigen zusätzlich die Insulinwirksamkeit. Zu beachten ist ebenfalls die sehr ungünstige Fettzusammensetzung in vielen Süßwaren, Fertig- und Fast-Food-Gerichten. Durch Untersuchungen weiß man, dass strukturierte Abnehmprogramme mit den Schwerpunkten

- Verhaltensänderung,
- Ernährungsumstellung und
- regelmäßige körperliche Bewegung

eine langfristige Gewichtsabnahme bewirken können.

INFO

In einer gesunden Ernährung sollte der Fettgehalt 25–35 % der gesamten Energiemenge nicht überschreiten. Das entspricht etwa 1 g pro Kilogramm Normalkörpergewicht.

IM ALTER

Bei älteren, alten und hochbetagten Menschen muss rechtzeitig eine **Mangelernährung** erkannt bzw. vermieden werden!

Das Risiko für eine potenzielle Mangelernährung liegt vor, bei:

- Anhaltend reduzierter Nahrungsaufnahme von < 50 % des Bedarfs über mehr als 3 Tage
- Vorliegen mehrerer Risikofaktoren, die
  - die Essmenge reduzieren, z. B. Magen-Darm-Erkrankungen
  - den Energie- und Nährstoffbedarf deutlich erhöhen, z. B. Tumorerkrankungen

Der Body-Mass-Index sollte bei > 65-Jährigen im Bereich von 24–29 liegen (➤ Kap. 12.5).

Die Fettmenge teilt sich folgendermaßen auf:
- ⅓ Streichfett
- ⅓ Zubereitungsfett
- ⅓ versteckte Fette

Beispiel: Eine Person mit 60 kg Normalgewicht benötigt insgesamt 60 g Fett, die sich aufteilen in:
- 20 g Streichfett (Butter, Margarine)
- 20 g Zubereitungsfett (Raps- und Olivenöl)
- 20 g versteckte Fette (Fleisch, Wurst, Fisch, Milch, Käse, Eier, Nüsse etc.)

12.3.2 Anwendungsempfehlungen

Streichfett

Als Streichfett können Butter oder Margarine verwendet werden. Diese unterscheiden sich im Wesentlichen in der Fettqualität, nicht im Fettanteil.

INFO
25 g Butter oder Margarine enthalten 20 g Fett mit einem Energiegehalt von 190 kcal.

Ein Milchhalbfett (Halbfettbutter) oder Halbfettmargarine enthält 50 % weniger Fett als herkömmliche Butter oder Margarine.

INFO
50 g Milchhalbfett oder Halbfettmargarine enthalten 20 g Fett mit 190 kcal.

Streichfett sollte grundsätzlich sparsam verwendet werden:
- Brot dünn mit Butter oder Margarine bestreichen
- Beim Verzehr von Streichkäse oder -wurst erübrigt sich die Verwendung von Butter oder Margarine (Butter gilt auch als Belag).
- Wer Gewicht reduzieren möchte, halbiert das Streichfett oder reduziert den Fettgehalt durch den Einsatz von Halbfettmargarine oder Halbfettbutter.
- Personen, die außerdem einen erhöhten Blutfettspiegel (Cholesterin, Triglyzeride) haben, sollten Margarine den Vorzug geben. Margarinesorten, die aus hochwertigen Ölen hergestellt und zusätzlich frei von „ungehärteten Fetten" sind, beeinflussen die Blutfette günstig.

Zubereitungsfett

Auch bei der Zubereitung der Mahlzeiten ist es ratsam, wenig Fett zu verwenden:
- Salatsoßen mit fettarmem Joghurt zubereiten
- Braten im Bratschlauch oder im Römertopf vermindert den Fettverbrauch.
- Fleisch und Fisch nicht panieren
- Gemüse „natur" zubereiten und nur eine Messerspitze Fett zur Geschmacksabrundung verwenden
- Beschichtete Pfannen, Töpfe und der Grill helfen, ein schmackhaftes und fettarmes Essen zuzubereiten

INFO
Zum Braten sind Halbfette wegen des hohen Wassergehalts und der damit verbundenen Spritzgefahr nicht geeignet.

Versteckte Fette

Versteckte Fette sind die Hauptursache für den derzeit hohen Fettkonsum unserer Gesellschaft und die damit verbundenen Risiken für die Gesundheit. Versteckte Fette sind nicht unmittelbar sichtbar. Diese Tatsache macht es so schwierig, den Fettgehalt der einzelnen Nahrungsmittel richtig einzuschätzen. Durch die richtige Auswahl der Lebensmittel kann man den Fettgehalt der Nahrung deutlich beeinflussen.

INFO
Mit der richtigen Auswahl der Speisen und folgenden Grundsätzen zur Gewohnheit wird die Ernährung verbessert:
- Von den fettarmen Lebensmitteln nur kleine Portionen essen
- Die Scheibe Brot eher knapp belegen
- Häufiger fettfreien Belag wie Gurken, Tomaten, Radieschen, Schnittlauch, Kresse oder Marmelade wählen
- Für eine Zwischenmahlzeit ein Stück frisches Obst oder ein fettarmes Milchprodukt bevorzugen
- „Knabberartikel", Gebäck und Süßigkeiten haben nicht nur viele Kalorien, sondern erhöhen auch stark den Blutzucker.

➤ Tab. 12.26 veranschaulicht einen Portionsvergleich zwischen verschiedenen fetthaltigen Lebensmitteln.

Fettarme Ernährung gelingt ohne „Spezialprodukte", indem auf den natürlichen Fettgehalt der Lebensmittel geachtet wird. Der Fettwegweiser hilft hierbei (➤ Tab. 12.27).

Tab. 12.26 Portionsvergleich verschiedener fetthaltiger Lebensmittel

Fettreiche Lebensmittel	Fettgehalt	Fettarme Lebensmittel
1 Esslöffel Sahne (15 g)	5 g	2 Becher fettarmer Joghurt (300 g)
1 Bratwurst (150 g)	36 g	Schweinelende (375 g)
1 Portion Leberwurst (30 g)	12 g	3 Scheiben Bierschinken (90 g)
1 Portion Pommes frites (150 g)	13 g	3 Portionen Kartoffelpüree (600 g)
1 Plundergebäck (90 g)	20 g	4 fettarme Hefeteigstückchen (300 g)
1 Handvoll Chips (15 g)	5 g	1 Packung Salzstangen (125 g)

12.3.3 Fettqualität

Neben der Menge kommt es bei Fetten auch auf die Zusammensetzung an. Dieses Qualitätsmerkmal erkennt man am Aufbau und Gehalt der Fettsäuren (➤ Tab. 12.28).

Fette bestehen aus Fettsäuren und Glyzerin. Diese Fettsäuren werden nochmals wie folgt unterschieden:

- **Gesättigte Fettsäuren:** Sie sind vorwiegend in tierischen Produkten enthalten, aber auch in Kakaobutter, Kokosfett und Palmkernfett. Sie erhöhen den Cholesterinspiegel.
- **Transfettsäuren:** Sie entstehen als unerwünschtes Nebenprodukt bei der industriellen Härtung von Pflanzenfetten und kommen vor allem in Fertigprodukten (Backwaren, Süßwaren, Müsli-Riegel, Fast-Food, frittierte Nahrungsmittel) vor. Auch sie erhöhen den Cholesterinspiegel.
- **Einfach ungesättigte Fettsäuren:** Sie sind in pflanzlichen Ölen enthalten (z. B. Oliven-, Rapsöl, Nüsse). Sie sind Vitamin-E-reich und haben eine günstige Wirkung auf die Blutfette (➤ Abb. 12.5).

Tab. 12.27 Fettwegweiser

Fettarm	Lebensmittel	Fettreich
Bevorzugt essen		Nur sehr selten essen
Mageres Fleisch, Wild, Wiener Würstchen, gekochter und roher Schinken, Bierschinken, Jagdwurst, Pasteten mit Fleischeinlagen, Aspikwurst, kalter Braten, Kasseler	**Fleisch und Wurstwaren**	Durchwachsenes Fleisch, Bratwurst, Innereien (hoher Cholesteringehalt), Speck, Mett- und Leberwurst, Zervelatwurst, Salami, Speckblutwurst, Fleisch-, Schinken- und Gelbwurst
Hähnchen, Pute, magere Geflügelwurst	**Geflügel**	Gans, Ente, Suppenhuhn
Buttermilch, Kondensmilch 4 % Fett, saure Sahne 10 % Fett, fettarme Milch und Milchprodukte wie Joghurt, Kefir und Dickmilch mit 1,5 % Fett, Magerquark, fettarme Käsesorten bis ca. 15 g absoluter Fettgehalt oder 30 % Fett in der Trockenmasse (F. i. Tr.) wie z. B.: körniger Frischkäse, Harzer-, Koch-, Schnitt- und Schmelzkäse mit 30 % F. i. Tr., Camembert, Romadur, Limburger und Parmesan mit 30 % F. i. Tr.	**Milch und Milchprodukte**	Kaffeesahne, Schlagsahne, Schmand 24 % Fett, Crème fraîche, fettreiche Milch und Milchprodukte ab 3,5 % Fett wie: Vollmilch, Sahnejoghurt, Sahnequark, fettreiche Käsesorten ab ca. 25 g absoluter Fettgehalt oder 45 % F. i. Tr. wie z. B.: Doppelrahmfrischkäse, Emmentaler-, Edelpilzkäse, Schweizerkäse ab 45 % F. i. Tr., Brie und Gorgonzola ab 45 % F. i. Tr.
Forelle, Hecht, Heilbutt, Steinbutt, Seezunge, Scholle, Zander, Kabeljau, Schellfisch in kleinen Mengen, wegen guter Fetteigenschaften: Hering, Makrele, Lachs, Thunfisch und Fischkonserven ohne Öl und ohne fettreiche Saucen	**Fisch**	Aal, Karpfen, Waller, Schalentiere (hoher Cholesteringehalt)
Hefeteiggebäck, gedeckter Apfelkuchen, Käsekuchen, Mürbeteig	**Kuchen und Gebäck**	Blätterteig- und Plundergebäck, Rührkuchen, Sahne- und Buttercremetorten, Fettgebackenes

Tab. 12.28 Aufbau der Fettsäuren

Fettsäuren	Sättigung/Zahl der Doppelbindungen
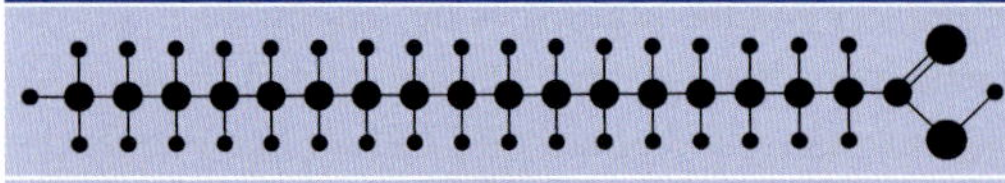	Gesättigte Fettsäuren
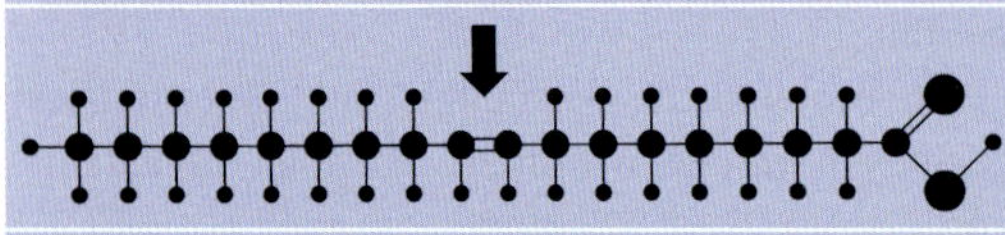	Einfach ungesättigte Fettsäuren
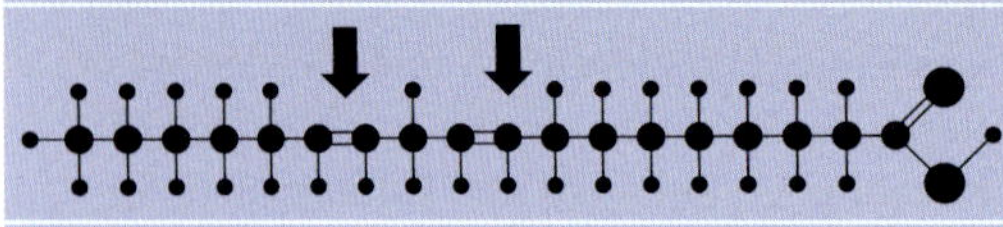	Mehrfach ungesättigte Fettsäuren
	Wasserstoff (H) Kohlenstoff (C) Sauerstoff (O)

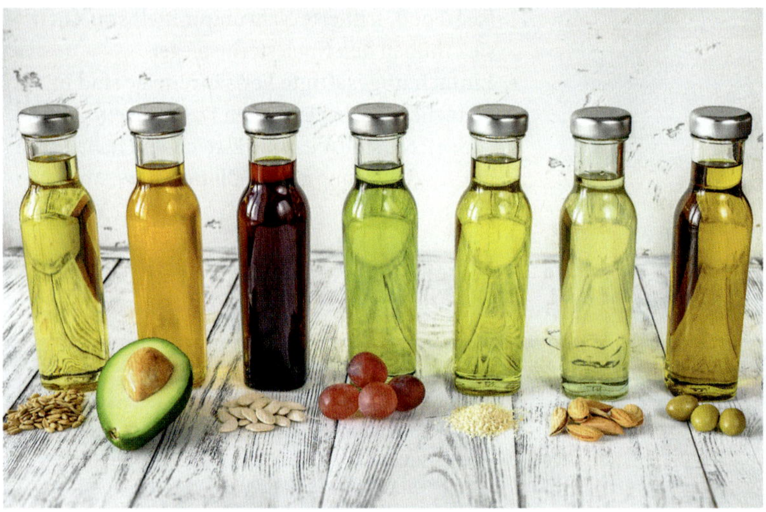

Abb. 12.5 Ungesättigte Fettsäuren sind vorwiegend in pflanzlichen Ölen enthalten. [J751]

- **Mehrfach ungesättigte Fettsäuren:** Hier sind insbesondere die Omega-3-Fettsäuren zu empfehlen. Sie haben eine gefäßschützende Eigenschaft und tragen dazu bei, das Risiko von Herzinfarkt und Schlaganfall zu senken. Reich an Omega-3-Fettsäuren sind Raps-, Walnuss-, Leinöl, fetter Seefisch (Makrele, Hering, Lachs, Thunfisch, Sardellen, Sardinen). Fisch sollte deswegen zweimal wöchentlich auf dem Speiseplan stehen.

Fette, die einen hohen Anteil an **mehrfach ungesättigten Fettsäuren** haben, sind für den Körper lebensnotwendig (essenziell), da er diese nicht selbst aufbauen kann. Sie müssen täglich zugeführt werden.

Wirkung von **Doppelbindungen** in den ungesättigten Fettsäuren:

- Der Schmelzpunkt des Fettes wird herabgesetzt.
- Das Fett wird „empfindlicher“ (z. B. Zersetzung bei Hitze).
- Das Fett hat günstigere Eigenschaften für den menschlichen Stoffwechsel.

INFO

Für hohe Temperaturen sind nur spezielle Diät-Bratfette (z. B. Rau, Becel) oder gehärtete Pflanzenfette (z. B. Biskin, Palmin) geeignet. Aufgrund ihrer ungünstigen Zusammensetzung sollen sie nur sehr sparsam und selten eingesetzt werden.

Um erhöhten Blutfettspiegeln und damit verbundenen Gefäßverengungen vorzubeugen, sollte der Anteil an gesättigten Fettsäuren stark gesenkt werden. Die Mengen sollten begrenzt werden bei:

- fetter Wurst,
- fettem Fleisch,
- fettem Käse,
- Eiern,
- Sahne sowie
- Süßigkeiten und Gebäck.

INFO

- Gesamtfettaufnahme sollte ca. 30 % der täglichen Kalorienaufnahme betragen (bei hoher körperlicher Aktivität: bis 35 %).
- So wenig wie möglich gesättigte Fettsäuren (unter 10 % der Gesamtenergie = 15–20 g) und Transfettsäuren verzehren.
- Anteil der einfach ungesättigten Fettsäuren kann bis zu 20 % der Tagesenergie ausmachen.
- Da ungefähr 10 % der täglichen Energieaufnahme aus mehrfach gesättigten Fettsäuren stammen sollte, wird eine Steigerung des Fischverzehrs auf 2- bis 3-mal in der Woche empfohlen.

12.3.4 Erhöhter Cholesterinspiegel

Sollte trotz Gewichtsabnahme und guter Blutzuckereinstellung ein erhöhter Cholesterinspiegel vorliegen, sollte dieser von einem Arzt genauer untersucht werden. Es gibt im Körper **zwei Arten von Cholesterin:**

- HDL-Cholesterin
- LDL-Cholesterin

Das **HDL** wird auch als „gutes Cholesterin" bezeichnet (HDL = Hab dich lieb). Es transportiert überflüssiges Cholesterin aus den Gefäßen zur Leber, wo es abgebaut wird. Ein erhöhter HDL-Spiegel hat also gefäßschützende Eigenschaften. Er kann besonders durch körperliche Aktivität und gesunde Ernährung in begrenztem Rahmen gesteigert werden.

Im Gegensatz dazu wirkt sich ein erhöhtes **LDL-Cholesterin** negativ auf die Gefäße aus. Dieses LDL-Cholesterin lagert sich in den Gefäßen wie Kalk in einer Wasserleitung ab, macht die Gefäße starr und undurchlässig. Die Organe werden ungenügend mit Sauerstoff und Nährstoffen versorgt. Gefäßverschlüsse, Herzinfarkt und Schlaganfall sind die gefürchteten Konsequenzen (➤ Kap. 1, ➤ Kap. 13.1, ➤ Kap. 13.2).

Cholesterin kommt in allen tierischen Lebensmitteln vor, insbesondere in Innereien, Eigelb, Butter und Schalentieren (➤ Tab. 12.29). Der derzeitige Cholesterinverzehr unserer Gesellschaft liegt bei ca. 600 mg pro Tag, die empfohlene Menge dagegen sollte unter 300 mg liegen. (Von den Fachgesellschaften wird sogar eine Aufnahme von unter 200 mg/Tag empfohlen.) Durch den Verzehr von **Eiern** wird nicht automatisch der Blut-Cholesterinspiegel erhöht – aber man nimmt entsprechend der verzehrten Menge eine deutlich höhere Kalorienanzahl zu sich. Unter Gewichtsaspekten sollte man deren Menge an der Ernährung reduzieren. Andererseits ist das Eiweiß des Eies hochwertig (➤ Kap. 12.4).

Tab. 12.29 Cholesteringehalt

Je 300 mg Cholesterin sind enthalten in:	
Eigelb	1
Butter	100 g
Vollfetter Käse	300 g
Leber	125 g
Krabbenfleisch	150 g

Wichtig ist bei einem erhöhten LDL-Cholesterin die **kritische Betrachtung** der gesamten Ernährung (➤ Abb. 12.6):

- Bei Übergewicht die Energiemenge einschränken
- Den pflanzlichen Anteil des Essens gegenüber dem tierischen Anteil erhöhen
- Anteil ballaststoffreicher Lebensmittel erhöhen
- Verringerung der täglichen Fettmenge
- Tierische durch pflanzliche Fette austauschen
- Cholesterinreiche Produkte meiden

Nur eine langfristige, vernünftige Kostumstellung plus zusätzliche Bewegung im Alltag wird die Gesundheit verbessern und erhalten.

12.3.5 Fett- und Kohlenhydrataufnahme

Fettreiche Nahrungsmittel verweilen länger im Magen, da sie sich dämpfend auf die Magenbewegung auswirken.

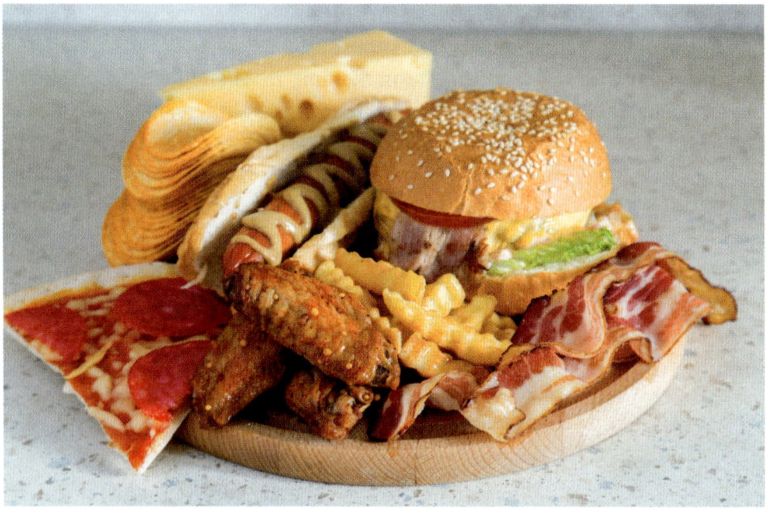

Abb. 12.6 Auswahl cholesterinhaltiger Nahrungsmittel [J751]

INFO

Wird eine fettreiche, kohlenhydrathaltige Mahlzeit (z. B. Pommes frites mit Mayonnaise) gegessen, muss mit einer langsameren Kohlenhydrataufnahme und einem langsameren Blutzuckeranstieg gerechnet werden.

Dieser verzögernde Effekt ist bei der Wahl des Spritz-Ess-Abstands zu beachten!

MERKE

Eine weitgehende Umstellung vom Verzehr tierischer auf pflanzliche Fette ist wünschenswert und sinnvoll, auch im Hinblick auf die Cholesterinzufuhr, denn:

- Pflanzliche Fette enthalten vorwiegend einfach und mehrfach ungesättigte Fettsäuren und kein Cholesterin, z. B. Sonnenblumenöl, Mandelöl, Avocadoöl, Rapsöl, Distelöl etc.
- Tierische Fette enthalten hauptsächlich gesättigte Fettsäuren und Cholesterin, z. B. Butter.

Fragen

1. Welche Aufgaben erfüllt Fett im Körper?
   - Es beugt Osteoporose vor.
   - Es liefert essenzielle Fettsäuren.
   - Es dient als Schutz für die Haut und wichtige Organe.
2. Wodurch unterscheiden sich Butter und Margarine?
   - Kaloriengehalt
   - Fettgehalt
   - Fettqualität
3. Welche dieser Lebensmittel enthalten kein Cholesterin?
   - Rindfleisch
   - Nüsse
   - Käse
   - Pflanzenöl
4. Welches der Lebensmittel enthält das meiste Fett?
   - Salami
   - Bierschinken
   - Ei

Lösungen ➤ Anhang.

12.4 Eiweiß

12.4.1 Was ist Eiweiß?

Eiweiß (Protein) besteht aus vielen kleinen Bausteinen, den Aminosäuren (AS). Für den menschlichen Organismus gibt es 20 wichtige Aminosäuren. Da der Körper einige dieser Aminosäuren nicht selbst herstellen kann, müssen sie mit der Nahrung zugeführt werden (essenzielle AS).

Welche Funktion hat das Eiweiß?

Im menschlichen Körper wird Eiweiß für folgende Funktionen benötigt:

- Zellaufbau (z. B. Muskel-, Knorpel-, Hautzellen)
- Wachstum
- Blut- und Hormonbildung

Im Gegensatz zu Fett und Kohlenhydraten kann Eiweiß im Körper nicht gespeichert werden; daher ist eine tägliche Zufuhr notwendig. Die empfohlene Eiweißmenge liegt bei 10–20 % der Gesamtenergie, z. B. etwa 70 g.

Ein Überangebot an Eiweiß nutzt der Körper zur Energiegewinnung (1 g Eiweiß liefert 4 kcal) oder er baut das Eiweiß um und speichert diese Umbauprodukte in Form von Fett oder Glykogen (Speicherform der Kohlenhydrate in der Leber).

Eiweiß enthält Stickstoff, der bei diesen Umbauprozessen freigesetzt wird. Stickstoff wird vor allem in Form von Harnstoff über die Niere ausgeschieden.

Wo kommt Eiweiß in der Nahrung vor?

Unterschieden wird zwischen Eiweiß pflanzlicher Herkunft und Eiweiß tierischer Herkunft.

Beispiele für Nahrungsmittel mit **tierischem Eiweiß:**

- Fleisch, Fisch, Wurst
- Käse, Milch, Quark, Joghurt, Sahne

Beispiele für Nahrungsmittel mit **pflanzlichem Eiweiß:**

- Getreide, Getreideprodukte wie Brot, Nudeln, Reis
- Hülsenfrüchte (Linsen, Sojabohnen, Bohnen, Erbsen)
- Gemüse
- Obst (in geringen Mengen)

Das pflanzliche Eiweiß ist meist in höheren Mengen an Kohlenhydrate gebunden, dagegen enthält das tierische Eiweiß meist größere Mengen Fett (u. a. auch Cholesterin) (➤ Abb. 12.7).

IM ALTER

Da mit zunehmendem Alter die Muskelmasse abnimmt, ist bei älteren Menschen auf eine hochwertige Eiweißzufuhr zu achten. Empfehlung für die Eiweißaufnahme: mindestens 1,0 g/kg KG/Tag.
Die Zufuhr sollte gleichmäßig über den Tag verteilt sein.

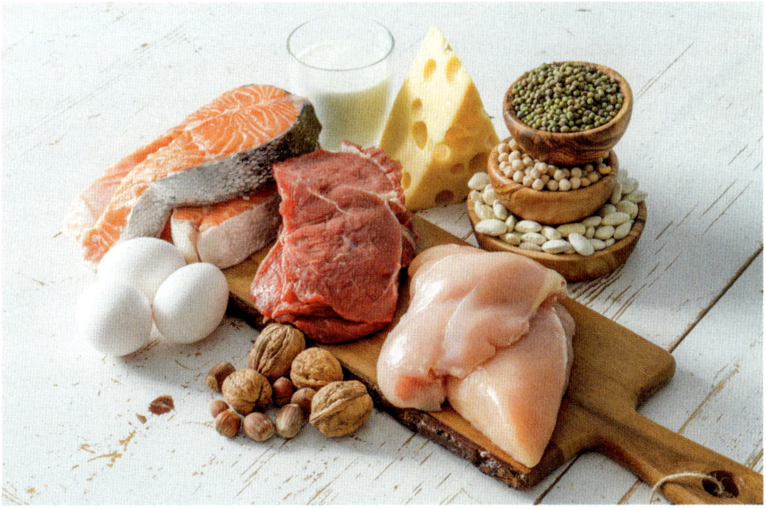

Abb. 12.7 Auswahl eiweißhaltiger Nahrungsmittel [J751]

12.4.2 Eiweißmischungen

Tierisches Eiweiß ist für den menschlichen Körper prinzipiell wertvoller als pflanzliches Eiweiß, d. h., es kann vom Körper besser als Baustoff verwendet werden. Jedoch enthalten tierische Nahrungsmittel neben Eiweiß auch versteckte Fette, die den z. T. recht hohen Kaloriengehalt ausmachen.

Allerdings ist es möglich, pflanzliches Eiweiß durch Kombinationen verschiedener eiweißhaltiger Lebensmittel „aufzuwerten", d. h. der Körper kann es nun besser als Baustoff verwenden.
Beispiele für sinnvolle Eiweißmischungen:

- Getreide (Mehl, Brot) mit Hülsenfrüchten z. B. Linsensuppe mit Brot
- Kartoffeln mit Ei oder Quark
- Mischung aus Mais (⅓) und Bohnen (⅔)

Somit ergibt sich eine gute Möglichkeit, das für den eigenen Körper notwendige Eiweiß in ausreichender Menge zu sich zu nehmen, ohne gleichzeitig zu viel Fett (also Kalorien) aufzunehmen.

12.4.3 Ein ständiges Zuviel an Eiweiß schafft Probleme

Die lange gültige Annahme, dass ein Zuviel an Eiweiß grundsätzlich die Nieren von Menschen mit Diabetes schädige, konnte durch Studien nicht eindeutig belegt werden. Bisher liegen noch keine ausreichenden Ergebnisse vor, um auf deren Basis eindeutige Empfehlungen zur Eiweißaufnahme zu treffen.
Unbestritten ist allerdings:

- Die Eiweißaufnahme sollte 10–20 % der täglichen Energieaufnahme betragen. Dies ist häufig die von vielen Menschen mit Diabetes aufgenommene Eiweißmenge. Liegen eine Mikroalbuminurie und ein gleichzeitiger Bluthochdruck vor, sollten diese 20 % Eiweißaufnahme nicht überschritten werden (Typ-1- und Typ-2-Diabetes).
- Studien belegen, dass gerade für Menschen mit Typ-1-Diabetes mit einer Mikroalbuminurie eine Begrenzung der täglichen Eiweißaufnahme auf 0,8 g/kg Normalgewicht sinnvoll ist (= Normalisierung der Eiweißzufuhr).
- Nicht günstig für Menschen mit Diabetes sind Diäten mit extremen Nährstoffverhältnissen. Werden über einen längeren Zeitraum Eiweißmengen von > 20 % der täglichen Energieaufnahme aufgenommen, führt dies zu einer starken Belastung der Nieren.

Neben der strengen Einstellung des Blutzuckers und des Blutdrucks kann eine Eiweißeinschränkung auf 0,5–0,8 g/kg Körpergewicht pro Tag das Voranschreiten einer diabetischen Nephropathie verlangsamen. In einer Studie (MDRD – Klahr et al. 1994) hatte die strenge Eiweißeinschränkung allerdings keinen Effekt auf die Nierenfunktion selbst (➤ Kap. 13.1).

BEACHTE

Eine knapp bemessene Eiweißzufuhr entlastet die Niere, indem sie ihre Leistungsfähigkeit erhöht und das Voranschreiten der Funktionsstörung verzögert.

Ein hoher Eiweißverzehr zu einer Mahlzeit führt zu einem vorübergehenden Anstieg der Eiweißkonzentration im Blut. Dies wirkt genau wie bei einem Unterzucker (Hypoglykämie) als starker Reiz auf die Bauchspeicheldrüse (α-Zellen), wodurch das Hormon Glukagon ins Blut freigesetzt wird. Hohe Glukagonspiegel schwächen die Wirkung des Insulins ab bzw. heben sie ganz auf. Ein Teil des Eiweißes wird durch das Glukagon in der Leber zu Glukose umgewandelt, wodurch es zu einem **Blutzuckeranstieg** kommt. Ab welcher Menge diese Wirkung eintritt, ist individuell unterschiedlich.

BEACHTE

Speziell eine überhöhte Zufuhr von tierischem Eiweiß verursacht Probleme, da zusätzlich Cholesterin und gesättigte Fette enthalten sind. Außerdem entstehen durch den Abbau Purine, die wiederum die Nieren belasten und dadurch erhöhte Harnsäurespiegel (Gicht) verursachen können.

Tipp:

- Zwei fleischfreie Tage in der Woche einführen
- Mehr Hülsenfrüchte (z. B. Linsensuppe am Samstag) essen
- Kombinationsmöglichkeiten verschiedener Eiweiße nutzen, z. B. Kräuterquark mit Pellkartoffeln, Gemüseeintopf mit Bohnen und Mais, Früchtemüsli mit Joghurt

MERKE

Eiweiß ist für den menschlichen Körper ein lebensnotwendiger Baustoff, der mit der Nahrung zugeführt werden muss.
Ist die Eiweißzufuhr jedoch zu hoch, kommt es

- durch den **Abbauvorgang** des Eiweißes zu einer starken Belastung der Nieren und damit zu einer Einschränkung der Nierenfunktion,
- durch den **Umbauvorgang** des Eiweißes zum Blutzuckeranstieg. Es hat somit eine blutzuckersteigernde Wirkung.

Fragen

1. Was ist Eiweiß und welche Funktionen erfüllt es im menschlichen Körper?
2. Wie kann pflanzliches Eiweiß optimal für den menschlichen Körper ausgenutzt werden?
3. Welche Gründe gibt es für einen morgendlichen hohen Blutzuckerspiegel?
4. Was kann bei einer ständig zu hohen Eiweißaufnahme geschehen?

Lösungen ➤ Anhang.

12.5 Erstellen eines individuellen Ernährungsplans

Bei der Berechnung und Zusammenstellung des eigenen Ernährungsplans müssen folgende Punkte berücksichtigt werden:

- Energiebedarf (abhängig von Körpergröße, Gewicht, Geschlecht, Alter und körperlicher Belastung)
- Persönliche Ernährungsgewohnheiten
- Therapieform

12.5.1 Errechnen des Energiebedarfs

Eine optimale Energiezufuhr sollte so bemessen sein, dass der wachsende Organismus wachsen kann und der ausgewachsene Organismus normgewichtig wird und bleibt.

Die Grundlage zur Errechnung des Energiebedarfs bilden:

- Körpergewicht
- Energietagesbedarf
- Energiegehalt der Nährstoffe

Berechnung des Normalgewichts nach dem Body-Mass-Index (BMI)

Eine Möglichkeit, das Normalgewicht zu ermitteln, ist die Berechnung über den **Body-Mass-Index** (Körpermassen-Index) (➤ Abb. 12.8, ➤ Tab. 12.30).

Neben dem Alter spielt auch das Geschlecht eine wichtige Rolle. Männer haben in der Regel einen höheren Muskelmasseanteil an der Gesamtkörpermasse als Frauen. Daher sind die Ober- und Untergrenzen des BMI bei Männern höher als bei Frauen. Laut DGE liegt der BMI für das Normalgewicht bei Männern zwischen 20 und 25, während sich der BMI bei Frauen zwischen 19 und 24 bewegt (➤ Tab. 12.31).

Tab. 12.30 Body-Mass-Index (BMI)

Bewertung	BMI
Untergewicht	< 18,5
Normalgewicht	18,5–24,9
Übergewicht	25–29,9
Adipositas Grad 1	30–34,9
Adipositas Grad 2	35–39,9
Adipositas Grad 3	> 40

Tab. 12.31 BMI bei Normalgewicht. Eine leichte Zunahme des BMI ist mit zunehmendem Alter normal.

Alter in Jahren	BMI
19–24 Jahre	19–24
25–34 Jahre	20–25
35–44 Jahre	21–26
45–54 Jahre	22–27
55–64 Jahre	23–28
> 65 Jahre	24–29

12

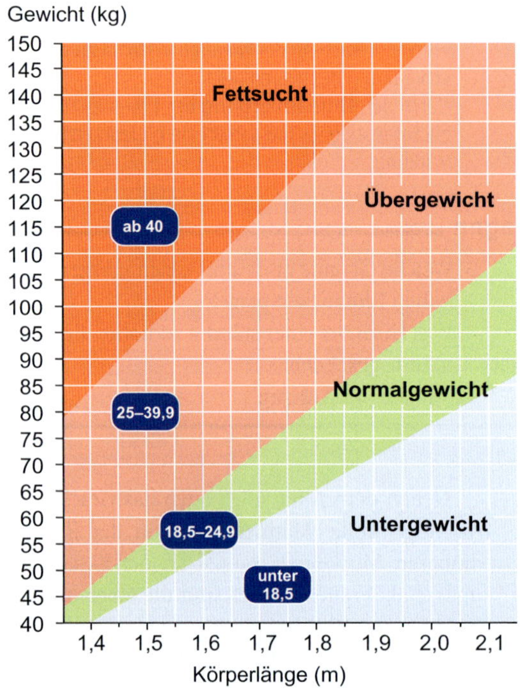

BMI

Den Body-Mass-Index findet man, indem mit einem Lineal eine waagerechte Linie des Körpergewichts (linke Leiste) und eine senkrechte Linie der Körpergröße gezogen wird.

Im Schnittpunkt liegt der ermittelte Wert. Wünschenswert: zwischen 18,5 und 25.

Liegt der BMI > 27, sollte das Gewicht reduziert werden.

So berechnet sich der Body-Mass-Index:

$$\frac{\textbf{Körpergewicht (kg)}}{\textbf{Körperlänge (m)}^2}$$

Abb. 12.8 Body-Mass-Index (BMI) [L157]

Messen des Bauchumfangs

Wie bereits erwähnt (➤ Kap. 1.6, ➤ Tab. 1.3), sollte der Bauchumfang innerhalb folgender Grenzen liegen:

- Männer < 102 cm
- Frauen < 88 cm

Berechnung des Energiebedarfs

Der tägliche Energiebedarf errechnet sich durch Multiplikation des Normalgewichts mit einem bestimmten „Energiefaktor", der von der Schwere der körperlichen Tätigkeit abhängig ist (➤ Tab. 12.32).

Leichte körperliche Tätigkeiten:

- Büroangestellte
- Laboranten
- Pkw-Fahrer
- Feinmechaniker
- Fließbandarbeiter
- Tägliche Hausarbeiten

Tab. 12.32 Energiefaktoren

Tätigkeiten	Energiefaktoren
Leichte körperliche	30
Mittelschwere körperliche	35–40
Schwere körperliche	40–50

Mittelschwere körperliche Tätigkeiten:

- Hauswirtschaftliche Tätigkeiten mit intensiverem Körpereinsatz (Großputz)
- Verkäuferin
- Autoschlosser

Schwere körperliche Tätigkeiten

- Bauarbeiter
- Landwirt
- Masseur
- Leistungssportler

IM ALTER

- Eine frühzeitige Feststellung des Ernährungszustands und die konsequente Umsetzung eines individuellen Kostplans verbessern die Ernährungssituation von alten und betagten Menschen erheblich.

- Bei Senioren ist es wichtig, auf eine ausreichende Kalorienzufuhr zu achten. Man kann den Kalorienbedarf durch eine einfache Formel abschätzen: (Größe – 100) × 30 = Tageskalorienbedarf. Beispiel: Körpergröße (170–100) × 30 = 2.100 kcal/Tag.

INFO

Bei Übergewicht muss man täglich 1.000 kcal einsparen, um in einer Woche 1 kg abzunehmen!

Verteilung der Hauptnährstoffe

Nach Festlegung des Energiebedarfs wird die errechnete Kalorienmenge entsprechend ➤ Tab. 12.33 und ➤ Tab. 12.34 auf die Hauptnährstoffe verteilt. Dadurch erhält man einen realistischen Ernährungsplan unter Berücksichtigung einer angemessenen Versorgung mit den drei Hauptnährstoffen.

Tab. 12.33 Energiegehalt der Nährstoffe

Nährstoff	Energiegehalt in 1 g
Eiweiß	4 kcal
Fett	9 kcal
Kohlenhydrate	4 kcal
Alkohol	7 kcal

Tab. 12.34 Verteilung der Hauptnährstoffe

10–20 %	**Eiweiß**	Von dieser Gesamteiweißmenge sollten 70 % aus tierischem Eiweiß und 30 % aus pflanzlichem Eiweiß stammen
≤ 35 %	**Fett**	Von dieser Gesamtfettmenge sollten ⅓ aus Streichfett, ⅓ aus Kochfett und ⅓ aus verstecktem Fett stammen
45–60 %	**Kohlenhydrate**	

BEACHTE

Die Nährstoffrelation ändert sich in Abhängigkeit vom errechneten Energiebedarf (➤ Tab. 12.35).

Tab. 12.35 Nährstoffrelationen

Energiebedarf	Eiweiß	Fett	Kohlenhydrate
1.000–1.500 kcal	20 %	30 %	50 %
1.600–1.700 kcal	18 %	32 %	50 %
1.800–2.000 kcal	16 %	34 %	50 %
> 2.000 kcal	15 %	35 %	50 %

12.5.2 Mahlzeitenverteilung

Nicht nur auf die richtige Zusammensetzung der Ernährung kommt es an, sondern auch auf ihre Verteilung über den Tag. So kann es sinnvoll sein, die gesamte Kalorienmenge auf 5–6 kleinere Mahlzeiten (➤ Kap. 13.3, Gastroparese) über den Tag zu verteilen (➤ Tab. 12.36). Die Blutzuckerspitzen nach den Mahlzeiten können somit geglättet, außerdem kann Heißhunger besser vermieden werden und die Hauptmahlzeiten werden nicht zu umfangreich.

Tab. 12.36 Anteil an der Tagesenergie

Mahlzeiten	Anteil an der Tagesenergie
1. Frühstück	Ca. 20 %
2. Frühstück	Ca. 10 %
Mittagessen	Ca. 30 %
Zwischenmahlzeit	Ca. 10 %
Abendessen	Ca. 20 %
Spätmahlzeit	Ca. 10 %

Die Aufteilung des Tagesbedarfs kann durchgeführt werden wie in ➤ Tab. 12.36 gezeigt.

Entscheidend sind hierbei allerdings immer der individuelle Lebensstil und die Möglichkeit, einen Ernährungsplan sinnvoll in den Alltag zu integrieren. So spricht nichts dagegen, die Gesamtenergiemenge auf nur drei Hauptmahlzeiten zu verteilen, soweit dies nicht mit einer zu hohen Kohlenhydrataufnahme pro Mahlzeit verbunden ist. Art, Menge und Verteilung der Kohlenhydrate im Tagesplan sollen so gewählt werden, dass dies langfristig zu stabilen Blutzuckerwerten (HbA1c-Wert) führt. Wichtigste präventive Ziele sind eine ausgewogene, kalorienangepasste Ernährung und tägliche Bewegung.

Der Sinn eines **Ernährungsplans** liegt also darin,
- das Richtige,
- zur richtigen Zeit,
- in der richtigen Menge,
- in der richtigen Zusammensetzung und
- in der richtigen Zubereitung

zu essen.
Zum Abschluss erfolgt nun noch die Verteilung der Gesamt-BE-Menge auf z. B. sechs Mahlzeiten.

Rechenbeispiel
Für den eigenen Energiebedarf und der BE-Gesamtmenge ➤ Anhang, ➤ Kap. 29.

IM ALTER
Liegt bei Senioren eine Kachexie (= sog. Auszehrung) vor, hat die individuelle Ernährungstherapie einen positiven Einfluss auf die Behandlung der Grunderkrankung und die Lebensqualität.

Fragen

1. Warum wird ein Ernährungsplan aufgestellt?
2. Welche Informationen benötigen Sie zur Errechnung Ihres Ernährungsplans?
3. Wie werden die Hauptnährstoffe verteilt?
4. Wie sieht Ihre eigene Hauptnährstoffverteilung aus?

Lösungen ➤ Anhang.

12.6 Diätetische Lebensmittel

12.6.1 Allgemeines

Experten sind sich über die Empfehlungen, normale Nahrungsmittel für Menschen mit Diabetes zu verwenden, einig. Seit dem 24.9.2010 ist in Deutschland der Zusatz „für Diabetiker geeignet" nicht mehr zulässig und seit Oktober 2012 dürfen „Diabetikerprodukte" nicht mehr auf den Markt gebracht werden. Die frühere Praxis, den Haushaltszucker aus der täglichen Ernährung zu entfernen, ist wissenschaftlich überholt. Aber gerade auf dieser früheren Vorgehensweise basierten die bis 2012 in Deutschland zugelassenen „Diabetikerlebensmittel". Es handelte sich um Lebensmittel, die anstelle von Zucker mit Zuckeraustauschstoffen (Fruchtzucker, Zuckeralkohole) und Süßstoff hergestellt wurden.

Probleme, die bei den nicht mehr zugelassenen Diabetikerlebensmitteln auftreten konnten, waren:
- Energieüberschreitung
- Zu viele ungünstige Fette
- Zu viel Eiweiß
- Schwankender „anzurechnender" Kohlenhydratgehalt
- Alkoholgehalt
- Hoher Preis

12.6.2 Lebensmittelkennzeichnung

Wirft man einen Blick auf die Zutatenliste von Lebensmitteln, kann man leicht erkennen, ob das Produkt auch Zucker oder Zuckerstoffe enthält. Dies trifft oftmals auf **Leicht- oder Lightprodukte** zu. Die Begriffe „leicht" bzw. „light" sind gesetzlich noch nicht definiert, deshalb auch bei diesen Produkten die Zutatenliste sorgfältig lesen.

Aufschriften auf Lebensmitteln, die auf **Zuckerbestandteile** hinweisen:
- Zucker
- Zuckerstoffe
- Maltodextrin
- Maltose
- Dextrose
- Glukose
- Glukosesirup
- Honig
- Maltitsirup

Sehr hilfreich ist die europaweit geltende Lebensmittel-Kennzeichnungspflicht.

Seit 13.12.2016 gilt die Lebensmittel-Informationsverordnung, auch als LIMV bezeichnet („Verordnung (EU) Nr.1169/2011 betreffend die Information der Verbraucher über Lebensmittel"). In der EU ist dadurch einheitlich geregelt, welche Informationen jede Lebensmittelverpackung grundsätzlich tragen muss.

Dazu gehören:
- Verbesserung der Lesbarkeit der Etiketten durch größere Schrift
- Bezeichnung des Lebensmittels
- Nährwertkennzeichnung
- Zutaten einschließlich der 14 wichtigsten Stoffe oder Erzeugnisse, die Allergien oder Unverträglichkeiten auslösen können (z. B. glutenhaltige Getreide, Eier, Milch, Fisch, Schalenfrüchte und Sellerie)
- Mindesthaltbarkeits- oder Verbrauchsdatum
- Name/Firma und Anschrift des Lebensmittelunternehmers
- Nettofüllmenge

Die Lebensmittel-Überwachungsbehörden der einzelnen Bundesländer sind für die Überwachung der Einhaltung dieser Vorschriften verantwortlich.

Weitere Infos unter Bundesministerium für Ernährung und Landwirtschaft, 11055 Berlin, im Internet unter www.bmel.de.

12.6.3 Süßungsmittel

Süßstoffe

Was sind Süßstoffe?

Süßstoffe sind chemisch hergestellte oder natürliche Verbindungen, die als Ersatzstoffe für Zucker eingesetzt werden. Sie besitzen eine Süßkraft, die diejenige des Zuckers (Saccharose) um das 10- bis 3.000-Fache übersteigt. Süßstoffe enthalten keine Kohlenhydrate und erhöhen somit nicht den Blutzuckerspiegel. Und sie enthalten auch keine bzw. fast keine Kalorien (kcal).

Wie verwertet der Körper die Süßstoffe?

Sie werden nicht verstoffwechselt, d. h., sie werden unverändert mit dem Harn wieder ausgeschieden (Ausnahme: Aspartam).

In welcher Form sind Süßstoffe im Handel?

- Als Tabletten
- In flüssiger Form
- Als Streusüße

Süßstoff-Tabletten und flüssige Süßstoffe bestehen meist aus Mischungen von Saccharin und Cyclamat, damit man sie besser dosieren kann. Zurzeit sind in Deutschland und in der EU folgende elf Süßstoffe zugelassen (➤ Tab. 12.37).

Anwendung

Da Süßstoffe keine Kohlenhydrate enthalten, können sie zusätzlich zum Ernährungsplan verwendet werden. Die Süßstoffe müssen also nicht als BE berechnet werden.

INFO
Süßstoffe liefern, anders als Zuckeraustauschstoffe, keine oder wenig Energie (kcal).

Tab. 12.37 In Deutschland zugelassene Süßstoffe (Stand August 2022)

Wirkstoff	E-Nr.	Beschreibung
Saccharin 1879 entdeckt (der älteste bekannte Süßstoff)	E954	• Süßt 300- bis 500-mal stärker als Haushaltszucker (Saccharose), kalorienfrei • Hitze- und gefrierbeständig, stabil • Schwer in kaltem Wasser löslich
Sucralose Seit 2004 zugelassen	E955	• Wird aus Zucker hergestellt • Süßt etwa 600-mal stärker als Zucker, kalorienfrei • Zahnschonend • Wirkt sehr gut in Kombination mit anderen Süßstoffen • Sehr gute Wasserlöslichkeit und hohe Stabilität • Zuckerähnlicher Geschmack
Cyclamat 1937 entdeckt	E952	• Süßt 10- bis 30-mal stärker als Saccharose, kalorienfrei • Wird nicht verdaut und unverändert über die Niere ausgeschieden. Nur sehr wenige Menschen verfügen über Bakterien in der Darmflora, die das Cyclamat zu einem geringen Teil umwandeln können. Daher wurden die akzeptable tägliche Aufnahmemenge sowie die Verwendungshöchstmenge in Lebensmitteln gesenkt (=ADI-Wert). • In Tabletten, Streu- und Flüssigsüße im Handel

Tab. 12.37 In Deutschland zugelassene Süßstoffe (Stand August 2022) *(Forts.)*

Wirkstoff	E-Nr.	Beschreibung
Aspartam Seit 1981 zugelassen	E951	• Süßt 200-mal stärker als Saccharose • Geschmack ist zuckerähnlich • Durch lange Lagerung und starkes Erhitzen verliert es an Süßkraft • Phenylalaninhaltig (nicht geeignet für Personen mit Phenylketonurie, einer seltenen Erbkrankheit) • Liefert eine geringe Menge an Energie (1 g = 4 kcal), da man jedoch wegen seiner hohen Süßkraft nur sehr wenig benötigt, darf die Energiemenge vernachlässigt werden
Acesulfam K 1967 entdeckt	E950	• Süßt 200-mal stärker als Saccharose, kalorienfrei • Süßgeschmack ist sehr zuckerähnlich, verstärkt andere Aromen • Wird nur industriell verwendet, hitzebeständig
Aspartam-Acesulfam-Salz Seit Januar 2005 zugelassen	E962	• Wird synthetisch hergestellt und ist ein Salz aus den beiden Süßstoffen Aspartam und Acesulfam • Ist 350-mal süßer als Zucker • Wird teilweise abgebaut und ist daher nicht kalorienfrei (siehe Aspartam) • Ist phenylalaninhaltig (siehe Aspartam)
Thaumatin Seit 1984 zugelassen.	E957	• 3.000-fache Süßkraft von Zucker, die jedoch verzögert wahrgenommen wird, dann aber sehr stark und lange; lakritzähnlicher Nachgeschmack • Aus westafrikanischer Kaktusfrucht gewonnen • Verliert bei Hitze die Süßkraft • In Kombination mit Saccharin und Cyclamat als Streu- und Flüssigsüße sowie als Tabletten im Handel • Liefert Energie, jedoch ist auch hier die benötigte Menge so gering, dass der Energiegehalt vernachlässigt werden darf
Neohesperidin DC Seit 1994 zugelassen	E959	• 600-fache Süßkraft von Zucker, kalorienfrei • Aus Zitrusfrüchten hergestellt • Wird nur in der Industrie verwendet und mit weiteren Süßstoffen vermischt, z. B. als Zusatz in Kaugummis, Eis, Limonaden • Hitzestabil • Unterdrückt bittere Aromen
Neotam Seit 2010 zugelassen	E961	• Wird aus Aspartam gewonnen • Ist ca. 10.000-mal süßer als Saccharose • Auch bei Phenylketonurie (PKU) anwendbar
Steviosid Seit 2004 zugelassen	E960	• Stevia • Keine spezielle Empfehlung der DDG! • Beim Backen kann die Zuckermenge um ca. 50 % reduziert und die Süße mit Stevia ausgeglichen werden • Je reiner das Stevia-Produkt ist, desto weniger Nachgeschmack hat es! • Höchstmengen von Stevia in Lebensmitteln ➤ Tab. 12.39
Advantam In den USA seit 2009, seit Juni 2014 europaweit zugelassen	E969	• Mischung aus Aspartam und Vanillin • 20.000-fach höhere Süßkraft als Zucker • Zum Backen geeignet, da hitze- und säurestabil

Darum sind Süßstoffe vor allem übergewichtigen Menschen mit und ohne Diabetes zu empfehlen.

Wo werden Süßstoffe **im Haushalt** eingesetzt?

- Zum Süßen von heißen und kalten Getränken
- Für Quarkspeisen, Obstsalate, Cremes, Soßen und Desserts
- Zum Backen von z. B. Mürbe-, Knet-, Brand- und Hefeteig

Wo setzt die **Industrie** Süßstoffe ein?
- Energiereduzierte bzw. zuckerfreie Getränke
- Energiereduzierte Konfitüren
- Energiereduzierte Süßigkeiten
- Energiereduzierte Desserts
- Gemüse- und Fischkonserven
- Knabberei-Erzeugnisse aus Getreide oder Nüssen
- Alkoholische Getränke

Dosierung

Immer wieder werden Verbraucher von der Meldung verunsichert, dass Süßstoffe krebserregend sein sollen. Langjährige Untersuchungen verschiedener Forschergruppen konnten jedoch keinen Zusammenhang zwischen der Entwicklung einer Krebserkrankung und Süßstoffeinnahme nachweisen. In diesem Zusammenhang scheint jedoch eine Schädigung unserer Darmmnikroflora (Mikrobiom) durch übermäßigen Süßstoffkonsum und dem damit verbundenen Verlust an mikrobieller Vielfalt möglich. Dies könnte, wie Studien zeigen, im Sinne einer Schädigung der gesunden Darm-Mikroflora das Eindringen von krankmachenden Bakterien bzw. Viren durch die Darmwand ermöglichen. Entzündliche Reaktionen des Darmes sind somit durchaus in erhöhtem Maße möglich bzw. wahrscheinlich.

Süßstoffe zählen laut Lebensmittelgesetz zu den Zusatzstoffen, deshalb müssen Obergrenzen (ADI-Werte, ADI: „acceptable daily intake") angegeben werden (➤ Tab. 12.38, ➤ Tab. 12.39). Diese Obergrenzwerte stellen die Mengen je Kilogramm Körpergewicht dar, die täglich mit der Nahrung ein ganzes Leben lang ohne Risiko aufgenommen werden können. Zusätzlich kommt ein Sicherheitsfaktor von 100 hinzu. Dies bedeutet, dass auch die 100-fache Menge nicht schädlich ist. Da die meisten Süßstoffprodukte als Gemische verschiedener Süßstoffe vorliegen, werden somit die Obergrenzen nie überschritten.

Tab. 12.38 WHO-Empfehlungen für die Dosierung von Süßstoffen

Süßstoff	Obergrenze pro kg Körpergewicht	Tabletten (Person mit 70 kg)	Süßstoff pro Tablette
Saccharin	Bis 5 mg	21	16,5 mg
Sucralose	15 mg		
Cyclamat	7 mg	12	40 mg
Aspartam	Bis 40 mg	155	18 mg
Acesulfam K	Bis 15 mg	53	20 mg
Aspartam-Acesulfam-Salz	20 mg	–	–
Thaumatin	Gilt als unbedenklich, daher kein ADI-Wert	–	–
Neohesperidin	5 mg		
Steviosid	4 mg	–	–
Advantam	5 mg		
Neotam	2 mg	-	-

Tab. 12.39 Zulässige Höchstmengen von Stevia in Lebensmitteln

Lebensmittel	mg/kg bzw. mg/l Steviol-Äquivalent
Aromatisierte und fermentierte Milchprodukte	100
Speiseeis	200
Obst und Gemüse, eingelegt in Essig und Öl	100
Marmeladen, Konfitüren, Gelees	200
Süßigkeiten	270–350
Kaugummi	2.000–3.300
Aromatisierte Getränke	80
Bier und Malzgetränke	70
Alkoholische Mischgetränke	150

Zuckeraustauschstoffe

Was sind Zuckeraustauschstoffe?

Zuckeraustauschstoffe werden durch chemische und enzymatische Prozesse aus pflanzlichen Grundstoffen (Obst, Gemüse) gewonnen. Eingesetzt werden sie bei der Herstellung z. B. von Gebäck, Süßigkeiten, Diät-Joghurts, Kaugummi, Medikamenten und Zahnpasta. Oft werden sie dort mit Süßstoff kombiniert, um die Süßkraft zu verstärken.

Welche Zuckeraustauschstoffe gibt es?

Fruchtzucker (Fruktose):

- Wird vom Körper langsam in Traubenzucker umgewandelt, was einen nur sehr geringen Blutzuckeranstieg zur Folge hat
- 1 g Fruchtzucker liefert 4 kcal und ist daher zum Abnehmen ungeeignet.
- Beim Verzehr von 25 g auf einmal können Blähungen und Durchfälle auftreten.
- Ein regelmäßiger, hoher Verzehr begünstigt die Entstehung von Übergewicht, Fettstoffwechselstörungen und die Entwicklung einer Fettleber (➤ Kap. 14).
- Die Süßkraft ist ca. 1,4-fach höher als bei Haushaltszucker.
- Für die Zähne ist er ähnlich schädlich wie Haushaltszucker (Kariesbildung).

Zuckeralkohole:

Zu den Zuckeralkoholen gehören: Sorbit, Xylit, Mannit, Isomalt, Laktit und Maltit.

- Der Blutzucker steigt kaum an.
- 1 g Zuckeralkohole liefern 2,4 kcal.
- Beim Verzehr von 10–20 g auf einmal können Blähungen und Durchfälle auftreten. Daher muss die Industrie einen Warnhinweis geben: „Kann bei übermäßigem Verzehr abführend wirken."
- Die Süßkraft von Sorbit, Mannit und Isomalt ist um die Hälfte geringer als von Haushaltszucker.
- Bei Xylit, Laktit und Maltit ist die Süßkraft genauso groß.
- Alle Produkte, die mit diesen Zuckeralkoholen gesüßt sind, dürfen mit dem Zusatz „zuckerfrei" gekennzeichnet werden.

Was ist im Umgang mit Zuckeraustauschstoffen zu beachten?

Im Gegensatz zum Haushaltszucker erhöhen die Zuckeraustauschstoffe den Blutzucker nur geringfügig. Da der Insulinspiegel nicht beeinflusst wird, ist eine Anrechnung auf die eigenen Broteinheiten (BE) nicht notwendig. Würde ein Mensch mit Diabetes die Zuckeraustauschstoffe als Broteinheit berechnen und mit der entsprechenden Menge an Insulin oder blutzuckersenkenden Tabletten (Sulfonylharnstoffe oder Glinide) abdecken, könnte es zu Unterzuckerungen kommen.

INFO

Da Zuckeraustauschstoffe den Insulinspiegel **kaum** beeinflussen, werden sie auch **nicht** als Broteinheit berechnet – anderenfalls besteht Unterzuckerungsgefahr!

Wer Süßes essen will, verwendet die normalen, mit Haushaltszucker gesüßten Süßigkeiten in kleinen Mengen und im Rahmen des vorgegebenen Ernährungsplans. Abgedeckt wird die volle Kohlenhydratmenge mit Insulin oder blutzuckersenkenden Tabletten (Abschnitt „Zucker", ➤ Kap. 12.2.6).

MERKE

Süßstoffe können nach Wunsch wo immer möglich eingesetzt werden. Hierfür wird kein Insulin benötigt. Süßigkeiten haben einen hohen Gehalt an Zucker und Fett, der berücksichtigt werden muss.

Zucker (Saccharose)

➤ Kap. 12.2.6

12.6.4 Dickungsmittel

Dickungs- und Geliermittel sind natürlich vorkommende Substanzen, die Lebensmittel wie Säfte, Brühen etc. binden.

Die bekanntesten Bindemittel – **Mehl und Stärke** – müssen als BE im Ernährungsplan angerechnet werden. Zum Binden von Soßen und Suppen gibt es im Handel anrechnungsfreie Bindemittel aus **Guarkern- und Johannisbrotkernmehl.** Diese Bindemittel sind zur Herstellung von süßen oder pikanten Speisen, als Sahnefestiger, Tortenguss, für Aufläufe und vieles mehr geeignet. Sie enthalten keine verdaulichen Kohlenhydrate, haben einen extrem niedrigen Kaloriengehalt und fast keinen Eigengeschmack.

Gelatine, Agar-Agar und Pektin sind natürliche Geliermittel unterschiedlicher Herkunft. Alle sind geschmacksneutral und werden zur Herstellung von Nachtischen, Sülzen und Gelees verwendet. Die Handhabung ist sehr unterschiedlich und sollte bei erstmaliger Verwendung nach Rezept erfolgen.

Fragen

1. Welche Süßungsmittel stehen für Menschen mit Diabetes zur Verfügung und was muss bei ihrem Verzehr beachtet werden?
2. Was sind Süßstoffe und welche sind in Deutschland zugelassen?
3. Warum wurden Diabetikerprodukte vom Markt genommen?

Lösungen ➤ Anhang.

12.7 Getränke

Damit ein gesunder Körper auch gesund bleibt, ist es wichtig, ausreichend zu trinken. Alle Stoffwechselvorgänge sind von einer ausreichenden Flüssigkeitszufuhr abhängig. Flüssigkeit dient als Lösungsmittel dem Transport von Nähr-, Boten- oder Abbaustoffen und unterstützt die Regulation der Körpertemperatur. Empfohlen werden ungefähr 2 l kalorienfreie Flüssigkeit pro Tag.

IM ALTER

Bei vielen Senioren lässt das Durstgefühl nach. Es ist daher wichtig, sich bereits am Morgen eine festgesetzte Menge Tee (ungesüßten Früchte- oder Kräutertee) oder Wasser bereitzustellen, die bis zum Abend getrunken wird!

12.7.1 Alkoholfreie Getränke

Ohne Anrechnung

Alle kalorien- und kohlenhydratfreien oder -armen Getränke sind günstig. Hierzu zählen:

- Wasser, Mineralwasser
- Ungesüßter Kräuter- oder Früchtetee, Roibos-Tee
- Kaffee und Tee ohne Zucker

Bei Brausen und Limonaden mit dem Zusatz „light" oder „kalorienarm" muss man sich über die Inhaltsstoffe auf dem Flaschenetikett informieren (➤ Tab. 12.40).

Unter Anrechnung der Kalorien und der Kohlenhydrate geeignete Getränke

Unter Anrechnung der Kohlenhydrate können alle Getränke aufgenommen werden, die weder Haushalts- noch Traubenzucker in gelöster Form enthalten. Die Menge, die einer BE entspricht, findet sich in der Kohlenhydrat-Austauschtabelle oder auf dem Flaschenetikett und muss beachtet werden (➤ Tab. 12.40).

Zu dieser Getränkegruppe zählen:

- Milch (alle Sorten)
- Reine Fruchtsäfte ohne Zuckerzusatz
- Limonaden mit Zuckeraustauschstoffen
- Ungesüßte Kaffeefertiggetränke, z. B. Cappuccino

Bei Fruchtsäften muss die schnelle Blutzuckerwirksamkeit beachtet werden. Sie sollten nur als

Tab. 12.40 Was in Fruchtgetränken steckt

Fruchtgetränk	Fruchtanteil	Zuckerzusatz	Weitere Zutaten
Fruchtsaft	100 %	Kein	Reiner Fruchtsaft bzw. Fruchtsaftkonzentrat plus Wasser. Bei Multivitaminsäften: Zusatz von Vitaminen.
Fruchtnektar	25–50 %	Bis zu 20 %	Fruchtsaft plus Wasser plus Zucker oder Zuckeraustausch- oder Süßstoff
Fruchtsaftgetränk	6–30 %	Keine Mengenbegrenzung nach oben	Wasser, Fruchtsaft, Aroma plus Zucker oder Zuckeraustauschstoff oder Süßstoff
Limonaden, Cola	Gering bis keiner	Mind. 7 %	Wasser, Zucker, Aromen, evtl. Fruchtsaft, Kohlensäure, bei Cola auch Koffein
Light/Zero Limonaden, Cola	Gering bis keiner	Keiner	Wasser, Süßstoff, Aromen, Kohlensäure, bei Cola auch Koffein

„Schorle" verdünnt (am besten im Verhältnis 10 : 1, d. h. 100 ml Saft und 900 ml Wasser) oder zum Essen getrunken werden.

Nicht geeignete Getränke

Nicht geeignet sind alle Getränke mit einem mittleren bis hohen Zuckergehalt, die schwer zu berechnen sind und eine schnelle blutzuckersteigernde Wirkung haben.
Dazu zählen:

- Zuckergesüßte Fruchtsaftgetränke
- Zuckergesüßte Fruchtnektare
- Zuckergesüßte Limonaden
- Auch Bitter-Lemon, Ginger-Ale

12.7.2 Alkoholische Getränke

Alkoholische Getränke können im Zusammenhang mit der Diabetesbehandlung (Insulin oder Tabletten) gefährliche Auswirkungen haben. Da es jedoch unrealistisch ist, zu glauben, dass Menschen mit Diabetes deshalb prinzipiell auf Alkohol verzichten, wird dieses Thema hier besprochen.

Alkoholische Getränke sind grundsätzlich in Maßen erlaubt, sofern keine organische Erkrankung (z. B. chronische Hepatitis) oder eine Abhängigkeit (Alkoholiker) dagegenspricht! Die obere Grenze einer vertretbaren Alkoholaufnahme liegt bei 20 g/Tag für Männer und bei 10 g/Tag für Frauen (Empfehlung der Fachgesellschaften).

BEACHTE
20 g Alkohol sind enthalten in 500 ml Bier oder ¼ l Wein.

Bestehen zusätzliche Erkrankungen, wie z. B. eine Fettstoffwechselstörung, Bluthochdruck, Leber- oder Bauchspeicheldrüsenerkrankungen oder Folgeschäden des Diabetes, sollte der Genuss zuvor mit dem behandelnden Arzt abgesprochen werden. Alkohol nach dem Essen (z. B. ein Schnaps!) wirkt sich besonders negativ auf die Fette im Blut aus – der Fettabbau wird gebremst und die schlechten Fette (LDL) verbleiben länger im Blut – ein Aperitif ist besser!

INFO
Menschen mit Diabetes, die täglich **ohne andere Kontraindikationen** 1–2 Glas Wein trinken, haben deutlich bessere Nüchtern-Blutzuckerwerte als ohne Alkoholkonsum. Auch der HbA1c-Wert ist besser. In Studien zeigte sich auch ein viel geringerer Nüchtern-Insulinspiegel. Trotzdem wird natürlich nicht zu regelmäßigem Alkoholgenuss geraten – in kleineren Mengen stellt dieses jedoch kein Problem dar – insbesondere dann nicht, wenn dieses Glas Wein ein Teil der Lebensqualität bedeutet!

Alkohol hat einen hohen Energiegehalt. Deshalb sollte Alkohol bei Übergewicht gemieden werden. Er regt zusätzlich den Appetit an und enthält fast so viele Kalorien wie Fett (7 kcal).

INFO
1 g Alkohol enthält 7 kcal (= 30 kJ).

Alkohol und das Auftreten von Unterzuckerungen

Alkoholgenuss führt zu Blutzuckerschwankungen. Auf der einen Seite steigt der Blutzucker durch den Kohlenhydratgehalt der alkoholischen Getränke (z. B. Bier, Cocktails, Liköre), auf der anderen Seite wirkt Alkohol auf die Leber und hemmt bis zu 15 h nach dem Verzehr die normale Zuckerneubildung (Glukoneogenese). Dadurch gelangt nicht mehr ausreichend Zucker ins Blut. Der Blutzucker sinkt ab und im Zusammenhang mit der Behandlung mit Sulfonylharnstoffen, Gliniden oder Insulin kann eine schwere Unterzuckerung auftreten. Außerdem verzögern hochprozentige Alkoholika die Magenentleerung, sodass mit der Nahrung aufgenommene Kohlenhydrate langsamer als üblich ins Blut übergehen.

Zu beachten ist, dass bei höherem Alkoholgenuss der nächtliche Zielblutzucker angepasst werden muss. Eine Empfehlung lautet, diesen um mindestens 50 mg/dl (2,8 mmol/l) anzuheben. Kommt Bewegung hinzu, z. B. Tanzen in der Disco, wird dieser Zielwert nochmals angehoben!

Eine Unterzuckerung sollte man auf alle Fälle verhindern!

BEACHTE
Schwere Unterzuckerungen mit Bewusstlosigkeit können auch noch mehrere Stunden nach Alkoholkonsum auftreten (→ Späthypoglykämie) (➤ Kap. 10).

Info zum Thema „Alkopop"

Unter dem Sammelbegriff „Alkopops" versteht man Mischgetränke aus süßen Limonaden und Alkohol, wobei die Limonaden mit Spirituosen, Wein oder Bier vermischt sein können:
- Biergetränke mit Limonade
- Limonade mit destilliertem Alkohol
- Limonade mit Alkohol aus gegorenem Fruchtzucker

Sie werden in handlichen Flaschen (275 ml) und Dosen angeboten und bevorzugt von Jugendlichen getrunken. Der bittere Geschmack des Alkohols wird durch Zucker und Aromen verdeckt, sodass sogar Kinder diese Mischgetränke wie Limonade trinken.

Allerdings ist ihr Konsum erst ab 18 Jahren erlaubt. In Deutschland gibt es seit 2004 eine Sondersteuer, die Alkopopsteuer. Die Flaschen kosten 1 Euro mehr. Man erhoffte sich dadurch, Jugendliche von diesen Getränken fernzuhalten. Und in der Tat ist der Trend in Deutschland rückläufig.

Die meisten Alkopops haben einen Alkoholgehalt von 5–6 Vol. %, einige sogar über 10 Vol. %. Der hohe Zuckergehalt in diesen Getränken führt zu einer sehr schnellen Aufnahme des Alkohols ins Blut (Unterzuckerungsgefahr!). Durch den süßen Geschmack wird die alkoholische Wirkung absolut unterschätzt (Trunkenheit!), denn eine Flasche dieser Alkopops enthält den Alkoholgehalt zweier Schnäpse.

Für Menschen mit Diabetes sind diese Alkopops wegen des hohen Zuckergehalts absolut nicht geeignet!

Alkoholgehalt verschiedener alkoholischer Getränke

(➤ Tab. 12.41)

Tab. 12.41 Alkoholgehalt verschiedener Getränke

Getränk	Alkoholgehalt
Bier	3–8 Vol. %
„Alkopops"	Meist 5–6 Vol. %, aber auch > 10 Vol. %
Wein	6–22 Vol. %
Sekt	10–12 Vol. %
Branntwein	32–40 Vol. %

Ungeeignete alkoholische Getränke

Alle Alkoholika mit hohem Restzuckergehalt sollten gemieden werden:
- Aufgesetzte Brände (z. B. Apfelkorn)
- Liköre
- Lieblicher Wein (Weine mit rotem Weinsiegel)
- Dessertweine (z. B. Portwein, Madeira)
- Süße Obstweine
- Trockener, halbtrockener und milder Sekt
- „Alkopops" (Mixgetränke aus Alkohol mit Limonaden/Süßgetränken)
- Cocktails

Mit Vorsicht zu genießende alkoholische Getränke

Alle Getränke, die einen geringen Restzuckergehalt aufweisen, erhöhen den Blutzucker nicht und sind in vernünftigen Mengen geeignet:
- Trockene Weine
- Apfelwein
- Sehr trockener, herber (brut) und sehr herber (extra brut) Sekt
- Leichtbier
- Branntweine (z. B. Whisky, Cognac, Aquavit, Korn, Arrak, Rum, Obstbranntwein)

Wein und Sekt

Restzuckergehalt im Wein

Einige Winzer deklarieren den Restzuckergehalt des Weins. Liegt dieser **unter 9 g/l,** so ist der Wein für Menschen mit Diabetes grundsätzlich geeignet.

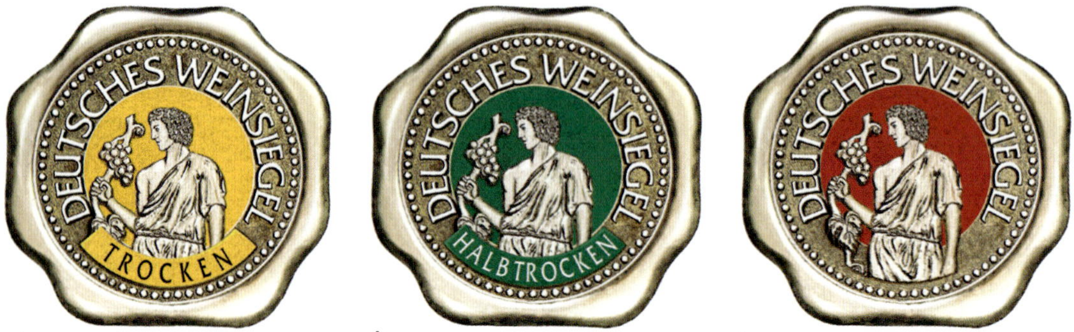

a b c

Abb. 12.9 Deutsche Weinsiegel [W903]

Eine andere Orientierungshilfe ist das deutsche Weinsiegel (➤ Abb. 12.9). Es zeigt den römischen Weingott Bacchus mit einer Traube in der Hand und wurde 1984 eingeführt. Nach dem Weinrecht vom März 2014 gilt:

1. Das **gelbe Weinsiegel** (➤ Abb. 12.9a) zeichnet trockene Weine aus, die einen Restzuckergehalt von maximal 9 g/l haben, wobei der Säuregehalt höchstens 2 g/l niedriger sein darf. Dieser Wein ist für Menschen mit Diabetes **geeignet.**
2. Weine mit einem **grünen Weinsiegel** (➤ Abb. 12.9b) sind halbtrocken, mit einem Restzuckergehalt von 9–18 g/l, wobei der Zucker nicht mehr als 10 g/l über dem Säuregehalt liegen darf.
3. Ein **rotes Weinsiegel** (➤ Abb. 12.9c) kennzeichnet liebliche Weine mit einem Restzuckergehalt von über 18 g/l, aber höchstens 45 g/l. Vom Genuss dieser Weine wird Menschen mit Diabetes **abgeraten.**

Trockene italienische, spanische und französische Weine erkennt man an dem Aufdruck „secco", „seco" oder „sec".

Restzuckergehalt im Sekt

Beim Sekt findet man einen durchschnittlich höheren Restzuckergehalt. Gängige Sektmarken haben meistens einen Restzuckergehalt von 17–35 g/l und sind deshalb nicht zu empfehlen (trotz der Bezeichnung „trocken" oder „extra trocken"!).

➤ Tab. 12.42 gibt einen Überblick über den Restzuckergehalt verschiedener Sektsorten.

Tab. 12.42 Restzuckergehalt von Sekt

Vorgeschriebene Angaben	Restzuckergehalt
Extra brut, extra herb	0–6 g/l
Brut, herb	< 15 g/l
Extra dry, extra trocken	12–20 g/l
Sec, trocken, dry	17–35 g/l
Demi sec, halbtrocken, medium dry	33–50 g/l
Doux, mild, dolce	> 50 g/l

BEACHTE

Der Zusammenhang zwischen Alkoholgehalt und Auftreten von Unterzuckerungen sollte bei der Therapie mit
- Sulfonylharnstoffen,
- Gliniden,
- Insulin

beachtet werden.

Welches Bier?

Auf dem deutschen Markt finden sich verschiedene Biersorten, bei denen Malzzucker- und Alkoholgehalt erheblich schwanken.

In ➤ Tab. 12.43 sind verschiedene Biersorten und deren Malzzucker- und Alkoholgehalt aufgelistet.

Bei der **Wahl des Biers** sollte Folgendes bedacht werden:

- Der Malzzuckergehalt des **normalen Biers** (Pils, Export, Alt) liegt bei ca. 19 g Kohlenhydrate pro 500 ml. Trinkt man eine Flasche (500 ml) zur Mahlzeit oder am Abend, sollte das Bier nicht

Tab. 12.43 Malzzucker- und Alkoholgehalt verschiedener Biere

Menge 500 ml	Malzzucker (g)	Alkohol (g)
Alkoholfreies Bier	26,0	2,0
Pils, Bier, Altbier, Export	19,0	18,0
Weizenbier	22,0	18,0
Leichtbier	10,0	10,0

mit Insulin abgedeckt werden. Ein kurzzeitiger Blutzuckeranstieg kann toleriert werden, da der Alkohol längerfristig eine Unterzuckerungsgefahr mit sich bringt.

- Dagegen kann der Kohlenhydratgehalt des **alkoholfreien Biers** mit Insulin abgedeckt werden. Die Blutzuckerwirkung des Malzzuckers muss bedacht werden, denn sie ähnelt der des Traubenzuckers.
- **Leichtbier** ist eine Alternative zum normalen Bier. Es ist im Alkohol- und Kohlenhydratgehalt jedoch unterschiedlich reduziert. Hier muss die Etikettierung beachtet werden.

INFO

Folgende Regeln gilt es zu beachten:

- Für alkoholische Getränke wird kein Insulin gespritzt.
- Alkoholische Getränke sollten nie auf leeren Magen getrunken werden.

Der **„Genuss"** eines der folgenden alkoholischen Getränke **nach dem Essen** führt normalerweise in den angegebenen Mengen nicht zu einer Unterzuckerung:

- 20 ml Branntwein (1 Glas)
- 250 ml Wein (1 Schoppen)
- 200 ml Sekt (1 Piccolo)
- 500 ml Bier (1 große Flasche)

INFO

Alkoholische Getränke sollten nie vor oder während körperlicher Belastung getrunken werden!

Beispiel: Ein Jugendlicher mit Diabetes geht in die Disco. Er trinkt Bacardi und Cola light und tanzt fast ununterbrochen.

Womit muss er rechnen?

Mit Unterzucker in der Nacht oder in den frühen Morgenstunden.

Warum?

Die Bewegung erhöht den Energieverbrauch und damit auch die Insulinempfindlichkeit. Der Alkohol führt zu einer Verminderung der Zuckerabgabe der Leber ins Blut.

INFO

Niemals zugunsten des Alkohols auf kohlenhydrathaltige Nahrungsmittel verzichten!

Beispiel: Herr „Soundso" trinkt „etwas über den Durst", 1 Bier und 4 „Klare". Laut Analyse hatte diese Menge ungefähr 1,5 BE. Deswegen nimmt er keine Spätmahlzeit zu sich.

In der Nacht bekommt er eine schwere Unterzuckerung mit Bewusstlosigkeit. Seine Frau spritzt Glukagon (➤ Kap. 10.3.3), das keinerlei Wirkung hat. Er wird ins Krankenhaus eingeliefert.

Was ist passiert?

Durch den massiven Alkoholgenuss ist die Leber blockiert und kann keinen Zucker ins Blut abgeben. Zusätzlich hat er keine kohlenhydrathaltigen Lebensmittel gegessen, um diesen Effekt auszugleichen. Im Gegenteil, er hat sogar seine Spätmahlzeit ausfallen lassen. Das Glukagon kann in dieser Situation gar nicht wirken, da die Leber durch den Alkohol in ihrer Zuckerausschüttung blockiert ist.

MERKE

1. Alkohol nur in vernünftigen Mengen trinken
2. Nach Alkoholgenuss zwingend vor dem Schlafengehen den Blutzucker messen, evtl. zusätzliche Kohlenhydrate essen und die Insulindosis am Abend oder am darauffolgenden Morgen vermindern
3. Alkoholische Getränke sind keine Durstlöscher, sondern Genussmittel und sollten auch als solche behandelt werden.
4. Übermäßiger Alkoholkonsum ist eine der häufigsten Ursachen für schwere Unterzuckerungen.
5. Alkohol enthält fast genauso viele Kilokalorien wie Fett.

Fragen

1. a) Wie würden Sie folgende Getränke einordnen?

Getränk	Ohne Anrechnung	Nicht wünschenswert	Anrechnung als BE
Apfelsaft (naturrein)	☐	☐	☐
Multivitamin-Nektar	☐	☐	☐
Cola light	☐	☐	☐
Orangensaft, ungezuckert	☐	☐	☐
Tonic Water	☐	☐	☐
Bitter Lemon	☐	☐	☐
Buttermilch	☐	☐	☐
Vollmilch	☐	☐	☐

b) Welche der folgenden Getränke sind bei Unterzuckerung geeignet?

Getränk	Geeignet	Ungeeignet
Mineralwasser	☐	☐
Apfelsaft, naturrein	☐	☐
Cola	☐	☐
Cola light	☐	☐
Buttermilch	☐	☐

2. Worauf muss man insbesondere bei Fruchtsaftgetränken achten?
3. Was kennzeichnet das rote Weinsiegel?
   - Einen hohen Restzuckergehalt über 18 g/l bis zu 45 g/l
   - Einen Restzuckergehalt bis zu 18 g/l
   - Einen Wein mit hohem Alkoholgehalt
4. Welche Kriterien erfüllt alkoholfreies Bier?
   - Es ist kohlenhydratarm.
   - Es ist alkoholarm.
   - Es ist kohlenhydratreich.
5. Mit welchem Zucker ist die Blutzuckerwirkung des Malzzuckers zu vergleichen?
   - Fruchtzucker
   - Haushaltszucker
   - Traubenzucker
6. Was sollten Sie beachten, um eine Unterzuckerung nach Alkoholgenuss zu vermeiden?
   - Hering vor dem Alkoholgenuss essen
   - Vor dem Schlafengehen den Blutzucker messen und ggf. zusätzlich Kohlenhydrate essen
   - Eine Flasche Mineralwasser zusätzlich trinken
   - Kein Insulin für alkoholische Getränke spritzen

Lösungen ➤ Anhang.

KAPITEL

13 Diabetische Folgeschäden

Schulungsbemühungen und Anstrengungen um eine optimale Blutzuckereinstellung erfolgen vor dem Hintergrund, die gefürchteten Folgeschäden des Diabetes zu vermeiden, oder, falls sie schon eingetreten sind, abzumildern, um damit die Lebensqualität des Patienten zu verbessern (➤ Abb. 13.1).

Sterblichkeit (Mortalität)

Nach Auffassung der **Amerikanischen Herz- und Diabetesgesellschaft** wird der Diabetes mellitus nicht primär als Stoffwechselstörung, sondern aufgrund der verheerenden Folgen am Blutgefäßsystem als **kardiovaskuläre Erkrankung** (Herz-Kreislauf-

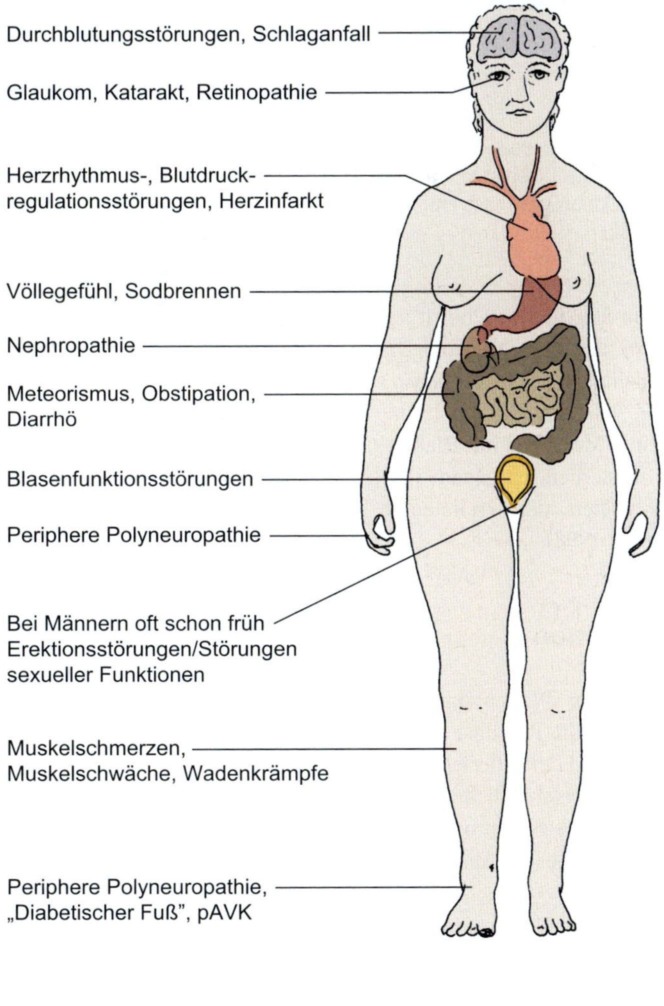

Abb. 13.1 Diabetische Folgeschäden [L157]

Erkrankung) verstanden. Nach den bisherigen Zahlen sterben nahezu 80 % aller Diabetiker heute an Herz- und Gefäßerkrankungen, etwa 60 % alleine durch einen Herzinfarkt.

Es ist aber auch schon länger bekannt, dass bei Typ-2-Diabetes häufiger Tumoren im Magen-Darm-Trakt inkl. Leber und Bauchspeicheldrüse, aber auch in Lunge und Brust auftreten. Laut einer aktuellen Mitteilung der **Deutschen Diabetes Gesellschaft** im Frühjahr 2022 sind **Karzinome** neuerdings sogar die häufigste Todesursache bei Diabetes Typ 2.

Durch

- eine gute Diabetes-Therapie,
- Gewichtsreduktion (Abbau der Adipositas),
- Nikotinverzicht
- und die Wahrnehmung der angebotenen Vorsorgeuntersuchungen

ließen sich die Todeszahlen wegen einer Krebserkrankung bei Menschen mit Diabetes um etwa 30 % senken.

MERKE

Je höher der BMI (= Body-Mass-Index, [Adipositas]) und je schlechter die Diabeteseinstellung, desto höher das persönliche Krebsrisiko (nach Prof. Dr. med. H. Scherübel, Berlin, 2022).

Die **Koma-Sterblichkeit** betrifft gegenwärtig weniger als 1 % aller Menschen mit Diabetes, die Krebssterblichkeit liegt bei 10 %, ebenso sterben etwa 10 % aufgrund von Nierendurchblutungsstörungen. Das Risiko eines Menschen mit Diabetes, an einem Herzinfarkt zu sterben, ist genauso hoch wie das eines Nichtdiabetikers, der bereits einen Infarkt überlebt hat (Haffner 1998).

Gefäßsituation

Nach heutigem Wissensstand bestimmen gerade Gefäßschäden die Prognose der Menschen mit Diabetes. Aufgrund der differierenden Entstehungsweise und der unterschiedlichen Größe der betroffenen Blutgefäße unterscheidet man zwischen Mikro- und Makroangiopathie (➤ Abb. 13.6).

BEACHTE

Erstes Ziel muss sein: Risikofaktoren ausschalten, um Folgeschäden zu vermeiden.

Stark **betroffene Gefäßregionen** (Makroangiopathie) sind:

- Koronargefäße (→ Herzinfarkt → Herzinsuffizienz)
- Beinarterien (→ Schaufensterkrankheit)
- Gehirnversorgende Arterien (→ Schlaganfall)

Hinzu kommen die für den Diabetes **spezifischen Erkrankungen der kleinen Gefäße** (Mikroangiopathie):

- Am Augenhintergrund (Retinopathie)
- An den Nieren (Nephropathie)
- An den Nerven (Polyneuropathie)

Bereits viele Jahre vor Erstdiagnose des Diabetes, in der Phase des „Wohlstandssyndroms" (➤ Kap. 1.6), werden die Gefäßinnenwände (Endothel) geschädigt. **Vorbeugend** müsste man also bereits Jahre vor Erkennen des Diabetes alles tun, um die Blutgefäße rechtzeitig zu schützen. Dies geschieht am effektivsten durch:

- Die rasche Normalisierung des Gewichts
- Die Behandlung des Bluthochdrucks
- Konsequente Senkung der Blutfette
- Förderung der Durchblutung
- Konsequentes Nichtrauchen
- Evtl. auch die frühzeitige Gabe von „Blutplättchenhemmern" (Synonym: Thrombozytenaggregationshemmer) (Clopidrogel®, ASS®, Efient® [Prasugrel], Brilique® [Ticagrelor] etc.), die das „Zusammenkleben" der Blutplättchen vermeiden helfen; sie könnten hier besonders vorteilhaft sein.

Sobald eine Blutzuckererhöhung bekannt ist, muss diese natürlich konsequent behandelt werden.

13.1 Mikroangiopathie

Bei der Mikroangiopathie handelt es sich um eine Erkrankung der kleinen Blutgefäße, insbesondere der Kapillaren, die im Bereich einiger Organe, z. B.

der Niere und der Retina (Netzhaut am Auge), zu den diabetesspezifischen Folgeerkrankungen führt:

- Diabetische Nephropathie
- Diabetische Retinopathie

Die Mikroangiopathie spielt auch eine Rolle bei der Entstehung

- der Polyneuropathie,
- der diabetischen Kardiomyopathie, einer diabetesspezifischen Herzerkrankung, (➤ Kap. 13.2),
- des diabetischen Fußes (➤ Kap. 13.4).

IM ALTER

Eine Untersuchung (Screening) hinsichtlich mikrovaskulärer Folgeerkrankungen sollte auch bei Menschen mit Diabetes im höheren Alter 1× jährlich erfolgen.

Entwicklung

Aktuell geht man davon aus, dass der **überschüssige Zucker** im Blut bis hin zu den kleinsten Gefäßen die Gefäßwände (Endothel) direkt schädigt.

Neben dieser direkten Schädigung der Blutgefäßwand werden auch **Veränderungen des Blutes** selbst und seiner Fließeigenschaften zunehmend für die Entstehung der Mikroangiopathie verantwortlich gemacht.

Zwischen der **Diabetesdauer** und dem Auftreten dieser Gefäßschäden besteht nach heutigen Erkenntnissen ein direkter Zusammenhang: Je länger ein Diabetes schlecht eingestellt ist, desto wahrscheinlicher wird das Auftreten gefäßbedingter Folgeschäden.

Diese Zusammenhänge sind zumindest für die Entstehung der Netzhautveränderungen und der Nierenschäden sicher, für andere Organschäden wahrscheinlich. Ein **zusätzlicher Faktor** bei der Entstehung der Nierenschäden scheint der Bluthochdruck (Hypertonie) zu sein. Jeglicher Nikotinkonsum stellt ein zusätzliches, vermeidbares Risiko für alle Formen von Gefäßschäden dar.

Nach wie vor ungeklärt ist, warum etwa bei einem Drittel aller Langzeitdiabetiker (etwa 20–30 Jahre Diabetesdauer) trotz schlechter oder ungenügender Blutzuckereinstellung keine entsprechenden Veränderungen an den Nieren oder an der Netzhaut auftreten. Dagegen gibt es auch Patienten, die bereits nach kurzer Diabetesdauer und unbefriedigender Stoffwechseleinstellung schwerwiegende Veränderungen im Sinne einer Retino- oder Nephropathie aufweisen.

Ebenso gesichert ist, dass durch eine **optimale Blutzuckereinstellung** Veränderungen an den kleinsten Gefäßen an Niere und Retina (Netzhaut), aber auch an anderen Organen zum Stillstand gebracht werden können oder sich sogar zurückbilden.

Vor dem Hintergrund solcher Informationen muss die normoglykämische oder nahe-normoglykämische Blutzuckereinstellung im Mittelpunkt unserer Bestrebungen stehen. Außerdem gilt es, die Diagnose „Diabetes mellitus" so früh wie möglich zu sichern und sofort nach Diagnosestellung durch Schulung, Motivation und Training eine von Anfang an konsequente optimale Blutzuckereinstellung zu erreichen.

13.1.1 Diabetische Netzhautschäden (Retinopathie)

Weitere Augenerkrankungen werden in ➤ Kap. 13.6 vorgestellt.

Dass die spezielle Behandlung der diabetischen Retinopathie besonderes Augenmerk verdient, zeigt eindrucksvoll folgende Tatsache: Die diabetische Retinopathie stellt neben der Alters-Makula-Degeneration und dem Grünen Star die wichtigste Ursache für die **Erblindung** in den westlichen Industrienationen dar – insgesamt scheint sie leicht abzunehmen.

Die Angaben zur Retinopathie-Prävalenz in Deutschland schwanken je nach Erhebung in Praxen oder in Zentren. In der Gutenberg-Studie (2015) fand sich eine Prävalenz der Retinopathie von ca. 22 %, die DPV-Studie mit 64.700 Patient*Innen mit Typ-2-Diabetes hatte eine Prävalenz von 20 % bei einer durchschnittlichen Diabetesdauer von 9 Jahren (Hammes, Lemmen, 2022).

Diabetische Kinder entwickeln bis zum Beginn der Pubertät selten diese Form der Mikroangiopathie, ausgeschlossen ist es jedoch nicht. Vor Ablauf von 5 Jahren einer Diabeteserkrankung ist in der Regel nicht mit einer Retinopathie zu rechnen.

Die Entwicklung der diabetischen Retinopathie verläuft bei Menschen mit Typ-1- und Typ-2-Diabetes oft unterschiedlich. So haben 2–16 % aller

Menschen mit Typ-2-Diabetes bereits bei Diagnosestellung ihrer Erkrankung eine Retinopathie. Sie sind bezüglich der Erblindung besonders durch die **Makulopathie** bedroht, während Menschen mit Typ-1-Diabetes vorwiegend durch eine **proliferative Retinopathie** erblinden (➤ Tab. 13.1).

Tab. 13.1 Diabetische Netzhautveränderungen: Retinopathie und Makulopathie. Über die nicht proliferative kann sich eine proliferative Retinopathie entwickeln. Unabhängig davon kann eine Makulopathie entstehen. (Initiativgruppe „Früherkennung diabetischer Augenerkrankungen" und Arbeitsgemeinschaft „Diabetes & Auge" der Deutschen Diabetes-Gesellschaft. Report Nr. 6, 2021)

Nicht proliferative diabetische Retinopathie	• Mild • Mäßig • Schwer
Proliferative diabetische Retinopathie	Papillenproliferation (Gefäßneubildungen), Blutungen
Diabetische Makulopathie	Makulaödem: Wasseransammlungen im Bereich der Macula lutea (gelber Fleck) in verschiedenen Ausprägungen. Diagnose nur durch den **Augenarzt** möglich.

Entwicklung

Bei der diabetischen Retinopathie werden die kleinsten Gefäße der Netzhaut (Kapillaren) in einer Art verändert, die spezifisch für den Diabetes ist. Dabei besteht ein deutlicher Zusammenhang mit der Schwere der Stoffwechselstörung und der Diabetesdauer: Je länger der Diabetes bekannt ist und je schlechter die Stoffwechseleinstellung, desto wahrscheinlicher ist das Auftreten von Veränderungen an der Netzhaut.

Die Wände der Kapillaren der Netzhaut werden zunächst verdickt und bilden traubenähnliche Aussackungen, die man als **Mikroaneurysmen** bezeichnet (➤ Abb. 13.2). Die Verdickungen der Wände selbst führen zu einer schlechteren Sauerstoffversorgung der Netzhaut und die kleinen Aussackungen können bluten. Diese Anfangsstadien der diabetischen Netzhautveränderung resultieren in der Regel noch in keiner Sehkraftveränderung und können gut behandelt werden.

In einem weiteren Stadium treten gehäuft **Blutungen** der Netzhaut auf, Gefäße wachsen schließlich in diese Blutungen hinein (= Proliferationen) und trüben den Glaskörper des Auges. Da diese neu einwachsenden Blutgefäße oft sehr „brüchig" und somit nicht mit gesunden Gefäßen zu vergleichen sind, ist die Gefahr der **Netzhautablösung** und einer **Glaskörpereinblutung** ganz besonders groß. Eine augenärztliche Vorstellung und Behandlung zur Vermeidung einer Erblindung sind dringendst angeraten (➤ Tab. 13.2).

BEACHTE

Beginnende Augenveränderungen werden vom Patienten oft nicht bemerkt – Frühformen mindern nicht die Sehkraft! Deshalb ermöglicht nur eine regelmäßige jährliche augenärztliche Netzhautuntersuchung eine Früherkennung und Behandlung (➤ Abb. 13.3, ➤ Abb. 13.4).

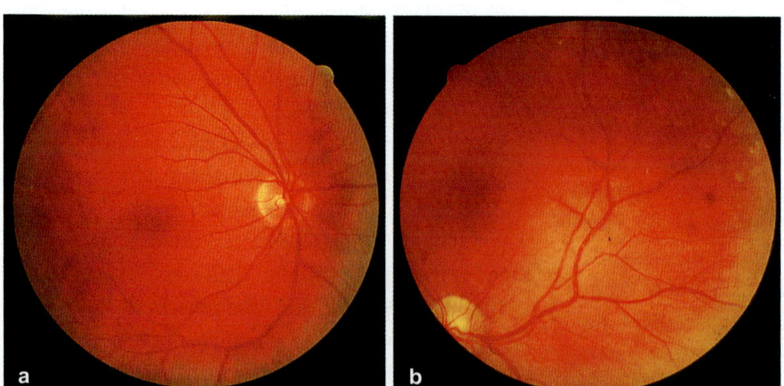

Abb. 13.2 a) Normaler Augenhintergrund. b) Beginnende diabetische Augenhintergrundveränderungen (rechts). [M342]

Tab. 13.2 Augenärztliche Kontrolluntersuchungen (Initiativgruppe „Früherkennung diabetischer Augenerkrankungen" und Arbeitsgemeinschaft „Diabetes & Auge" der Deutschen Diabetes-Gesellschaft. Report Nr. 6, 2021)

Augenärztliche Kontrolluntersuchungen sollten erfolgen:		
Bei Menschen mit Typ-1-Diabetes	• Kinder ab dem 11. Lebensjahr, wenn Diabetes bereits 5 Jahre besteht • Erwachsene	• Alle 2 Jahre: ohne Netzhauterkrankung und ohne allgemeines Risiko • Jährlich, ohne bekannte Netzhauterkrankung bei: – Mit mind. einem Risikofaktor – Oder ohne schriftliche Einschätzung des Hausarztes, Diabetologen, Internisten (Dokumentationsbogen) • Wiedervorstellungsintervalle entsprechend Schweregrad und Befunden bei: Vorliegen einer Netzhauterkrankung
	• Schwangere mit Diabetes mellitus	• Sofort nach Feststellung der Schwangerschaft, dann alle 3 Monate • Bei Feststellung oder Fortschreiten einer Retinopathie während der Schwangerschaft entscheidet der Arzt über Kontrollintervalle
Bei Menschen mit Typ-2-Diabetes		• Zeitnah nach Diagnosestellung • Neueinstellung auf Insulin oder GLP-1-Analoga: Augenbefund erheben – Bei behandlungsbedürftiger Retinopathie diese zunächst therapieren, danach Einstellung (sonst Gefahr der Progression) – Zeitnahe augenärztliche Kontrollen

Diagnostik und augenärztliche Untersuchungen

Grundsätzlich werden alle Befunde auf dem Dokumentationsbogen für die augenfachärztliche Mitteilung für den überweisenden Hausarzt oder Diabetologen dokumentiert (➤ Abb. 13.3).

Immer wird eine **Ophtalmoskopie** (Untersuchung des Auges und besonders der Netzhaut, Standarduntersuchung) durchgeführt. Hier werden:

- die bestkorrigierte Sehschärfe,
- der vordere Augenabschnitt
- und der Augenhintergrund (➤ Abb. 13.4)

mittels Spiegelung bei erweiterter Pupille (= Augen werden getropft) untersucht.

Wenn bestimmte Befunde auftreten, werden weitere Untersuchungen erforderlich:

- **Augeninnendruckmessung** bei fortgeschrittener Retinopathie oder einer vermehrten Gefäßneubildung in der Iris und in der Augenkammer (Rubeosis iridis)
- **Optische Kohärenztomografie (OCT):** Gefäßdichtemessung mit hochenergetischem Ultraschall. So kann speziell die **Makula,** die Stelle des schärfsten Sehens (= gelber Fleck) im Schnittbild betrachtet und die diabetische Retinopathie evtl. schneller entdeckt werden. Sie wird auch bei einer therapiebedürftigen diabetischen Makulopathie, evtl. auch zur Differenzialdiagnose einer Makulopathie durchgeführt (➤ Abb. 13.5).
- **Fluoreszenzangiografie:** Darstellung der Gefäße im Auge mittels Kontrastmittel bei fortgeschrittener diabetischer Retinopathie zur Unterscheidung von beginnenden Ischämien und Gefäßneubildungen oder auch bei einer Makulopathie zum Ausschluss einer ischämischen diabetischen Makulopathie

Der Einsatz **Künstlicher Intelligenz (KI)** macht es heute möglich, auch in Diabetes-Schwerpunktpraxen ein **Retinopathie-Screening** durchzuführen. Das von der FDA (= Food and Drug Administration) zugelassene Retinopathie-Screening „EyeArt Al Eye Screening" ermöglicht eine Darstellung des Augenhintergrundes mithilfe einer Funduskamera, auch ohne die „Augen zu tropfen". Erkennt die Kamera ein scharfes Bild, löst sie aus. Das Ergebnis gibt es innerhalb von 1 min. Bei Auffälligkeiten oder einem nichtbeurteilbaren Befund (z. B. bei gleichzeitig

Krankenkasse bzw. Kostenträger		
Name, Vorname des Versicherten		geb. am
Kassen-Nr.	Versicherten-Nr.	Status
Betriebsstätten-Nr.	Arzt-Nr.	Datum

Augenfachärztliche Mitteilung

Der Augenhintergrund soll bei erweiterter Pupille untersucht werden.

	rechtes Auge	linkes Auge
Vorderabschnitte: Rubeosis iridis	☐	☐
Retinopathiestadium:		
Keine diabetische Retinopathie	☐	☐
Milde oder mäßige diabetische Retinopathie	☐	☐
Schwere nichtproliferative diabetische Retinopathie	☐	☐
Proliferative diabetische Retinopathie	☐	☐
Klinisch signifikantes diabetisches Makulaödem	☐	☐
Befund im Vergleich zur Voruntersuchung:		
gleich	☐	☐
besser	☐	☐
schlechter	☐	☐
Vorbefund nicht bekannt	☐	☐
Procedere:		
OCT	☐	☐
Fluoreszeinangiographie	☐	☐
Panretinale Laserkoagulation	☐	☐
Fokale Laserkoagulation am hinteren Augenpol	☐	☐
Intravitreale Medikamenteneingabe	☐	☐
Vitrektomie	☐	☐
Bester korrigierter Fernvisus:	______	______

Weitere augenärztliche Diagnosen/Bemerkungen:

Kontrolluntersuchung bezüglich diabetischer Retinopathie:

☐ **in 2 Jahren**

☐ **in 1 Jahr**

☐ **in ...... Monaten**

Untersuchungsdatum, Unterschrift und Stempel des Augenarztes

Abb. 13.3 Augenfachärztlicher Untersuchungsbogen © ÄZQ, BÄK, KBV und AWMF 2015 [W867-006]

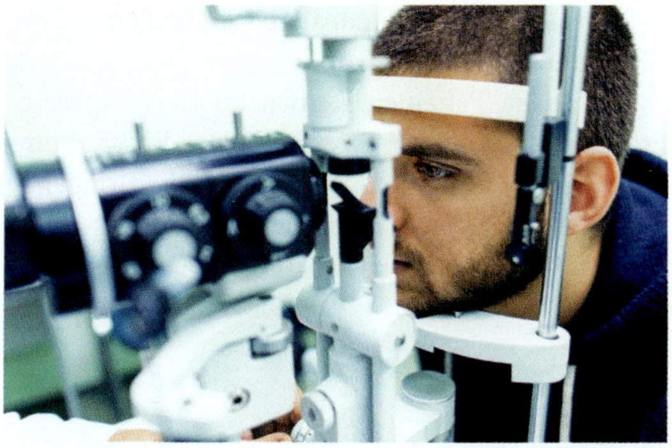

Abb. 13.4 Aufnahme des Augenhintergrunds (Fundus-Fotografie) [M342]

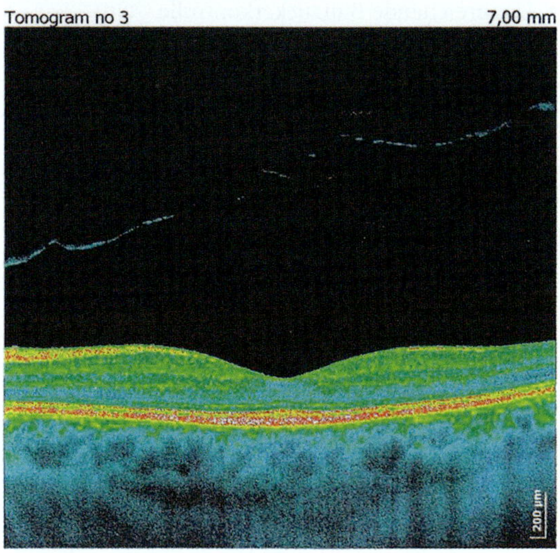

Abb. 13.5 Optische Kohärenztomografie (OCT), unauffälliger Befund [O715]

bestehendem Grauen Star) wird der Patient an eine Augenarztpraxis überwiesen.

Kombination aus diabetischer Retinopathie und Katarakt (Grauer Star/Linsentrübung)

Bei bestehender Retinopathie besteht nach Kataraktoperationen ein erhöhtes Risiko, dass bestehende Netzhautveränderungen zunehmen. Daher sollten zunächst behandlungsbedürftige Netzhautveränderungen vor einer Operation behandelt werden. Sollte vor der Kataraktoperation kein ausreichender Blick auf den Augenhintergrund möglich sein, erfolgt erst die Operation, im Anschluss werden in der ersten Woche nach der Operation bereits Augenhintergrundkontrollen durchgeführt, um ggf. kurzfristig therapieren zu können.

BEACHTE

Langfristig hohe Blutzuckerwerte sollen langsam (über Wochen) in den Normbereich gesenkt werden, da sonst Blutungen der Netzhaut auftreten können.

Möglichkeiten der Therapie

Grundvoraussetzung jeder Therapie ist die **optimale Blutzuckereinstellung** und zumindest auch beim Typ-2-Diabetes aufgrund aktueller Studien eine möglichst **optimale Blutdruckeinstellung,** um ein Fortschreiten der diabetischen Retinopathie zu verhindern.

Die Behandlung von Menschen mit Typ-1-Diabetes mit einem ACE-Hemmer – auch ohne Bluthochdruck und Mikroalbuminurie – hemmt offensichtlich das Fortschreiten einer Retinopathie um bis zu 50 % und vermindert das Risiko für einen Übergang zu einer proliferativen Retinopathie. Dies erscheint umso wichtiger, als das Auftreten von Mikroaneurysmen heute als Indikator für eine erhöhte kardiovaskuläre (Herz-Kreislauf-)Sterblichkeit angesehen werden kann. Daher ist auch bei Patienten mit diabetischer Retinopathie die niedrig dosierte Gabe von Aspirin® durchaus empfehlenswert.

Die zahlreichen zur Therapie der Retinopathie angebotenen Medikamente wie Vitamin E, Vitamin B_{12}, Kalzium, Dexium® haben keinen sicher nachgewiesenen positiven Effekt auf den Verlauf der Retinopathie. Ein weiterer wichtiger Faktor hinsichtlich des Fortschreitens der Retinopathie scheint Nikotinabusus zu sein, weshalb dringendst zur Aufgabe des Rauchens geraten werden muss (➤ Kap. 13.2).

Aus augenärztlicher Sicht ist die **Laserbehandlung** die Therapie der Wahl bei

- schwerer nicht proliferativer Retinopathie
- sowie bei proliferativer Retinopathie.

Dabei wird durch einen Laserstrahl (Lichtstrahl mit sehr hoher Energie) die entsprechende Veränderung an der Netzhaut bestrahlt und damit praktisch „verödet". Dadurch können die meisten Gefäßveränderungen bis auf große „flächenhafte" Gefäßneubildungen zum Verschwinden gebracht werden. Die Lasertherapie stellt eine hocheffiziente Therapie zur Vermeidung einer diabetesbedingten Erblindung dar. Selbst bestimmte Formen der diabetischen Makulopathie können durch den Laser behandelt werden.

Neuere Operationstechniken ermöglichen selbst die Therapie der Glaskörperblutung sowie auch ein erfolgreiches „Anlegen" einer abgelösten Netzhaut (Vitrektomie, „Endo"-Laser).

Zur Behandlung der diabetischen Makulopathie, insbesondere des dabei entstehenden Ödems (= Wasseransammlung) mit der Gefahr der raschen Erblindung, ist aktuell auch die Einspritzung eines **Antikörpers (Ranibizumab)** direkt ins Auge zugelassen (Lucentis® = VEGF-Hemmer = Wachstumsfaktoren der Blutgefäße). Dieses Medikament ist allerdings sehr teuer und muss in der Regel mehrfach injiziert werden. Mittlerweile gibt es mehrere zugelassene Medikamente (Eylea®, Avastin®, Vabysmo®, Beovu®). Für Ranibizumab als Biosimilar (SusvimoTM) steht die Zulassung noch aus. Weitere neuere Ansätze werden in den nächsten Jahren die Behandlungsmöglichkeiten erweitern.

13.1.2 Diabetische Nierenschäden (Nephropathie)

Die diabetische Nephropathie führt sowohl bei Menschen mit Typ-1- als auch Typ-2-Diabetes als Folge einer chronischen Blutzuckererhöhung ohne rechtzeitige Behandlung zu einer Verminderung der mittleren Lebenserwartung – im Schnitt um 5 Jahre, wobei die ständig steigende Zahl dialysepflichtiger Patienten gegenüber früher heute in erster Linie durch den Typ-2-Diabetes verursacht ist. Die Anzahl der Menschen mit Diabetes unter den Dialysepatienten beträgt an manchen Zentren bis zu 50 %.

Im März 2022 ist die Empa-Kidney-Studie wegen der positiven Effekte von Empagliflozin (Jardiance®) (➤ Kap.4.1.2) vorzeitig gestoppt worden. Die Ergebnisse wurden im November 2002 in den USA vorgestellt: Eine Progression der Nierenerkrankung und des kardiovaskulären Todes wurden um etwa 28 % relatives Risiko reduziert (Studienleiter Prof. CH. Wanner, Würzburg).

Zahlreiche Patienten sterben an Herz-Kreislauf-Erkrankungen oft vor Erreichen eines Endstadiums ihrer Nierenerkrankung. Dies macht die dringende Notwendigkeit der Diagnose und der konsequenten Therapie einer Nierenerkrankung bei Diabetes deutlich.

Risikofaktoren

Risikofaktoren für die Entstehung einer diabetischen Nephropathie sind:

- Unzureichende Blutzuckerkontrolle
- Ungenügende Blutdruckkontrolle
- Rauchen
- Hyperlipidämie
- Genetische Faktoren
- männliches Geschlecht
- Vorhandensein einer Retinopathie

Diagnostik

Die Diagnose einer beginnenden diabetischen Nephropathie ist bei Menschen mit Typ-1-Diabetes durch den Nachweis einer **Mikroalbuminurie** (Eiweiße im Urin) klar bestätigt (➤ Tab. 13.3). Bei Menschen mit Typ-2-Diabetes dagegen ist dies nicht so einfach, da der Nachweis einer Mikroalbuminurie bereits Ausdruck einer generalisierten Makroangiopathie (Schäden am Gefäßsystem) sein kann (➤ Kap. 13.2). Gerade diese Patienten haben aber ein extrem hohes kardiovaskuläres Risiko (Herzinfarkt, Schlaganfall).

Tab. 13.3 Einflüsse auf die Mikroalbuminurie

- Insbesondere körperliche Aktivität
- Harnwegsinfekte
- Chronische Herzschwäche
- Stress (fieberhafte Infektionen, Operationen, entgleister Diabetes)

Im Frühstadium der Erkrankung finden sich kleinste Spuren von Eiweiß im Urin (Mikroalbuminurie). Sie wurden bisher mittels spezieller Teststreifen erfasst (z. B. Micraltest®, Microbumin-Test®). Bei zweimaligem Nachweis einer Mikroalbuminurie **unter standardisierten Bedingungen** kann dieser Test als positiv gewertet werden. Allerdings sind die Anforderungen an die Teststreifen nicht einheitlich (etwa 20 verschiedene Hersteller und daher nicht vergleichbar), sodass die Bewertung der Ergebnisse nicht einheitlich ist.

Daher empfehlen Nephrologen (Fachärzte für Nierenkrankheiten) mittels eines Labortests, dem UACR (= **U**rine **A**lbumin **C**reatinin-**R**atio), das **Verhältnis von Albumin zu Kreatinin** zu ermitteln. Da die Kreatininausscheidung im Urin täglich nahezu gleich ist, lässt sich der Einfluss der Verdünnung (unterschiedliche Trinkmenge pro Tag) herausrechnen. Es genügt ein Urinröhrchen, das zu Hause abgefüllt wird und über die Praxis an das Labor weitergeleitet wird. Die Empfehlung für diese Methode des Mikroalbumin-Nachweises im Urin, wird ab der nächsten Auflage des Gesundheitspass Diabetes dort aufgeführt werden (Wanner 2022).

Eine anhaltende Mikroalbuminurie mit 30–300 mg Eiweiß in 24 h im Urin stellt ein hohes Risiko für die Entstehung eines chronischen, nicht mehr rückgängig zu machenden Nierenschadens dar und ist unabhängig davon ein Indikator für die wahrscheinliche Entstehung von Folgeschäden am Blutgefäßsystem. Dies gilt sowohl für den Typ-1- als auch für den Typ-2-Diabetes.

BEACHTE

Menschen mit Diabetes und Mikroalbuminurie sollten frühzeitig eine nephrologische Facharztpraxis aufsuchen bzw. dorthin überwiesen werden.

Stadieneinteilung

Eine Stadieneinteilung nach Mogensen, die sich über viele Jahre hinweg sehr bewährt hatte, wurde mittlerweile durch genauere Einteilungen abgelöst, wobei die aktuellste 2013 veröffentlicht wurde und neben der geschätzten glomerulären Filtrationsrate (GFR) nach einer neuen Formel (nicht mehr die MDRD-Formel) auch die Mikroalbuminurie berücksichtigt (KDGIO = Kidney Disease Improving Global Outcomes) (➤ Tab. 13.4). Dies scheint den tatsächlichen klinischen Verlauf besser darzustellen.

Im Stadium der Mikroalbuminurie kann durch folgende **therapeutische Maßnahmen** der Übergang in die chronische Form noch gestoppt werden:

- Blutdruckeinstellung
- Blutzuckereinstellung
- Eiweißverzehr mit der Nahrung senken (➤ Kap. 12.4)

Besteht bereits eine anhaltende **Makroalbuminurie** (mehr als 300 mg/24 h), kann das Fortschreiten der Nierenerkrankung durch entsprechende therapeutische Maßnahmen nur noch verzögert werden. Da der Nachweis der Mikroalbuminurie so entscheidend für

Tab. 13.4 Stadieneinteilung chronischer Nierenerkrankungen anhand der geschätzten GFR (ml/min/1,73 m^2) und der Mikroalbuminurie (KDIGO-Klassifikation) [F779-1]

				Albuminuriestadium (mg/g)		
				A1	**A2**	**A3**
				Optimal und hochnormal	Hoch	Sehr hoch und nephrotisch
				< 10–29	30–299	> 300
GFR-Stadium ml/min/1,73 m^2	G1	Hoch und optimal	> 90	Niedriges Risiko	Moderat erhöhtes Risiko	Hohes Risiko
	G2	Mild	60–89	Niedriges Risiko	Moderat erhöhtes Risiko	Hohes Risiko
	G3a	Mild-modera	45–59	Moderat erhöhtes Risiko	Hohes Risiko	Sehr hohes Risiko
	G3b	Moderat-schwer	30–44	Hohes Risiko	Sehr hohes Risiko	Sehr hohes Risiko
	G4	Schwer	15–29	Sehr hohes Risiko	Sehr hohes Risiko	Sehr hohes Risiko
	G5	Nierenversagen	< 15	Sehr hohes Risiko	Sehr hohes Risiko	Sehr hohes Risiko

das weitere Fortschreiten einer Nierenerkrankung ist, muss dieser Test unbedingt regelmäßig (mindestens einmal jährlich) standardisiert durchgeführt werden. Unter bestimmten Bedingungen scheiden nämlich auch gesunde Menschen vermehrt Eiweiß im Urin aus (➤ Tab. 13.4).

Nichtmedikamentöse Therapie

Folgende Empfehlungen sollten Menschen mit Diabetes – vor allem zur Vorbeugung einer diabetischen Nephropathie – beachten:

- Nikotinverzicht
- Gewichtsnormalisierung (➤ Kap. 12.2)
- Regelmäßige körperliche Aktivität (➤ Kap. 15.1)
- HbA1c < 7,0 % (individuell festzulegen)
- Blutdrucknormalisierung mit dem Ziel: < 130/80 mm/Hg
- Vermeidung von Rheumamedikamenten (nichtsteroidal, NSAR)
- Strenge Indikationsstellung für Röntgenkontrastmittel-Untersuchungen bei Niereninsuffizienz (➤ Tab. 13.6)

Medikamentenanpassung

Insulin wird zu 50 % über die Niere ausgeschieden. Daher kommt es bei bestehender Niereninsuffizienz zur Anhäufung von Insulin in der Niere. Der Insulinbedarf nimmt bei vielen Patienten mit zunehmender Niereninsuffizienz ab. Gleichzeitig wird durch eine Zunahme der Insulinempfindlichkeit weniger Insulin pro Tag benötigt, es besteht die Gefahr einer Hypoglykämie. Viele Medikamente werden ebenfalls über die Niere ausgeschieden. Bei bestehender diabetischer Nephropathie kommt es daher u. U. zur Anhäufung (Kumulation) von Medikamenten in der Niere. Das ist der Grund, weshalb dann viele Medikamente – auch die bei Menschen mit Typ-2-Diabetes normalerweise verwendeten **oralen Antidiabetika** (z. B. Metformin®, Januvia®, Jardiance®, Glimepirid®) – bei zunehmender Niereninsuffizienz nicht oder nur eingeschränkt eingesetzt werden dürfen (➤ Tab. 13.5, ➤ Kap. 4).

BEACHTE

Die Verwendung jedes neuen Medikaments muss unbedingt mit dem behandelnden Arzt abgesprochen werden!

Bei **Medikamenten,** die über die Nieren ausgeschieden werden, muss bei zunehmender Niereninsuffizienz (Einschränkung der Nierenfunktion) evtl. die Dosis reduziert (➤ Tab. 13.6) oder auf ein anderes Präparat umgestellt werden.

Die neue Gruppe der SGLT-2-Hemmer kann laut Fachinformation evtl. auch trotz einer eingeschränkten GFR von ≥ 20 ml/min bei Herzinsuffizienz auch ohne Diabetes eingesetzt werden.

Bei zunehmender Niereninsuffizienz muss mit dem betreuenden Arzt rechtzeitig die Möglichkeit der **Dialyse** (Blutwäsche) oder einer **Transplantation** (Organverpflanzung) besprochen werden.

Zur Vermeidung eines chronischen Nierenschadens (im Stadium der Mikroalbuminurie) spielen vor allem drei Dinge eine entscheidende Rolle:

- Optimale Blutzuckereinstellung
- Einschränkung der Eiweißzufuhr
- Insbesondere die Behandlung eines erhöhten Blutdrucks

Bezüglich der **Diät** ist besonders bei zunehmender Niereninsuffizienz und erhöhtem Blutdruck auf eine verminderte Kochsalzzufuhr und eine Reduzierung des Eiweißgehalts der Nahrung zu achten (➤ Kap. 12.4).

IM ALTER

Im Alter lässt die Nierenfunktion nach. Viele Medikamente werden aber über die Nieren ausgeschieden: aber oft verzögert und teils auch sehr unterschiedlich. Eine Dosisanpassung (= Reduktion der üblichen Dosis) ist dann angezeigt. Es gibt aber auch Medikamente, darunter viele orale Antidiabetika, die dann nicht mehr eingenommen werden dürfen! Es muss rechtzeitig auf eine Insulintherapie umgestellt und mit weniger Insulin als üblich begonnen werden. Die Blutzuckerwerte sollten anfangs häufiger gemessen werden.

Tab. 13.5 Zulassung und Dosierung oraler Antidiabetika bei diabetischer Nephropathie; GFR – Glomeruläre Filtrationsrate, CKD 1–5d (= chronische Niereninsuffizienz Stadium 1–5d). Erstellt nach den derzeit gültigen Fachinformationen der Hersteller (Dezember 2022) [O715].

Substanzen	GFR > 60 ml/min, CKD 1–2	GFR < 60, > 30 ml/min, CKD 3	GFR < 30, > 15 ml/min, CKD 4	GFR < 15 ml/min, CKD 5	GFR < 15 ml/min und Dialyse, CKD 5d
Insuline und Insulinanaloga	Zugelassen	Zugelassen	Dosisreduktion, orientierend an den aktuellen Blut- bzw. Gewebezuckerwerten		
Metformin	Zugelassen, max. 3.000 mg/Tag	Zugelassen, reduzierte Dosis 2.000 mg bzw. 1.000 mg > 30 ml/min (–)	Nicht zugelassen	Nicht zugelassen	Nicht zugelassen
GLP-1-Analoga/Tag	Zugelassen			Nicht empfohlen	Nicht zugelassen
GLP-1-Analoga/Woche	Zugelassen			Nicht empfohlen	
Sitagliptin, Vildagliptin	Zugelassen	50 mg/d	25 mg/d	25 mg/d	25 mg/d
Saxagliptin	Zugelassen	2,5 mg/d	2,5 mg/d	2,5 mg/d	Nicht empfohlen
SGLT-2-Hemmer	Zugelassen	Keine Neueinstellung, aber Fortführung bei bereits bestehender Therapie (Dosisreduktion), wenn noch > 45 ml/min	Nicht zugelassen		
Sulfonylharnstoffe: Glimenclamid, Glimepirid	Zugelassen	Achtung: Hypoglykämie – erhöhte Letalität Dosisreduktion	Nicht zugelassen		
Sulfonylharnstoff Gliquidon	Zugelassen	Zugelassen	Nicht zugelassen		
α-Glukosidasehemmer	Zugelassen	Zugelassen	Nicht zugelassen		
Glitazone	Zugelassen	Zugelassen ohne Dosisanpassung, aber nur in Einzelfällen verordnungsfähig (**Cave:** Herz, Knochen)		Nicht zugelassen	
Repaglinid/Nateglinid	Zugelassen	Zugelassen	Individuelle Dosisanpassung	50 % Dosisreduktion	

Tab. 13.6 Verschiedene Medikamentengruppen: eingeschränkter Einsatz bei diabetischer Nephropathie

Medikamentengruppe	Gefahr bei diabetischer Nephropathie
Antihypertensiva (Bluthochdruckmittel)	• Viele Wirkstoffe müssen in ihrer Dosierung reduziert werden • Dosisreduktion auch der für Diabetiker günstigen ACE-Hemmer
Digitalispräparate	• Führen zur Kumulation („Anhäufung") • Gefahr der „Vergiftung" • Nicht empfehlenswert
Fettsenker	• Führen zur Myolyse („Auflösung" der Muskeln)
Antibiotika	• Einige Antibiotika sind von vornherein nierentoxisch • Müssen häufig in ihrer Dosierung reduziert werden
Schmerzmittel	• Paracetamol und Acetylsalicylsäure müssen in ihrer Dosierung halbiert werden • Besondere Gefahr bei Auftreten von Magengeschwüren wegen der urämischen Blutungsneigung
Röntgenkontrastmittel	• Intravenöse, jodhaltige Röntgenkontrastmittel nur nach **strengster Indikationsstellung** und unter **engmaschiger Kontrolle der Nierenfunktion** verabreichen! • Evtl. anschließend eine einmalige Dialyse zur raschen Ausscheidung des Kontrastmittels

13.2 Makroangiopathie/ Arteriosklerose

Die Makroangiopathie des Menschen mit Diabetes ist gleichzusetzen mit der **Arteriosklerose** (Arterienverkalkung), wie sie auch bei jedem anderen Menschen auftreten kann, mit der Besonderheit, dass sie bei Menschen mit Diabetes besonders rasch und oft bösartig verläuft und seltener vom Betroffenen bemerkt wird, weil häufig auch eine Neuropathie mit im Spiel ist.

Entwicklung

Frühzeitige krankhafte Veränderungen an den Innenwänden der Blutgefäße (Endothel) scheinen bei Menschen mit Typ-2-Diabetes die Hauptursache auch im Zusammenhang mit der Entstehung der Makroangiopathie, also der Beteiligung der großen Gefäße, zu sein (➤ Abb. 13.6). Die Blutzuckereinstellung scheint eine wichtige Rolle zu spielen – jedoch nicht die entscheidende. Die **Kombination** aus

- schlechter Blutzuckereinstellung,
- Bluthochdruck (➤ Kap. 14.1),
- Fettstoffwechselstörungen (➤ Kap. 14.2),
- Insulinresistenz,
- Übergewicht,
- Bewegungsmangel und
- zusätzlichem Nikotinkonsum

stellt eine **brisante Mischung** dar, die für die hohe Sterblichkeit des Menschen mit Diabetes durch Herz-Kreislauf-Erkrankungen (70–80 %) mitverantwortlich ist („Wohlstandssyndrom", „metabolisch-vaskuläres Syndrom", ➤ Kap. 1.4) (➤ Abb. 13.7).

Die Makroangiopathie bezieht sich dabei im Wesentlichen auf drei Bereiche: Gehirn, Herz und Beine. Je nach Gefäßgebiet sind die folgenden Erkrankungen zu erwarten:

1. **Gehirngefäße:** Arteriosklerose der hirnversorgenden Arterien mit der Möglichkeit der Durchblutungsstörung des Gehirns, d. h. des **Schlaganfalls** (➤ Kap. 13.2.2)
2. **Herzkranzgefäße: koronare Herzerkrankung** mit folgenden Erscheinungsformen:
   - Angina pectoris (Herzenge)
   - Herzinfarkt (➤ Kap. 13.2.1), in Kombination mit Neuropathie, auch als „stummer" Herzinfarkt
   - Herzinsuffizienz (häufig Folge des Herzinfarkts)
3. **Beingefäße: periphere arterielle Verschlusskrankheit,** insbesondere im Bereich der Füße, die sich als „Schaufensterkrankheit" äußert (➤ Abb. 13.8, ➤ Kap. 13.2.3).

Ein weiteres Gefäß, das in besonderer Weise von der Arteriosklerose betroffen sein kann – mit eventuell einschneidenden Veränderungen für den Menschen mit Diabetes – sind die **Nierenarterien.** Eine Stenose der Nierenarterien kann in seltenen Fällen Ursache für

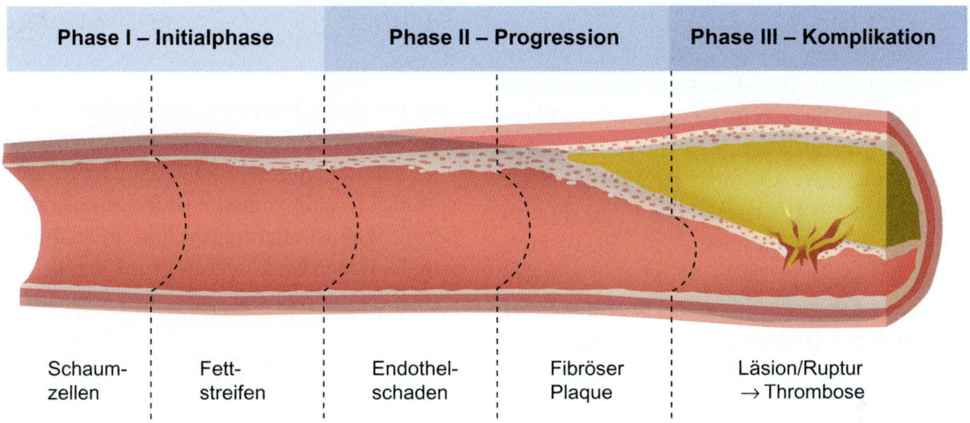

Abb. 13.6 Entstehung von Gefäßverschlüssen [L157]

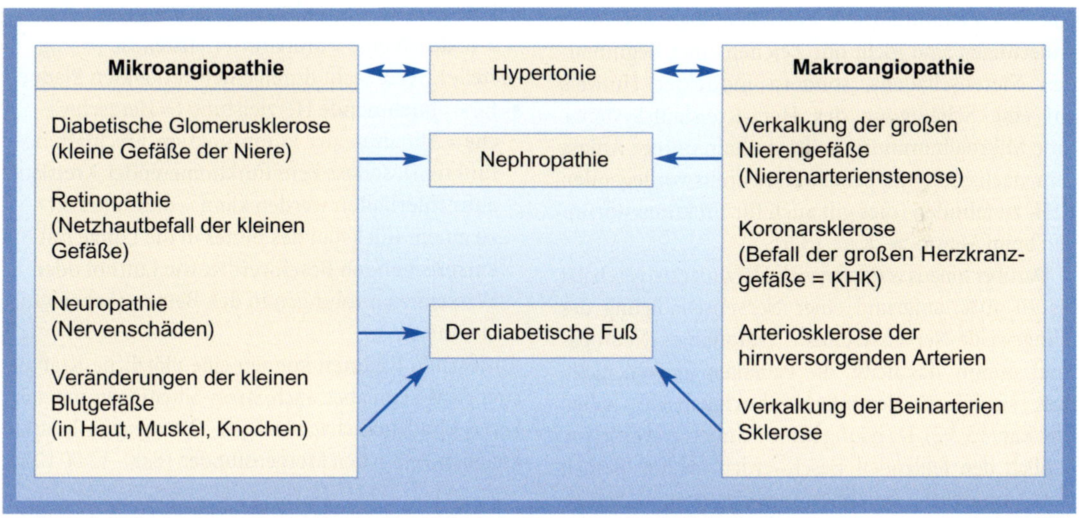

Abb. 13.7 Diabetische Gefäßschäden [L252]

einen Bluthochdruck sein, der unbehandelt auch die Zerstörung der Nieren selbst bedeuten kann. Die **Nierenarterienstenose** lässt sich heute z. T. mittels Katheter und Ballon ggf. mit Stentversorgung behandeln.

IM ALTER

Die Lebenserwartung älterer Menschen mit Diabetes ist im Wesentlichen durch Herz-Kreislauf-Erkrankungen eingeschränkt.

Bei nicht funktionell eingeschränkten Patienten (funktionell unabhängig, ➤ Kap. 20.3) erfolgt eine Orientierung an den nicht geriatrischen Leitlinien.

Bei funktionell eingeschränkten Patienten (funktionell leicht bzw. schwer eingeschränkt, ➤ Kap. 20.3) richtet sich die Vorbeugung und Behandlung angepasst an den Risiken.

13

13.2.1 Herzinfarkt

Für die Sterblichkeit im mittleren und höheren Lebensalter stellen Herz-Kreislauf-Erkrankungen für Menschen mit Diabetes im Gegensatz zur Mikroangiopathie eindeutig das größte Risiko dar.

Das kardiovaskuläre Risiko ist für Menschen mit Diabetes um das 2–4-Fache erhöht – für Frauen sogar um das 6-fache (Tschöpe et al., 2022). Etwa 16 % aller Todesfälle in Deutschland sind auf den Typ-2-Diabetes zurückzuführen. Das bedeutet: **Jeder Mensch mit Typ-2-Diabetes** ist von vornherein ein **Hochrisikopatient,** was die Wahrscheinlichkeit des Erleidens eines Herzinfarkts oder Schlaganfalls betrifft.

Bei Menschen mit Typ-1-Diabetes steigt das Risiko ebenfalls auf nahezu 80 %, wenn sich erste Anzeichen eines chronischen Nierenschadens – wie eine Mikroalbuminurie – einstellen. Die Nierenveränderungen sind nicht nur Zeichen eines beginnenden Nierenschadens, sondern indirekter Hinweis auf eine Schädigung des Herz-Kreislauf-Systems. Eine Mikroalbuminurie sollte deshalb immer Anlass sein, nach einer möglicherweise bereits vorliegenden KHK zu fahnden (dies gilt auch für Erektionsstörungen beim Mann, ➤ Kap. 13.5).

Darüber hinaus verlaufen viele Herzinfarkte, geschätzt bis zu 40 %, aufgrund einer Nervenschädigung des „Eingeweide-Nervensystems" (autonome Neuropathie) stumm, das heißt, die Patienten merken nicht, dass sie einen Herzinfarkt durchgemacht haben (➤ Kap. 13.3.2). Da häufig keine Schmerzen vorliegen, ähnlich den fehlenden Beschwerden an den Beinen trotz arterieller Durchblutungsstörungen („Schaufensterkrankheit", ➤ Kap. 13.2.3), ist eine rechtzeitige Diagnose mit entsprechend konsequenter Therapie überlebensnotwendig.

Obgleich diese Befunde in mehreren neueren Studien bestätigt wurden, gibt es auch Zweifel daran, dass der Diabetes tatsächlich einen Risikofaktor für das Entstehen der koronaren Herzerkrankung darstellt.

MERKE

80 % aller Menschen mit Diabetes erliegen dem kardiovaskulären Tod, d.h., sie versterben an Herz- und Gefäßerkrankungen – mit ca. 60 % am häufigsten am Herzinfarkt.

Liegt bei einem Patienten eine Herzerkrankung vor, besteht häufig (ca. 70 %!) bereits entweder ein Diabetes oder die Vorstufe, eine „krankhafte Zuckerverwertung" (= pathologische Glukoseintoleranz) – die Sterblichkeit ist allerdings schon im Stadium dieser pathologischen Glukoseverwertung deutlich erhöht.

Entwicklung der Gefäßveränderungen am Herzen

Eine Schädigung des Herzens speziell bei Menschen mit Diabetes kommt über zwei Mechanismen zustande:

- Eine gestörte Durchblutung des Herzens selbst, z. B. durch eine Koronararterienstenose (= Engstelle), verursacht durch einen verkalkten Plaque
- Eine abnehmende Herzleistung (= Herzschwäche = Abnahme der Pumpfunktion/Erschlaffungsfunktion), sodass kein funktionierender Kreislauf aufrechterhalten werden kann – dies führt oft zu einem Rückstau des Blutes in die Lunge mit entsprechenden Beschwerden wie Luftnot oder Wasseransammlungen in den Beinen (Leberstau, Ödeme etc.).

Auslösende Faktoren können eine plötzliche Kraftanstrengung sein, aber auch Stress-Situationen mit stärkeren Blutdruckschwankungen. Die meisten Infarkte ereignen sich in den Morgenstunden (6:00–12:00 Uhr).

MERKE

Die Arteriosklerose des Menschen mit Diabetes ist nicht anders als die eines Gefäß-Gesunden. Aber sie schreitet viel schneller voran und sie betrifft in der Regel mehrere Gefäßgebiete gleichzeitig – in bis zu 60 % sind auch andere Gefäßgebiete betroffen.

BEACHTE

Eine **schwere Unterzuckerung** führt reaktiv zu einer Stimulierung des N. sympathicus (= treibt das Herz an!) mit Ausschüttung von „Stresshormonen" wie Adrenalin und Noradrenalin/Kortisol, wodurch das Herz schneller schlägt und mehr Sauerstoff verbraucht: Eine verminderte

Durchblutung der kleinen Herzgefäße kann die Folge sein (→ Angina pectoris). Außerdem können so gefährliche Herzrhythmusstörungen eingeleitet werden! Medikamente, die ohne Unterzuckerungen einhergehen, sind also gerade bei Menschen mit Diabetes mit schon möglichen Schäden am Herz-Gefäß-System zu bevorzugen! (➤ Kap. 4.1.1 bis ➤ Kap. 4.1.6, ➤ Kap. 4.2)

Vorbeugende Maßnahmen

Die Notwendigkeit einer viel aggressiveren und frühzeitigeren Behandlung **vor** dem Eintreten von Komplikationen erfordert nicht nur diabetologisch, sondern auch kardiologisch und angiologisch qualifizierte Ärzte, die konsequent zusammenarbeiten. Bei der Auswahl der Medikamente müssen schwere Unterzuckerungen (z. B. orale Antidiabetika mit eigenständiger Hypogefahr, zu niedrige Blutzuckereinstellung) und auch eine Gewichtszunahme unbedingt vermieden werden.

Zur **Vorbeugung** eines Herzinfarkts ist eine **umfassende Diabetestherapie** erforderlich (➤ Tab. 13.7). Diese besteht aus:

- Behandlung der Begleiterkrankungen:
  - **Bluthochdruck** (< 140/90) (➤ Kap. 14.1)
  - **Fettstoffwechselstörungen** (Senkung des LDL-Cholesterins) (➤ Kap. 14.2)
- Konsequente Behandlung der zuvor genannten individuellen Risikofaktoren (➤ Tab. 13.7), die häufig bereits Jahre vor Bekanntwerden des Diabetes diagnostiziert werden können:
  - **Blutzuckereinstellung** überprüfen (HbA1c, Blutzucker nüchtern und zwei Stunden nach dem Frühstück)
  - **Körpergewicht:** Zielgewicht festlegen, individuelle Ernährungsempfehlung (mehr Salat, Gemüse, Obst!)
  - Regelmäßige Überprüfung der **Nierenfunktion** (Kreatinin im Blut, Eiweiß im Urin/GFR berechnen, UACR; ➤ Kap. 13.1.2)
  - Regelmäßig moderate **körperliche Bewegung** (➤ Kap. 15)
  - Ggf. **Einstellen des Rauchens**
  - Falls erforderlich, **frühzeitig Medikamente mit gesicherter herzschützender Wirkung** einsetzen (z. B. ASS, ACE-Hemmer, AT_1-Blocker, Betablocker, SGLT-2-Hemmer, Statine)

Tab. 13.7 Stoffwechselbedingte Risikofaktoren für eine Herzerkrankung bei Diabetes

Stoffwechselbedingte Risikofaktoren
Bluthochdruck (➤ Kap. 14.1)
Krankhaftes Übergewicht (➤ Kap. 1.6)
Fettstoffwechselstörungen (➤ Kap. 14.2)
Rauchen

Symptome

Die Symptome sind bei Männern und Frauen unterschiedlich – mit der Gefahr, dass Frauen die Infarktsymptome verkennen und oft zu spät zum Arzt gehen.

Typische Symptome zeigen sich nur bei ca. 40 % der Infarktpatienten (Wichmann, Döring, 2005), u. a.:

- Langanhaltende Angina-pectoris-Beschwerden (Engegefühl in der Brust), die durch Ruhe oder Nitroglyzerin kaum beeinflussbar sind
- Evtl. nur Druckgefühl hinter dem Brustbein
- Luftnot
- Ausstrahlende Schmerzen in den linken Arm

Menschen mit Diabetes, besonders **auch Frauen und ältere Patienten,** zeigen oft eine **untypische Schmerzsymptomatik:**

- Evtl. keine Schmerzen im Brustbereich
- Oberbauchschmerzen (insbesondere bei Hinterwandinfarkten)
- Evtl. Zahn- und Kieferschmerzen – plötzlich auftretend, ohne erkennbaren Grund
- Schwächegefühl
- Müdigkeit („Doppelbelastung" Haushalt/Beruf)
- Angst
- Schwitzen
- Übelkeit und Brechreiz

Ein Patient mit Verdacht auf Herzinfarkt muss **sofort** intensivmedizinisch betreut werden – der Transport in die Klinik erfolgt liegend mit dem Rettungswagen. Der Patient erhält u. a.:

- Schmerzlindernde Medikamente, evtl. Morphin
- Sauerstoff
- Gerinnungshemmende Medikamente

13

13

BEACHTE

Frauen, die die Pille einnehmen und rauchen, haben ein vierfach höheres Risiko, einen Herzinfarkt zu erleiden!

Diagnostik

Zur Basisdiagnostik bei Verdacht auf Herzinfarkt gehört neben der **Anamnese,** der **körperlichen Untersuchung** und einem **12-Kanal-EKG** auch die Bestimmung verschiedener **Laborparameter:**

- **Troponine T und I** erfassen auch minimale Herzmuskelschäden und sind die aussagekräftigsten Laborwerte.
- **Troponin I** (hsTnI) hat eine Sensitivität von 100 %.
  - Anstieg 3–8 h nach Infarkt, maximaler Anstieg innerhalb 24 h, Normalisierung innerhalb von 10 Tagen
  - Verkürzt die Zeit bis zur Diagnosestellung
- **CK-MB:**
  - Steigt nach 3–12 h nach einem Herzinfarkt an, Maximum nach 24 h erreicht
  - Als Infarktmarker eingeschränkt aussagekräftig, da er auch bei Verletzungen der Skelettmuskulatur und anderen Erkrankungen ansteigt (z. B. Verbrennungen, Schilddrüsenfunktionsstörungen, Niereninsuffizienz)
- **GOT:**
  - Steigt 4–8 h nach einem Herzinfarkt an, Maximum nach 48 h erreicht
  - Bei gleichzeitiger Lebererkrankung sehr eingeschränkte Aussagekraft
  - Sollte immer mit der GPT zusammen bestimmt werden, Anstieg der GPT bei infarktbedingtem Rechtsherzversagen mit Leberstauung möglich

MERKE

Die Laborwerte müssen immer zusammen mit den Symptomen und dem EKG betrachtet werden

Neben dem EKG erfolgt die Untersuchung der gefährdeten Organe und Arterien primär mit nicht eingreifenden Verfahren:

- Echokardiografie
- Pulsstatus, Dopplerindex (ABI)
- Duplexsonografie
- Belastungstests/-EKG
- Belastungsechokardiografie

Weiterführende Diagnostik und Therapie

Ballondilatation, Stents, Bypass-Operation

Im Weiteren werden verschiedene Untersuchungen durchgeführt, z. B. auch eine Herzkatheteruntersuchung zur weiteren Abklärung, ggf. wird ein Stent gesetzt (Gefäßstütze), evtl. erfolgt aber auch eine Bypass-Operation.

Aktuelle Studien belegen, dass bei Menschen mit Diabetes, bei denen mittels eines Ballonkatheters die Herzkranzgefäße aufgedehnt wurden (PCI = **p**erkutane **C**atheter-**I**ntervention), im Vergleich zu Nichtdiabetikern auffällig häufiger erneute Verschlüsse der aufgedehnten Blutgefäße auftraten.

Dies hat dazu geführt, dass gegenwärtig auch bei Menschen mit Diabetes, die mit einer „Gefäßstütze" (Stent) in den Herzkranzgefäßen versorgt werden, nur noch „beschichtete Stents", die deutlich teurer sind als herkömmliche, verwendet werden sollen.

Dabei scheint der Diabetes mellitus Typ 2 ein unabhängiger Risikofaktor für die z. T. mehr als doppelt so hohe Wiederverschlussrate nach Ballondilatation im Vergleich zu Nichtdiabetikern zu sein.

Die Diskussion, ob frühzeitiger eine Bypass-Operation am Herzen bei Menschen mit Typ-2-Diabetes durchgeführt werden sollte, wird schon lange intensiv geführt, zumal Studien gezeigt haben, dass gerade Menschen mit Diabetes bei Mehrgefäßerkrankungen von einem Bypass mehr profitieren als von der Katheterdilatation mit Stent.

Die weitere, fachspezifische medikamentöse Therapie richtet sich nach den Leitlinien der Kardiologischen Gesellschaften.

Im Anschluss an den Krankenhausaufenthalt erfolgt meist eine **Rehabilitationsmaßnahme** in einer entsprechenden Klinik (Anschlussrehabilitation).

Mögliche Folgen eines Herzinfarkts

Herzinsuffizienz: Eine zunehmende Bedeutung hat auch die Entstehung einer Herzinsuffizienz (= Herzschwäche) besonders bei Menschen mit Typ-2-Diabetes (> 40 %). Die Prognose der über 65-jährigen Patienten mit Diabetes ist besonders schlecht. In diesem Zusammenhang sind ausdrücklich die SGLT-2-Hemmer zu nennen. Diese haben, wie große Studien eindeutig belegen, eindrucksvoll protektive Effekte auf Typ-2-Diabetes-Patienten mit Herzinsuffizienz bzw. mit hohem kardiovaskulären Risiko – unabhängig von ihren primär antidiabetischen Wirkungen. Deshalb stehen die SGLT-2-Hemmer ja mittlerweile auch bei Menschen ohne Diabetes mit an erster Stelle bei der medikamentösen Therapie. Die Herzinsuffizienz ist eine ernstzunehmende, sogar bösartige Erkrankung, die so früh wie möglich erkannt und dann behandelt werden muss.

Mögliche Folgen nach überlebtem Herzinfarkt:

- Vorzeitige Invalidität durch Herzinsuffizienz und/ oder Angina pectoris (Herzenge über der Brust)
- Vorzeitige Berentung
- Erhöhtes Re-Infarktrisiko
- Plötzlicher Herztod

13.2.2 Schlaganfall

Das Schlaganfallrisiko ist bei Menschen mit Diabetes deutlich erhöht. Einer finnischen Studie mit über 50.000 Teilnehmern zufolge zeigten diabetische Männer ein 5,2-fach, Frauen sogar ein 7,2-fach erhöhtes Schlaganfallrisiko im Vergleich zu Nichtdiabetikern. Frauen haben ein größeres Risiko, einen tödlichen Schlaganfall zu erleiden. In jüngster Zeit häufen sich Fälle, in denen junge Menschen einen Schlaganfall erleiden.

Ursache/Krankheitsentstehung

Etwa 12 % aller Menschen mit Diabetes leiden an Durchblutungsstörungen des Gehirns. Gefäßveränderungen an der Halsschlagader (A. carotis) oder der Schädelbasis sind die häufigste Ursache, aber auch ein **Vorhofflimmern** des Herzens kann Schlaganfällen zugrunde liegen (Gerinnsel werden fortgeschleudert in Gefäße, die zum Gehirn führen). „Leichte Durchblutungsstörungen“ können so bereits früh in der Entwicklung zu Störungen im Gehirn führen, z. B. Nachlassen von

- logischem Denken,
- Aufmerksamkeit,
- Organisationsfähigkeit.

Ist die Durchblutung in den Gehirnarterien höhergradig eingeschränkt (> 70 %), kann es zu einer **transitorischen ischämischen Attacke** (TIA), einer **vorübergehenden** Durchblutungsstörung, kommen, bei dem die Symptome spätestens nach 24 h wieder verschwunden sind. Dieser „kleine Schlaganfall“ ist nicht selten Vorbote eines „großen Schlaganfalls“.

Symptome

Symptome, die bei einer TIA oder einem Schlaganfall auftreten sind vielfältig (➤ Tab. 13.8).

Tab. 13.8 Hinweise auf eine Durchblutungsstörung des Gehirns bzw. TIA

- Probleme beim Sprechen, verwaschene Sprache, Wortfindungsstörungen, manchmal nur für wenige Minuten
- Hängender Mundwinkel, Taubheit in einer Gesichtshälfte
- Sehstörungen oder auch ein Sehverlust – oft auf einem Auge!
- Schwäche oder Lähmungen in den Gliedmaßen – meist einseitig!
- Taubheit in Armen, Beinen – meist nur einseitig!
- Unklarer Schwindel mit Fallneigung zu einer Seite („drop attacks")
- Gangunsicherheit, z. B. Stolpern
- Plötzlich auftretende Kopfschmerzen ohne erkennbaren Grund

BEACHTE

Der Schlaganfall ist eine akute lebensbedrohliche Situation, in der es schnell zu handeln gilt. Jede Minute zählt! Der Betroffene ist meist auf fremde Hilfe angewiesen. Je schneller die Hilfe erfolgt (Notarzt/Rettungsdienst verständigen), desto größer die Chance auf Wiederherstellung aller Funktionen.

Diagnostik

Ultraschalltechniken (Doppler/Duplex-Farbduplex) spielen bei der Diagnose von Veränderungen (z. B. Verkalkungen) der Halsschlagader bzw. der Zwischenwirbelarterie (A. vertebralis) die wichtigste Rolle, da sie schnell einsetzbar und beliebig wiederholbar sind ohne schädliche Strahlen oder die Belastung durch

Kontrastmittel bei der Gefäßdarstellung (wichtig bei Diabetes und Nierenschaden).

Die **Farbdoppler-Sonografie** (= Duplex-Sonografie) der Halsschlagadern erlaubt:

- Die Darstellung einer Verkalkung oder eines Gerinnsels (Thrombus)
- Die Abschätzung der Gefährlichkeit einer solchen Veränderung
- Die Abschätzung des Grads der Enge (= Stenosegrad)

Bereits Jahre vor einem Ereignis kann man anhand **krankhafter Wandverdickungen** (= Zunahme der Intima-Media-Dicke) die weitere Entwicklung abschätzen!

Mittels Spezialsonden **(intrakranieller Ultraschall)** kann ein Neurologe bzw. Angiologe (= Gefäßspezialist) sogar einen Teil der Blutgefäße im Gehirn (Schädelbasis) ohne Kontrastmittel darstellen.

Spezielle Untersuchungstechniken (z. B. Angio-CT/Kernspin) erlauben die Darstellung des gesamten Gehirns einschließlich der Durchblutung (NMR-Magnetresonanz- bzw. Computertomografie). Hiermit lässt sich auch am besten die Unterscheidung treffen:

- **Blutung im Gehirn** (z. B. nach einer Blutdruckkrise, unter Marcumar®-Therapie) – in etwa 20 %
- **Verschluss einer Arterie** (= Ischämie) durch ein Gerinnsel (z. B. bei Vorhofflimmern des Herzens) in etwa 80 % der Fälle

Die Therapie ist entscheidend von diesen Befunden abhängig.

Prävention

Zur Vorbeugung zählen:

- Optimale Blutzuckereinstellung
- Gute Blutdruckeinstellung
- Nikotinverzicht
- Normalisierung des Fettstoffwechsels (durch Ernährung und/oder medikamentöse Fettsenker)
- Regelmäßige Bewegung und Entspannung (z. B. autogenes Training, Chi Gong, Joggen, Walken etc.)
- Evtl. Blutplättchenhemmer oder Thrombozyten-Aggregationshemmer, z. B. 100 mg ASS oder Clopidogrel täglich
- Bei Vorhofflimmern werden heute vor allem Nicht Vitamin-K-abhängige orale Antikoagulanzien (NOAK) (Synonym: Direkte orale Antikoagulanzien, DOAK) eingesetzt:
  - **Faktor-Xa-Hemmer,** z. B. Rivaroxaban (Xarelto®), Edoxaban (Lixiana®) oder Apixaban (Eliquis®). Als Antidot gibt es Andexanet alpha (Ondexxya ™), das intravenös verabreicht wird und innerhalb weniger Minuten die Blutgerinnung normalisiert.
  - **Faktor-IIa-Hemmer** (direkte Thrombinhemmer), z. B. Dabigatran (Pradaxa®), für das das Antidot Idarucizumab (Praxbind®) ist

Es gibt eine Reihe von **Medikamenten,** die zur Verbesserung der Hirndurchblutung eingesetzt werden. Ihre Wirkung ist im Einzelfall nachgewiesen, langfristig dürfen jedoch keine zu hohen Erwartungen in diese Medikamente gesetzt werden (z. B. Dusodril®, Trental®).

Bei der **Einstellung des Blutzuckers** sollten aber auch Unterzuckerungen (= Hypoglykämien) möglichst vermieden werden. Auch in diesem Zusammenhang nimmt das Gehirn eine Sonderstellung ein: Es „lebt" von Sauerstoff und Zucker! Das Gehirn verbraucht, obwohl es nur 2 % der Gesamtkörpermasse ausmacht, bis zu 50 % des aufgenommenen Zuckers. Bedingt durch „zuckersenkende Medikamente" (z. B. Insulin, Sulfonylharnstoffe etc.) wird dieser ins Muskel- und Fettgewebe geschleust – dem Gehirn fehlt er dann, da im zirkulierenden Blut nicht mehr genug vorhanden ist.

Deshalb: möglichst keine Unterzuckerungen bei älteren Diabetikern mit bereits vorhandenen Gefäßschäden (= HbA1c $\geq$ 7 % – nicht darunter; Studien: Accord, Advance und VADT)!

Therapie des akuten Schlaganfalls

Der Schlaganfallpatient wird sofort mit dem Rettungswagen in die Stroke Unit (= Schlaganfalleinheit) eines Krankenhauses eingewiesen und dort intensivmedizinisch versorgt. Er sollte nichts essen und trinken (Schluckstörungen!). Die Medikamentenliste sollte der Patient bei sich haben bzw. ihm mitgegeben werden, aus ihr können sich für die Ärzte in der Klinik möglicherweise erste Rückschlüsse ergeben (Blutung oder Verschluss).

Nachdem die Ursache mittels MRT geklärt ist, wird über die Therapie entschieden. Sie richtet sich nach der Ursache und den bestehenden Einschränkungen und Symptomen. Dies können z. B. sein:

- Bewusstseinseinschränkungen
- Schluckstörungen
- Verlust der Sprache
- Lähmungen unterschiedlicher Ausprägung
- Hoher Blutdruck u. a.

Bereits nach wenigen Tagen der Stabilisierung auf der Intensivstation beginnt in der Regel die Frührehabilitation, die in eine Rehabilitation übergeht. Die Dauer der Rehabilitationsphase ist auch abhängig von den Defiziten (Bewegung, Lähmungen, Schlucken, Sprechen etc.) und der weiteren Entwicklung.

13.2.3 Periphere arterielle Verschlusskrankheit (pAVK)

Der Diabetes mellitus gehört neben dem Rauchen, der Fettstoffwechselstörung (Hyperlididämie, ➤ Kap. 14.2) und dem Bluthochdruck (arterielle Hypertonie, ➤ Kap. 14.1) zu den größten Risikofaktoren der peripheren arteriellen Verschlusskrankheit (pAVK) – beide sind chronische fortschreitende Erkrankungen. Letztendlich ist die schlimmste Komplikation beider Erkrankungen die Oberschenkel- und Unterschenkelamputation (Major-Amputation) (➤ Kap. 13.4.3).

Die periphere arterielle Verschlusskrankheit findet sich bei Menschen mit Diabetes mehr als 2- bis 3-mal so häufig wie bei Menschen ohne Diabetes (etwa 30 %), insbesondere an Unterschenkel- und Fußarterien. Sie tritt hier bereits in jüngerem Lebensalter auf, bei Frauen und Männern – im Gegensatz zu Nichtdiabetikern – etwa gleich häufig.

Menschen **mit pAVK und Diabetes** melden sich häufig erst in einem fortgeschrittenen Stadium ihrer Erkrankung/Durchblutungsstörung bei ihrem Arzt, wegen der häufig gleichzeitig bestehenden diabetischen Polyneuropathie (➤ Kap. 13.3). Nur etwa 25 % der betroffenen Menschen haben die charakteristischen klassischen Beschwerden.

Von der pAVK abzugrenzen ist der „klassische diabetische Fuß", der meist durch einen Nervenschaden, in 30 % der Fälle aber auch zusätzlich durch eine pAVK bedingt ist. Wenn beides zusammenkommt, wird es gefährlich (➤ Kap. 13.4)!

Ursache/Krankheitsentstehung

Die pAVK ist Ausdruck einer **generalisierten Arteriosklerose,** bei der man in bis zu 60 % weitere schwerwiegende Veränderungen z. B. an anderen Gefäßen, aber auch am Herzen findet (➤ Kap. 13.2.1). Von der arteriellen Verschlusskrankheit der Beine sind in Deutschland etwa 5–6 Millionen Menschen betroffen.

Wenn in der Krankengeschichte **Rauchen** eine entscheidende Rolle spielt, spricht man auch vom „Raucherbein". Es handelt sich um einen oft über Jahre entstehenden, langsamen Verschluss von Arterien, die oft nur wenige Millimeter Durchmesser haben. Im Laufe der Zeit werden Fette zusammen mit Kalk in die Arterieninnenwände (Endothel) eingelagert, Blutplättchen können an ihnen haften bleiben und so langsam eine Verkleinerung der ursprünglichen Weite eines Blutgefäßes hervorrufen. Diese Kalkablagerungen können unter besonderen Bedingungen aufbrechen, wodurch eine Art „Wunde" entsteht, auf der sich Blutgerinnsel bilden und einen plötzlichen Verschluss des gesamten Blutgefäßes mit Bedrohung des Beins verursachen können (➤ Abb. 13.6).

BEACHTE

Etwa 15–20 % der Menschen mit Diabetes und pAVK sterben innerhalb von 5 Jahren.
Nur etwa jeder Fünfte klagte dabei über typische Beschwerden.
Etwa die Hälfte aller Betroffenen gibt überhaupt keine Schmerzen an.

Symptome

Gehstrecke

Je schlechter die Durchblutung an den Füßen, desto kürzere Strecken kann der Patient nur noch gehen und **mit zunehmender Gehstrecke** werden die **Beine schwer wie Blei.** Nach einer kurzen Pause ist es häufig wieder möglich, erneut eine kurze Strecke zurückzulegen. Daher die Bezeichnung „Schaufensterkrankheit", so als wolle man alle paar Meter die Auslagen eines Schaufensters betrachten (➤ Abb. 13.8 , ➤ Tab. 13.9). Je nachdem, wie weit ein Patient gehen kann, z. B. 100, 200 oder 500 m, kann eine

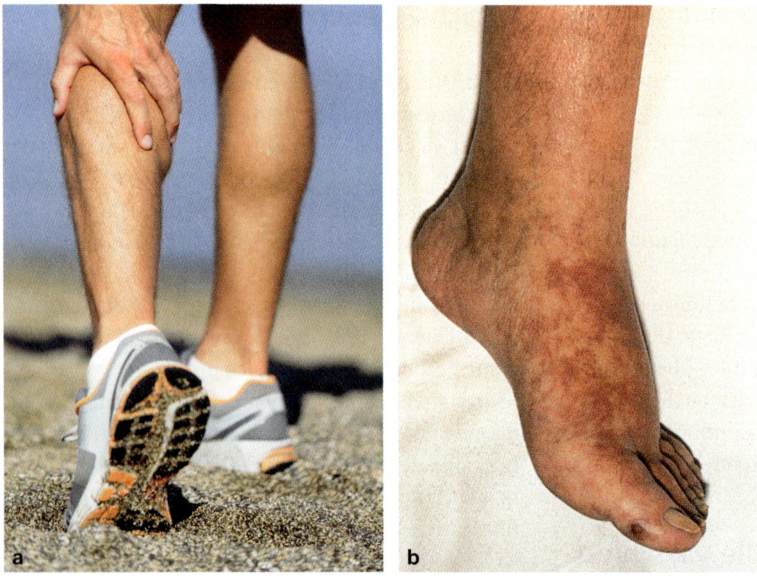

Abb. 13.8 a) Schaufensterkrankheit (Claudicatio intermittens). b) Wenn man sich die Beine dann anschaut, erkennt man rot-blaue Verfärbungen an den Zehen und dem Vorfuß. [a: J787; b: M180]

Tab. 13.9 Stadien der pAVK (periphere arterielle Verschlusskrankheit) nach Fontaine

Stadium	Symptome
1	Beschwerdefreiheit, evtl. kalte Beine oder Füße, Stenosenachweis in der Duplex-Sonografie
2a	Schmerzfreie Gehstrecke über 200 m
2b	Schmerzfreie Gehstrecke unter 200 m
3	Ruheschmerz im Liegen (horizontale Lage)
4	Nekrotische Veränderungen (Absterben von Gewebe)

Einteilung des Schweregrades durch den Arzt erfolgen (Fontaine-Stadien, Gehtest). Der Arzt spricht von Claudicatio intermittens („vorübergehendes Hinken“).

MERKE

Je weniger weit ein Patient gehen kann, desto ausgeprägter ist meist die arterielle Durchblutungsstörung.
So kann es sein, dass ein Patient, der sich selten bewegt, in Ruhe durchaus noch eine normale, ausreichende Durchblutung des Beines hat. Sobald er sich jedoch bewegt und die Muskulatur mehr Blut und Sauerstoff benötigt, kommt es zu Schmerzen, da die Engstellen (Stenosen) eine Steigerung der Durchblutung oft nicht mehr zulassen.

Aussehen des Fußes

Anders als bei einem diabetischen „neuropathischen Geschwür“ mit trockenen und warmen Füßen ist bei der „Schaufensterkrankheit“ der Fuß

- beim Betasten kühl,
- sogar eiskalt,
- in der Regel blass bis bläulich.

Die Schweißdrüsensekretion ist – im Gegensatz zum neuropathischen Fuß – intakt, die Haut oft feucht (➤ Tab. 13.10).

Tab. 13.10 Symptome der pAVK und des rein neuropathischen Fußes

pAVK-Fuß	Rein neuropathischer Fuß
Kühl, evtl. sogar eiskalt	Warm
Feucht	Trocken
Schmerzhaft	Schmerzlos, ggf. Missempfindungen
Nicht durchblutet (blass, fahl)	Gut durchblutet („rosige Farbe“)
Schweißdrüsensekretion intakt	Schweißdrüsensekretion fehlt

Tab. 13.11 Beschwerden bei pAVK nach Lokalisation und Auslöser der Schmerzen

Lokalisationstyp	Betroffene	Beschwerden	Auslöser
Beckentyp: atherothrombotische Veränderungen, subrenale Aorta, Bifurkation, große gemeinsame Beckenarterie	• Raucher • Frauen > 50 Jahre bei Einnahme von Kontrazeptiva • Hypercholesterinämie • Bei 90 % der betroffenen männlichen Patienten erektile Dysfunktion	• Belastungsabhängige Schmerzen im Bereich der Gesäß- und Oberschenkelmuskulatur • Beschwerden oft verzögert (Kollateralenbildung)	• Treppensteigen • Fahrradfahren • Aufwärtsgehen
Oberschenkeltyp: am häufigsten kombinierter Verschluss der A. femoralis und A. poplitea	• Raucher • Überproportional Menschen mit Diabetes	• Leitsymptom: Wadenschmerzen	• Gehen
Unterschenkeltyp: am häufigsten betroffen ist die A. tibialis anterior	• Überdurchschnittlich oft bei Menschen mit Diabetes	• Wadenschmerzen • Fußschmerzen, typisch Ferse und Fußkante	• Gehen

Schmerzen

Üblicherweise ist die **Schilderung belastungsabhängiger Schmerzen** im Bein als Hinweis auf eine arterielle Durchblutungsstörung zu werten. Der typische Schmerz tritt normalerweise in den Muskelgruppen auf, die unter Belastung eine **ungünstige Blutversorgung** aufweisen; er wird von Patienten häufig als Krampf oder Muskelverhärtung geschildert. Die Angabe, wo genau Schmerzen auftreten, ist bei der Eingrenzung der Region, in der ein Gefäßverschluss vorliegt, sehr hilfreich. So weisen Schmerzen in der Wadenmuskulatur auf einen Verschluss oder eine Engstellung der Arterie im Oberschenkel hin, belastungsabhängige Schmerzen im Bereich des Oberschenkels und des Gesäßmuskels auf Verschlüsse im Bereich der Beckenarterien oder der Hauptschlagader (Aorta) (➤ Tab. 13.11).

Schreitet die Durchblutungsstörung fort, können die Schmerzen bereits in Ruhe, besonders nachts auftreten, wenn die Beine hochgelagert werden und damit der „hydrostatische Druck“ entfällt. Bei fortschreitender Durchblutungsstörung besteht nicht nur die Gefahr, durch einen plötzlichen Verschluss einer Hauptarterie ein Bein zu verlieren, sondern es kann bereits durch kleinste Verletzungen zu

- schlecht heilenden Wunden,
- häufig begleitet von Infektionen,
- mit ebenfalls der Gefahr einer Amputation kommen.

Für einen Menschen mit Diabetes ist dieser Zustand besonders kritisch, insbesondere dann, wenn bereits ein Nervenschaden vorliegt und somit Nervenschaden und Durchblutungsstörung zusammen bestehen. Denn nicht jeder belastungsabhängige Schmerz im Bein bedeutet automatisch die Diagnose einer arteriellen Durchblutungsstörung. Andere Ursachen können sein:

- Durchblutungsstörungen des Rückenmarks
- Ischialgiforme Schmerzen
- Schmerzen bei Senk-, Spreiz-, Plattfuß
- Schmerzen durch Arthrosen im Bereich der Hüfte oder der Kniegelenke

Eine entsprechende fachärztliche Untersuchung (Orthopäde, Neurologe) sollte jedoch die richtige Diagnose liefern.

Aber: Ein Mensch mit Diabetes, der sowohl einen Nervenschaden an den Beinen als auch eine Durchblutungsstörung im Bein hat, verspürt beim Gehen keine Schmerzen. Die fehlende Schmerzsymptomatik darf nicht zu dem Schluss verleiten, dass keine Durchblutungsstörung vorliegt. In diesem Fall kann nur durch entsprechende Hilfsmittel wie eine Doppler- oder Duplexuntersuchung (= Sonografie der Blutgefäße) eine Klärung erreicht werden (z. B. ABI-Messung) (➤ Abb. 13.9).

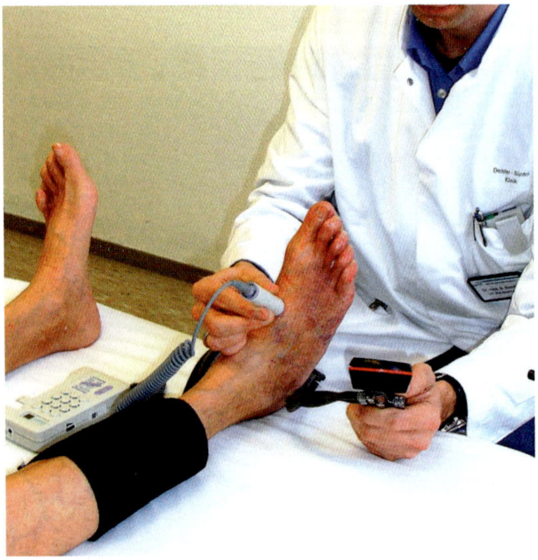

Abb. 13.9 Messung des Ankle-Brachial-Index (ABI) [M181]

Diagnostik

Neben der Krankengeschichte, insbesondere der Schilderung der Schmerzsymptomatik des Patienten, gehört zur Untersuchung unbedingt:

- **Ärztliche Untersuchung** mit:
  - Betasten der Füße
  - Fühlen der Fußpulse
  - Abhören der Blutgefäße mit dem Stethoskop
- **Farb-Duplexsonografie:** Verkalkungen der Blutgefäße können mittels eines speziellen Ultraschallgeräts (Farb-Duplex-Gerät) direkt nachgewiesen werden.
- **Ultraschall-Doppler** der Beingefäße zur Bestimmung des ABI (= **A**nkle-**B**rachial-Index, ➤ Abb. 13.9). Dabei wird der Blutdruck an den Armen und Füßen gemessen und verglichen. Normalerweise ist der Blutdruck an den Fußarterien deutlich höher als an den Armarterien – oder gleich hoch. Mittels der Dopplerdruckmessung kann ein Hinweis für eine Durchblutungsstörung und deren Ausmaß festgestellt werden.
  Hinweis: Diese Dopplerdruckmessung versagt allerdings, wenn bei einem Patienten mit Diabetes eine **„Mediasklerose"** vorliegt, eine Verkalkung der Muskelschicht der Arterien, die dann durch die Blutdruckmanschette nicht mehr zusammengedrückt werden können, sodass ein falsch hoher Blutdruck resultiert (➤ Kap. 14.1). Dieser hohe Druck sagt nichts über eine mögliche Durchblutungsstörung aus – im Gegenteil: Die Mediasklerose selbst bedeutet keine Durchblutungsstörung. Es kann jedoch durch die Druckmessung alleine in diesem speziellen Fall eine Durchblutungsstörung nicht sicher ausgeschlossen werden.

Deshalb muss durch einen Spezialisten eine

- **bidirektionale Doppler- bzw. Duplexuntersuchung,**
- ggf. auch eine **röntgenologische Darstellung der Blutgefäße** (Angiografie), durchgeführt werden.

Da die arterielle Durchblutungsstörung der Beine unter Ruhebedingungen häufig unentdeckt bleibt und selbst unter Belastung durch einen Nervenschaden des Menschen mit Diabetes kaschiert sein kann, muss bei Verdacht auf eine arterielle Durchblutungsstörung gezielt untersucht werden. Nur dadurch kann ein Fortschreiten verhindert und einer Amputation vorgebeugt werden.

Therapeutische Möglichkeiten

In den **Frühstadien** kann ein Fortschreiten verhindert werden, z. B. durch:

- Regelmäßiges, systematisches Gehtraining
- Nikotinverzicht
- Optimale Blutdruckeinstellung
- Optimale Blutzuckereinstellung
- Evtl. medikamentöse Gabe z. B. von Thrombozytenaggregationshemmern (Aspirin®, Clopidogrel®)

Neben den nahezu 40.000 Amputationen bei Menschen mit Diabetes aufgrund des diabetischen Fußsyndroms werden in Deutschland jährlich nochmals 22.000 Amputationen alleine bei peripherer Verschlusskrankheit vorgenommen. Da das Risiko für Amputationen für Menschen mit Diabetes bereits durch die Neuropathie extrem erhöht ist, kann nur durch eine rechtzeitige Diagnose der arteriellen Durchblutungsstörung eine weitere Steigerung des Risikos vermieden werden.

13.2.4 Therapie von Durchblutungsstörungen generell

Bestimmte Medikamente können bei akuten Durchblutungsstörungen der Extremitäten (Arme und Beine) und des Gehirns eingesetzt werden. Ihre Anwendung als Infusion in die Vene (z. B. Trental®, Prostaglandine) kann zu einer raschen Besserung akuter Durchblutungsstörungen führen. Langfristig werden bei Verkalkungen (Kalkablagerungen, „Plaques") der arteriellen Blutgefäße des Gehirns, der Extremitäten und auch des Herzens Thrombozytenaggregationshemmer (hemmen das Zusammenkleben der Blutplättchen) eingesetzt (z. B. Clopidogrel®, Aspirin®, Brilique®). Sie sind gerade bei Menschen mit Diabetes eher großzügig zu verordnen, da Diabetes als praethrombotischer Zustand bezeichnet werden muss.

Durch Einführung von **Ballonkathetern** (Drähte mit einem Ballon an der Spitze, der sich aufblasen lässt) in eingeengte Blutgefäße kann versucht werden, diese durch Aufdehnung zu erweitern (PCI). Dieses und auch andere neuere Verfahren sind im Einzelfall sinnvoll und angeraten, sollten jedoch nur von einem Spezialisten gleichzeitig mit einer diagnostischen Maßnahme wie der Angiografie (Gefäßdarstellung) durchgeführt werden. Falls Gefäßstützen (Stents) eingesetzt werden, scheint bei Menschen mit Diabetes zur Vermeidung einer erneuten Stenose die Anwendung von besonders beschichteten Stents (z. B. Cypher-Stent®) angeraten bzw. notwendig.

13.3 Diabetische Nervenschäden (Neuropathie)

Beginnende diabetische Nervenschäden bemerkt der Betroffene meist in Form von Missempfindungen, Kribbeln und Ameisenlaufen an Händen und Füßen – und dies besonders störend und unangenehm nachts. Da häufig viele Nerven gleichzeitig betroffen sind, bezeichnet man diese Form der Nervenschädigung als Poly (= viele)-Neuropathie (= Nervenschaden).

Bei der diabetischen Polyneuropathie handelt es sich um die Folgen der

- chronischen Schädigung der Nerven selbst durch zu hohe Blutzuckerwerte,
- zusätzlichen Durchblutungsstörungen der Nerven (Mikroangiopathie) durch Veränderung der kleinsten die Nerven versorgenden Gefäße.

Dass sowohl die schlechte Blutzuckereinstellung als auch die dadurch bedingte Durchblutungsstörung eine entscheidende Rolle spielen können, wird durch zahlreiche wissenschaftliche Untersuchungen belegt. Bei fast jedem zweiten Menschen mit Diabetes können im Laufe seines Lebens geringfügige neurologische Störungen nachgewiesen werden. Im höheren Alter und mit zunehmender Diabetesdauer tritt die diabetische Polyneuropathie häufiger auf. In wenigen Einzelfällen kann sie jedoch auch als erstes Symptom und sogar noch vor der eigentlichen Diabetesmanifestation bei Menschen mit Typ-1-Diabetes oder auch nach kurzer Diabetesdauer gefunden werden.

Entwicklung der diabetischen Neuropathie

Für die Entstehung einer Polyneuropathie, also von Nervenstörungen an verschiedenen Stellen des Körpers, gibt es neben dem Diabetes zahlreiche **andere Ursachen:**

- Alkohol
- Verschiedene Medikamente
- Chronische Niereninsuffizienz

Daher muss nach der Diagnose auch die Unterscheidung von anderen Krankheiten, die Differenzialdiagnose, erfolgen.

Grundsätzlich werden bei der Neuropathie zwei Formen unterschieden:

- Die periphere symmetrische sensomotorische Neuropathie (meist an den Händen und Füßen)
- Die autonome Neuropathie (= Eingeweidenerven/innere Organe)

13.3.1 Periphere symmetrische sensomotorische Neuropathie

Die periphere symmetrische (beidseits auftretende) sensomotorische Neuropathie ist mit 80 % die häufigste Form der diabetischen Neuropathie.

Eine asymmetrische (einseitige) Form der diabetischen peripheren Neuropathie tritt mit ca. 10 % deutlich seltener auf und betrifft hauptsächlich:
- Die Rumpfmuskulatur
- Die Oberschenkel
- Die Hüfte

Die Beschwerden werden oft als Ischiasbeschwerden fehlgedeutet und häufig weist erst eine Schwäche der betroffenen Muskulatur, z. B. mit Schwierigkeiten beim Treppensteigen oder beim Aufrichten aus der Hocke, auf die richtige Diagnose hin.

Symptome

Erstbeschwerden sind häufig:
- Kribbeln
- Missempfinden
- Taubheitsgefühl
- Ameisenlaufen
- Schmerzen: Selbst eine Bettdecke wird manchmal als unangenehm empfunden.

Typischerweise treten diese Beschwerden handschuhartig an den Händen bzw. strumpfartig an den Füßen auf – fast immer symmetrisch.

Da oft Kälte und Wärme nicht mehr korrekt unterschieden werden können, steigt das Risiko für z. B. Verbrennungen durch Heizkissen, zu heiße Wärmflaschen etc.

Durch die Gefühlsstörungen nimmt wegen der fehlenden Schmerzen bei z. B. Verletzungen insgesamt auch das Risiko für Amputationen zu.

Der Charakter der Schmerzen kann dabei sehr unterschiedlich sein:
- Stechend
- Brennend
- Bohrend
- Krampfartig

Insofern stellt die diabetische periphere symmetrische sensomotorische Polyneuropathie einen gravierenden Einschnitt in das Leben vieler Menschen mit Diabetes dar.

Diagnostik

➤ Kap. 13.4

Therapeutische Ansätze

Nach wie vor wichtigste Voraussetzung für die Behandlung und Linderung der Beschwerden bei diabetischer peripherer Polyneuropathie ist die optimale, also die nahe-normoglykämische **Blutzuckereinstellung,** mit der sich die Beschwerden oft schlagartig verbessern. Eine intensivierte konventionelle Insulintherapie (➤ Kap. 8) stellt in diesem Zusammenhang zwar die aufwändigste Methode dar, Normoglykämie kann jedoch oft nur dadurch erreicht werden.

Inwieweit durch **zusätzliche Medikamente** wie Vitamin B, Thioctacid®, Milgamma® oder auch andere Präparate ein Therapieerfolg bei der diabetischen peripheren Polyneuropathie erreicht werden kann, muss offen bleiben, denn im Zusammenhang mit der optimalen Blutzuckereinstellung werden auch ohne zusätzlichen medikamentösen Einsatz spontane Besserungen der Beschwerden gefunden. In Einzelfällen sind jedoch gerade nach einer Infusionstherapie mit **Thioctacid®** über einen Zeitraum von 10–14 Tagen intravenös (in die Vene) deutliche Verbesserungen der Schmerzsymptomatik von Patienten beschrieben worden.

Im klinischen Alltag kann man beobachten, dass neben der optimalen Blutzuckereinstellung auch durch die zusätzliche Verordnung von **physikalischer Therapie** (Zweizellen- oder Vierzellenbädern) hervorragende Ergebnisse verzeichnet werden können (→ Einsparung von Schmerzmitteln).

Bei starken oder stärksten Schmerzen können spezielle **schmerzdämpfende Mittel** eingesetzt werden. Eine Behandlung mit derartigen Medikamenten beinhaltet neben ihrer Wirkung auch Nebenwirkungen, sodass eine solche Behandlung unbedingt mit dem betreuenden Arzt oder dem Neurologen abgesprochen sein muss (z. B. Tegretal®, Lyrica®, Pregabalin®, Saroten®, Cymbalta®).

Die Anwendung der zuvor beschriebenen Medikamente wie z. B. Alpha-Liponsäure (Thioctacid®) scheint nur im Zusammenhang mit der optimalen Blutzuckereinstellung und hochdosiert über einen kurzen Zeitraum i. v. einen Effekt zu bringen. **Hat sich ein Erfolg eingestellt,** kann die Therapie mit Thioctacid®-Tabletten über ca. 6 Wochen fortgesetzt werden. Später kann eventuell ein neuer Zyklus durchgeführt werden.

13.3.2 Autonome Neuropathie

Neben den Gefühlsstörungen und Missempfindungen an Händen und Füßen sowie den Muskellähmungen (sensible/motorische Neuropathie) unterscheidet man eine weitere Form der Polyneuropathie, nämlich die **autonome Polyneuropathie** mit Befall der **„Eingeweidenerven"**. Die diabetische autonome Neuropathie nimmt mit der Diabetesdauer zu und betrifft bis zu 30 % aller Menschen mit Diabetes nach 10–15 Jahren Diabetesdauer. Die Menschen mit Diabetes haben häufig bereits:

- Eine diabetische Nephropathie
- Eine diabetische Retinopathie
- Zeichen der peripheren Neuropathie mit Kribbeln und Missempfindungen an den Füßen

Betroffene Organgebiete der autonomen Neuropathie können sein:

- **Herz-Kreislauf-System** (z. B. fehlende Schmerzen beim Herzinfarkt = „stummer" Herzinfarkt)
- **Atemwege**
- **Magen-Darm-Trakt** (z. B. Verstopfung oder gehäufte, oft nächtliche Durchfälle, Magenlähmung mit Magenentleerungsstörungen)
- **Blase/Harnleiter/Sexualorgane** (z. B. Impotenz, ➤ Kap. 13.5; Blasenbeschwerden mit Anfall von vermehrtem Restharn)
- **Haut** mit Störungen der **Schweißregulation** (➤ Tab. 13.12)

Die für den Betroffenen meist besonders gefährlichen bzw. unangenehmen autonomen Neuropathieformen werden im Folgenden gesondert dargestellt.

Tab. 13.12 Formen der diabetischen Neuropathie

	Symptome (Auszug)
Sensible Neuropathie	• Eingeschränkte Wahrnehmung von Druck, Wärme, Kälte, Schmerz • „Strumpfförmige" Empfindungsstörungen wie Taubheitsgefühl und/oder Ameisenlaufen • Nervenschmerzen, z. T. brennend wie Stiche
Motorische Neuropathie	• Augenmuskellähmung (z. B. hängendes Oberlid) • Fehlstellung der Füße durch Lähmung der Fußmuskeln
Autonome Neuropathie	• Magen-Darm-Trakt (= gastrointestinale Neuropathie): – Völlegefühl – Durchfall/Verstopfung – Magenentleerungsstörung u. a. • Herz (= kardiale Neuropathie): – Kreislaufprobleme (Schwindel beim Aufstehen) – Herzrhythmusstörungen, hoher Puls – Frequenzstarre (fehlende Herzschlagschwankungen) – Stummer Herzinfarkt • Blase/Geschlechtsorgane (= urogenitale Neuropathie): – Harninkontinenz – Blasenentleerungsstörungen • Sexuelle Störungen: – Erektionsstörungen – Retrograde Ejakulation (= trockener Samenerguss) • Bronchialsystem: spastische Reaktion der Bronchien • Haut: – Gestörte Schweiß- und Talgdrüsensekretion (verminderte Schweißbildung z. B. an den Fußsohlen) – Trockene Haut an den Füßen mit Rissen, Rhagaden, Schrunden etc. – Überwärmung der Haut (Hyperthermie) – Abnormales Schwitzen • Auge: gestörte Pupillenreaktion • Nerven: Durchblutungsstörungen der kleinen Blutgefäße der Nerven

13

Diabetische Neuropathie des Herz-Kreislauf-Systems (kardiale diabetische Neuropathie)

Neue Untersuchungen zeigen, dass der vorzeitige plötzliche Herztod, aber auch Herzrhythmus- und Durchblutungsstörungen am Herzmuskel, durch die diabetische autonome Neuropathie am **Herzen** hervorgerufen werden können.

Die diabetische kardiale Neuropathie kann sich durch folgende Symptome äußern:

- Fehlende Pulsschwankungen
- Erhöhter Ruhepuls (> 100/min)
- Kreislaufprobleme (z. B. Schwindel) durch niedrigen Blutdruck
- Fehlende Belastbarkeit
- Abgeschwächte typische Symptome bei Herzinfarkt
- Unbemerkt durchgemachter Herzinfarkt (= stummer Infarkt)

Vorbeugend sollten mögliche Risikofaktoren wie Rauchen, Bluthochdruck und Übergewicht neben der optimierten Blutzuckereinstellung konsequent behandelt werden. Zur Diagnosesicherung sollten bei einem Herzspezialisten (Kardiologen) verschiedene Tests und weitergehende Untersuchungen durchgeführt werden.

Diabetische Neuropathie des Magen-Darm-Trakts (gastrointestinale diabetische Neuropathie)

Bei ca. 20–30 % aller Menschen mit Typ-1- und Typ-2-Diabetes mit langer Diabetesdauer (meist > 10–15 Jahre) treten Symptome auf, die auf eine **diabetische Magenentleerungsstörung (Gastroparese)** hinweisen können:

- Schluckbeschwerden
- Übelkeit und Erbrechen
- Frühzeitiges Völlegefühl
- Bauchschmerzen
- Durchfall (Diarrhö)/Verstopfung (Obstipation)
- Blähungen
- Auch Stuhlinkontinenz oder Blut im Stuhl

Häufig findet man bei diesen Patienten, obwohl sie tatsächlich 10–20 h lang nichts gegessen haben, noch Speisereste im Magen (➤ Kap. 18), die gelegentlich auch Ursache für unangenehmen Mundgeruch oder häufiges Aufstoßen sein können.

Häufig leiden die Betroffenen unter starken Blutzuckerschwankungen mit „unerklärlichen Unterzuckerungen". Weitere Nervenschäden an anderen inneren Organen sowie an Händen und Füßen (periphere sensomotorische Neuropathie, ➤ Kap. 13.3.1 und ➤ Kap. 13.4) sind nicht selten.

Zur Diagnosesicherung werden bei einem Facharzt für Magen-Darm-Erkrankungen (Gastroenterologe) in der Regel spezielle Untersuchungen, z. B. szintigrafische Funktionstests sowie Atemtests, durchgeführt. Die Untersuchungen umfassen:

- Ultraschall
- Druckmessung in der Magenregion
- Röntgenuntersuchung mit „röntgendichten" Markern
- Spiegelungen
- Messung der Magenentleerungsgeschwindigkeit

Die **Therapie** der Gastroparese ist derzeit noch unbefriedigend. Medikamente helfen oft nur vorübergehend. Einige Substanzen können gelegentlich weiterhelfen (z. B. Motilium®, Metoclopramid). Empfohlene Verhaltensweisen:

- Gründlich kauen und langsam essen!
- Nach einer Mahlzeit **nicht** hinlegen!
- Mehrfach am Tag kleine Mahlzeiten zu sich nehmen
- Verzicht auf fettreiche und ballaststoffreiche Nahrung (➤ Kap. 12.2.8)
- Unterstützend hilft evtl. die Einnahme von Medikamenten.

BEACHTE

Der Insulinbedarf ist bei der diabetischen Gastroparese häufig deutlich vermindert (➤ Kap. 8.4).

Diabetische Neuropathie der Blase und der Sexualorgane (urogenitale diabetische Neuropathie)

Eine Neuropathie des Urogenitaltrakts (Blase und Sexualorgane, ➤ Kap. 13.5) kann nicht nur sehr unangenehm sein (z. B. Reizblase), sie kann auch einen Hinweis auf schwerwiegende Organschäden liefern (z. B. erektile Dysfunktion beim Mann als Hinweis auf eine Herzkranzgefäßerkrankung [koronare Herzerkrankung = KHK]).

Neben den Erektionsstörungen beim Mann (➤ Kap. 13.5) treten vor allem auf:
- Blasenstörungen mit verzögerter oder unvollständiger Blasenentleerung
- Vermehrt Harnwegsinfekte
- Inkontinenz

Eine normale Harnblase kann etwa 300–600 ml Urin aufnehmen, bis der Drang unerträglich wird. Die „diabetische Zystopathie" beinhaltet ein herabgesetztes Blasenfüllungsgefühl. Die Blasenfüllungsmenge nimmt zu und gleichzeitig wird die Aktivität des Blasenmuskels herabgesetzt (durch fehlende Nervenimpulse). Dies führt schließlich zur Überdehnung der glatten Muskulatur der Blasenwand, die zuführenden Nervenfasern gehen zugrunde und die Blase kann sich nicht mehr so zusammenziehen (kontrahieren), wie sie sollte.

Wegen häufig gleichzeitig bestehender urologischer oder gynäkologischer Begleiterkrankungen (z. B. Senkung der Gebärmutter) sollte bei entsprechenden Beschwerden unbedingt ein Facharzt aufgesucht werden.

Die **Therapie** ist immer abhängig von den Begleiterkrankungen, Infektionen etc. und sollte deshalb nach genauer Untersuchung ggf. auch durch den Facharzt (Urologe, Gynäkologe) erfolgen. Viele Medikamente beeinflussen nicht nur die Blasentätigkeit, sondern haben auch spezielle Nebenwirkungen. Behandlungsmöglichkeiten sind:
- Blasenschrittmacher (Elektrostimulation)
- Operation
- Botoxinjektion in einen bestimmten Blasenmuskel (Detrusor)

Eine aufsteigende Infektion in die Nieren sollte vermieden werden!

BEACHTE
Die Behandlung der autonomen Funktionsstörungen (➤ Tab. 13.12) bei Diabetes ist sehr schwierig und oft nicht sehr erfolgreich – deshalb ist ein rechtzeitiges Vorbeugen wichtig!

13.4 Diabetisches Fußsyndrom

Etwa 25 % aller Menschen mit Diabetes (jeder Vierte!) sind im Laufe ihres Lebens vom diabetischen Fußsyndrom betroffen. Jährlich erkranken ca. 300.000 Menschen mit Diabetes daran, etwa in der Hälfte der Fälle ist innerhalb von 4 Jahren eine Amputation notwendig. Jährlich werden etwa 16.000 „hohe Amputationen" (= Amputationen oberhalb des Knöchels = Majoramputationen) durchgeführt, 70 % davon bei Menschen mit Diabetes. Insgesamt werden in Deutschland etwa 40.000 Amputationen bei Menschen mit Diabetes vorgenommen.

13.4.1 Ursachen

Bei der ursächlichen **Entstehung** des diabetischen Fußes steht nicht primär die arterielle Durchblutungsstörung (ca. 15 %), sondern die sensible (Gefühlsstörung) und auch die autonome Nervenschädigung (Schädigung des vegetativen Nervensystems, der Schweißdrüsenregulation) im Vordergrund (ca. 50–70 % insgesamt).

Der diabetische Fuß stellt ein Krankheitsbild dar, das im Wesentlichen als Folge eines über Jahre schlecht eingestellten Diabetes mit der Entwicklung einer Polyneuropathie – häufig auch noch einer diabetischen Makroangiopathie mit Schädigung der Blutgefäße an den Beinen entsteht. Häufig fehlen die typischen Schmerzen, die eine rechtzeitige Diagnose und Therapie ermöglichen würden – dies macht die diabetische Wunde so gefährlich. Kommt noch eine Infektion hinzu, die nicht sofort adäquat behandelt wird, ist das betroffene Bein insgesamt gefährdet!
Die direkten Ursachen sind oft:
- Abnormbelastungen oder Fehlbelastungen des Fußes
- Mangelnde Fußpflege
- Schlechtes, falsches Schuhwerk
- Zu späte adäquate Behandlung von Geschwüren (Ulzera)

13.4.2 Symptome

Als wichtigstes **Zeichen des neuropathischen Fußes** bei Menschen mit Diabetes sind die Schmerz- und die Temperaturempfindung herabgesetzt. Außerdem bemerkt der Patient strumpfförmig im Bereich der Füße einen Gefühlsverlust und der Arzt diagnostiziert einen Verlust der entsprechenden Sehnenreflexe

(➤ Abb. 13.15). Gelegentlich findet sich neben den Gefühlsstörungen auch ein Befall der Muskeln, was sich in einer Schwäche und einer Rückbildung der kleinen Fußmuskeln bemerkbar macht.

Im Extremfall kann es zusätzlich zu Umbauvorgängen am Knochen bis zur völligen Gelenkzerstörung kommen; man spricht dann von einer **diabetisch-neuropatischen Osteoarthropathie (DNOAP)** (Charcot-Fuß) (➤ Abb. 13.10) – oft ohne jegliche äußere Verletzungen! Typische Zeichen der Osteoarthropathie (= Charcot-Fuß) sind:

- Überwärmung
- Schwellung
- Rötung
- Schmerz
- Oder entsprechendes Röntgenbild

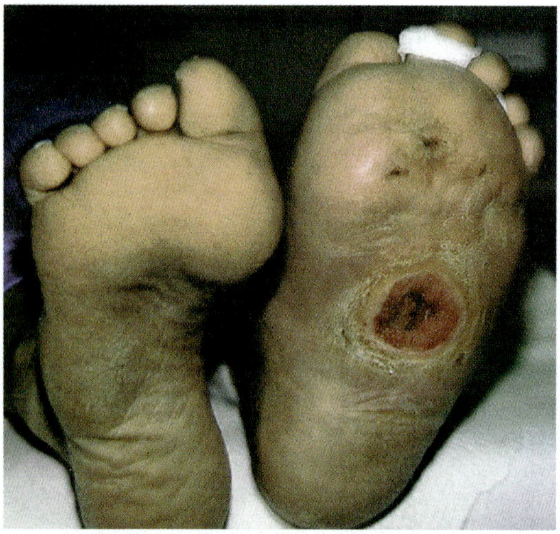

Abb. 13.10 Charcot-Fuß (diabetisch-neuropathische Osteoarthropathie [DNOAP]) rechts mit offenem Geschwür [M342]

Die dadurch entstehende Beeinträchtigung des Fußgewölbes mit der Entwicklung von Hammerzehen und der Verschiebung des Belastungsschwerpunkts beim Gehen und Stehen können mittels der Pedografie (➤ Abb. 13.13) nachgewiesen werden.

BEACHTE

Auch ein orthopädischer Schuh kann aus diabetologischer Sicht für einen Menschen mit Diabetes völlig falsch sein.

Im Rahmen der **diabetischen autonomen Neuropathie des Fußes** kommt es zu einer verminderten Schweißsekretion mit einer erhöhten Gefahr der Austrocknung der Haut sowie der Bildung von Schrunden und Einrissen (➤ Abb. 13.11, ➤ Abb. 13.12). Außerdem finden sich häufig Wachstumsstörungen an Haut und Nägeln. Durch eine Gefäßerweiterung im Bereich der Füße ist die Haut oft warm, verbunden mit einer erhöhten Neigung zur Entstehung von Wasseransammlungen in der Region der Fußgelenke und der Füße (Ödeme).

BEACHTE

Oft besteht ein vermehrtes Schwitzen bei gleichzeitig verminderter Talgproduktion mit trockener Haut – besonders an den Füßen!

Manchmal besteht auch nur ein Juckreiz ohne erkennbare Hautveränderungen. Durch das Kratzen kommt es häufig zu entzündlichen Hautveränderungen.

Kommen zur bekannten Neuropathie (= Nervenschaden) Durchblutungsstörungen (= Ischämie) hinzu, ist das meist der Grund, warum Geschwüre nicht abheilen, denn durch die verminderte Durchblutung ist die Wundheilung z. B.

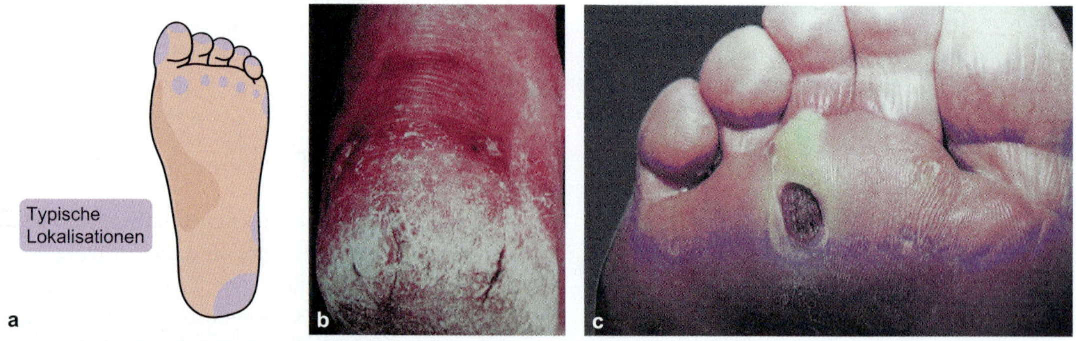

Abb. 13.11 Der typische diabetische (neuropathische) Fuß. a) Hauptlokalisation der Geschwüre, b) Hyperkeratose (vermehrte Hornhautbildung), trockene, rissige Haut, c) neuropathisches Geschwür (Ulkus). [a: L157; b, c: M342]

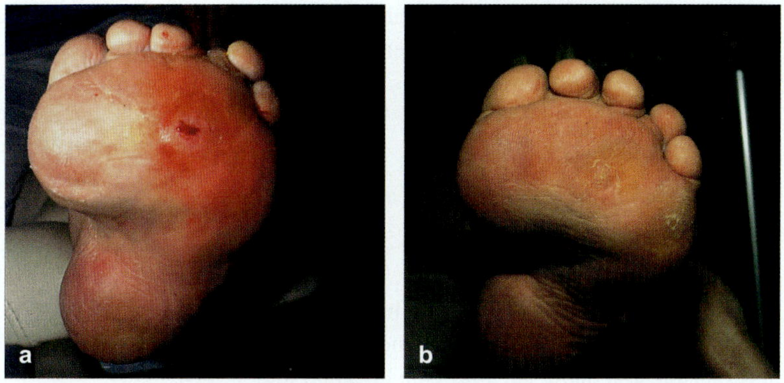

Abb. 13.12 Neuropathischer Fuß – Verlauf bei angeborenem Klumpfuß und Diabetes mellitus Typ 2: a) Defekt im Vorfußbereich. b) Nach 4 Wochen Therapie mit absoluter Ruhigstellung, antibiotischer Therapie, täglicher Wundversorgung mit feuchten Verbänden und thrombosevorbeugenden Maßnahmen. [M342]

beim diabetischen Fußsyndrom erschwert oder unmöglich. Wo kein Blut hinkommt, kann nichts heilen! Häufig sind Amputationen die Folge.
Eine tägliche Inspektion der Füße und intensive und tägliche Hautpflege sind unbedingt erforderlich (➤ Kap. 19).

Durch zusätzliche **Fehlbelastungen** und mangelnde Beachtung der Fußpflegeregeln (➤ Kap. 19) entstehen eine erhöhte Anfälligkeit und Verletzbarkeit der Haut und des darunter liegenden Gewebes mit der Gefahr der Entwicklung eines Geschwürs. Diese Gefahr kann durch die Pedografie (➤ Abb. 13.13) aufgedeckt und durch entsprechende Maßnahmen behoben werden.

13.4.3 Der diabetische Fuß mit pAVK

Die sensible und die autonome Neuropathie sind zwar die Hauptursachen für die Entstehung des diabetischen Fußes, an zweiter Stelle steht jedoch schon die **arterielle Durchblutungsstörung** (Makroangiopathie), die bei Menschen mit Diabetes deutlich häufiger, früher und rascher fortschreitend auftritt als beim Nichtdiabetiker. Durch diese Makroangiopathie besteht die Gefahr, dass frühzeitig durch einen Gefäßverschluss (➤ Abb. 13.6; ➤ Kap. 13.2) ein Absterben des entsprechenden Fußareals eintritt. Die Mikroangiopathie im Fußbereich, also der Befall der kleinsten Gefäße, führt neben den Veränderungen

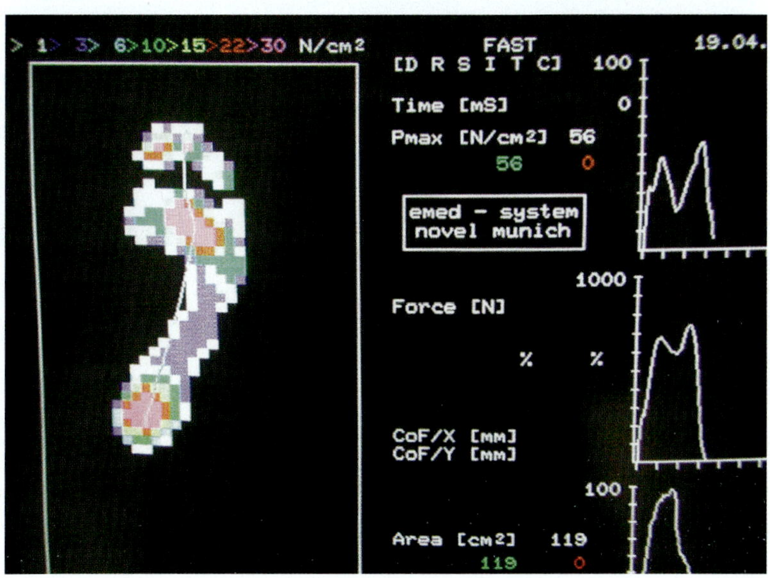

Abb. 13.13 Pedografie [M342]

des Blutflusses und von Blutbestandteilen zusätzlich zu einer deutlichen Einschränkung der Blutzirkulation in den Füßen (➤ Kap. 13.1).

MERKE

Ein warmer Fuß schließt eine pAVK nicht aus (geöffnete AV-Shunts).

Eine **periphere arterielle Verschlusskrankheit** (pAVK) erhöht auch das Risiko einer Wundheilungsstörung und damit auch für eine Infektion und Amputation. Etwa 20 % der mittelschweren und schweren diabetischen Fußinfektionen führen zu einer Amputation (Sigl, Amendt, 2021). In ca. 70 % der Fälle handelt es sich um eine Mischform aus Neuropathie und Durchblutungsstörung (➤ Abb. 13.7).

MERKE

Bei mehr als 50 % aller Menschen mit diabetischem Fußulkus findet man eine periphere arterielle Verschlusskrankheit (pAVK) – häufig Ursache für nicht- oder schwer abheilende Fußulzerationen (Morbach, 2021).

Das Risiko einer Gangrän, eines Absterbens des Fußes oder einer Zehe, ist bei Menschen mit Diabetes etwa 50-mal höher als bei einem Stoffwechselgesunden (diabetische Makroangiopathie). Da bisher etwa jedem zehnten Menschen mit Diabetes im Laufe seines Lebens ein Zeh oder ein Bein amputiert werden musste, ist das Wissen um die Bedeutung des diabetischen Fußes nicht hoch genug einzuschätzen. Eine hinzukommende bakterielle Infektion verschlechtert die Situation deutlich und oft rasant (➤ Tab. 13.13). Eine rechtzeitige antibiotische Therapie ist neben den Lokal- und Allgemeinmaßnahmen unbedingt erforderlich (s. Therapie).

13.4.4 Diagnostik

Wichtigste Maßnahmen im Rahmen der Diagnostik sind zunächst die Inspektion und das Befühlen der Füße durch den Arzt, aber auch die regelmäßige Inspektion und das Befühlen der Füße und der Schuhe durch den Patienten selbst, durch Angehörige oder ggf. Pflegepersonen (➤ Abb. 13.14).

Durch die Inspektion beim Arzt und die folgende klinische Untersuchung soll geklärt werden, ob

Tab. 13.13 Klassifikation nach Wagner-Armstrong zur Beurteilung einer Wunde/Durchblutungsstörung (Diabetologie 2022)

			Wagner-Stadien				
			0	1	2	3	4
			Keine Verletzung	Oberflächliche Verletzung	Tiefes Ulkus bis zur Gelenkkapsel oder Sehne	Tiefes Ulkus mit Absonderung, Osteomyelitis, Infektion der Gelenkkapsel	Begrenzte Vorfuß- oder Fersennekrose
Armstrong-Stadien	A	Keine Infektion	re li	re li	re li	re li	re li
	B	Infektion/keine Durchblutungsstörung	re li	re li	re li	re li	re li
	C	Keine Infektion, aber Durchblutungsstörung	re li	re li	re li	re li	re li
	D	Infektion und Durchblutungsstörung	re li	re li	re li	re li	re li
	E	Diabetisch-neuropathische Osteoarthropathie (DNOAP)	re li	re li	re li	re li	re li

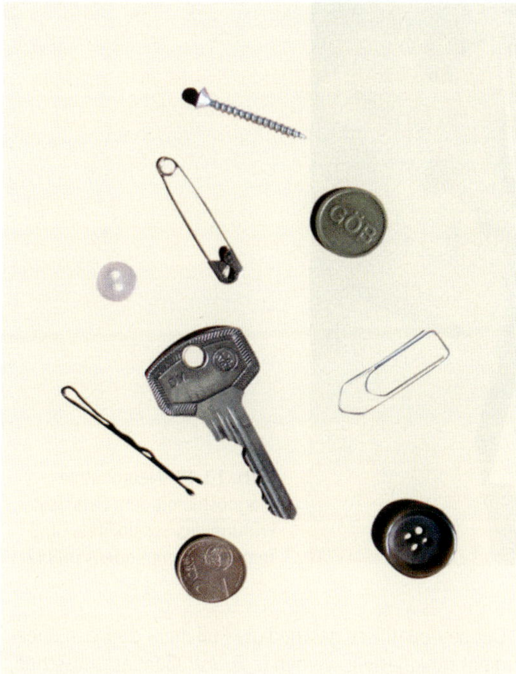

Abb. 13.14 Gegenstände, die in den Schuhen von Patienten mit einer autonomen Neuropathie gefunden wurden [M342]

- sich Hinweise für das Vorliegen einer arteriellen Durchblutungsstörung finden,
- Druckstellen mit vermehrter Hornhautbildung (➤ Abb. 13.11), Fußpilz oder Verletzungen vorliegen,
- z. B. ungeeignete Strümpfe (Synthetik) oder auch ungeeignete Schuhe getragen werden. Auch vermeintlich sehr bequeme Schuhe können Druckstellen verursachen!

Durch einfache Untersuchungen kann der Arzt die Neuropathie feststellen bzw. ausschließen:

- Vibrationsempfinden (Stimmgabel) (➤ Abb. 13.15, ➤ Abb. 13.16)
- Schmerzempfinden (z. B. Kneifen oder Nadeltest)
- Warm-Kalt-Empfinden, z. B. mit einem Stab, der auf der einen Seite ein Kunststoffende (= warm) hat, auf der anderen Seite Metall (= kalt)
- Lageempfinden (bei geschlossenen Augen bewegt der Arzt z. B. eine Zehe nach oben oder unten und fragt den Patienten dazu)
- Berührungs- und Druckempfinden (Monofilament = dünner, stabiler Kunststofffaden) (➤ Abb. 13.16).

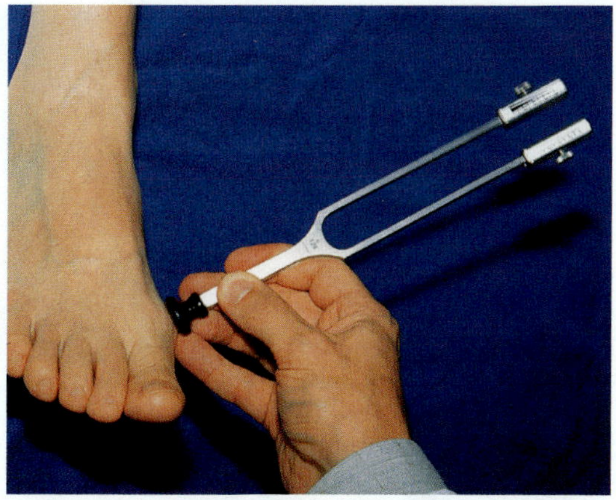

Abb. 13.15 Stimmgabeltest zur Untersuchung des Vibrationsempfindens [M108]

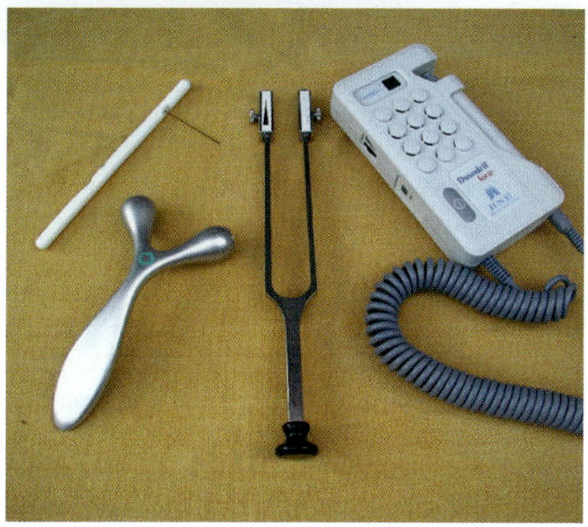

Abb. 13.16 Einfache Hilfsmittel zur Diagnose der diabetischen Neuropathie: Monofilament, Tipp-Therm, Stimmgabel und Taschendoppler (von links nach rechts) [M342]

Eine genauere Bestimmung z. B. der Sensibilität oder des Temperaturempfindens kann beispielsweise mit einem Spezialtest, z. B. dem Path-Test (Pain and Termal Sensitivity Test) (➤ Abb. 13.17), erfolgen.

Durch Ultraschall-Doppleruntersuchungen (Farb-Duplex) kann relativ rasch und genau die Durchblutung der einzelnen Bezirke des Beines und des Fußes untersucht werden. Als Screening-Verfahren hat sich die Messung des Knöchel-Arm-Doppler-Drucks (ABI-Messung, ➤ Abb. 13.9) bewährt. Aufgrund dieser Untersuchungen (➤ Abb. 13.18) wird entschieden, ob weitergehende Maßnahmen erforderlich sind.

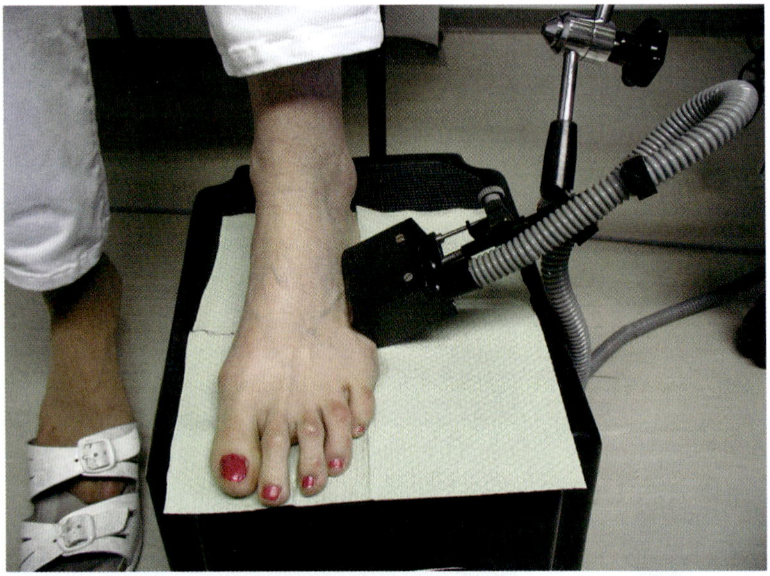

Abb. 13.17 Neuropathie-Diagnostik mit dem Path-Test: Prüfung des Sensibilitäts- und Temperaturempfindens [M342]

Erhöhte, für den Patienten möglicherweise gefährliche Druckstellen an der Fußsohle, können mittels Pedografie entdeckt werden (➤ Abb. 13.13). Sie dient auch als eventuelle Vorlage für den Orthopädie-Schuhmachermeister zur Anfertigung einer ganzsohligen, weichgepolsterten **Schuheinlage** (➤ Tab. 13.14, ➤ Kap.13.4.6). Mit gezielter Druckentlastung in geeignetem Schuhwerk kann die Entstehung eines diabetischen Geschwürs vermieden werden. Mit der Verordnung und einmaligen Anpassung der Schuhe ist es jedoch nicht getan! Der Schuh muss anfangs mehrfach kontrolliert werden und auch evtl. nachgearbeitet werden.

13.4.5 Therapeutische Ansätze

Bei der Behandlung des diabetischen Fußes und insbesondere des infolgedessen entstandenen Ulkus (Geschwür) muss zunächst unterschieden werden, ob es sich um **neuropathische Veränderungen** handelt, ob die Veränderungen auf dem Boden einer **arteriellen Durchblutungsstörung** aufgetreten sind (➤ Tab. 13.10) oder ob beide Probleme vorliegen.

MERKE

Bei Durchblutungsstörungen sind Laufen und Bewegung angezeigt.

Der neuropathisch geschädigte Fuß muss dagegen unbedingt ruhiggestellt werden (z. B. Vorfußentlastungsschuh, Orthese [➤ Kap. 13.4.7], Rollstuhl).

Bei einem **Gewebsuntergang,** z. B. durch eine arterielle Durchblutungsstörung, kann durch Medikamente, durchblutungsfördernde Maßnahmen oder auch durch gefäßchirurgische Eingriffe (z. B. Bypass) versucht werden, die **Durchblutung** wieder herzustellen und die Gliedmaße zu erhalten. Auch ein neuropathisches Geschwür heilt nicht ab, solange keine ausreichende Durchblutung sichergestellt ist! Gelingt dies nicht, muss die Gliedmaße amputiert werden.

Ist ein **Geschwür** im Bereich des Fußes auf dem Boden einer Neuropathie entstanden, finden sich häufig in diesem Bereich auch Hornhautschwielen und Blasen, die sich bei Nichtbeachtung sogar infizieren und zu einer Infektion der Weichteile und des Knochens führen können. Bei **rechtzeitiger** entsprechender Behandlung können diese Geschwüre jedoch heilen und der Fuß erhalten werden.

Liegen jedoch **beide** negativen Voraussetzungen vor und es kommt zusätzlich noch zu einer Infektion der Wunde, wird das Risiko für eine Amputation immer größer!

Stammdaten	**Fuß-Dokumentationsbogen der AG-Fuß in der DDG**
	Einrichtung:
	Hausarzt: .... Überw.Arzt:..

Anamnese:

wichtige Dauerdiagnosen : :

....
....

frühere Fuß-Läsionen (Jahr) O keine **Fuß-Operationen (Jahr)** O keine

....
....

Antibiotische Vorbehandlung: O nein O ja .... MRSA ... O z. Zeit O früher schon mal....

Bisherige Schuhversorgung:
O keine spezielle O Schutzschuh O Maßschuh O Weichpolstereinlage O DAF
O neu eingeleitet O erneuert
O Versorgung ist suffizient O Versorgung ist insuffizient, weil ....

Angiologie:

pAVK vorhanden o nein o ja o kritische Ischämie: o nein o ja

Bypass (von ...auf)	re		li
PTA	re		li
Pulsstatus	**rechts**	**links**	sonstiges
A. femoralis			
A.poplitea			
A. dorsalis pedis			
A. tibials posterior			
Ruheschmerzen			
kritische Ischämie			

Doppler/Duplexbefund letzter Doppler/Duplex am ....

Verschlussdruck [mmHg]						**Strömungsprofile**	
	rechts			**links**		**rechts**	**links**
A. brachialis							
A. poplitea							
A. dorsalis pedis							
A. tib. posterior							
A. fibularis							
Dopl.geräusch Dl/cm	o O	o 50	o 70	o O	o 50	o 70	sonstiges: (z.B. $TcPO_2$)
Chronisch venöse Insuffizienz				rechts			links
CVI Grad/PTS							

Abb. 13.18 Fuß-Dokumentationsbogen der AG-Fuß in der DDG (2021) [T088]

BEACHTE
Keine Amputation ohne Zweitmeinung!

Dieses Risiko können Therapeuten anhand der weltweit verwendeten **Wagner-Armstrong-Klassifikation** (➤ Tab. 13.13, ➤ Abb. 13.18) abschätzen – diese berücksichtigt alle vier Risiken:

- Nervenschaden
- Durchblutung
- Infektion
- Tiefe der Wunde

13.4.6 Maßnahmen bei neuropathischem Ulkus/infizierter Wunde

Folgende Maßnahmen sind erforderlich:

- Vorsichtiges Abtragen der entsprechenden Hornhaut oder Eröffnung der Blase durch den Fachmann (Wunddebridement)
- Wundbehandlung und eventuell intravenöse (in die Vene) antibiotische Therapie (oder Tabletten)
- Druckentlastung des Fußes oder des gesamten Beins durch Bettruhe, ggf. Vorfußentlastungsschuh (➤ Abb. 13.19a), Orthese (➤ Abb. 13.19b), TCC (Total Contact Cast; ➤ Abb. 13.19c) oder Rollstuhl
- Thrombosevorbeugung (Heparinspritzen oder orale Antikoagulanzien, z. B. direkte Faktor-Xa-Hemmer wie Xarelto® (Rivaroxaban), Eliquis® (Apixaban) oder Lixiana® (Edoxaban) oder FaktorII-a-Hemmer wie Pradaxa® (Dabigatran)

Durch

- tägliche Inspektion der **Wunde,**
- Anfrischen der Wundränder,
- Desinfektion,
- sterilen, feuchten Verband

lässt sich auch ein ausgedehntes neuropathisches Geschwür in mehreren Wochen heilen.

Voraussetzung sind jedoch tatsächlich die oben genannten Maßnahmen und:

- Geduld sowohl seitens des Patienten, aber auch des Therapeuten
- Ruhe und Entlastung des Vorfußes

Auf keinen Fall gehören auf solche Wunden „irgendwelche“ Venensalben oder Puder, da diese eher zu einer Allergisierung und somit zu einer Verschlechterung der Wundsituation führen. Auch ein Ödem (Wasseransammlung) im Fußbereich muss sofort behandelt werden, da durch die Schwellung kleine Blutgefäße abgedrückt werden könnten.

13.4.7 Schuhversorgung bei diabetischem Fußsyndrom

Nach den Versorgungs-Richtlinien der AG Fuß in der DDG bestehen klare Vorgaben, wie bei welchem Befund die Schuhversorgung aussehen sollte (➤ Tab. 13.14). Dabei gilt eine Versorgung als **„geeignet“,** wenn:

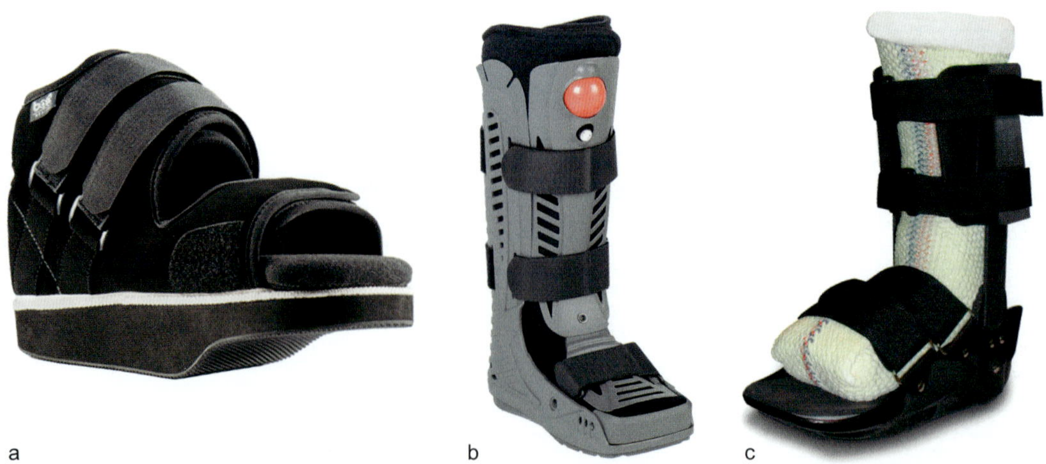

a b c

Abb. 13.19 a) Vorfußentlastungsschuh, b) Orthese, c) TCC-EZ® Total Contact Cast System (© Integra LifeSciences. All rights reserved.) [a: V065; b: V164; c: V1006]

- ein Schuh genügend Zehenraum bietet,
- der Schuh ausreichend breit ist,
- keine Nähte im Vorderschuh sind,
- der Schuh aus weichem Leder besteht,
- eine herausnehmbare Fußbettung mit Weichpolsterung vorliegt,
- eine Verminderung von Druckspitzen um mindestens 30 % im Großzehen-Bereich (= Metatarsalbereich) erreicht werden,
- der Schuh keine harten Vorderkappen hat.

Tab. 13.14 Schuhversorgung nach den Versorgungs-Richtlinien in der DDG, 2021 (Diabetologie 2022)

Stadium	Diagnose Diabetes mellitus	Art der Schuhversorgung
Ia	Ohne PNP/aVK	Konfektionsschuhe
Ib	Mit Fußdeformität	Orthopädische Einlagen, Schuhzurichtungen
IIa	Mit PNP/aVK	Geeigneter konfektionierter Schutzschuh
IIb	Mit Fußdeformität	Geeigneter konfektionierter Schutzschuh, individuelle diabetesadaptierte Fußbettung, Maßschuhe
III	Wie II, Zustand nach Ulkus	Schuhversorgung wie II
IV	Wie II mit hochgradiger Deformität oder DNOAP	Maßschuh, Orthese, Innenschuh
V	Zustand nach Fuß-Teilamputation	Versorgung wie IV, zusätzlich Prothesen
VI	Akute Läsion	Entlastungsschuhe, Entlastungsorthesen, TCC (= Total Contact Cast) in Zwei-Schalen-Technik etc. (➤ Abb. 13.19)

BEACHTE

Wenn eine lokale Wunde nach etwa 8 Wochen trotz Therapie keine Heilungstendenz zeigt, muss unbedingt nach anderen differenzialdiagnostischen Ursachen geforscht werden. In der Regel sind es Durchblutungsstörungen oder auch eine noch nicht adäquate Blutzuckereinstellung.

Interdisziplinäres Team

Die Behandlung sollte durch ein interprofessionelles Team multiprofessionell und transsektoral durchgeführt werden. So ist nach der Berechnung der Kostenträger und verschiedener Gesellschaften eine Senkung der Amputationshäufigkeit um mehr als 50 % möglich.

IM ALTER

Wenn diabetische Folgeerkrankungen **akut** den funktionellen Status bedrohen – im Falle des diabetischen Fußsyndroms wäre das eine drohende Amputation –, können vorübergehend auch bei älteren, gebrechlichen Menschen strengere Therapieziele (Blutzuckereinstellung und HbA1c-Ziel) gerechtfertigt sein. Oftmals ist in diesen Fällen pflegerische Unterstützung durch Sozialstationen notwendig und sinnvoll (➤ Kap. 20).

13.5 Sexualstörungen

Sexualstörungen werden allzu oft auf das mangelnde Erektionsvermögen des Mannes (Impotenz) reduziert. Dabei treten sie natürlich sowohl beim Mann als auch bei der Frau auf und zeigen sich in vielfältigen Erscheinungsformen. Bis heute ist die Sexualität eine Art Tabuthema, obgleich sie zum Leben dazugehört wie das Atmen und die Ernährung. In Deutschland leiden bis zu 40 % aller Männer vorübergehend oder dauerhaft unter Impotenz. Mit zunehmendem Alter nimmt ihre Zahl drastisch zu. Männer mit Diabetes sind aufgrund zahlreicher Einflussgrößen besonders gefährdet. Nach Angaben aus der Literatur leidet etwa jeder zweite Mann mit Diabetes unter Potenzstörungen, wobei sich diese bei etwa 30–50 % der Patienten bereits in den ersten 5–10 Diabetesjahren manifestieren.

13.5.1 Störungen der Sexualität beim Mann

Nach den heutigen Erkenntnissen ist die häufigste Ursache für Sexualstörungen eine **autonome Neuropathie** des Nervensystems im Beckenbereich mit Befall der entsprechenden Nervenfasern. Da bei Männern ohne Diabetes Potenzstörungen oft psychosomatische Ursachen haben, sind diese auch beim Mann mit Diabetes in einem hohen Prozentsatz anzunehmen und durch das ärztliche Gespräch oder mithilfe eines Psychologen abzuklären. Auch Gefäßeinengungen im Bereich der Hauptschlagader und der Beckenarterien können zu einer Impotenz führen. Diese Ursachen werden durch Ultraschall- oder Röntgenverfahren diagnostiziert. Auch bestimmte Medikamente wie

- Beruhigungsmittel,
- Psychopharmaka,
- Bluthochdruckmittel,
- aber auch Alkohol und Nikotin

können zu einer Impotenz führen. Diese Ursachen müssen ausgeschlossen werden. Nicht selten aber findet man die neuropathisch bedingte Erektionsstörung als einzige Manifestationsform der peripheren Neuropathie bei Patienten mit Sexualstörungen.

Störungen können sein:

- Impotenz: Erektionsstörung oder Unfruchtbarkeit
- Mangel an Lust auf Sexualität (Störung der „Libido")
- Orgasmusstörungen (kein Orgasmus mehr oder schmerzhafter Orgasmus)
- Vorzeitiger oder verzögerter Samenerguss (Ejaculatio praecox)

Von einer Erektionsstörung spricht man erst dann, wenn es innerhalb von 6 Monaten in mehr als drei Viertel der Versuche zu keiner befriedigenden Erektion kommt.

Erektile Dysfunktion

Die erektile Dysfunktion ist die Unfähigkeit, eine Gliedversteifung zu erreichen oder aufrechtzuerhalten, die für einen befriedigenden Sexualverkehr erforderlich ist.

In 60–70 % bestehen **organische Ursachen:**

- Diabetische Nervenschäden (periphere und autonome Neuropathie)
- Arterielle Durchblutungsstörungen (vor allem der Beckenarterien, Arteriosklerose)
- Terminale Niereninsuffizienz mit Dialyse
- Bluthochdruck
- Fettstoffwechselstörungen
- Medikamente und Genussmittel: Rauchen, **Alkohol,** Blutdruckmittel (z. B. β-Blocker, Antidepressiva, Schmerzmittel, Fettsenker etc.)

In ca. 30 % der Fälle bestehen **psychische Ursachen:**

- Partnerschaftskonflikte (z. B. ständige Hypos, Ängste, Bemutterung)
- Fehlende Krankheitsakzeptanz
- Minderwertigkeitsgefühl
- Versagensängste
- Überforderung
- Stress

13.5.2 Sexualstörungen bei der Frau

Die organischen und auch psychischen Ursachen der erektilen Dysfunktion beim Mann haben ihre Entsprechung bei den Sexualstörungen der Frau mit Diabetes. Einerseits können Durchblutungsstörungen im Genitalbereich die Reizbarkeit der Klitoris herabsetzen, andererseits mindern Nervenschäden die Feuchtigkeit und Empfindungsfähigkeit der Scheide. Folge sind oft mangelhafte Orgasmusfähigkeit (= fehlender klitoraler Orgasmus) und Schmerzen beim Geschlechtsverkehr. Eine schlechte Blutzuckereinstellung mit Über- und Unterzucker macht darüber hinaus nicht nur müde und lustlos, sondern kann auch die Partnerschaft, z. B. durch Ängste des Partners, negativ beeinflussen. Frauen, die die zuvor genannten Beschwerden haben, sollten sich nicht scheuen, dieses Thema mit ihrem Gynäkologen zu besprechen.

13.5.3 Therapeutischer Ansatz

Phosphodiesterase-4-Hemmer (Viagra®, Cialis®, Levitra®, Spedra®)

An die erste Stelle zur Therapie der **erektilen Dysfunktion** sind heute meist die potenzsteigernden **Medikamente** Viagra® (Sildenafil), Cialis® (Tadalafil), Levitra® (Vardenafil) und Spedra® (Avanafil) gerückt. Diese bewirken, dass das Blut besser in den Penis einfließt, länger im erigierten Penisschwellkörper verbleibt und so eine Erektion länger gehalten werden kann – durch Hemmung des Enzyms Phosphodiesterase bricht die Schwellung (= Gefäßerweiterung) nicht wieder so schnell zusammen! Es ist mittlerweile das Mittel der Wahl bei Erektionsstörungen und Diabetes. Bei ausreichender Dosierung (siehe Beipackzettel) sprechen 70–80 % aller Männer mit Diabetes auf diese Therapie an. Die Wirkdauer dieser Medikamente liegt zwischen 4 und 6 h (Viagra®, Levitra®, Spedra®) und bis zu 24 h (Cialis®) – oder auch länger. Der Wirkeintritt ist bei allen Substanzen gleich. Sildenafil, Vardenafil und Avanafil sollten allerdings 2–3 h nach einer Hauptmahlzeit eingenommen werden – sie werden nur aus einem leeren Magen gut aufgenommen. Cialis® ist auch für die Behandlung der leichtgradigen Prostatahypertrophie zugelassen (tägl. 5 mg). Nebenwirkungen wie Kopfschmerzen, verstopfte Nase, Verdauungsstörungen wie Sodbrennen, Farbsehstörungen, Blutdrucksenkung etc. sind häufig nur gering ausgeprägt und treten selten auf. Alle Substanzen sind verschreibungspflichtig und werden von den Krankenkassen nicht erstattet. Die Preise sind unterschiedlich (➤ Tab. 13.15).

Bei folgenden **Kontraindikationen** dürfen die Medikamente nicht eingenommen werden:

Tab. 13.15 Orale Medikamente zur Behandlung der erektilen Dysfunktion (ED)

	Levitra®	Viagra®	Spedra®	Cialis®
Wirkstoff	Vardenafil	Sildenafil	Avanafil	Tadalafil
Wirkeintritt nach Einnahme	30 min, wenn letzte Hauptmahlzeit 2–3 h zurückliegt			30 min
Wirkdauer	Ca. 6 h			24–36 h
Dosierung	5 mg, 10 mg, 20 mg	25 mg, 50 mg, 100 mg	50 mg, 100 mg, 200 mg	5 mg, 10 mg, 20 mg
Verschreibungspflichtig	Ja			
Erstattungsfähig über Krankenkasse	Nein			
Preis für die Höchstdosis	Ca. 4,90€	Ca. 1,40€	5,62 € (keine Generika verfügbar)	Ca. 2,60 €

- Schwere Herzerkrankungen (instabiler Angina pectoris)
- Hypotonie (niedriger Blutdruck)
- Einnahme bestimmter Herzmedikamente, die Nitrokörper und Molsidomin enthalten
- In den ersten 6 Monaten nach einem Herzinfarkt oder Schlaganfall

Diese Gegenanzeigen müssen unbedingt beachtet werden, da Angina-pectoris-Anfälle bis hin zum Herzinfarkt beobachtet wurden. Eine regelmäßige Absprache mit dem behandelnden Arzt (Hausarzt/Urologe) muss deshalb unbedingt gewährleistet sein.

Weitere Möglichkeiten der Behandlung sind:

- **Vakuumpumpen-Therapie:** als rein mechanische Möglichkeit (z. B. Erec-Aid-System). Diese hat im Wesentlichen keine ernsten Nebenwirkungen. Es gibt im Prinzip deshalb auch keine Kontraindikationen – d. h. jeder, der möchte, kann dieses System angstfrei anwenden und ausprobieren. Eine Erektion ist auch bei Nervenschädigungen möglich. Je nach Hersteller gibt es die Systeme in unterschiedlichen Ausführungen. Plastikzylinder, Pumpe und verschiedene Penisringe sind aber immer Bestandteil der Vakuum-Erektionshilfen.
- **SKAT-Methode** (Schwellkörperautoinjektionstherapie): Ein gefäßaktives Medikament (Prostaglandine E1, Alprostadil als Fertigspritze, Caverject®) wird in den Schwellkörper injiziert. Die Injektion erfolgt steril, jedes Mal mit neuer Kanüle und Spritze, angebrochene Ampullen müssen verworfen werden. Durch Injektionsversuche wird die Dosis vom Arzt festgelegt, der Patient muss geschult werden.
- **MUSE:** eine Behandlung mit gefäßaktiven Substanzen („medicated-urethral-system for erection"). Mittels Applikator wird Prostaglandine (gefäßaktive Substanz) als Stäbchen in Form einer kleinen Tablette in die Harnröhre eingebracht werden. Aufgrund der schlechten Erfolgsrate wird dieses System bei uns kaum verwendet (➤ Tab. 13.16).

Die **operativen Möglichkeiten** wie z. B. die Implantation einer mehrteiligen hydraulischen Penisprothese sollten nur als Ultima Ratio eingesetzt werden, also nur dann, wenn keine der anderen Möglichkeiten mehr übrigbleibt, da es sich in der Regel um einen

Tab. 13.16 Behandlungsmöglichkeiten bei autonomer Neuropathie der Geschlechtsorgane

	Therapiemöglichkeiten
Bei der Frau	• Behandlung von Infektionen • Hormonbehandlung bei Scheidentrockenheit • Gleitgels • Tabletten mit verschiedenen Wirkstoffen in Erprobung
Beim Mann	• Tabletten (Viagra®, Cialis®, Levitra®, Spedra®) • Vakuumpumpe • Schwellkörperinjektion (SKAT)
Für beide	• Verbesserung der Blutzucker-Einstellung • Psychologische Beratung und Behandlung, auch Paar-Therapie • Rauchstopp • Weniger Alkohol

komplizierten und gelegentlich „verstümmelnden" Eingriff handelt (in den USA sehr häufig durchgeführt).

All die oben genannten Methoden spielen nur noch eine untergeordnete Rolle, seit es die Phosphodiesterase-4-Hemmer gibt.

13.6 Augenerkrankungen: Katarakt, Glaukom und Veränderung der Sehschärfe

Diabetische Retinopathie, Augenarztkontrollen ➤ Kap. 13.1.2.

13.6.1 Katarakt (Grauer Star)

Am Auge kann neben der Netzhaut auch die Linse von diabetischen Folgeschäden betroffen sein. Geht man davon aus, dass die **Linsentrübung** (Grauer Star, Katarakt) durch die schlechte Blutzucker-Stoffwechsellage ausgelöst wird, spricht man von einer diabetischen Katarakt, wie sie besonders bei jungen und bei schlecht eingestellten Menschen mit Diabetes auftritt. Hiervon unterscheidet man die senile Katarakt („Altersstar"), wie sie sowohl bei Menschen mit und ohne Diabetes mit zunehmendem Alter auftritt.

Neben der optimalen Blutzuckereinstellung besteht die Behandlung der Linsentrübung in der **Linsenextraktion,** d.h. der Entfernung der Linse und der Einpflanzung einer Kunstlinse.

13.6.2 Glaukom (Grüner Star)

Beim Glaukom liegt meist ein erhöhter Augeninnendruck vor. Deshalb sollte der Augeninnendruck mindestens 1× jährlich kontrolliert werden.

13.6.3 Veränderung der Sehschärfe

Vorübergehende Störungen der Sehfähigkeit in Form von „Unscharfsehen" finden sich oft bei starken Blutzuckerschwankungen infolge des unterschiedlichen Wassergehalts der Linse bei hohem und niedrigem Blutzucker. So kann es vorkommen, dass nach einer optimalen Blutzuckereinstellung der Patient plötzlich schlechter sieht als bei der schlechten Einstellung zuvor. Eine Brillenkorrektur sollte erst bei längerfristig normalen Blutzuckerwerten erfolgen (nach 2–3 Monaten).

13.7 Hauterkrankungen

Laut Aussage von Frau Prof. Dr. Claudia Pföhler (Dermatologie Universitätsklinikum des Saarlandes) ist noch nicht endgültig geklärt, wie sich beide Erkrankungen – Diabetes und Hauterkrankungen – gegenseitig beeinflussen: vermutlich begünstigen Entzündungsprozesse, Ablagerungen von zuckerhaltigen Substanzen in der Haut und die geschwächte Immunabwehr Pilz- und bakterielle Infektionen.

Es gibt einige für den Diabetes typische Hauterkrankungen (z.B. Necrobiosis lipoidica) und eine riesige Zahl von Hauterkrankungen, die auch ein Mensch mit Diabetes wie jeder andere Mensch ohne Diabetes bekommen kann. Durch eine Optimierung der Blutzuckereinstellung können diese Veränderungen z.T. positiv beeinflusst oder sogar zurückgebildet werden. Deshalb ist ihre Zuordnung zu einer

Tab. 13.17 Allgemeine Veränderungen der Haut
• Trockene Haut oft mit Juckreiz • Nagelveränderungen • Haarverlust • Hautatrophie (= Dünnerwerden der Haut), vor allem an Vorfußballen und Fersen

Diabetes-Erkrankung sinnvoll, manchmal sogar wegweisend. Schätzungsweise 30–70 % aller Menschen mit Diabetes entwickeln im Laufe ihres Lebens Hautveränderungen (➤ Tab. 13.17).

13.7.1 Wodurch wird das Risiko für Hauterkrankungen erhöht?

- Die Haut von Menschen mit Diabetes ist aufgrund eines absoluten Insulinmangels (Typ-1-Diabetes) oder eines relativen Insulinmangels (Insulinresistenz, Typ-2-Diabetes) durch eine vermehrte Flüssigkeitsausscheidung über den Urin oft sehr trocken.
- Zusätzlich produzieren mit zunehmender Diabetesdauer – oft im Rahmen eines beginnenden Nervenschadens (Neuropathie) – die an der Haut vorhandenen Schweiß- und Talgdrüsen immer weniger Feuchtigkeit und Fett. Die Haut wird rissig, trocknet vermehrt aus und juckt! So verliert sie auch ihre Schutzfunktion gegen Krankheitserreger (Bakterien, Pilze!). Bei schlecht eingestelltem Diabetes mit erhöhten Blut- bzw. Gewebezuckerwerten reagiert unser Immunsystem nicht mehr adäquat (Immunschwäche) – Bakterien und Pilze, z. B. Soor (= Hefepilze), haben ein leichtes Spiel!
- Immer wiederkehrende bakterielle Infektionen an der gesamten Haut (z. B. Furunkel durch Staphylokokken – „Eiterknötchen") können erste Anzeichen für einen Diabetes sein – oder Zeichen einer schlechten Zuckereinstellung! Häufig erhöhte Zuckerwerte schädigen auch die kleinsten Blutgefäße, die wiederum die kleinsten dünnsten Nerven, z. B. an den Füßen, mit Blut versorgen. Eine mangelnde Blutversorgung schwächt ebenfalls unser Immunsystem und macht uns anfälliger für Infektionen (→ diabetischer Fuß/Amputation, ➤ Kap. 13.4).
- Neuerdings finden sich auch vermehrt Hautveränderungen im Zusammenhang mit der Zunahme von Insulinpumpen und insbesondere auch Glukosesensoren sowohl bei Menschen mit Typ-1- als auch mit Typ-2-Diabetes. Die Haut wird z. B. bei Kindern und Jugendlichen schon sehr früh mit Pflastern und Klebstoffen traktiert, um die Sensoren bzw. auch Katheter zu fixieren – besonders am Oberarm, Gesäß, Bauch und den Oberschenkeln (➤ Kap. 3.1.5).
- Haut und sichtbare Schleimhäute sind bei schlechter Diabeteseinstellung aufgrund einer beeinträchtigten Immunabwehr anfälliger gegenüber **Pilzen, Viren und Bakterien** (➤ Tab. 13.18). Bei guter Blutzuckereinstellung kommen sie nicht häufiger vor als bei Stoffwechselgesunden. Je höher der Blutzuckerspiegel über längere Zeit (= hoher HbA1c-Wert) ist, desto höher ist auch das Risiko für Infektionen – vor allem durch Bakterien und Pilze:
  - Die Infektionen verlaufen häufig verzögert und neigen dazu, wiederholt aufzutreten.

Tab. 13.18 Mögliche Hautinfektionen bei Menschen mit Diabetes

Bakterielle Infektionen	Pilzinfektionen
• **Wundrose (=Erysipel):** scharf abgegrenzte rote Stellen, die sich schnell ausbreiten können. Nicht selten begleitet von Fieber, Schüttelfrost, Abgeschlagenheit und regional geschwollenen Lymphknoten. Besonders nach „Kratzen" wegen Juckreiz kann es auch zu einer Blutvergiftung (Sepsis) kommen! • **Zwergflechte (= Erythrasma):** scharf begrenzte, rotbraune schuppige Stellen mit vermehrter Schweißbildung unter den Achseln, der Leiste, der Analgegend und unter der weiblichen Brust!	• **Candida (=Hefepilz):** z. B. in Hautfalten, im Genitalbereich: oft juckend, nässend oder brennend. Auch am Nagelfalz der Füße möglich (Paronychie). • **Fadenpilze (=Tinea):** – An Haut, Haaren und Nägeln – Am Fuß und in den Zehenzwischenräumen. Offene Stellen mit weißen Rändern sind typisch – am Nagel führen sie zum Nagelpilz!

- Insbesondere **Pilzinfektionen der Fußnägel** treten bei Menschen mit Diabetes mit schlechter Stoffwechseleinstellung häufiger auf (➤ Abb. 13.20).
- **Wundrosen** (Erysipel), eine flächenhafte Entzündung von Unterhautzellgewebe, gehäuft am Unterschenkel, verursacht in der Regel durch Streptokokken, treten bei Menschen mit Diabetes auch häufiger auf.

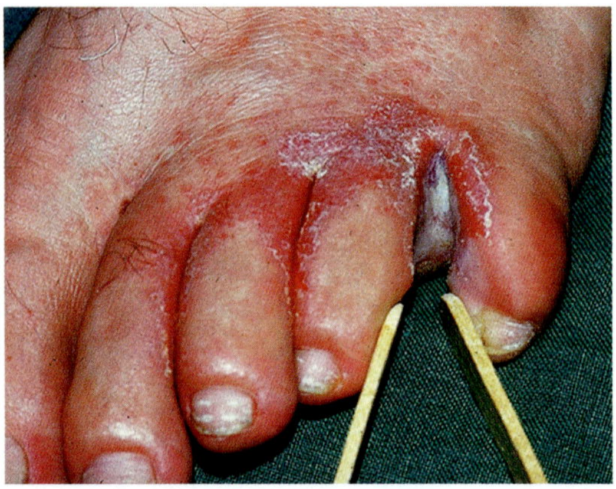

Abb. 13.20 Mykose bei Diabetes [M123]

MERKE

Je höher der HbA1c-Wert, desto häufiger Infektionen der Haut, besonders bei zusätzlicher Störung der Schweißsekretion, Durchblutungs- und Nervenstörungen!

Auf die Notwendigkeit einer besonderen Hautpflege bei Patienten mit diabetischem Fußsyndrom (trockene, rissige Haut, mangelhafte Sensibilität) sei besonders hingewiesen (➤ Kap. 13.4, ➤ Kap. 19).

Infektionen mit Hefepilzen (= Candida) kommen am ganzen Körper vor, z. B. Hautfalten unter der Brust, an Leisten, aber auch am Penis und an der Scheide der Frau (Therapie mit SGLT-2-Hemmern).

13.7.2 Diabetesassoziierte Hauterkrankungen

Diese sind **nicht** durch den Diabetes **ursächlich** bedingt, kommen aber häufiger vor:

- **Die Pseudoacanthosis nigricans** = unscharf begrenzte grau-bräunliche, samtartige Stellen beginnend oft im Nacken, später auch unter den Achseln, in Gelenkbeugen und in der Leistenregion
- **Gelbknoten (=Xanthome)** : orange-gelblich schimmernde Knoten durch begleitende Fettstoffwechselstörungen. Oft stecknadelkopfgroße, kugelige, gelbliche Knötchen am Stamm oder den Extremitäten. Sie haben keine krankhafte Bedeutung, sondern sind lediglich kosmetisch störend.
- **Weißfleckenkrankheit (= Vitiligo):** scharf begrenzte weiße Flecken auf der Haut (meist 10.–30.Lebensjahr) durch Verlust der Pigmente. Eine Hauterkrankung, die relativ häufig im Zusammenhang mit Schilddrüsenerkrankungen (ca. 30 %) oder auch bestimmten Anämien (Blutarmut), Zöliakie (Glutenunverträglichkeit = Klebereiweiß). Die Vitiligo ist zwar ungefährlich und schmerzlos, wegen der Hautverfärbung aber psychisch eine oft sehr belastende Erkrankung. Die Ursachen sind wohl vielfältig (Autoimmunphänomen, Oxidationsstress etc.), der Verlauf sehr unterschiedlich und nicht vorhersehbar. Es gibt aber offensichtlich durchaus Erfolg versprechende Behandlungsmethoden.
- **Diabetische Dermopathie:** Unter einer diabetischen Dermopathie versteht man hell- bis mittelbraun pigmentierte, rundliche eingesunkene Hautbezirke (1–2 cm Durchmesser) vor allem an den Unterschenkelstreckseiten, die Behaarung kann verloren gehen – häufig spontan auch bei noch nicht an Diabetes Erkrankten. Im höheren Alter sind bis zu 70 % der Menschen mit Diabetes betroffen. Eine spezielle Behandlung ist nicht erforderlich.
- Auch die Ursache der **Bullosis diabeticorum,** die mit nicht schmerzhaften Blasen an Fingern, Füßen und Unterarmen einhergeht, ist bisher nicht bekannt. Sie heilt in der Regel innerhalb von wenigen Wochen ohne Narbenbildung ab.

13.7.3 Necrobiosis lipoidica

Lediglich eine Hauterkrankung, nämlich die **Necrobiosis lipoidica** ist für den Diabetes typisch (➤ Abb. 13.21). Es handelt sich um eine relativ seltene (3 von 1.000 Menschen mit Diabetes), bei Menschen mit

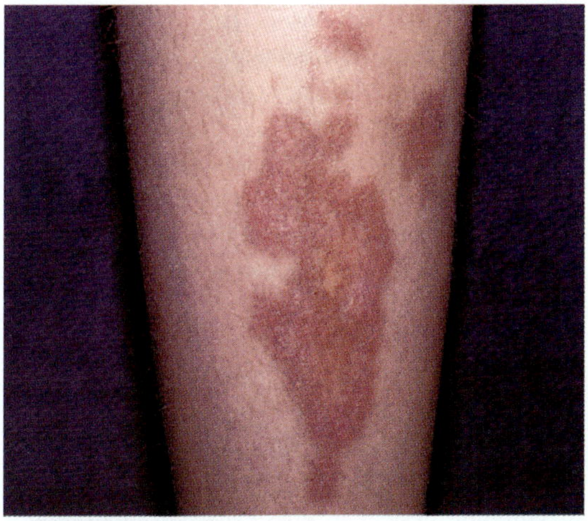

Abb. 13.21 Necrobiosis lipoidica am Schienbein mit zentralem Geschwür (Ulkus) [E422]

Diabetes etwas häufiger auftretende Erkrankung, deren Entstehung letztlich unklar ist. Möglicherweise ist eine Schädigung der kleinen Hautgefäße ursächlich.

Die Necrobiosis lipoidica kommt häufiger bei Frauen und jungen Erwachsenen vor und tritt insbesondere an den Beinen im Bereich der Schienbeinkante auf. Die Haut verfärbt sich mit der Zeit rosa bis gelblich und die Flecken sind von einer rotbraunen oder rosa Grenze umgeben – außerdem wird die Haut dünner!

Die Erkrankung ist nicht gefährlich, jedoch oft kosmetisch störend und hinterlässt pigmentierte Narben. Eine Heilung ist bisher leider nicht möglich. Die Abheilung kann gelegentlich durch folgende Maßnahmen beschleunigt werden:

- Kompressionsbehandlung (durch Wickeln)
- Ultraviolettes Licht (UVA_1-Strahlen)
- Hautpflege mit harnstoffhaltigen Cremes
- Gelegentlich auch Kortisonsalbe

13.7.4 Mögliche Hautveränderungen im Rahmen der Therapie

Medikamente zur besseren Diabeteseinstellung können selbst gelegentlich Hautreaktionen (allergisch?!) auslösen – ein Auslassversuch kann zur Diagnoseklärung hilfreich sein!

- Auf **Hautveränderungen durch fehlerhafte Insulintherapie** (Lipodystrophie) in Form von Unterhautfettgewebsveränderungen sei an dieser Stelle besonders hingewiesen, vor allem bei Nichtwechseln der Spritzstellen. Sie können durch regelmäßiges Wechseln der Einstichstellen, der korrekten subkutanen Injektion und insbesondere auch durch die Verwendung besserer und kürzerer Nadeln weitgehend vermieden werden (früher auch Folge von Verunreinigungen der Insulinpräparationen) (➤ Kap. 6).
- **Sulfonylharnstoffe** (z. B. Amaryl, Glimepirid etc.) können dazu führen, dass Alkohol schlechter vertragen wird (→ Flush = Gesichtsrötung, Kopfschmerzen, Rhythmusstörungen, Atemnot – selten können sie auch allergische Reaktionen verursachen z. B. Nesselsucht (➤ Kap. 4.1.6).
- **DPP-4-Hemmer** können ebenfalls selten allergische/phototoxische (=Sonneneinstrahlung) Hautreaktionen auslösen (➤ Kap. 4.1.3).
- Die meisten **SGLT-2-Hemmer,** mit denen man Zucker über den Urin verliert (→ Gewichtsabnahme, Wasserverlust, Blutdruck sinkt), können ebenfalls Hautveränderungen wie Exanthem, Quaddelsucht und Ekzeme auslösen (➤ Kap. 4.1.2).
- Unter **Metformin** kommt es wohl sehr selten auch zu Nesselsucht und Rötungen mit Juckreiz – andererseits wird Metformin sogar zur Behandlung von manchen Hauterkrankungen mit eingesetzt (z. B. Akne) (➤ Kap. 4.1.1).
- Auch **GLP-1-Rezeptor-Agonisten** (z. B. Liraglutid, Dulaglutid) und **Gliptine** können manche Hauterkrankung eher verbessern (z. B. Schuppenflechte/Psoriasis) (➤ Kap. 4.1.7).

13.8 Gelenke und Bindegewebe

Sowohl beim Typ-1- als auch beim Typ-2-Diabetes finden sich Veränderungen am Bindegewebe, gelegentlich auch an den Gelenken selbst, die zu einer Einschränkung der Beweglichkeit der betroffenen Gelenke führen können. Die wichtigste dieser Erkrankungen nennt man abgekürzt **LJM (Limited**

Joint Mobility), was eine eingeschränkte Beweglichkeit der Gelenke bedeutet. Sie fällt oft schon beim Betrachten der Hände, insbesondere der Kleinfinger, auf (> Abb. 13.22). Auch größere Gelenke wie Knöchel, Ellbogen und Handgelenke, aber auch die Hals- und Brustwirbelsäule können betroffen sein. Die Bewegungseinschränkung ist schmerzlos. Auffällig ist oft die wachsartig verdickte Haut im Bereich des Handrückens bis hin zum Unterarm.

Bei der Cheiroarthropathie handelt es sich um eine Verdickung der Haut (Verdickung der Sehnenscheiden), verbunden mit einer eingeschränkten Beweglichkeit der Finger. Charakteristisch ist das Unvermögen der Menschen, ihre Handflächen und Finger aneinander zu bringen (> Abb. 13.22) bzw. die Handflächen und Finger flach auf eine glatte Fläche zu drücken.

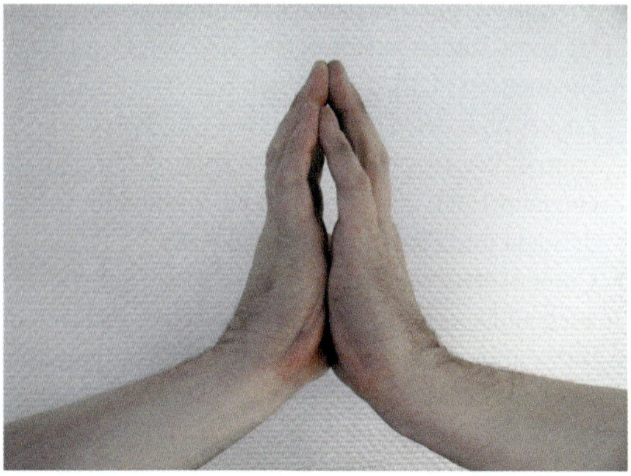

Abb. 13.22 Cheiroarthropathie – „betende Hände" [M342]

In diese Gruppe der mit dem Diabetes gelegentlich in Zusammenhang stehenden Erkrankungen gehören beispielsweise auch folgende **Krankheitsbilder:**

- **Das diabetische Skleroödem** = sind z. T. schmerzhafte Funktionseinschränkungen der Hände, der Füße und an den Schultern (Bindegewebe etc. der betroffenen Haut), z. B.
  - **An den Händen:**
    - Schnellender Finger
    - **Dupuytren-Kontraktur** (Sehnen der Hohlhand): schmerzlose Verkürzung der Beugesehnen der Finger, besonders Mittel- und Ringfinger
    - **Karpaltunnelsyndrom** (N. medianus eingeklemmt!): besonders nächtliche Schmerzen im Bereich des Daumens, Zeige- und Kleinfingers, Verringerung der Daumenballenmuskulatur
    - Finger- und Gelenkversteifungen
  - **An den Schultern:**
    - **Schulter-Hand-Syndrom** „Frozen-Shoulder" = oft schmerzhafte Bewegungseinschränkung in den Schultern ohne vorausgegangene äußere Einwirkung
    - **LJM** (s. o.).

In der Praxis ist es für Patienten mit Diabetes wichtig zu wissen, dass die oben genannten Krankheitsbilder in den verschiedenen Erscheinungsformen mit ihrem Diabetes zusammenhängen können. Eine kausalspezifische Therapie existiert leider nicht. Die Behandlung besteht in physikalischer, physiotherapeutischer und Schmerztherapie (in der Regel durch einen Orthopäden).

13.9 Zähne

In der gesamten Bevölkerung sind Entzündungen des Zahnhalteapparats weit verbreitet. Eine gute Mundhygiene (ob mit oder ohne Diabetes) und die richtige Zahnputztechnik helfen,

- Karies (fast 100 % der Erwachsenen sind davon betroffen),
- Gingivitis (Zahnfleischentzündung, tritt bei 90 % der Bevölkerung auf)
- Parodontitis (Entzündung des gesamten Halteapparats) –Menschen mit Diabetes haben ein bis zu 5-fach höheres Risiko und leiden oft an einer schwereren Form

zu begrenzen.

BEACHTE

Führt ein Mensch ohne Diabeteserkrankung eine schlechte oder keine Mundhygiene durch, ein Mensch mit Diabetes aber eine gute Pflege, kann es dem Stoffwechselgesunden u. U. schlechter gehen als dem gut eingestellten Menschen mit Diabetes, der um die Wichtigkeit der sehr guten Mundhygiene weiß!

Umgekehrt bedeutet dies aber auch: kranker Mund = kranker Zucker-(Glukose-)Stoffwechsel. (Prof. Eickholz)

Prinzipiell sind Menschen mit Diabetes und ohne Diabetes betroffen. Doch gibt es einige Probleme, die vor allen Dingen bei Menschen mit **schlecht eingestelltem Diabetes** verstärkt auftreten können. Sie klagen vermehrt über:

- Mundtrockenheit
- Schleimhautbrennen
- Geschwollene Schleimhäute
- Evtl. weißliche Beläge auf der Schleimhaut

Wesentliche Ursache dieser Beschwerden sind Schädigungen der kleinen Gefäße (Mikroangiopathie, ➤ Kap. 13.1), eine verminderte Immunabwehr oder größerer Flüssigkeitsverlust.

Nach Zahnextraktionen treten Folgende häufiger auf:

- Wundheilungsstörungen
- Geschwürige Zahnfleischentzündungen
- Zahnfleischabszesse (Eiterbildung)
- Rhagaden an Mundwinkeln

13.9.1 Vorsorge

Bei **neu diagnostiziertem Typ-1- und Typ-2-Diabetes** sollte der Zahnarzt parodontale Untersuchungen durchführen. Kinder und Jugendliche ab 6 Jahren sollten jährlich von einem Zahnarzt untersucht werden. Folgende Informationen sollte auch der Zahnarzt erhalten:

- Aktueller HbA1c-Wert
- Diabetesdauer
- Diabetestyp
- Aktuelle Therapie
- Bekannte Folgeschäden

Auch Patienten mit einem **metabolischen Syndrom** und **positiver Familienanamnese** für Diabetes sollten sich beim Zahnarzt vorstellen und dort über das Diabetesrisiko aufgeklärt werden. Durch verbesserte Vorbeugung und rechtzeitige Therapie können

- Entzündungsprozesse,
- Insulinresistenz und
- daraus sich ergebende Probleme

aufgehalten werden.

Mundhygiene

Bei einem gut eingestellten Menschen mit Diabetes kann in Verbindung mit einer effizienten Mundhygiene die Mundgesundheit lange erhalten bleiben! Die **Mundhygiene** muss allerdings konsequent durchgeführt werden:

- Die Zahnpasta sollte Fluorid enthalten.
- Die Zahnbürste sollte weiche Borsten haben.
- Die Zahnzwischenräume müssen besonders beachtet werden, denn die Entzündungen beginnen meist dort. Benutzen Sie täglich Interdentalbürsten in verschiedenen Größen und Formen (gerade fein–konisch) für die unterschiedlich breiten Zahnzwischenräume.
- Mit Zahnseide behutsam sein: Sie kann das Zahnfleisch auch leicht verletzen, eignet sich aber gut für extrem schmale Zahnzwischenräume.
- Mindestens zweimal im Jahr zum Zahnarzt (3×/Jahr zur professionellen Zahnreinigung) gehen.
- Diabetische Kinder müssen so früh wie möglich eine gute Mundhygiene erlernen und die Prophylaxemaßnahmen der Zahnärzte in Anspruch nehmen (2–4× jährlich ein Zahnarztbesuch, je nach Befunden).
- Schwangere mit Diabetes sollten 2–4× (je nach Befund) während der Schwangerschaft den Zahnarzt aufsuchen, denn durch die Hormonumstellung kann es eher zu Entzündungen kommen.

MERKE

Die lebenslange Betreuung durch den Zahnarzt ist für Menschen mit Diabetes genauso notwendig wie die tägliche häusliche Mundhygiene.

13.9.2 Zahnärztliche Behandlungen

Bei gut eingestellten Menschen mit Diabetes sind in der Regel alle notwendigen Behandlungen möglich, auch implantologische Maßnahmen. Bei schlecht eingestellten Menschen mit Diabetes oder bei Patienten mit Bluthochdruck und/oder Folgeschäden (Nierenerkrankungen, Herz-Kreislauf-Erkrankungen) können Anpassungen des zahnärztlichen Behandlungsplans oder zusätzliche ärztliche Maßnahmen erforderlich werden. Gegebenenfalls muss auch ein Antibiotikum eingesetzt werden, um den Heilungsprozess zu unterstützen.

13.9.3 Karies

Der bei Menschen mit Diabetes u. U. reduzierte Speichelfluss erhöht möglicherweise (noch nicht ausreichend erforscht) die Kariesbildung. Der Speichel hat gegenüber der Säurebildung und Entkalkung der Zähne verschiedene Schutzmechanismen. Bei verringerter Speichelmenge können diese Funktionen aber nicht vollständig aufrechterhalten werden, sodass vermehrt Karies gebildet wird. Karies zerstört die Zahnsubstanz.

13.9.4 Parodontalerkrankungen – Parodontitis

Parodontitis ist eine chronische von verschiedenen Faktoren beeinflusste Infektionskrankheit des Gewebes, das den Zahn umgibt und ihn im Knochen verankert (= Zahnfleisch, Zahnzement, Zahnfach und Wurzelhaut). 15–20 % der deutschen Bevölkerung (geschätzt 20 Millionen!) sind parodontal erkrankt, ca. 8 Millionen davon schwer. Das Risiko steigt mit dem Lebensalter. Insulinspritzende Menschen sind dreimal häufiger von Parodontal-Erkrankungen betroffen als Menschen ohne Diabetes im gleichen Alter.

Entwicklung

Auslöser sind verschiedene Bakterien im Zahnbelag (Plaque). Angeborene und erworbene Risikofaktoren beeinflussen die Krankheitsentstehung:

- Vererbung
- Rauchen
- Allgemeinerkrankungen wie Diabetes mellitus
- Ungünstige sozioökonomische Bedingungen

Die Parodontitis gilt heute als weit verbreitete anerkannte Folgekrankheit des Diabetes (Tab. 13.19). Ein gut eingestellter Mensch mit Diabetes hat kein höheres Risiko, bei einem schlecht eingestellten Diabetes steigt allerdings das Risiko für Veränderungen im Halteapparat – Abbauprozesse schreiten schneller voran – und Zahnverlust droht (häufiger bei Menschen mit Typ-1- als bei Typ-2-Diabetes).

Ursachen

Mögliche **Ursachen** einer Parodontitis können sein:

- Mikroangiopathien
- Verminderung der Abwehrmechanismen
- Bakterienansammlungen in Zahnfleischtaschen
- Verminderte Stoffwechselleistung der Zellen, das bedeutet eine langsamere Heilung des Gewebes.
- Hormonelle Einflüsse (z. B. Schwangerschaft)

Insbesondere bei Menschen mit **schlecht eingestelltem Diabetes** kommt es zu

- glukosehaltigem Speichel,
- erhöhten Glukosekonzentrationen in der vom Zahnfleischsaum gebildeten Flüssigkeit.

Symptome

Symptome einer Parodontalerkrankung sind vielfältig:

- Mundgeruch (Foetor ex ore)
- Zahnfleischbluten
- Zahnfleischtaschen, in denen sich Bakterien festsetzen
- Zahnfleischrückgang mit Schmerzen am (freiliegenden) Zahnhals
- Zahnwanderungen, letztlich Zahnverlust (bei Typ-1- häufiger als bei Typ-2-Diabetes)
- Zahnfleischabszesse

MERKE

Diabetes und entzündliche Parodontalerkrankungen haben eine wechselseitige Beziehung: Ein schlecht eingestellter Mensch mit Diabetes hat häufiger Parodontitis als ein gut eingestellter. Im Erwachsenenalter ist sie die häufigste Ursache für Zahnverlust (häufiger als Karies!). Durch Infektionen wird die **Stoffwechsellage** schlechter, der Patient braucht mehr Insulin. Andererseits führt eine erfolgreiche Parodontal-Behandlung auch zu sinkenden Blutzuckerwerten, der Insulinbedarf sinkt, der HbA1c-Wert verbessert sich möglicherweise sogar langfristig.

Therapie

Erste Maßnahme ist die Verbesserung der Mundhygiene und die Beseitigung von Reizfaktoren:

- Entfernung von Zahnstein

- Entfernung überstehender Füllungen
- Entfernung von Zahnbelag

Eine **professionelle Zahnreinigung** sollte ggf. regelmäßig durchgeführt werden. Bei massiver bakterieller Besiedelung (mittels Abstrich nachgewiesen) kann auch eine vorübergehende Antibiotikatherapie sinnvoll sein. Chirurgische Behandlungen sind bei 90 % der Betroffenen nicht erforderlich. Eine gute Blutzuckereinstellung sichert den Langzeiterfolg in der Therapie der Parodontalerkrankungen.

Fragen

1. Welche Organe sind durch die diabetische Mikroangiopathie in besonderem Maße betroffen?
2. Wie stellt man sich heute die Entstehung der diabetischen Folgeschäden an den kleinen Blutgefäßen vor?
3. Was ist die wichtigste Behandlungsmethode der diabetischen Retinopathie?
4. Warum sind regelmäßige augenärztliche Kontrollen des Augenhintergrunds so ungeheuer wichtig?
5. Wie kann man einen beginnenden Nierenschaden gerade noch rechtzeitig erkennen?
6. Welche Organe oder Gefäße sind von der diabetischen Makroangiopathie (große Gefäße) in besonderem Maße betroffen?
7. Was versteht man unter einem „stummen" Herzinfarkt?
8. Welche Beschwerden können durch die diabetische Polyneuropathie (Nervenschäden) hervorgerufen werden?
9. Können postprandiale (nach dem Essen) Unterzuckerungen etwas mit der diabetischen Neuropathie zu tun haben?
10. Welche Ursachen sind verantwortlich für die Entstehung des diabetischen Fußes?
11. Warum ist die regelmäßige konsequente Pflege der Füße bei Menschen mit Diabetes so wichtig?
12. Warum ist es so wichtig, zu wissen, ob die arterielle Durchblutung der Beine beim diabetischen Fuß noch in Ordnung ist?
13. Gibt es eine für den Diabetes typische Hauterkrankung?
14. Tritt die Parodontose bei Menschen mit Diabetes häufiger auf als bei Nichtdiabetikern?

Lösungen ➤ Anhang.

KAPITEL

14 Begleiterkrankungen

Neben den Folgeschäden gibt es zahlreiche Begleiterkrankungen, die in Zusammenhang mit dem metabolischen Syndrom gesehen werden und damit auch vor allem übergewichtige Menschen mit Typ-2-Diabetes betreffen. Dazu gehören:

- Bluthochdruck
- Fettstoffwechselstörungen
- Gicht
- Fettlebererkrankungen
- Schlaf-Apnoe-Syndrom

14.1 Bluthochdruck (Hypertonie)

Der zu hohe Blutdruck, auch **Hypertonie** genannt, ist eine häufige Erkrankung. Etwa jeder vierte Erwachsene in Deutschland ist betroffen, wobei speziell bei Menschen mit Diabetes der Blutdruck etwa doppelt so häufig erhöht ist wie bei nicht an Diabetes Erkrankten. Die Hälfte aller Hochdruckkranken entwickelt eine frühzeitige **Arteriosklerose** (Gefäßverkalkung), die durch einen schlecht eingestellten Diabetes verstärkt wird.

In großen Studien (Accord, 2008; Advance, 2008) hat sich inzwischen gezeigt, dass besonders Risikopatienten mit bereits bestehenden Gefäßschäden (z. B. Z. n. Herzinfarkt, Schlaganfall) bei sehr niedrigen Blutdruckwerten sogar eine Zunahme von Komplikationen aufweisen. Eine andere Studie (Nigel et al., 2008) hat wiederum belegt, dass sich auch bei 80-Jährigen eine gute Blutdruckeinstellung lohnt und sinnvoll ist. Es ergaben sich deutliche Vorteile bezüglich der Gesamtsterblichkeit sowie tödlicher Schlaganfälle und einer Herzschwäche.

Das Risiko für Herz-Kreislauf-Erkrankungen steigt zusätzlich drastisch an, wenn ein Nierenschaden hinzukommt. Hypertonie und Nephropathie (Nierenschaden) sind eng miteinander verknüpft. Bei Menschen mit Diabetes, insbesondere wenn bereits ein diabetischer Nierenschaden (Nephropathie) besteht, ist die Normalisierung des Blutdrucks besonders wichtig. Als optimal gelten **Werte um 120/80 mmHg.**

Die große UKPDS-Studie (1998) sowie mehrere weitere Studien (z. B. HOT-Studie, 1993) haben die drastische Reduktion von Herzinfarkt, Schlaganfall und Nierenschäden durch eine effektive Blutdrucksenkung aufgezeigt. Somit ist für Patienten mit Diabetes die **gute Blutdruckeinstellung** neben der **Blutzuckernormalisierung** die wichtigste und auch langfristig effektivste Form der Prävention (Vorbeugung) von schweren kardiovaskulären Schäden (= Schäden am Herz-Kreislauf-System).

Zielwerte des Blutdrucks

Generell sollte nach der neuen Leitlinie bei über 65-Jährigen ein Blutdruck von unter 140/90 mmHg angestrebt werden – wenn es vertragen wird, auch weniger als 130/80 mmHg. Unter 120 mmHg sollte der systolische Wert aber nicht fallen (➤ Tab. 14.1).

Tab. 14.1 Empfehlungen zum Blutdruck nach der aktuellen Leitlinie (Deutsche Gesellschaft für Kardiologie – Herz-und Kreislaufforschung e. V., 2019; Deutsche Hochdruckliga e. V.)

Alter	Systolische Werte	Diastolische Werte
18–65 Jahre	130 mmHg oder weniger, wenn toleriert (nicht unter 120 mmHg)	Unter 80–70 mmHg
65–79 Jahre	130–139 mmHg, wenn toleriert	Unter 80–70 mmHg
≥ 80 Jahre	130–139 mmHg, wenn toleriert	Unter 80–70 mmHg

Gerade Menschen mit Typ-2-Diabetes mit Bluthochdruck haben ein besonders hohes Risiko für Komplikationen und Tod durch Herz-Kreislauf-Erkrankungen. In der HOT-Studie zeigten sich Vorteile, wenn der diastolische Wert unter 85 mmHg lag (1993).

IM ALTER

Auch bei Hochgetagten können durch Senkung des systolischen Blutdrucks effektiv Folge- und Begleiterkrankungen an den großen Gefäßen verhindert werden.
Bei über 80-Jährigen kann der systolische Blutdruck zwischen 140 und 150 mmHg und ein diastolischer Wert zwischen 80 und 85 mmHg liegen – zu niedrige Werte fördern die Demenz!
Überwacht werden müssen die Blutsalze sowie der Nieren- und Wasserhaushalt – besonders im Sommer/bei Hitze!

14.1.1 Ursachen

Die Ursache der Hypertonie ist meistens nicht ein spezieller Organschaden (= essenzielle Hypertonie in 90 % der Fälle), in einigen Fällen ist jedoch eine Nierenerkrankung der Auslöser (auch Nierenarterienstenose, ➤ Kap. 13.2). Andere organische Ursachen der Hypertonie spielen eine geringere Rolle.
Die **Ursachen** sind vielfältig:

- Angeborene Faktoren
- Körpergewicht und Typ („Apfeltyp", „Birnentyp", ➤ Kap. 1.4)
- Ernährungsfaktoren (z. B. Kochsalzverbrauch)
- Hormonelle Ursachen (z. B. Frauen in den Wechseljahren, Hormonbehandlung)

14.1.2 Symptome

Bezeichnend für die Hypertonie ist, dass stärkere **Beschwerden** längere Zeit völlig fehlen können oder bis zum Auftreten einer Blutdruckkrise (extrem hohes Ansteigen des Blutdrucks) nie bemerkt wurden. Typisch jedoch sind:

- Vor allem der frühmorgendliche Kopfschmerz (besonders im Bereich des Hinterkopfes)
- Herzklopfen in Ruhe und unter Belastung
- Ohrensausen und Schwindel
- Häufiges Nasenbluten
- Luftnot unter Belastung
- Sehstörungen

INFO

Es ist bemerkenswert, dass viele akute Krankheitssymptome wie z. B. Angina-pectoris-Anfälle (= „Herzenge") sowohl morgens als auch abends, morgens meist zwischen 6:00 und 10:00 Uhr auftreten, Asthmaanfälle hingegen nachts. Auch ist eine Häufung von Herzinfarkten und Schlaganfällen sowohl morgens als auch abends festzustellen.
Offenbar besteht auch ein enger Zusammenhang zwischen Schlaf und Blutdruck: Die Verkürzung der Schlafdauer (z. B. Umstellung von Winter- auf Sommerzeit) erhöht deutlich die Infarktrate. Eine verringerte Schlafdauer und auch Durchschlafstörungen können so der Entwicklung eines Bluthochdrucks Vorschub leisten.

14.1.3 Diagnostik

Bevor über die Behandlung eines Bluthochdrucks nachgedacht wird, muss der Blutdruck unbedingt unter verschiedenen Bedingungen gemessen werden:

1. Zumindest einmal Blutdruckmessung an beiden Armen
2. Blutdruckmessung an verschiedenen Tagen, zu unterschiedlichen Zeiten
3. Blutdruckmessung in Ruhe und unter Belastung
4. 24-h-Langzeit-Blutdruckmessung (nicht immer erforderlich)

Haben die Beschwerden und die anschließenden Blutdruckmessungen zu verschiedenen Zeiten zur Diagnose „Hypertonie" geführt, dann ist manchmal eine umfangreiche Diagnostik zur Abklärung der Ursache notwendig.

Blutdruckmessung

Normalerweise empfiehlt sich eine Blutdruckmessung am Oberarm. Hierzu gibt es halbautomatische Geräte, mit denen man sich gut alleine den Blutdruck messen kann. Dazu sollte einiges beachtet werden, was sowohl die Manschettengröße (➤ Tab. 14.2) als auch die Messung als solche betrifft (➤ Info-Kasten).

Tab. 14.2 Maße für Oberarmmanschetten in Abhängigkeit vom Oberarmumfang

Oberarmumfang in cm	Blutdruckmanschette in cm
<33	12–13 × 24
33–41	15 × 30
>41	18 × 36

Die Blutdruckmessung am Handgelenk ist mittels spezieller Geräte (Stiftung Warentest/Dt. Hochdruckliga) insbesondere bei übergewichtigen Menschen mit sehr starken Oberarmen durchaus sinnvoll, denn oft steht eine dafür passende Oberschenkelmanschette sowohl in der Praxis als auch in der Klinik nicht oder nicht immer überall zur Verfügung. Auch bei bestimmten Herzrhythmusstörungen (z. B. Vorhofflimmern) gibt es mittlerweile verlässlich messende Handgelenk-Blutdruckmessgeräte, die aber deutlich teurer sind als herkömmliche Blutdruckmessgeräte.

INFO

Die praktische Blutdruckmessung am Oberarm

- Sie sollte im Liegen oder Sitzen nach möglichst vorausgegangener Ruhe von ca. 3–5 min erfolgen.
- Der Oberarm muss frei von Kleidungsstücken sein – keine einschnürenden Stofflagen (über der Kleidung angelegt = falsch hohe Werte, einengende Kleidung = falsch niedrige Werte).
- Die Blutdruckmanschette muss dem Armumfang angepasst sein (Standardmanschette für Oberarmumfänge zwischen 24 und 32 cm): Bei zu schmaler Manschette liegen die Werte zu hoch, bei zu breiter Manschette zu niedrig (➤ Tab. 14.2).
- Die Blutdruckmanschette luftleer, eng und faltenfrei anlegen (zu locker = falsch hohe Werte). Der Unterrand der Manschette muss 2,5 cm über der Ellenbeuge angelegt werden.
- Der Arm sollte entspannt auf Herzhöhe liegen (= Höhe des rechten Vorhofs, hier beträgt der Druck 0 mmHg).
- Das Mikrofon – bei halbautomatischen Geräten ist es in der Manschette integriert – muss an der Innenseite des Oberarms über der Schlagader platziert sein.
- Bei manuellen Geräten: Manschette bis 30 mmHg über dem systolischen Wert (= „oberer Wert") aufpumpen, dann langsam um 2 mmHg/s ablassen.
- Der systolische Wert (= oberer Wert) wird beim ersten hörbaren Geräusch auf dem Manometer abgelesen, der diastolische Wert (= unterer Wert) beim Verschwinden des Geräusches.
- Messung mit dem halbautomatischen Gerät: Auf „Start" drücken, das Gerät misst automatisch und gibt in der Regel drei Werte an:
  - Systolischer Blutdruck (obere Zahl auf dem Display)
  - Diastolischer Blutdruck (mittlere Zahl auf dem Display)
  - Puls (untere Zahl auf dem Display)

Falsch hohe Werte (z. B. 240 mmHg) misst man bei der Mediasklerose: Die Arterien lassen sich nicht genügend komprimieren – eine (auch) diabetesbedingte Gefäßveränderung.

Die Messung kann auch fehlschlagen, wenn z. B. ein Vorhofflimmern vorliegt. Dann registriert das „Mikrofon" nicht mehr jede Pulswelle. Es gibt Blutdruckmessgeräte, die ausdrücklich bei Vorhofflimmern eingesetzt werden können! (s. Text)

24-h-Blutdruckmessung

Durch die 24-h-Langzeit-Blutdruckmessung (➤ Abb. 14.1) können insbesondere nächtliche Blutdruckschwankungen erfasst werden, vor allem die „fehlende Nachtabsenkung" (Non-Dipper). Dann ist ggf. eine Medikamenteneinnahme am Abend erforderlich. Stellt sich bei der 24-Stunden-Messung heraus, dass der Blutdruck nachts zu stark absinkt, darf abends kein blutdrucksenkendes Medikament mehr eingenommen werden.

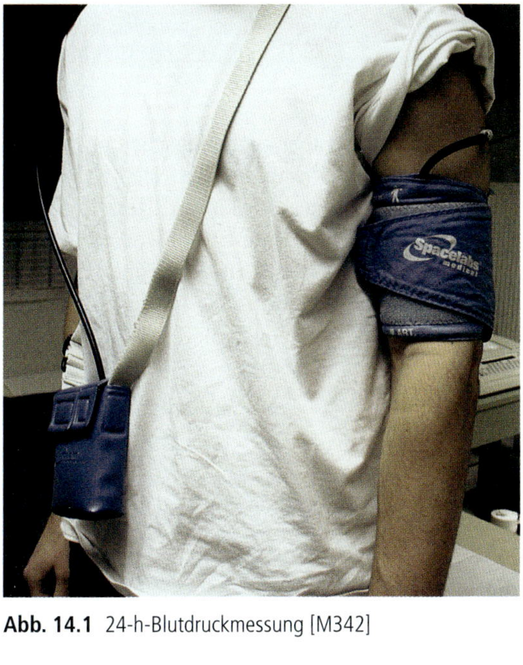

Abb. 14.1 24-h-Blutdruckmessung [M342]

Normalerweise sinkt der Blutdruck eines Menschen in der Nacht um 10–20 % unter den Tagesmittelwert. Man spricht vom „Normal-Dipper“ (to dip = abfallen) (➤ Tab. 14.3). Sinkt der Blutdruck nachts um weniger als 10 % ab, spricht man vom „Non-Dipper“. Steigt der Blutdruck nachts sogar an, spricht man vom „Inverted-Dipper“(= umgekehrte Reaktion des Blutdrucks). Diese Situation stellt, wenn sie nicht durch Nachtarbeit oder andere Aktionen bedingt ist, einen starken Risikofaktor für die Entwicklung von Herz-Kreislauf-Erkrankungen dar. Aktuelle Studien belegen, dass nur der nächtliche Blutdruck im Verhältnis zum Tagesblutdruck und nicht der Tagesblutdruck isoliert eine schlechte Prognose hinsichtlich Herz-Kreislauf-Erkrankungen (Non-Dipper, Inverted-Dipper) signalisiert.

Tab. 14.3 „Dipper“-Typen

Typ	Veränderung des Blutdruckwerts in der Nacht
Normal-Dipper	Nachtabsenkung um 10–20 % des Tagesmittelwerts
Non-Dipper	Nachtabsenkung weniger als 10 % des Tagesmittelwerts
Inverted-Dipper	Anstieg des nächtlichen Blutdrucks gegenüber dem Tagesmittelwert
Extreme Dipper	Niedrigere Blutdrücke in der Nacht als am Tag
Morning Surge	Extremer Blutdruckanstieg in den frühen Morgenstunden (> 55 mmHg)

Andererseits haben aber auch Menschen mit extrem niedrigem Blutdruck während der Nacht („Extreme Dipper“) ein erhöhtes Risiko für Herz-Kreislauf-Erkrankungen. Es existieren Hinweise, dass auch ein extremer Blutdruckanstieg in den frühen Morgenstunden um mehr als 55 mmHg (= Morning Surge) ein besonderes Risiko darstellt (z. B. Stress beim Autofahren zur Arbeit).

BEACHTE

Sowohl Menschen mit Typ-1- als auch mit Typ-2-Diabetes mit Blutdruckwerten über 140/85 mmHg sind nach heutiger Auffassung Hochrisikopatienten.

14.1.4 Therapie

Behandlungsprinzipien und Basismaßnahmen

Zunächst einmal sollten nach der Diagnose „Hypertonie“ Basismaßnahmen eingeleitet werden. Zu den Basismaßnahmen zählen:

- Reduzieren des Übergewichts (ca. 10 % KG/Jahr)
- Regelmäßige körperliche Aktivität (z. B. **tägl.** 1–2 h Spazierengehen, Walken etc.)
- Kalorienreduzierte Ernährung (keine Diät!) (➤ Kap. 12)
- Wenig Alkohol (Kalorien!)
- Nicht Rauchen.

INFO

- Salzstreuer sollten nicht auf dem Esstisch stehen.
- Es sollte vermehrt mit Kräutern gewürzt werden.
- Stark gesalzene Lebensmittel wie Käse, Geräuchertes, Dosengemüse etc. sollten gemieden werden.
- Bei normaler Nierenfunktion kann auch Diätsalz (Natrium durch Kalium ersetzt) verwendet werden. Wichtig ist, dieses nicht mit Jodsalz (gewöhnliches Kochsalz mit Jodzusatz) zu verwechseln.

Medikamentöse Therapie

BEACHTE

Neue Empfehlung: Die Therapie sollte, wenn möglich, schon zu Anfang mit einer Zweierkombination von Medikamenten starten.

Der Blutdruck wie auch die Herzfrequenz und andere Funktionen unseres Körpers (z. B. Temperatur und bestimmte Hormone) unterliegen einer Schwankung im Tag-Nacht-Rhythmus. Es ist sinnvoll, Medikamente „nach der Uhr“ einzunehmen (= Chronotherapie, chronos = griechisch für Zeit). Blutdruck und Herzfrequenz fallen nachts ab, steigen gegen Morgen wieder an (Vorbereitung des Körpers auf den Tag). So kommt es in den frühen Morgenstunden und am Vormittag in der Regel zu einem stärkeren Blutdruckanstieg (gegen 6:00–12:00 Uhr), eine weitere Blutdruckspitze folgt am Abend. Bei der Verordnung von blutdrucksenkenden Medikamenten sollte das berücksichtigt werden. Medikamente sollten zwar nicht unbedingt sofort nach Diagnosestellung, aber so früh wie nötig eingesetzt werden.

Bei Patienten mit Mikroalbuminurie (Stadieneinteilung ➤ Tab. 13.4) sollten nach heutigem Kenntnisstand ACE-Hemmer/AT1-Blocker so früh wie möglich eingesetzt werden.

Bei der medikamentösen Blutdruckeinstellung wird – je nach Alter und Begleiterkrankungen – eine der Medikamentengruppen aus ➤ Tab. 14.4 oder eine Kombination aus mehreren verwendet – in der Regel ist die Gabe mehrerer verschiedener Medikamente von Anfang an erforderlich.

Tab. 14.4 Blutdrucksenkende Medikamente (Auswahl)

ACE-Hemmer (Mittel der 1. Wahl)	Enalapril®, Delix®, Xanef®, Pres®
Kombinationspräparate ACE-Hemmer und Entwässerung (= Diurese)	Bipreterax® N 5 mg/1,25 mg, Ramipril/Piretamid-ratiopharm®
AT1-Blocker (= Sartane)	LORZAAR®, Diovan®, Karvea®, Blopress®
Kombinationspräparate AT1-Blocker und Entwässerung (= Diurese)	Blopress® plus, Olmetec® plus, Votum® plus, Lorsartan® comp, Co Diovan®, Valsartan® plus
Diuretika (entwässernde Medikamente)	HCT®, Furosemid, Aldactone®, Torem®, Aquaphor®
Kalziumantagonisten	Bayotensin®, Dilzem®, Verapamil, Amlodipin
Betablocker (selektiv) (β_1)	Bisoprolol, Metoprolol, Atenolol
Betablocker mit gleichzeitiger Vasodilatation (= gefäßerweiternd)	Nebivolol (Nebilet®), Carvedilol (Dilatrend®)
Ersatzmedikamente	
Zentrale Alpha-2-Agonisten (Sympathikolytika)	Methyldopa (für Schwangere!), Catapresan®, Moxonidin (Cynt®)
Vasodilatatoren (gefäßerweiternd an den Arteriolen)	Dihydralazin (Nepresol®)
Direkter Reninhemmer (DRI): hemmt die Umwandlung von Angiotensinogen zu Angiotensin1	Rasilez® (Aliskiren)

Empfohlene Blutdruckbehandlung bei Diabetes

Jüngere Menschen mitTyp-1- und Typ-2-Diabetes:
- ACE-Hemmer (bei Unverträglichkeit AT1-Blocker)
- Niedrig dosierte β-(Beta-)1-selektive Betablocker (wenn es Gründe dafür gibt!)
- Kalziumantagonisten

Ältere Menschen mit Typ-2-Diabetes:
- AT1-Blocker (besonders bei diabetischer Nephropathie), alternativ ACE-Hemmer
- Übrige Medikamente je nach Begleiterkrankung

Darüber hinaus haben sich folgende Medikamentengruppen bewährt:

Selektive β_1-Blocker:
- Bei koronarer Herzerkrankung
- Nach Infarkt
- Bei Herzschwäche von Menschen mit Typ-2-Diabetes

Kombination von ACE-Hemmern mit bestimmten Kalziumantagonisten:
- z. B. Ramipril + Felodipin/Verapamil (Delmuno®)
- ACE-Hemmer + Verapamil (Tarka®180/2)

Alternativ zu den bei Menschen mit Typ-1-Diabetes an erster Stelle zu verordnenden ACE-Hemmern können bei Unverträglichkeit und/oder zu starken Nebenwirkungen (Hüsteln, bronchitische Beschwerden) auch AT1-Blocker verwendet werden.

BEACHTE

Die Auswahl des zu verwendenden Hochdruckmittels muss unbedingt vom behandelnden Arzt unter Berücksichtigung des Diabetes mellitus und vor allem der Begleiterkrankungen getroffen werden. Nicht für jeden Patienten sind die gleichen Medikamente sinnvoll oder nützlich. Im Gegenteil: Was sich bei dem einen Patienten sehr positiv auswirkt, kann bei dem anderen zu schweren Nebenwirkungen führen! Auch nimmt nicht jeder Patient die Medikamente unbedingt zur selben Zeit ein.

14.1.5 Unerwünschte Wirkungen der Bluthochdruckmittel auf den Diabetes

- Insbesondere bestimmte Entwässerungsmittel (Diuretika) können zu einer Verschlechterung des Diabetes führen (Zunahme der Insulinresistenz). Deswegen ist eine Abstimmung mit dem

14

behandelnden Arzt unbedingt erforderlich (z. B. HCT – evtl. niedrigere Dosierung).
- Kaliumsparende Entwässerungsmittel dürfen bei eingeschränkter Nierenfunktion nur unter enger Kontrolle durch den Hausarzt eingenommen werden (→ evtl. zu hoher Anstieg des Kaliumspiegels im Blut).
- Unter der Einnahme von Betablockern können die Warnsymptome für eine Unterzuckerung verschleiert werden: Unterzuckerungen werden nicht mehr so rasch oder überhaupt nicht mehr wahrgenommen (→ können Erektionsstörungen, Müdigkeit und Schlappheit verursachen).
- Adalat® (Wirkstoff Nifedipin) fördert die Eiweißausscheidung bei beginnender diabetischer Niereninsuffizienz (nicht empfehlenswert).
- Es kann zu Potenzstörungen kommen (z. B. Betablocker, Alphablocker, ACE-Hemmer etc.).
- Kardio-Selektive β_1-Blocker können durch Gefäßverengung zu einer Verschlechterung der Durchblutung der Beine führen, auch Asthma oder eine Psoriasis (Schuppenflechte) können sich verschlechtern (→ Umstieg auf einen anderen Betablocker ist manchmal möglich, z. B. Nebivolol, Cavedilol).

BEACHTE

Nach den Ergebnissen der UKPDS-Studie (1998) führt eine Erhöhung des systolischen Blutdrucks um nur 10 mmHg bereits zu einer Steigerung des Risikos für:
- Herzinfarkt um 11 %
- Schlaganfall um 17 %
- Schäden an den kleinen Blutgefäßen (Augen, Nerven, Nieren) um 13 %
- Die Gefahr, zu sterben (allgemein) um 11 % (jeweils bezogen auf einen Normalwert des systolischen Blutdrucks von 120 mmHg)

MERKE

- Erstrebenswerter Blutdruck bei Diabetes: 120/80 mm Hg!
- Therapie ab 140/90 mmHg!

14.2 Fettstoffwechselstörungen

Etwa 80 % der über 50-Jährigen weisen arteriosklerotische Veränderungen der Herzkranzarterien (Koronarien) auf. Es gibt also **alters- und lebensstilbedingte Veränderungen** der Blutfettspiegel.

Unabhängig vom Diabetes leiden in den Industrienationen viele Menschen unter Fettstoffwechselstörungen und wissen es nicht. Oft werden erhöhte Cholesterin- oder auch erhöhte Triglyzeridwerte erst im Zusammenhang mit Komplikationen des Herz-Kreislauf-Systems festgestellt. Dabei spielen eine Rolle:
- Falsche Lebensgewohnheiten
- Schlecht eingestellter Diabetes
- Genetische Veranlagung

Dabei wissen wir heute, dass in zahlreichen Fällen alleine eine Basistherapie, bestehend aus
- Diät (= gesunde Mischkost, „mediterrane Diät"),
- Gewichtsreduktion,
- und Sport

zu einer Normalisierung der Fettwerte führt und somit das Risiko insbesondere für Schäden am Gefäßsystem drastisch reduziert werden kann.

14.2.1 Folgen der Fettstoffwechselstörungen

Die diabetischen Fettstoffwechselveränderungen (Dyslipoproteinämie) sind vor allem wegen der Gefahr der Entstehung der Arteriosklerose und deren Folgen für das Herz-Kreislauf-System, aber auch wegen des Fortschreitens eines Nierenschadens von wesentlicher Bedeutung. Der Diabetes Typ 2 stellt per se einen Hochrisikofaktor für Herzinfarkt, Schlaganfall und Komplikationen an den Extremitäten-Gefäßen dar. Das Risiko innerhalb der nächsten 10 Jahre ein

Fragen

1. Wie macht sich zu hoher Blutdruck bemerkbar?
2. Warum ist es so wichtig, den Blutdruck zu unterschiedlichen Zeiten und bei verschiedenen Gelegenheiten zu messen?
3. Zu welchen Folgeschäden kann ein unbehandelter Bluthochdruck führen?
4. Welches sind die wichtigsten Prinzipien zur Behandlung des Bluthochdrucks?

Lösungen ➤ Anhang.

KHK-Ereignis (Herzinfarkt) zu bekommen, beträgt etwa 20 %!

Die Gesamtsterblichkeit ist bei Menschen mit Diabetes doppelt so hoch wie bei Menschen ohne Stoffwechselstörungen. Die Häufigkeit der KHK-Erkrankung bei Männern mit Diabetes ist 2-mal höher, bei Frauen sogar 3-mal höher als bei Stoffwechselgesunden – deshalb ist eine frühe Intervention so wichtig!

Andererseits gibt es deutliche Hinweise darauf, dass sich durch eine fettsenkende Therapie die Rate an Herzinfarkten und Schlaganfällen drastisch reduzieren lässt, speziell durch eine direkte Verbesserung der atherosklerotischen Veränderungen der Innenwände (Endothel) der Blutgefäße (Amarano et al. 2019).

Deshalb sollte besonders bei Menschen mit Diabetes mit nachgewiesener koronarer Herzkrankheit oder auch anderweitig schweren Durchblutungsstörungen das „schlechte" Cholesterin (LDL-Cholesterin) in einen Bereich unter 80 mg/dl (2,0 mmol/l), bei Vorliegen einer schweren koronaren Herzkrankheit sogar unter 70 mg/dl gesenkt werden (➤ Tab. 14.5).

Tab. 14.5 Erstrebenswerte Blutfettwerte bei Menschen mit Diabetes (Deutsche Gesellschaft für Kardiologie – Herz- und Kreislaufforschung e.V., 2020)

	Ohne diabetische Folgeschäden	Mit kardiovaskulären Schäden
Gesamtcholesterin	< 200 mg/dl (< 2,5 mmol/l)	
LDL-Cholesterin	< 80 mg/dl (< 2,0 mmol/l)	< 70 mg/dl (<1,8 mmol/l)
HDL-Cholesterin	> 40 mg/dl bei Männern	
	> 45 mg/dl bei Frauen (> 1,1 mmol/l)	
Triglyzeride	< 200 mg/dl (< 2,3 mmol/l)	

14.2.2 Diagnostik

Laborbefunde bei Typ-1-Diabetes

Bei Typ-1-Diabetes kann man als Ausdruck des absoluten Insulinmangels, insbesondere bei schlecht eingestelltem Diabetes, **erhöhte Triglyzeridwerte** feststellen. Durch eine adäquate Insulinbehandlung und Optimierung der Blutzuckereinstellung lassen sich diese in der Regel wieder normalisieren.

Das **Lipo-Protein „a"** (Anm.: gesprochen „klein a") ist ein genetisch bestimmter Faktor und ein Indikator für ein besonders hohes Herz-Kreislauf-Risiko. Ab etwa 25 mg/dl Protein verdoppelt sich das Risiko (erhöhte Wert > 30 mg/dl bzw. > 75 mmol/l) für kardiovaskuläre Erkrankungen. Bei Patienten mit Typ-1-Diabetes und einer diabetischen Nephropathie findet man oft erhöhte Blutspiegel, die möglicherweise für sie ein höheres Risiko darstellen.

Laborbefunde bei Typ-2-Diabetes

Bei übergewichtigen Menschen mit Typ-2-Diabetes findet sich häufig zu Beginn der Erkrankung

- ein erhöhter Insulinspiegel im Blut (mit Pro-Insulin) bei
- gleichzeitig bestehender Insulinunempfindlichkeit der Muskulatur (Insulinresistenz).

Im Blut finden sich:

- Erhöhte Gesamt-Triglyzeride (Neutralfette), darunter eine besondere Gruppe von sehr aggressiven Triglyzeridpartikeln (VLDL)
- Vermindertes HDL (das „gute" Cholesterin [Eselsbrücke: „Hab Dich Lieb"], oft abhängig von der Güte der Blutzuckereinstellung)
- Erhöhtes LDL-Cholesterin (= „schlechtes Cholesterin") (➤ Abb. 14.2)
- Häufig per se nicht erhöhtes Lipoprotein „a". Es sollte aber bei früh auftretenden und rasch fortschreitenden Gefäßschäden immer mitbestimmt werden.

BEACHTE

Bei der gesunden Frau sind östrogenbedingt vor der Postmenopause die Werte für LDL und Cholesterin niedrig, für HDL erhöht.
In der Postmenopause ist ein Anstieg des Cholesterins und ein Abfall des HDL zu verzeichnen (➤ Kap. 17.5), wodurch dann auch das Risiko für kardiovaskuläre Folgeschäden steigt.

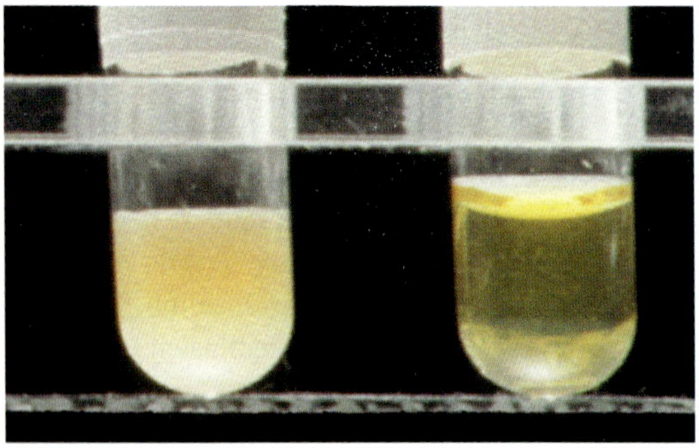

Abb. 14.2 Blutröhrchen – rechts Normalbefund, links hohe Blutfettwerte [M975]

14.2.3 Therapie

Basismaßnahmen

Der erste Schritt sollte immer in der Umstellung der Ernährung und einer verstärkten körperlichen Aktivität bestehen, bevor entsprechende Fettsenker gezielt eingesetzt werden. Zuvor sollten auch andere Ursachen, z. B.

- eine angeborene (familiäre?) Fettstoffwechselstörung oder
- eine Schilddrüsenfunktionsstörung

ausgeschlossen worden sein.

Eine **kohlenhydratreiche Ernährung** mit niedrigem Anteil an gesättigten Fettsäuren und Cholesterin wird in Übereinstimmung mit den ernährungswissenschaftlichen Gesellschaften empfohlen (➤ Kap. 12).

Nichtmedikamentöse Maßnahmen sollten zunächst im Vordergrund stehen:

- Mehr pflanzliche als tierische Fette in der Ernährung
- Höherer Anteil an einfach ungesättigten und mehrfach ungesättigten Fettsäuren
- Günstig sind auch Omega-3-Fettsäuren aus Fischölen
- Einschränken des Alkoholgenusses (→ Triglyzeride ↑)
- Regelmäßige körperliche Aktivität

Dies führt in der Regel zu:

- Senkung des schlechten Cholesterins (LDL)
- Mäßiges Ansteigen des guten Cholesterins (HDL)
- Rapider Abfall der Neutralfette (= Triglyzeride; speziell durch das Meiden von Alkohol)

Medikamentöse Therapie

Wenn sich nach einigen Monaten unter nichtmedikamentösen Maßnahmen keine Veränderung des Fettprofils im Blut ergibt, sollte unbedingt mit der Gabe eines Fettsenkers, in der Regel einem **Statin** (z. B. Simvastatin®), begonnen werden.

Erreicht man vor allem keine ausreichende LDL-Senkung oder wird das Statin nicht vertragen (Muskelschmerzen, CK ↑), sollte die zusätzliche Gabe eines **Resorptionshemmers** (Ezetimib, z. B. Ezetrol®) oder als Kombinationspräparat eines Statins mit einem Resorptionshemmer erwogen werden. Studien zeigen den großen Benefit dieser **Kombination** (➤ Tab. 14.6).

In einer nächsten Stufe der Therapie werden **PCSK9-Hemmer** (Antikörper) eingesetzt, die das LDL-Cholesterin nochmals um bis zu 50 % senken! Studien belegen, dass damit das kardiovaskuläre Risiko deutlich gesenkt werden kann. Die Behandlung mit Antikörpern wird bei Patienten mit familiärer Hypercholesterinämie von den Krankenkassen übernommen (➤ Tab. 14.7). PCSK9-Hemmer werden gespritzt.

Mit der **Bempedoinsäure** (Nilembo®) (Hemmung eines für die Cholesterinsynthese wichtiges Eiweiß/Enzym) kann das LDL-Cholesterin bei zusätzlicher Therapie zu den Statinen um weitere ~25 % gesenkt werden (➤ Tab. 14.8).

Tab. 14.6 Statine und Resorptionshemmer

Wirkstoff	Handelsnamen (alphabetisch, Beispiele)
Statine	Atorvastatin® 10, 20, 40, 80 mg Fluvastatin® 20, 40, 80 mg Pravastatin® 10, 20, 30, 40 mg Rosuvastatin® 5, 10, 20, 40 mg Simvastatin® 10, 20, 40, 80 mg
Resorptionshemmer Ezetimib	Ezetimib® 10 mg; Ezetrol® 10 mg
Kombinationspräparate von Statin + Resorptionshemmer sind in vielen Kombinationen erhältlich.	

Tab. 14.7 PCSK9-Hemmer

Wirkstoff	Handelsname
Alirocumab	Praluent®
Evolocumab	Repatha®

Tab. 14.8 Bempedoinsäure und siRNA-Pärparate

Wirkstoff	Handelsname
Bempedoinsäure	Nilembo®
siRNA	Inclisiran®

Die neueste Entwicklung stellt das Inclisiran® (**siRNA= samall interfering RNA**)dar. Durch die Hemmung des für die Herstellung wichtigen Eiweißes PCSK9 in der Leber selbst kommt es zu einer drastischen zusätzlichen Senkung des LDL-Cholesterins. Ein großer Vorteil ist, dass es nur wenige Male im Jahr gespritzt werden muss.

Steht die Hypertriglyzeridämie im Vordergrund, können **Fibrate** sinnvoll sein (z. B. Bezafibrat®). Fibrate werden eher bei Menschen mit Typ-2-Diabetes gegeben, weil häufig die Triglyzeride erhöht sind (→ Risiko bei Kombinationen mit Statinen).

BEACHTE

Früh verstorbene Angehörige (z. B. Herzinfarkt, Schlaganfall), extrem hohe LDL-Werte und fehlende Senkung der LDL-Werte trotz gesunder Ernährung und Bewegung: unbedingt an „familiäre Hypercholesterinämie" denken und behandeln!

MERKE

Behandlungsprinzipien bei Fettstoffwechselstörungen:

- Ernährungsumstellung: max. 30 % der Gesamtenergieaufnahme in Form von Fetten – mehr pflanzliche als tierische Fette
- Vermehrte körperliche Aktivität: Ausdauertraining ca. 3× wöchentlich 30 min, z. B. Walken, Schwimmen, Tanzen etc.
- Kein Alkohol: Leberschädigung und Kalorien!
- Optimierung der Blutzuckereinstellung
- Medikamentöse Therapie: Statine (z. B. Simvastatin®, Atorvastatin®) und/oder Resorptionshemmer Ezetimib (z. B. Ezetrol®, Atozet® oder Inegy®), später auch PCSK9-Hemmer, Bempedoinsäure, siRNA, ggf. auch Fibrate

IM ALTER

Auch bei 70- bis 80-Jährigen mit hohem Risiko für oder nach einem Herzinfarkt oder Schlaganfall ist eine fettsenkende Therapie sinnvoll.

14.3 Hyperurikämie – Gicht

Die Gicht ist ein entzündlicher Prozess, der durch die Ablagerung von Harnsäurekristallen, vor allem in den Gelenken, zustande kommt und sich häufig zuerst im Grundgelenk der großen Zehen (Podagra) zeigt (➤ Abb. 14.3). Es können jedoch auch von vornherein zahlreiche andere Gelenke und innere Organe (z. B. Nieren!) betroffen sein – besonders bei älteren Menschen.

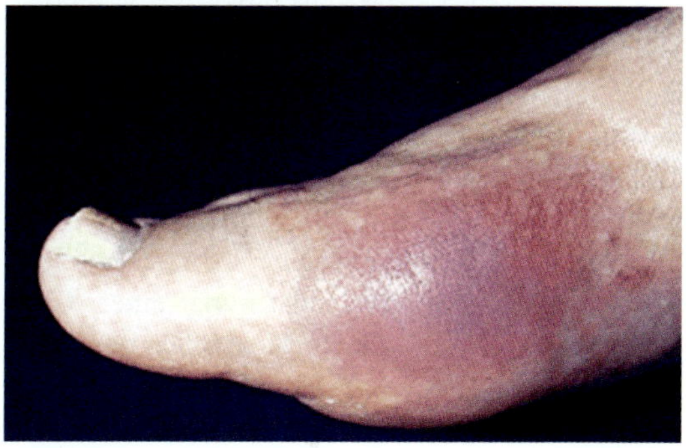

Abb. 14.3 Akuter Gichtanfall – hier: Ablagerung von Harnsäurekristallen im Großzehengrundgelenk (Podagra) [R246]

INFO

Die Gicht ist eine der häufigsten Stoffwechselstörungen, die letztlich zu Funktionsstörungen des Muskel- und Skelettsystems führen kann. Sie nimmt in allen Altersgruppen deutlich zu, jedoch besonders im hohen Alter und mit Bevorzugung des männlichen Geschlechts. Einer englischen Untersuchung zufolge leiden mindestens 7 % der Männer und 4 % der Frauen im Alter von 75 Jahren unter Gicht, wobei sich diese Situation auch hierzulande mit einer zunehmend älteren Bevölkerung verschärfen wird.

Primäre Gicht

Bei der primären Gicht handelt es sich um eine vererbte Störung des Purinstoffwechsels (im Zellkern der Zellen), die schließlich zu Ablagerungen von Harnsäurekristallen in den Gelenken, aber auch in verschiedenen inneren Organen, z. B. der Niere, der Leber und anderen Geweben, führen kann. Ein **erhöhter Harnsäurespiegel** im Blut (eine Hyperurikämie) ist meist nachweisbar (➤ Tab. 14.9).

14

Tab. 14.9 Risiko für einen Gichtanfall in Abhängigkeit von den Harnsäurewerten

Harnsäurewert	Risiko für einen Gichtanfall
6,5–7 mg/dl	2 %
8 mg/dl	40 %
> 9 mg/dl	Mit an Sicherheit grenzender Wahrscheinlichkeit im Laufe der nächsten Zeit

Die Harnsäure selbst ist das Endprodukt des Purinstoffwechsels und wird vorwiegend über die Niere ausgeschieden. Der im Blut nachweisbare Harnsäurespiegel liegt bei vielen Menschen bereits an der oberen Grenze, sodass bei Genuss zusätzlicher purinreicher Lebens- und Genussmittel (➤ Tab. 14.11) relativ schnell Uratkristalle ausgefällt werden können.

Aber auch Fasten und eine extrem einseitige Ernährung können die Entstehung einer Gicht begünstigen. Einem akuten Gichtanfall gehen oft jahrelang erhöhte Harnsäurewerte von über 8 mg/dl voraus. Die Gicht tritt gehäuft zusammen mit dem metabolischen Syndrom (Insulinresistenzsyndrom) sowie mit dem Diabetes mellitus Typ 2 auf und wird zu den Wohlstandskrankheiten gerechnet. Bei Frauen finden sich Hyperurikämien mit Gichtanfällen insbesondere in der Menopause, weil hier aufgrund des Östrogenmangels Harnsäurekristalle nicht mehr so gut im Urin ausgeschieden werden können. Östrogene haben vor der Menopause eher eine schützende Funktion.

Das Risiko eines Gichtanfalls beträgt bei Harnsäurewerten zwischen 6,5 und 7 mg/dl nur knapp 2 %, bei Werten um 8 mg/dl bereits 40 %. Liegen die Werte darüber, muss mit an Sicherheit grenzender Wahrscheinlichkeit irgendwann mit einem Gichtanfall gerechnet werden.

Sekundäre Gicht

Eine weitere Form, die sekundäre Gicht, findet man häufig bei speziellen Erkrankungen mit einem vermehrten Anfall von Harnsäure im Blut, z. B. bei

- der Zerstörung von Zellen im Rahmen von Tumorerkrankungen, Leukämien oder auch einer Chemotherapie, bei der die Tumorzellen zerstört werden,
- einem entgleisten Diabetes mellitus,
- einer chronischen Nierenerkrankung; unter Einnahme bestimmter Medikamente wie Entwässerungsmitteln kann der Harnsäurespiegel ansteigen.

Chronische Gicht

Die chronische Gicht ist durch anhaltende Gelenkschmerzen charakterisiert, denen typischerweise anfallsartige Schmerzen vorausgehen. Im weiteren Verlauf kommt es zur Zerstörung des Gelenkknorpels und schließlich zu einem Abbau der Knochensubstanz (Knochenatrophien), die man in einer Röntgenuntersuchung erkennen kann.

Umschriebene Harnsäureablagerungen im Bereich der Gelenkkapsel und in gelenknahen Sehnenanteilen sind als „Gichtknoten“ (Gichttophi) erkennbar (➤ Abb. 14.4). Es handelt sich dabei um schmerzlose, meist harte, weiß schimmernde Knötchen von knapp 1 cm Durchmesser, aus denen sich bei Punktionen oder beim Brechen eine weißlich cremige, bröckelige Masse, die aus Harnsäure besteht, entleert. Häufig sind diese Tophi auch im Randbereich des Ohrknorpels schon äußerlich gut zu erkennen.

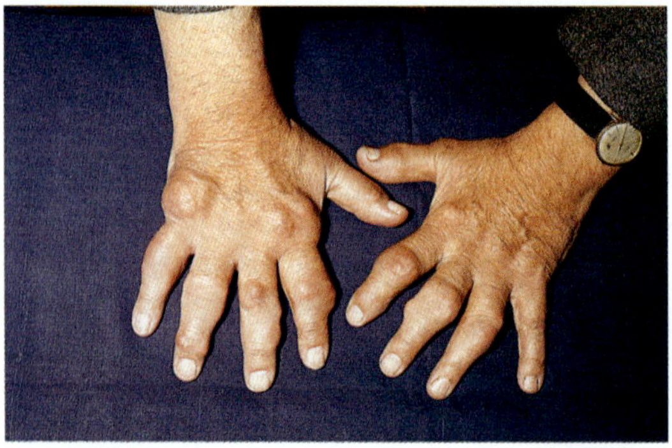

Abb. 14.4 Gichttophi am Gelenk [R246]

14.3.1 Symptome der Gicht

Bei der klinischen Untersuchung eines Patienten findet man als **typischen Befund:**

- Hochrotes bläulich-geschwollenes Zehengrundgelenk (Podagra) mit stärksten Schmerzen bei Berührung oder bei dem Versuch, den Zeh zu bewegen (➤ Abb. 14.3)
- Patient kann kaum auftreten und nimmt eine Schonhaltung ein.
- Rötung, Schwellung und Überwärmung
- Gelegentlich auch eine erhöhte Temperatur, insbesondere im höheren Alter

Bei der **chronischen Gicht:**

- Gelenkveränderungen mit Abbau der Knochensubstanz (Röntgen)
- Ggf. Gichtknötchen

IM ALTER

Im Alter tritt der erste Anfall nicht selten auch im Bereich der

- Knöchel,
- Füße,
- Fingergelenke,
- Ellenbogen,
- gelegentlich auch der Schultern

auf.

Die zuvor beschriebene Situation ist typisch für einen **akuten Gichtanfall,** insbesondere

- nach einem üppigen Essen,
- verbunden mit reichlich Alkohol, besonders Bier (enthält reichlich Purine).

Abbauprodukt der Purine ist die Harnsäure, die in den Gelenken abgelagert wird und zu akuten Schmerzen führen kann.

INFO

Purine sind chemische Verbindungen, die sich vor allem im Zellkern von rotem Fleisch, Hefe, einigen Fischsorten (z. B. Forelle) und Alkohol (besonders Bier; Wein dagegen ist purinfrei) befinden. Diese Nahrungsmittel sollten gemieden werden.
Hülsenfrüchte (z. B. Eintöpfe aus Linsen, Bohnen, Erbsen etc.) produzieren eine mittlere Harnsäuremenge und sollten daher seltener verzehrt werden.

MERKE

Symptome des akuten Gichtanfalls:

- Plötzliche stärkste Schmerzen im betroffenen Gelenk (oft Großzehengrundgelenk)
- Rötung
- Überwärmung
- Schwellung

14.3.2 Diagnostik

Nicht immer wird die Diagnose Gicht korrekt gestellt – die Ursache der Gicht ist in der Regel ein hoher Harnsäurespiegel im Blut (Hyperurikämie) von mehr als 6,4 mg/dl. Im akuten Gichtanfall kann der Harnsäurespiegel jedoch auch normal, gelegentlich sogar erniedrigt sein, sodass man manchmal gar nicht direkt an eine Gicht denken würde.

Außerdem gibt es weitere Erkrankungen, die mit der Gicht verwechselt werden können. Hierzu zählen insbesondere:

- Rheumatoide Arthritis (rheumatische Gelenkentzündung)
- Arthritis durch eine Hauterkrankung
- Psoriasis (Schuppenflechte)
- Gelegentlich auch eine örtliche Entzündung im Bereich des Zehennagels, ein Panaritium, das durch Bakterien (Staphylokokken oder Streptokokken) verursacht wird

Üblicherweise sind die Beschwerden beim akuten Gichtanfall aber so typisch, dass alleine aufgrund der Krankengeschichte und der Untersuchung eine Diagnose gestellt werden kann. Ein erhöhter Harnsäurespiegel kann die Diagnosestellung unterstützen. Die sofortige Schmerzlinderung nach der Gabe von Colchicin (Gift der Herbstzeitlosen) ist nahezu beweisend für die Gicht.

Der „echte" Beweis gelingt praktisch nur durch den direkten Nachweis von Harnsäurekristallen, z. B. aus den Gelenkknötchen, den Gichtknötchen, in der Gelenkflüssigkeit oder im Gewebe, was nur selten durchgeführt wird.

MERKE

Andere Erkrankungen müssen ausgeschlossen werden, z. B.:
- Akute bakterielle Entzündungen
- Akuter Schub einer Psoriasis (Schuppenflechte)
- Rheumatische Arthritis (Gelenkentzündung)
- Arthritis im Alter

14.3.3 Therapie

Im **akuten Gichtanfall** wird in der Regel Colchicin (Gift der Herbstzeitlosen), ein Zytostatikum, gegeben, wobei die Dosis mit dem Arzt unbedingt abgesprochen und rasch wieder reduziert werden muss (wegen der Nebenwirkungen). Sollte Colchicin nicht gegeben werden dürfen oder nicht vertragen werden, kann auch Kortison oder/und ein nichtsteroidales Antirheumatikum (z. B. Voltaren®, Ibuprofen® etc.) eingesetzt werden.

Nichtmedikamentöse Therapie

Nichtmedikamentöse Maßnahmen sind:
- Das betroffene Gelenk kühlen und hochlagern.
- Bei Immobilisierung, wenn z. B. überhaupt nicht aufgetreten werden kann, sollte auch vorübergehend eine Thrombosevorbeugung (z. B. mittels einer Heparin-Spritze) erfolgen.
- Langfristig stehen diätetische Maßnahmen sowie die Gewichtsnormalisierung bzw. -reduktion im Vordergrund (➤ Tab. 14.10).
- **Gemieden werden sollten** unbedingt stark purinhaltige Nahrungs- und Genussmittel (➤ Tab. 14.11, ➤ Kap. 12), große Mengen Bier, grundsätzlich zu viel Alkohol.

Tab. 14.10 Nahrungsmittel mit wenig Purinen

Zu bevorzugen sind:
• Fettarme Milchprodukte • Käse • Früchte, Gemüse • Nüsse • Butter • Weißbrot • Müsli

Tab. 14.11 Purinhaltige Nahrungsmittel

Zu meiden sind:
• Bier (150 mg Purin in 1 l!) und Spirituosen • Fruchtzuckerhaltige Getränke • Rosenkohl, Spinat, Spargel, getrocknete Pilze • Fleisch- und Wurstwaren; Innereien: Leber, Niere, Herz und Lunge • Schalen- und Krustentiere (Scampi, Hummer etc.) • Hefe

Medikamentöse Therapie

Zusätzlich zu den nichtmedikamentösen Maßnahmen sollten Medikamente gegeben werden:
- Medikament, das die Harnsäurebildung reduzieren kann, z. B. Allopurinol® oder Febuxostat (Adenuric®). Febuxostat (Adenuric®) ist nach mehr als 40 Jahren das erste neuartige harnsäuresenkende Präparat, das einige Vorteile gegenüber Allopurinol® bietet. Es hemmt selektiv die Bildung von Harnsäure aus Hypoxanthin (deshalb Xanthinoxidasehemmer), ohne andere Stoffwechselwege zu beeinflussen (= Reservemedikament!). Es erfordert keine Dosisanpassung bei leichter bis mittelgradiger Nierenschwäche (Niereninsuffizienz) und kann auch im höheren Alter gegeben werden. Allergische Reaktionen sind bisher ebenfalls nicht bekannt.
- Zusätzlich sollte man vorübergehend zur Anfallsprophylaxe auch die zuvor angesprochenen nichtsteroidalen Antirheumatika (NSAR) in kleiner Dosis einnehmen.

IM ALTER

Auch bei leichter bis mittelgradiger Niereninsuffizienz erfordert Febuxostat (Adenuric®) keine Dosisanpassung, Allopurinol hingegen darf nur in reduzierter Dosis gegeben werden!

14.3.4 Folgen von Gichtanfällen

Nach dem ersten Gichtanfall, der für manche Menschen mit extremen Schmerzen verbunden ist, sollten die oben beschriebenen langfristigen Maßnahmen wie

- Ernährungsumstellung,
- Gewichtreduktion,
- Einschränkung des Alkoholkonsums,
- in Kombination mit der Medikamenteneinnahme

konsequent fortgeführt werden. Nicht nur ein zweiter Gichtanfall, sondern auch chronische Schäden sowohl an den Gelenken als auch an inneren Organen drohen. Speziell Patienten mit metabolischem Syndrom und Diabetes mellitus Typ 2 sind in dieser Hinsicht besonders gefährdet und sollten dementsprechend untersucht und evtl. ggf. vorbeugend behandelt werden.

14.4 Nichtalkoholische Fettlebererkrankung (NAFLD)

Die nichtalkoholische Fettlebererkrankung (NAFLD = non alcoholic fatty liver disease) gilt als die häufigste Lebererkrankung in den westlichen Industrienationen. Bei übergewichtigen Patienten mit Typ-2-Diabetes und Patienten mit einem metabolischen Syndrom, also der Vorstufe des Typ-2-Diabetes, ist die nichtalkoholische Fettlebererkrankung die häufigste Erkrankung der Leber überhaupt.

Bei Patienten mit Diabetes und Adipositas findet man in 50–70 % eine Fettleber, 20 % davon haben sogar eine nichtalkoholische Steatohepatitis (NASH = chronisch fortschreitende Form) und 2–3 % eine Leberzirrhose.

Entgegen der früheren Annahme, dass die Fettleber in den meisten Fällen alkoholbedingt ist, zeigt sich heute generell, dass Alkohol nur in etwa der Hälfte der Fälle ursächlich ist – das krankhafte Übergewicht (Adipositas) spielt die größte Rolle.

BEACHTE
Übergewicht und Fettleber zusammen erhöhen stark das Risiko, an einem Typ-2-Diabetes zu erkranken.

14.4.1 Diagnostik

Untersuchungen sind:

- **Labor** der klassischen Leberwerte: Es gibt keine sicheren Marker dafür, z. B. anhand der Laborwerte, eine alkoholische von einer nichtalkoholischen Fettleber zu unterscheiden. So sind die klassischen Leberwerte, aber auch einige neuere Labortests, nicht absolut aussagekräftig.
- **Sonografie** (Ultraschall): stellt nur das ungefähre Ausmaß der Fettleber dar. Die Sonografie sagt jedoch nichts darüber aus, ob eine Entzündung abläuft oder ob sich die untersuchte Leber auf dem Weg zu einer Leberzirrhose befindet.
- **Elastografie:** spezielle Ultraschalltechnik, die es ermöglicht, deutlich vor Symptombeginn eine Fettleber zu erkennen.
- **CEUS** (**C**ontrast **E**nhanced **U**ltra**s**ound): ein besonderes Ultraschallverfahren (mit Kontrastmittel), mit dem eine Krebsdiagnose möglich ist
- **Biopsie** der Leber: Sie ist nach wie vor die wichtigste Maßnahme, um zwischen beiden Formen zu unterscheiden. Das heißt: Es muss ein Stück Gewebe aus der Leber entnommen werden, um es mikroskopisch zu untersuchen. Die Biopsie wird gewöhnlich unter Ultraschallsicht mit einer Punktionsnadel auch ambulant durchgeführt, da es sich in der Regel um einen nicht besonders gefährlichen Eingriff handelt. Allerdings muss vorher geklärt sein, ob besondere Risiken, z. B. bezüglich einer Blutung, vorliegen.

Leider kann auch durch die Leberbiopsie nicht eindeutig zwischen alkoholischer und nichtalkoholischer Fettleber unterschieden werden. Häufig ist der Verlauf der Erkrankung eher wegweisend. Wenn sich unter absoluter Alkoholkarenz, z. B. unter stationären Bedingungen, die Leberwerte, insbesondere die Gamma-GT (Gamma Glutamyltransferase), wieder deutlich bessern und auch andere Laborparameter zurückgehen, kann von Alkohol als Ursache ausgegangen werden.

14.4.2 Symptome

Da die Verfettung der Leber, selbst eine Fettleber, in der Regel keine oder unspezifische Oberbauchbeschwerden verursacht, wird sie häufig erst zufällig im Rahmen einer Ultraschalluntersuchung des Bauches festgestellt: Wenn der Alkoholkonsum ausgeschlossen ist, müssen andere Ursachen, die eine Fettleber auslösen können, abgeklärt werden:

- Leberentzündung (Hepatitis), z. B. durch Viren (Hepatitis A/B/C etc.)
- Immunerkrankungen
- „Giftwirkungen", z. B. durch Medikamente (= toxisch) wie Rheuma- oder Schmerzmittel

14.4.3 Therapie

Einen speziellen medikamentösen Behandlungsansatz gibt es bislang nicht. Die Basis der Behandlung der Fettleber bei Patienten mit Diabetes Typ 2 und metabolischem Syndrom liegt in der Therapie der im Vordergrund stehenden Probleme:

- Optimierung der Stoffwechseleinstellung
- Vernünftige Ernährung (Fruktose hat einen negativen Einfluss, gehäuft in Erfrischungsgetränken und als Süßstoff in Konserven)
- Reduzierung des Körpergewichts
- Bewegung
- Optimierung der Fettstoffwechselstörungen, z. B. durch Statine
- Optimierung des Blutdrucks
- Absolute Alkoholkarenz für mehrere Monate, am besten ½ oder 1 Jahr
- Bei jeder Medikamenteneinnahme mit dem Hausarzt überlegen, ob dieses Medikament sinnvoll und notwendig ist bzw. evtl. leberschädigend (z. B. Kortison, Amiodaron [Herzrhythmusstörungen], Gichtmittel [Chloroquin])

Derzeit laufen weltweit Studien, die unter anderem untersuchen, ob z. B. Glitazone (Insulinsensitizer) bzw. auch Metformin eine Verbesserung der Fettleber bewirken – erste Ergebnisse deuten darauf hin.

14.5 Schlafapnoe-Syndrom (OSAS)

Diabetes Typ 2 und das obstruktive Schlafapnoe-Syndrom (OSAS) sind in den westlichen Industrienationen häufige Erkrankungen, die sich gegenseitig negativ beeinflussen. Zum einen erhöht eine Schlafapnoe die Entwicklung eines Diabetes Typ 2, andererseits verschlechtert sich eine Schlafapnoe bei bestehendem Diabetes Typ 2. In der Literatur wird eine Häufigkeit von etwa 60 % Schlafapnoe bei Menschen mit Diabetes angegeben. Da beide Erkrankungen schon unabhängig voneinander das Risiko für einen Herzinfarkt oder einen Schlaganfall erhöhen, steigt das Risiko, Herz-Kreislauf-Erkrankungen zu entwickeln deutlich an (Prof. Seiler, Schweiz).

14.5.1 Entstehung

Obstruktiv heißt „verschließend", d. h., es kommt während des Schlafs wiederholt zu einem Zusammenbrechen (Kollaps) der oberen Atemwege mit einer Störung der Atmung, erkennbar an **Atemaussetzern** oder auch einem Atemstillstand, was in der Regel zu einer verminderten Sauerstoffsättigung des Blutes führt. Dieser Sauerstoffmangel, der eine Art Alarmreaktion für das Gehirn darstellt, führt zu:

- Massive Schlafstörung
- Diese wiederum zu einem unerholsamen Schlaf mit Tagesmüdigkeit und Konzentrationsschwäche, z. B. beim Autofahren oder während der Arbeit

BEACHTE

Experimentelle Untersuchungen zum Schlaf zeigen, dass eine Schlafdauer von über 9 und unter 5 h bei Frauen mit einem deutlich erhöhten Risiko für die Entstehung eines Diabetes mellitus einhergeht.

Es mehren sich die Hinweise, dass

- sowohl Diabetes mellitus als auch das Schlafapnoe-Syndrom zunehmen und sich die beiden Erkrankungen gegenseitig negativ beeinflussen,
- das Schlafapnoe-Syndrom per se mit einer Verschlechterung der Insulinwirkung einhergeht.

14.5.2 Ursache und Risikofaktoren

Ursache ist wahrscheinlich die Ausschüttung von Hormonen (Kortikosteroide, Adrenalin, Noradrenalin) im Rahmen der Atemaussetzer mit „Weckreaktion" des Körpers. Diese findet bei manchen Patienten über 100 ×/Nacht statt. Es kommt zur Verschlechterung der Insulinwirkung und damit zur Insulinresistenz.

Die besonderen Gefahren bei Vorliegen eines Schlafapnoe-Syndroms gehen nicht nur von der

Müdigkeit und Abgeschlagenheit aus, sondern es führt auch zu einem gehäuften Auftreten von Herz-Kreislauf-Erkrankungen wie:

- Herzinfarkt
- Schlaganfall
- Andere Gefäßschäden (Bluthochdruck)

Hauptrisikofaktoren für das Schlafapnoe-Syndrom sind:

- Adipositas, ca. $^4/_5$ der Patienten sind adipös.
- Alter
- Männer sind häufiger betroffen als Frauen.

Bei Frauen scheint in der Menopause (= nach der letzten spontanen Regelblutung) – mit Rückgang der weiblichen Geschlechtshormone – die Häufigkeit des OSAS deutlich zuzunehmen.

14.5.3 Symptome

Typische Zeichen des Schlafapnoe-Syndroms sind:

- Atemaussetzer oder vorübergehendes völliges Aufhören des Atemflusses
- Extrem lautes Schnarchen
- Schwere Erweckbarkeit
- Unerträgliche Tagesmüdigkeit mit spontaner Einschlafneigung
- Störungen der Konzentrationsfähigkeit
- Evtl. depressive Verstimmungszustände
- Minderung der Lust auf Sex

14.5.4 Diagnostik

Der Nachweis des Schlafapnoe-Syndroms erfolgt durch:

- Erhebung der Krankheitsgeschichte (Anamnese)
- Körperliche Untersuchung
- Schlafapnoe-Screening mit transportablen Mehrkanalgeräten unter ambulanten Bedingungen

Die Geräte messen kontinuierlich über die Nacht folgende Parameter:

- Sauerstoffsättigung des Blutes
- Atemfluss an der Nase, evtl. zusätzlich am Mund
- Atemexkursion, d. h. es wird gemessen, ob sich der Bauch und der Brustkorb heben und senken
- Schnarchen mittels Mikrofons
- Gleichzeitig wird ein EKG abgeleitet und die Körperlage registriert (Seitenlage/Rückenlage etc.).

Anhand der genannten Parameter können zu einem hohen Prozentsatz Patienten mit einem Schlafapnoe-Syndrom entdeckt und entsprechend behandelt werden.

Sollte die Diagnose unter ambulanten Bedingungen nicht gelingen, wäre die Überweisung in ein spezielles **Schlaflabor** sinnvoll. Neben dem obstruktiven Schlafapnoe-Syndrom, bei dem die oberen Atemwege verschlossen werden (OSAS), gibt es verschiedene andere Formen von Schlafapnoe-Syndromen:

- Ausgelöst durch Veränderungen im Gehirn
- Durch extremes Übergewicht am Bauch, wodurch die Atemexkursionen (Atembewegungen von Bauch und Brust) kaum mehr möglich sind („Pickwick-Syndrom“)

14.5.5 Therapie

Wichtige Erstmaßnahmen sind:

- Verzicht auf Alkohol am Abend
- Verzicht auf Beruhigungs- oder Schlafmittel (Sedativa)
- Kontinuierliche Gewichtsreduktion: Durch eine etwa 10-prozentige Gewichtsreduktion kann die Anzahl der Atemaussetzer um 20–30 % verringert werden.

Oft genügen diese Maßnahmen jedoch nicht alleine. Als weitere Maßnahme ist meistens eine **Masken-Überdruckbeatmung** über Nase bzw. Nase/Mund erforderlich, wodurch in der Regel eine deutliche Besserung der Tagesmüdigkeit erreicht und auch das Risiko für Herz-Kreislauf-Erkrankungen minimiert werden kann (CPAP = „continuous positive airway pressure“ = Beatmung über Maske und Sauerstoffgerät). Es gibt auch Geräte, die nicht nur kontinuierlich die ganze Nacht laufen, sondern automatisch immer dann einsetzen, wenn ein Atemaussetzer registriert wird (Auto-CPAP-Therapie).

MERKE

Werden die oben beschriebenen Beschwerden von Betroffenen selbst entdeckt und/oder von den Partnern über extremes Schnarchen berichtet, kann durch die zuvor geschilderten Maßnahmen eine deutliche Besserung der Beschwerden erreicht und insbesondere das Risiko für Herz-Kreislauf-Erkrankungen wie Herzinfarkt und Schlaganfall minimiert werden.

KAPITEL

15 Bewegung und Sport bei Diabetes

Jeder Mensch mit Diabetes sollte sich nicht nur unter dem Aspekt der Vermeidung von Folgeschäden und der Senkung seines Blutzuckers, sondern auch im Hinblick auf die Steigerung seiner Lebensfreude und zur Förderung des körperlichen und seelischen Wohlbefindens (Fitness!) bewegen und Sport treiben. Bewegung und Sport sind neben der gesunden Ernährung und den richtigen Medikamenten eine der Säulen der Diabetestherapie und somit wichtiger Bestandteil der Behandlung jedes Patienten mit Diabetes.

In den letzten Jahren haben mehrere große Studien belegt, dass durch einen aktiven Lebensstil das Auftreten eines Typ-2-Diabetes verhindert bzw. weit hinausgezögert werden kann. Aber auch beim Typ-1-Diabetes verbessert sich durch regelmäßigen Ausdauersport insbesondere die Insulinresistenz der Muskeln. Dies ist zur Vorbeugung einer Gewichtszunahme mit Verschlechterung der Insulinresistenz auch bei Menschen mit Typ-1-Diabetes sinnvoll – viele Menschen mit Typ-1-Diabetes sind heute übergewichtig (sitzende Tätigkeit am Computer, Facebook-Bekanntschaften etc.)!

Tab. 15.1 Vorteile und mögliche Gefahren von sportlichen Betätigungen

Nutzen	Gefahren
Blutzuckersenkung bei leichter Hyperglykämie	Hyperglykämische Entgleisung bei starkem Insulinmangel (evtl. Ketose, ketoazidotisches Koma)
Senkung des Insulinbedarfs durch Erhöhung der peripheren Insulinempfindlichkeit	Hypoglykämien (Unterzuckerungen), wenn Insulindosis nicht reduziert und/oder keine zusätzlichen BE gegessen wurden
Serum-Triglyzeride werden gesenkt und HDL-Cholesterin erhöht sich	Keine
Training des Herz-Kreislauf-Systems	Kardiale Zwischenfälle (z. B. Angina pectoris, Infarkt, Kollaps)
Steigerung von Selbstwertgefühl, Wohlbefinden und Leistungsvermögen	Fußprobleme (z. B. Geschwüre, Blasen)
Gewichtsreduktion bei regelmäßigem Training (zweimal pro Woche, mindestens etwa ¼ bis ½ Stunde Ausdauertraining)	Übertriebene Gewichtsabnahme durch „Sport-Exzess"

BEACHTE

Ein diabetischer Fuß darf niemals zusätzlich gefährdet werden.

15.1 Geeignete Sportarten

Für Menschen mit Diabetes **geeignete Sportarten** sind:

- Ausdauersportarten, z. B. Schwimmen, Radfahren, Skilanglauf, Laufen, Walking
- Leichtes Schnellkraft-Training
- Gruppensport, z. B. Ballspiele, Gesellschaftstanz

Sport ist im Zusammenhang mit Diabetes in vielfältiger Weise positiv zu bewerten, die Gefahr für schwere Unterzuckerungen bei „Nichtbeachten" wichtiger Regeln muss aber gesehen werden (➤ Tab. 15.1)!

Um als Mensch mit Diabetes regelmäßig und ohne zusätzliches Risiko Sport treiben zu können, sollte der Blutzucker vor, während und nach der sportlichen Aktivität gemessen und die oben angeführten Maßnahmen berücksichtigt werden. Traubenzucker zur Behandlung von Hypoglykämien sollte immer griffbereit sein (im Schwimmbad im Handtuch eingewickelt am Beckenrand statt im Garderobenschrank eingeschlossen!). Ein Sportkamerad und/oder der Trainer sollte über den Diabetes und darüber, wie dem Menschen mit Diabetes im Falle einer Unterzuckerung geholfen werden kann, informiert sein!

BEACHTE

Menschen mit Diabetes sollten Kraftsport unbedingt meiden bei
- ausgeprägtem Bluthochdruck,
- schweren Augenhintergrundveränderungen,
- ausgeprägter Neuropathie.

Auch mäßiger Ausdauersport sollte in diesen Fällen nur nach ärztlicher Untersuchung betrieben werden.

BEACHTE

Sport wirkt nach (und das oft noch Stunden)!
Die Zuckerspeicher in Leber und Muskel müssen wieder aufgefüllt werden.
Es kann noch lange nach dem Sport (ca. bis zu 14 h) zum Blutzuckerabfall kommen!

15.2 Trainingsbeginn mit Typ-2-Diabetes

Zunächst geht es um die Auswirkung von Muskelarbeit und körperlicher Bewegung auf die allgemeine Lebensqualität. Mehr Bewegung bringt mehr Gesundheit, Fitness und Spaß. Zudem bringt Bewegung vor allem Menschen mit Typ-2-Diabetes gesundheitliche Vorteile. Sie sind in besonderem Maße gefährdet, frühzeitig Herz-Kreislauf-Erkrankungen zu entwickeln. Dabei tritt der Herzinfarkt am häufigsten auf, aber auch Schlaganfall und andere Gefäßerkrankungen stellen eine Gefahr dar.

Untersuchungen belegen, dass bereits ein Mehrumsatz von 2.000 kcal pro Woche das Risiko für Durchblutungsstörungen am Herzen um bis zu 60 % reduziert (➤ Kap. 13). Wenn dieser wöchentliche Mehrumsatz durch sportliche Betätigung erreicht werden soll, muss er als regelmäßige körperliche Aktivität auch in das Alltagsleben integriert werden. Also: Auto stehen lassen, Treppen steigen statt Aufzug fahren etc. Allerdings wird der Energieverbrauch pro Übungs- bzw. Trainingseinheit in der Regel überschätzt, auch wenn unter Ausdauerbelastung der Energieumsatz um ein Vielfaches des Ruheumsatzes zunimmt: bei Trainierten ca. um das Acht- bis Zehnfache, bei Normalpersonen ca. um das Vier- bis Fünffache.

Hinsichtlich der Energiebilanz muss man feststellen, dass eine realistische Gewichtsabnahme nur langfristig möglich ist – am besten in Kombination mit einer kalorienreduzierten Ernährung. Die Tageskalorienzufuhr sollte jedoch nicht unter 1.000 kcal liegen, da der Körper sonst möglicherweise Eiweiß abbaut und gleichzeitig unerwünschterweise der Grundumsatz gesenkt wird. Bei ausreichender Eiweißzufuhr ist es realistisch, wöchentlich etwa 0,5–0,7 kg abzunehmen – bei entsprechender Bewegung.

Das Training sollte bestehen aus:
- 70 % Ausdauertraining
- 10 % Krafttraining
- 20 % Geschicklichkeitstraining

15.2.1 Ausdauertraining

Ein Ausdauertraining hat vielfältige positive Auswirkungen:
- Stärkung des Herz-Kreislauf-Systems
- Steigerung der Insulinempfindlichkeit
- Senkung des Blutzuckerspiegels
- Einsparung von blutzuckersenkenden Tabletten bzw. Insulin
- Aufbau von Muskeln
- Gewichtsreduktion
- Senkung der Blutfette
- Verbesserung der Geschicklichkeit und Ausdauer

Um das Herz-Kreislauf-System in Schwung zu halten und Gewicht zu reduzieren, genügen schon 3 × 20 min pro Woche bei mäßiger Belastungsintensität (➤ Tab. 15.2).

Besonders geeignet sind z. B. folgende Sportarten:
- Gehen
- Walken oder auch Nordic Walking
- Joggen
- Fahrrad fahren
- Schwimmen
- Skilanglauf
- Rudern

Um Ausdauereffekte zu erreichen, sollte mindestens ein Sechstel der Muskelmasse, also möglichst viele Muskeln, eingesetzt werden. Und nicht nur Sport

Tab. 15.2 Energieverbrauch pro Stunde bei verschiedenen körperlichen Aktivitäten

	Geschwindigkeit	Verbrauch pro Stunde
Sitzen		Ca. 70 kcal
Zügiges Gehen	Ca. 5 km/h	Ca. 330 kcal
Joggen	Ca. 8 km/h Ca. 10 km/h Ca. 12 km/h	Ca. 600 kcal Ca. 850 kcal Ca. 1.000 kcal
Fahrrad fahren	Ca. 15 km/h Ca. 20 km/h	Ca. 450 kcal Ca. 600 kcal
Tischtennis		Ca. 315 kcal
Tanzen (Walzer)		Ca. 265 kcal

ist körperliche Bewegung, auch den Garten umgraben und Hausputz ist Muskelarbeit, die sich auf den Stoffwechsel auswirkt.

15.2.2 Kraft- und Geschicklichkeitstraining

Ab dem 30. Lebensjahr büßt unsere Muskulatur jährlich etwa 1 % ihrer ursprünglichen Masse ein. Da sich in zunehmendem Alter auch die Knochen abbauen, führt regelmäßiges Training nicht nur zu Fettreduktion und einer Verbesserung der Stoffwechsellage, sondern verhindert bzw. verlangsamt auch den Abbau von Muskeln und Knochen. **Mäßiges Krafttraining** ist daher durchaus zu empfehlen, denn es fördert außerdem die Koordinationsfähigkeit und reduziert damit nachweislich die Anzahl schwerwiegender Stürze mit Knochenbrüchen im Alter (besonders Hüft- und Oberschenkelbrüche).

Beim Kraftsporttraining, das in der Regel an Geräten durchgeführt wird, muss allerdings einiges beachtet werden, da es bei

- unsachgemäßer Handhabung und falscher Durchführung,
- übertriebenem Ehrgeiz oder Unwissenheit

zu erheblichen Schädigungen des Bewegungs- und Stützapparats kommen kann. Daher sollten die Übungen nur mit einem qualifizierten Trainer durchgeführt werden.

Kurzfristige, sehr schwere körperliche Belastungen wie Kugelstoßen, Gewichtheben oder Springen dürfen bei

- beginnender proliferativer Retinopathie (➤ Kap. 13) oder
- hohem Blutdruck

keinesfalls erfolgen!

15.2.3 Anhaltspunkte/Leitsätze zur Trainingsgestaltung

Anfänglich sollte man sich nicht zu hohe Ziele stecken (➤ Tab. 15.3), denn Überanstrengung kann zu Verletzungen führen. Dadurch verliert man schnell die Lust und hört bald mit dem Training wieder auf.

Tab. 15.3 Belastungsrichtwerte für Trainingsanfänger mit Diabetes

Laufen	3 km Dauerlauf in 15–18 min
Fahrradergometer	1 Watt/kg Körpergewicht, 10 min lang
Schwimmen	500 m in 12–18 min

Bei der Gestaltung des Trainings sollte ein Sporttherapeut oder ein Sportmediziner eine Beratung durchführen. Dem Training sollte ab dem 5. Lebensjahrzehnt eine gründliche ärztliche Untersuchung vorausgehen mit:

- Belastungs-EKG
- Blutdruckmessung
- Untersuchung der Füße (diabetisches Fußsyndrom)

Zur Steigerung eines Herz-Kreislauf-Trainings (z. B. Joggen, Radfahren etc.) hat sich die Trainingsherzfrequenz, die nach der Karvonen-Formel individuell berechnet werden kann, bewährt. Allerdings handelt es sich um eine „Grobformel", die die individuelle Kondition und Konstitution eines Menschen nicht berücksichtigt und deshalb nur ein ungefährer Anhalt sein kann.

Zur Ermittlung der Trainingsherzfrequenz benötigt man die Herzfrequenz in Ruhe (HF_{Ruhe}) und die maximale Herzfrequenz (HF_{max}). Die maximale Herzfrequenz wird als feste Größe mit 220/min abzüglich des Lebensalters angegeben. Die Ruheherzfrequenz ist die Frequenz morgens direkt nach dem Aufstehen.

Als „Herzfrequenzreserve“ bezeichnet man die Differenz zwischen HF_{max} (220 – Lebensalter) und HF_{Ruhe}.

Die Trainingsherzfrequenz (HF_{Train}) kann dann nach dieser Formel berechnet werden – zu berücksichtigen ist dabei noch die Intensität, mit der jemand trainieren möchte (F_{Train} = Faktor der die Intensität des Trainings wiedergibt), z. B.:

- Intensivausdauertraining: Faktor 0,8
- Normales Ausdauertraining: Faktor 0,7
- Extensives Ausdauertraining: Faktor 0,6
- Bei gänzlich Untrainierten/Rehabilitanden: Faktor 0,5

INFO

Formel zur Berechnung der Trainingsherzfrequenz nach der **Karvonen-Formel** mit einer maximalen Herzfrequenz von 220/min minus Lebensalter:

$$\text{Trainings-Herzfrequenz}(HF_{Train}) = \text{Faktor der Intensität des Trainings}(F_{Train}) \times (220 - \text{Lebensalter} - HF_{Ruhe}) + HF_{Ruhe}$$

Beispiel 1: Ein untrainierter 70-jähriger Mensch mit Typ-2-Diabetes (Faktor 0,5) hat z. B. einen Ruhepuls von 75/min.
Berechnung: 0,5 × (150–75) + 75 = (0,5 × 75) + 75 = 112,5. Die Trainingsherzfrequenz sollte bei etwa 112/min liegen.
Beispiel 2: Ein 20-jähriger Mensch mit Typ-1-Diabetes, der regelmäßig Ausdauertraining betreibt (Faktor 0,8), hat einen Ruhepuls von 54/min.
Berechnung: 0,8 × (200–54) + 54 = 170,8. Die Trainingsherzfrequenz sollte hier bei etwa 170/min liegen.

Eine weitere Möglichkeit zur ungefähren Berechnung der Trainingsintensität ist die **Borg-Skala** (benannt nach dem schwedischen Physiologen Gunnar Borg), mit der das „subjektive Belastungsempfinden“ während des Trainings ausgedrückt wird, „gemessen“ an der Beanspruchung und Ermüdung der Muskulatur und der Luftnot. Bei Trainingsbeginn wird in der Regel ein Wert von 11 empfohlen (entspricht einer Trainingsfrequenz von 110 = 11 × 10 und bedeutet: „sehr leicht“), bei regelmäßigem Ausdauertraining wird ein Wert von 14 (= „etwas anstrengend“) in der Regel nicht überschritten. Ein Wert von 20 bedeutet in dieser Skala „maximal anstrengend“.

Eine Laktatmessung im Blut und eine Spiroergometrie (= Untersuchung der Lungenfunktion) sind genauer – sie sind der Standard zur Ermittlung der Herzfrequenzmessung bei Leistungssportlern!

Wird die Trainingsfrequenz dem aktuellen Fitnessstand und dem langfristig gewünschten Ergebnis vorsichtig angepasst, ist ein Herz-Kreislauf-Dauertraining effektiv und sicher. Eine Übertreibung ist kontraproduktiv (➤ Tab. 15.3)! Vor jedem Training sind gymnastische Übungen zur Lockerung und Dehnung der Muskeln und Sehnen empfehlenswert. Auch sollte das Schuhwerk den besonderen Gefahren bei diabetischer Neuropathie gerecht werden.

Bei Neueinsteigern sollte eine Pulsfrequenz von 180 minus Lebensalter als „Richtpuls“ nicht überschritten werden. Das entspricht einer mittleren Belastungsintensität, die für 20–30 min durchgehalten werden sollte. Bei allen Ausdauerbelastungen sollten die Laktatwerte (= Milchsäure im Blut) im „grünen“ Bereich liegen (0,7–2,0 mmol/l). Um dieses Ziel zu erreichen, ist vor dem Start in den Sport einiges zu beachten und zu planen (➤ Tab. 15.3).

Bei der Gestaltung des Trainings sind „neuere Hilfsmittel“ wie z. B. die aktuellen Apps, Wearables oder Fitnessportale sehr hilfreich (➤ Tab. 15.4).

INFO

Gestaltung des Trainings – ein Vorschlag

- Überwiegendes Ausdauertraining.
- Einsatz eines möglichst großen Teils der gesamten Muskulatur
- So wenig Haltearbeit (statisch) wie möglich
- So viel Bewegung (dynamisch) wie möglich
- Gleichmäßig atmen, keine Pressatmung (besonders wichtig bei Netzhautschäden!)

Dauer, Intensität und Häufigkeit des Trainings
Ausdauerbelastung: z. B. 3 × 20 min pro Woche:

- Laufen
- Fahrradfahren
- Gehen
- Schwimmen etc.

Kombinationsprogramm

- z. B. täglich 6–10 min Gymnastik
- Zusätzlich 3-mal wöchentlich 20 min Ausdauerbelastung (➤ Kap. 15.2.1)

Tab. 15.4 Digitale Technologien zur Trainingsgestaltung

Technologie	Beschreibung	Erwartungen/Positives
Digitales Coaching mittels App	**App VIDEA:** bewegt zu mehr Bewegung im Alltag	• Zertifiziert durch ZPP (Zentrale Prüfstelle Prävention) • Wesentliche Elemente u. a. Wissenschaftliche Tutorials, Bewegungsvideos, Expertenchat, Tagebuchfunktion
	• **App Zanadio:** – Wendet sich an Menschen mit BMI 30–40 – Aktuell einzig gelistete App in der Kategorie „Hormone und Stoffwechsel"	• Hohe Kosten • Derzeit häufig fehlende therapeutische Möglichkeiten
	• **CHAllenge-D:** telemedizinisches Projekt der Charité	Telemedizinische Betreuung für Leistungssportler mit Typ-1-Diabetes
Wearables (aktuell wenige Daten zum medizinischen Nutzen), z. B.: • Schrittzähler • Smartwatches • Aktivitätstracker • Smarte – Brillen, Kopfhörer – Kleidung, Schuhe, Schmuck – Brust-/Waden- Knöchelbänder/-gurte	• **Produkte zum Steuern von Training und Fitness:** – Werden direkt am Körper getragen – Ausgestattet mit unterschiedlichen Sensoren und Technologien – Erfassung zahlreicher Vitalparameter	Könnte zur besseren Motivation beitragen
Exergaming (ermutigende Datenlage)	**Verbindung von Computerspielen mit mehr oder weniger intensiver Bewegung:** Eintauchen in eine virtuelle Welt mittels Virtual-Reality (VA)-Brillen durch SpielerInnen	• Verbesserung bei Menschen mit metabolischem Syndrom von: – BMI, Körperfett – HbA1c • Verbesserung motorischer Fähigkeiten (z. B. Morbus Parkinson, Multiple Sklerose)
Fitnessportale: z. B. Gymondo, Fitnessraum, Bodyshape	• **Training im eigenen Studio:** – Keine individuelle Trainingsanleitung – Keine Korrektur z. B. falscher Bewegungsabläufe (nicht nur für ältere Menschen u. U. problematisch)	• Zeitlich und örtlich unabhängig trainieren • Kein Anfahrtsweg • Viele Trainingsschwerpunkte • Viele Trainingslevels
Initiative Doc2go	**Diabetes-Podcast** zum Mitlaufen	Virtuelle Mitläufer werden für einen 30-minütigen „informativen Spaziergang" angeboten

Entscheidend für den langfristigen Erfolg ist, dass das Gesundheitstraining regelmäßig durchgeführt wird und die Freude beim Trainieren nicht zu kurz kommt. Der Anschluss an eine **Diabetiker-Sportgruppe** ist sinnvoll. In solchen Gruppen geht es nicht primär um Sport oder gar Leistungssport, sondern um medizinisch definierte ärztlich betreute Übungen für Menschen mit Diabetes. Hier können außerdem Erfahrungen ausgetauscht werden und die Motivation ist in einer Gruppe größer.

15.3 Auswirkungen des Sports bei stoffwechselgesunden Menschen

Bei gesunden Menschen ohne Diabetes wird die Blutglukose in einem Bereich von 70–150 mg/dl (3,9 mmol/l–8,4 mmol/l) **konstant gehalten:**

- Beim Fasten
- Nach Nahrungsaufnahme
- In Ruhe
- Bei körperlicher Anstrengung

Der Grund hierfür ist, dass unser Gehirn für seine Arbeit auf Glukose angewiesen ist und bei einem Blutzuckerwert unter 70 mg/dl mangelhaft arbeitet. Das Gehirn braucht kein Insulin für die Zuckerverwertung, es ist direkt abhängig vom Blutglukosespiegel. Deshalb sorgen verschiedene Mechanismen beim Stoffwechselgesunden dafür, dass der Blutzuckerspiegel nie unter 70 mg/dl absinkt, sodass keine Unterzuckerung auftritt.

Da das Gehirn pro Stunde etwa 6 g Glukose verbraucht und die Leber etwa 10 g pro Stunde herstellt, bleiben für die Versorgung der übrigen Gewebe etwa 4 g Glukose pro Stunde übrig. Wenn nun der Körper plötzlich besonderen Belastungen, z. B. verstärkter Muskeltätigkeit, ausgesetzt wird, werden pro Stunde mehr als 4 g Glukose verbraucht, sodass dann zur Sicherstellung der Gehirnversorgung zusätzlich Glukose von der Leber hergestellt oder freigesetzt werden muss. Dies kann sie nur bei niedrigen Blutinsulinspiegeln.

Die Absenkung des Insulinspiegels bei sportlicher Aktivität geschieht beim Nichtdiabetiker automatisch und ohne sein Zutun (➤ Tab. 15.5).

15.4 Auswirkungen des Sports bei Insulintherapie oder oralen Antidiabetika mit Hypogefahr

15.4.1 Hypoglykämiegefahr

Während die Insulinproduktion bei Menschen ohne Diabetes während des Sports automatisch gedrosselt wird, ist bei gut eingestellten insulinbehandelten Menschen mit Diabetes durch die subkutane Insulininjektion ein entsprechender **Insulinspiegel vorgegeben** und kann bei körperlicher Aktivität nicht vermindert werden.

Ebenso wird durch die Einnahme bestimmter **blutzuckersenkender Tabletten** der Insulinspiegel

Tab. 15.5 Stoffwechselveränderungen bei körperlicher Aktivität

Körperliche Aktivität	Hormone	Stoffwechselvorgänge	Blutzucker
Stoffwechselgesunder	• Insulinsekretion nimmt ab, dadurch niedriger Insulinspiegel im Blut • Insulinempfindlichkeit steigt • Adrenalin, Glukagon, Kortisol steigen im Blut an	• Vermehrte Glukoseverwertung im Muskel • Vermehrte Glukoseproduktion durch Abbau der Glykogenspeicher in der Leber und Neubildung von Glukose in der Leber aus Eiweiß	Normaler Blutzucker
Mit Insulin gut eingestellter Diabetes	• Relativ hoher Insulinspiegel nach subkutaner Injektion • Insulinempfindlichkeit steigt • Adrenalin, Glukagon, Kortisol steigen im Blut an	• Vermehrte Glukoseverwertung im Muskel • Nicht ausreichende Glukoseproduktion in der Leber (Hemmung durch den erhöhten Insulinspiegel im Blut)	• Abfall des Blutzuckers • Evtl. Unterzuckerung (Hypoglykämie)
Entgleister Diabetes (BZ ca. 250–300 mg/dl oder mehr, beginnende Ketose)	• Insulinmangel, evtl. gar kein Insulin mehr im Blut • Adrenalin, Glukagon, Kortisol steigen im Blut an und dadurch auch der BZ-Spiegel	• Verminderte Glukoseverwertung, da Insulin fehlt • Glukoseüberproduktion aus der Leber: Da Insulin fehlt, kommt es zum Glykogenabbau und zur Glukoseneubildung aus Eiweiß	• Anstieg des Blutzuckers • Evtl. Ketoazidose (evtl. Koma)

durch die Insulinausschüttung der Bauchspeicheldrüse erhöht (Sulfonylharnstoffe, Glinide).

Während, aber auch nach der sportlichen Aktivität kann es unter einer Insulintherapie oder der Therapie mit Sulfonylharnstoffen oder Glinden zu einer schweren **Unterzuckerung** kommen durch:

- Relativ zu hoher Insulinspiegel
- Zunehmende Insulinempfindlichkeit unter Belastung
- Vermehrte Glukoseverwertung durch den Muskel
- Nicht ausreichende, durch das Insulin gebremste Glukoseproduktion aus der Leber

Deshalb gilt es vor einer sportlichen Belastung, ob geplant oder ungeplant, Folgendes zu beachten, um der **Unterzuckerung vorzubeugen:**

- Die Muskulatur legt sich für körperliche Belastungen „Zuckervorräte" an. Patienten, die lange Zeit wenig oder gar keinen Sport getrieben haben, besitzen **wenige Glukosereserven** in der Muskulatur, sodass die Gefahr einer Unterzuckerung unter sportlicher Betätigung größer ist.
- Auch für **aktive Sportler** gilt, dass die Muskelgruppen sich sportartgemäß mit Glukose füllen: Beim Joggen werden andere Muskeln beansprucht als beim Schwimmen. Wird eine neue Sportart ausgeübt, die bisher untrainierte Muskelgruppen fordert, können auch bei durchtrainierten Menschen mit Diabetes Unterzuckerungen die Folge sein.

INFO

Die Entwicklungen in der Diabetestherapie mit Insulinpumpen, Glukose-Monitoring (rtCGM oder iscCGM, ➤ Kap. 3), der sensorunterstützten Pumpentherapie oder auch AID, der automatisierten Insulinabgabe (➤ Kap. 9) erleichtern schon heute und zukünftig sicherlich noch entscheidender die Glukosesteuerung bei sportlicher Aktivität.

15.4.2 Hyperglykämiegefahr

Besteht bei Menschen mit Diabetes zu Beginn der sportlichen Aktivität ein **entgleister Diabetes** mit Blutzuckerwerten von 220–300 mg/dl oder mehr (12,3–16,8 mmol/l), liegt ein Insulinmangel vor, bei Azetonnachweis im Urin oder Blut sogar ein **nahezu absoluter Insulinmangel.** Dies führt zu:

- Verminderter Glukoseverwertung im Muskel
- Glukoseüberproduktion aus der Leber und somit zu einer zunehmenden Verschlechterung der Stoffwechsellage:
  - Zu einem weiteren Anstieg des Blutzuckers
  - Aufgrund des fehlenden Insulins wird Fett als Energieträger abgebaut und die Ketonkörperbildung gesteigert.

Im Extremfall kann eine ketoazidotische Entgleisung bis hin zum Koma resultieren. Daher heißt es: Ruhe bewahren und **körperliche Belastung vermeiden.**

Nicht nur bei Insulinmangel kann es zum Blutzuckeranstieg während des Sports kommen, auch sehr starke Muskelarbeit, vor allem im Zusammenspiel mit einer Ausschüttung des Stresshormons Adrenalin, z. B. bei einem sportlichen Wettkampf, kann zu erhöhten Blutzuckerwerten führen (➤ Tab. 15.5).

15.4.3 Konsequenzen

Vor dem Sport muss sich der Mensch mit Diabetes folgende Fragen stellen:

- Welcher Sport wird betrieben?
- Wie groß und wie ungewohnt wird die Anstrengung sein?
- Wie ist der aktuelle Blutzuckerwert?
- Wirkt noch Insulin oder die blutzuckersenkende Tablette (Sulfonylharnstoff, Glinide)?

15.5 Maßnahmen

15.5.1 Maßnahmen vor dem Sport

Vor jeder kürzeren körperlichen Anstrengung (z. B. 1 h Schwimmen oder Radfahren) sollte Folgendes beachtet werden:

- Pro halbe Stunde körperlicher Anstrengung vor Beginn des Sports 1 Sport-BE zusätzlich als langwirkende Kohlenhydrate essen
- Bei Ausdehnung der Aktivität empfiehlt es sich, zusätzlich kurzwirkende BE einzuplanen und nach Abschluss der sportlichen Maßnahme ggf. erneut zusätzlich 1–2 „lange" BE zu essen.

- Untrainierte Patienten sollten zur Sicherheit 1–2 BE mehr zu sich nehmen.
- Vor dem Sport bestehende niedrige Blutzuckerwerte unter 100 mg/dl mit schnellen BE anheben, bevor es losgeht. Bei noch niedrigeren Werten eine Zusatz-BE essen.
- Ist die geplante Anstrengung groß, sollte man ebenfalls die BE-Menge erhöhen.

BEACHTE

Ungeplante körperliche Anstrengungen können immer nur durch zusätzliche Kohlenhydrate abgefangen werden!

Patienten, die eine **konventionelle Insulintherapie** durchführen, sollten vor einer geplanten langandauernden oder ungewohnten Belastung die Menge des Insulins vor und evtl. auch nach der Muskelarbeit vermindern. Zusätzlich kann es nötig sein, der Unterzuckerung mit Sport-BE vorzubeugen.

Patienten, die eine **intensivierte konventionelle Insulintherapie** durchführen, können vor einer geplanten körperlichen Aktivität im Anschluss an eine Mahlzeit ihr Kurzzeitinsulin reduzieren. Hier muss die jeweilige Wirkungsweise und Wirkdauer des Kurzzeitinsulins berücksichtigt werden.

Unter einer ICT

- **mit Normalinsulin** kann weniger Mahlzeiteninsulin gespritzt werden, wenn die Belastung 2–3 h nach der Injektion stattfindet.
- **mit Kurzzeit-Analoginsulin** kann weniger Mahlzeiteninsulin gespritzt werden, wenn die Belastung 1–2 h nach der Injektion stattfindet.

15.5.2 Maßnahmen während des Sports

Bei länger andauernder Belastung sollte in der Sportpause der Blutzucker gemessen und ggf. nach vorhandenem Anpassungs-/Korrekturplan Zusatz-BE auch während des Sports zu sich genommen (z. B. 1–2 BE pro halbe Stunde Belastung) werden.

Kommt es während des Sports zu einer **Überzuckerung,** kann das folgende **Ursachen** haben:

- Die letzte Insulindosis wurde zu stark vermindert.
- Bei Insulinmangel schüttet die Leber vermehrt Zucker ins Blut aus, der aber nicht mehr verbraucht werden kann.
- Vor dem Sport wurden zu viele Zusatz-BE gegessen.
- Während des Sports ist es zu einer Unterzuckerung gekommen, der Körper wehrt sich dagegen und stellt zu viel Zucker bereit (Gegenregulation – Zucker aus der Leber).
- Bei extremer körperlicher Belastung werden Hormone ausgeschüttet, die auch nach dem Sport den Blutzucker ansteigen lassen, z. B. Adrenalin, Glukagon, Kortisol, STH (somatotropes Hormon).

15.5.3 Maßnahmen nach dem Sport

Der Körper schüttet während der körperlichen Belastung seine Glukosevorräte aus, die er nach dem Sport wieder auffüllen muss. Dies kann **bis zu 14 h nach Beendigung der Aktivität** dauern, denn die Zuckerspeicher in Leber und Muskel müssen erst wieder aufgefüllt werden. In dieser Zeit muss immer noch mit Unterzuckerungen gerechnet werden. Anzeichen sind:

- Schweißausbruch
- Herzklopfen
- Zittern

Daher sollten folgende **Maßnahmen nach dem Sport** durchgeführt werden:

- Blutzucker testen
- Evtl. 2–3 h später nochmals testen und Zusatz-BE essen, denn evtl. kommt es erst später zu einem Blutzuckerabfall.
- Bei normalem Blutzucker vor der Nachtruhe eine Zusatz-BE essen und evtl. auch nachts noch testen
- Eventuell ist zur Vorbeugung zu niedriger Blutzuckerwerte auch nach dem Sport eine Reduktion des Basalinsulins notwendig.

BEACHTE

Vorsicht daher bei:

- Korrekturen mit schnellwirkendem Insulin bei vermeintlich zu hohen Blutzuckerwerten nach dem Sport
- „Einsparen" von BE
- Genuss von Alkohol nach oder während der Anstrengung (➤ Kap. 12.7.2)

15.5.4 Maßnahmen bei geplanten länger dauernden Aktivitäten

Bei einer **geplanten längeren Muskelarbeit** (z. B. mehrere Stunden Skilauf, Tagesbergwanderung) muss unbedingt vorbeugend, je nach geplanter Anstrengung, Folgendes beachtet werden:

- Sowohl Langzeit- als auch Kurzzeitinsulin müssen reduziert werden: bis zu 50 % weniger Insulin injizieren! Dabei kann z. B. bei einer Halbtageswanderung eventuell komplett auf das schnellwirkende Insulin verzichtet und alleine durch die Basalinsulinrate der Insulinbedarf abgedeckt werden.
- Auch bei deutlicher Verminderung der Insulindosis sind bei anstrengenden sportlichen Aktivitäten zusätzliche BE einzuplanen.

MERKE

Allgemein

- Das Gehirn verbraucht Glukose. Der arbeitende Muskel benötigt ebenfalls Glukose. Deshalb muss beim Sport mehr Glukose bereitgestellt werden als in Ruhe.
- Insulin wirkt bei Muskelarbeit stärker, deshalb verringert sich der Insulinbedarf.
- Durch Sport werden Zuckerspeicher in Muskel und Leber entleert.
- Ist kein Insulin im Blut, kann der arbeitende Muskel nur Fettsäuren verbrennen, daraus entsteht in erheblichem Ausmaß Azeton.

Maßnahmen im Zusammenhang mit Sport

Maßnahmen vor dem Sport

- Bei Gabe von zwei verschiedenen Insulinen das Insulin kürzen, das während der Sportausübung wirkt. Eventuell Tablettendosis vermindern.
- Blutzuckerbestimmung: bei Werten unter 100 mg/dl (5,6 mmol/l) und über 250 mg/dl (13,9 mmol/l) körperliche Aktivität noch nicht beginnen, sondern erst den Blutzucker ausgleichen
- Niedrige Blutzuckerwerte durch Zusatz-BE anheben
- Hohe Blutzuckerwerte mit Insulin langsam und vorsichtig absenken. Wenige Einheiten Kurzzeitinsulin genügen oft!
- Pro halbe Stunde körperlicher Anstrengung eine „Sport-BE"!

Maßnahmen beim Sport

- Bei länger dauernder Belastung in der Sportpause Blutzucker messen
- Bei Bedarf bzw. nach Plan Zusatz-BE auch während des Sports

Maßnahmen nach dem Sport

- Blutzucker testen, notfalls Zusatz-BE
- Evtl. 2–3 h später nochmals testen und Zusatz-BE essen, denn evtl. erst späterer Blutzuckerabfall
- Bei normalem Blutzucker vor der Nachtruhe Zusatz-BE (evtl. noch nachts BZ testen!)

15

Fragen

1. Was sollte vor dem Sport bedacht werden?
2. Was sollten untrainierte Menschen mit Diabetes vor Muskelarbeit bedenken?
3. Wann kann nach dem Sport der Blutzucker ansteigen?
4. Warum sollten sich Menschen mit Diabetes mit ausgeprägten Augenhintergrundveränderungen körperlich nicht so stark belasten?
5. Welches Insulin sollte ein ICT-Patient bei einer Wanderung direkt im Anschluss an das Mittagessen vermindern?
6. Ist es möglich, dass auch 12 h nach Ende einer körperlichen Anstrengung noch eine Unterzuckerung auftritt?

Lösungen ➤ Anhang.

KAPITEL

16 Urlaub und Reisen

Unsere heutige Gesellschaft ist in zunehmendem Maße sowohl beruflich als auch privat (z. B. im Urlaub) mobil. Mit dem Auto, der Bahn und insbesondere mit dem Flugzeug können innerhalb kürzester Zeit große Entfernungen überwunden werden.

Dass dies sowohl für den Körper als auch für die Psyche eine besondere Belastung darstellt, ist sicher den meisten Reisenden bewusst. Es gibt jedoch einige spezielle Dinge, die ein Mensch mit Diabetes auf Reisen und im Urlaub unbedingt beachten sollten.

16.1 Autofahren

Beim Autofahren sollten folgende Regeln beachtet werden:

- Vor jeder Fahrt – insbesondere vor längeren Fahrten – sollte immer der Blutzucker gemessen werden.
- Bei niedrigen Blut- bzw. Gewebezuckerwerten immer zuerst essen und dann die Fahrt antreten
- Treten während der Fahrt auch nur die geringsten Anzeichen einer **Unterzuckerung** auf (➤ Kap. 10), sofort anhalten und wie folgt vorgehen:
  - Motor abschalten
  - Zündschlüssel abziehen
  - Handbremse anziehen
  - Anschließend sofort „schnelle" Kohlenhydrate (Traubenzucker) aufnehmen und abwarten
  - Danach erst den Blut- bzw. Gewebezucker messen
- Im Auto sollten immer ausreichende Mengen an rasch verdaulichen Kohlenhydraten mitgeführt werden (z. B. Traubenzucker, Dose zuckerhaltiger Cola). Die gewohnte Tagesverteilung von Mahlzeiten und Insulin sollte beibehalten werden. Dies gilt auch, wenn die Reise z. B. gegen Mitternacht oder 4:00 Uhr morgens angetreten wird.
- Längere Strecken, wenn möglich, nicht alleine fahren
- Möglichst keine längeren Nachtfahrten (besonders nach Lasertherapie der Augen)!
- Bei Langstreckenfahrten sollte **alle 2 h** eine Pause eingelegt werden, der Blutzucker gemessen und die BE entsprechend der sonstigen Verteilung zu sich genommen werden.
- Vor und während der Fahrt keinen Alkohol trinken – auch kein Diabetikerbier
- Immer den Diabetikerausweis, Insulin, Spritzen bzw. Pen, Testmaterial und ggf. auch Glukagon (nasal/s.c) mit sich (z. B. im Handschuhfach) führen
- Auch ohne bekannte Folgeerkrankung mindestens einmal im Jahr die Sehfähigkeit und den Augenhintergrund vom Augenarzt untersuchen lassen
- Von sich aus die Fahrtgeschwindigkeit begrenzen

16.2 Flugreisen

Die meisten physiologischen und psychologischen Funktionen des Menschen laufen in einem regelmäßigen Rhythmus ab, wobei Schlaf- und Wachzustand die deutlichsten Ausdrucksformen dieser Periodik darstellen. Ausschlaggebend für diese Rhythmik ist die Drehung der Erde mit den entsprechenden Licht- und Dunkelphasen.

Bei Interkontinentalflügen mit Zeitverschiebung (➤ Abb. 16.1 und ➤ Abb. 16.2) kommt es beim Überschreiten von Zeitzonen zu einer Störung dieses biologischen Rhythmus und damit zu Krankheitserscheinungen, die als „Jetlag" zusammengefasst werden:

Ost-West-Flug

Konventionelle Insulintherapie

Frankfurt/Main – New York
Der Tag verlängert sich um 6 Stunden

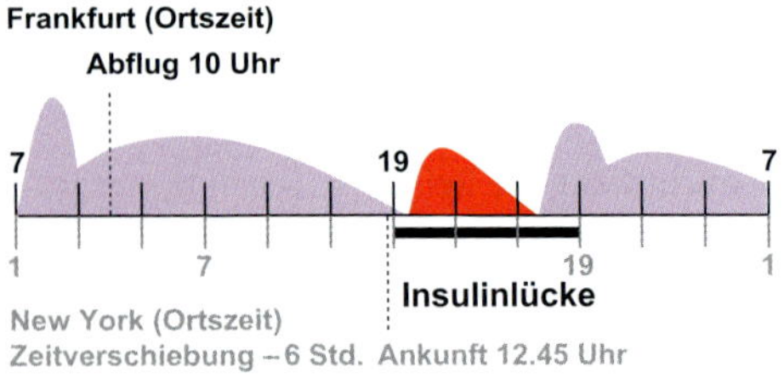

- **Insulinwirkung nach Gabe eines Normalinsulins**
- **Insulinwirkung nach Gabe eines Mischinsulins**

Problem: Zwei Mittagessen

Lösung bei konventioneller Therapie z. B. :

1. Mittagessen im Flugzeug wie immer
2. Nach Ankunft in New York die Zeit umstellen
3. Mittagessen in New York mit mahlzeitenbezogener Extragabe von Normalinsulin
4. Abendinsulingabe des Mischinsulins in New York wie gewohnt

West-Ost-Flug

Konventionelle Insulintherapie

Los Angeles – Frankfurt/Main
Der Tag verkürzt sich um 9 Stunden

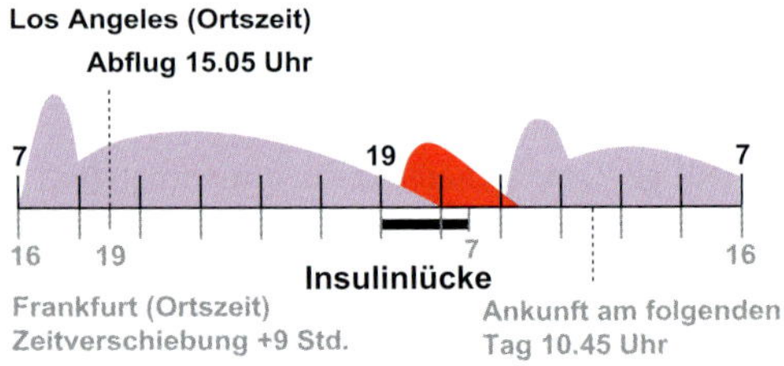

- **Insulinwirkung nach Gabe eines Normalinsulins**
- **Insulinwirkung nach Gabe eines Mischinsulins**

1. Insulindosis des Mischinsulins am Abflugmorgen beibehalten
2. Alle drei Stunden Blutzucker kontrollieren
3. Abends um 19 Uhr lässt die Insulinwirkung Ihres am Morgen injizierten Mischinsulins nach: Zeit um neun Stunden vorstellen (= 4 Uhr OZ Frankfurt/Main)
4. Nach erfolgter Blutzuckermessung (Blutzuckermessung alle drei Stunden!) Normalinsulingabe zur Korrektur und/oder fürs Abendessen
5. Morgens um ca. 7 Uhr (nach erfolgter Zeitumstellung) wieder gewohnte Gabe Ihres Mischinsulins

Abb. 16.1 Insulinanpassung bei Interkontinentalflügen – bei konventioneller Therapie, Ost-West/West-Ost [L157]

Ost-West-Flug

Basis/Bolus-Therapie

Frankfurt/Main – Los Angeles
Der Tag verlängert sich um 9 Stunden

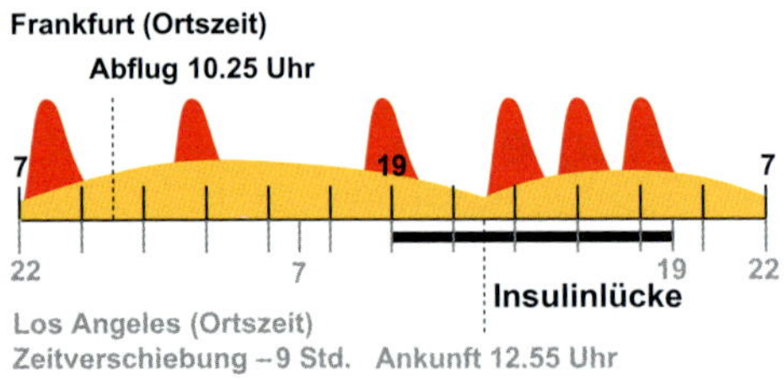

- **Insulinwirkung nach Gabe eines Normalinsulins**
- **Insulinwirkung nach Gabe eines Basalinsulins (NPH-Insulin)**

1. Am Abflugmorgen Basalinsulin und mahlzeitenbezogene Normalinsulingabe wie bisher
2. Alle drei Stunden Blutzucker kontrollieren und mit Normalinsulin nach Korrekturfaktor für den Tag (z. B. 40er-Regel) korrigieren, die mahlzeitenbezogenen Bolusgaben mit Normalinsulin bleiben
3. Am Zielort die Zeit umstellen, weiterhin alle drei Stunden BZ messen und ggf. mit Normalinsulin korrigieren
4. In Los Angeles spätabends übliche Gabe des Bedtime-Basalinsulins

West-Ost-Flug

Basis/Bolus-Therapie

Frankfurt/Main – Tokio
Der Tag verkürzt sich um 9 Stunden

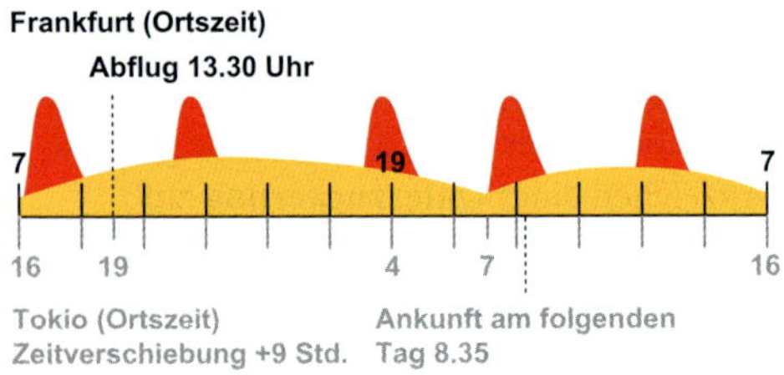

- **Insulinwirkung nach Gabe eines Normalinsulins**
- **Insulinwirkung nach Gabe eines Basalinsulins (NPH-Insulin)**

1. In Frankfurt den Tag wie gewöhnlich beginnen
2. Alle drei Stunden den Blutzucker messen und ggf. mit Normalinsulin korrigieren (gegen Abend lässt die Wirkung Ihres Basalinsulins vom Morgen nach)
3. Um 19 Uhr: Zeit auf OZ Tokio um neun Stunden vorstellen (4 Uhr OZ Tokio)
4. Um 7 Uhr OZ Tokio: Morgen-Basalinsulingabe wie gewöhnlich

Abb. 16.2 Insulinanpassung bei Interkontinentalflügen – bei ICT, Ost-West/West-Ost [L157]

- Störung der Reaktionsfähigkeit
- Störung der Gedächtnis- und Konzentrationsleistung
- Erschöpfungs- und Müdigkeitsgefühl

BEACHTE

Prinzipiell gilt:

- Bei Reisen sind häufigere Blutzuckerkontrollen erforderlich, und zwar
  - immer, wenn sich der Mensch mit Diabetes unsicher fühlt und
  - spätestens alle 3 h.
- Bei Flügen von Ost nach West mit Zeitgewinn: die zusätzlichen Stunden durch kleine Gaben von Kurzzeitinsulin oder zusätzliche kleine NPH-Insulin-Dosen überbrücken
- Bei Flügen von West nach Ost („Der Tag wird kürzer") ist der Insulinbedarf vermindert. Deshalb sollte die Basalrate gekürzt und wie üblich vor den Mahlzeiten Kurzzeitinsulin injiziert werden.

Da all diese Symptome auch bei Unter- oder Überzuckerung auftreten können, ist es wichtig, sowohl vor als auch während und insbesondere nach langen Flügen mit Zeitverschiebung regelmäßige Blutzuckerkontrollen durchzuführen. Je nachdem, ob es sich um einen Flug nach Westen oder Osten mit Zeitverschiebung handelt, muss die Insulindosis entsprechend angepasst werden. Was im Einzelfall zu tun ist, sollte anhand des Flugplans mit dem behandelnden Diabetologen vor Antritt der Reise besprochen werden.

Da sich das Verkehrsmittel „Flugzeug" in einigen wichtigen Punkten von der Bahn, dem Auto oder dem Schiff unterscheidet, müssen **insbesondere von älteren Menschen mit Diabetes** mit bereits bestehenden Folgeerkrankungen einige wichtige Punkte beachtet werden:

- In der Flugzeugkabine herrscht ein reduzierter Gesamtluftdruck, der dem Druck in einer Höhe von etwa 2.400 m entspricht. Damit ist der Sauerstoffdruck in der Kabine reduziert, was besonders für Herz-Kreislauf-Kranke eine Belastung darstellen kann.
- Druckdifferenzen, insbesondere beim Landeanflug können zu Schmerzen in mit Luft gefüllten Körperhöhlen (z. B. Mittelohr-, Nasennebenhöhlen-System, Magen-Darm-Trakt) führen.
- Die relativ niedrige Luftfeuchtigkeit in der Kabine kann bei Atemwegserkrankungen zusätzlich belasten.
- Die eingeschränkten Bewegungsmöglichkeiten im Flugzeug können zu Blutzirkulationsstörungen führen, besonders im Bereich der Beine bei sehr langen Flügen mit der Gefahr einer Venenthrombose. Vorbeugen durch Fußgymnastik und Umhergehen (evtl. vorher s. c. Spritzen von niedermolekularem Heparin, z. B. Clexane® 40 mg, 1× täglich)! Ein Gangplatz ist von Vorteil!
- Lärm und Vibrationen können als Stress empfunden werden, wodurch eine Blutzuckererhöhung ausgelöst wird. „Luftlöcher" können die Flugkrankheit auslösen.

Im Einzelfall muss die **Flugtauglichkeit** vor Antritt der Reise mit dem Hausarzt oder auch mit dem Medizinischen Dienst der jeweiligen Fluggesellschaft abgesprochen werden. Ebenso empfiehlt es sich, vor Antritt der Reise Informationen über die Möglichkeit der medizinischen Versorgung im Zielland einzuholen.

MERKE

Ein Mensch mit einem insulinpflichtigen Diabetes muss unterwegs Folgendes mit sich führen:

Im Handgepäck

- Diabetiker-Ausweis mit Übersetzungen in die jeweilige Landessprache; Übersetzungen sind beim Deutschen Diabetiker-Bund erhältlich.
- Verzögerungs- und Kurzzeitinsulin für die gesamte Reisezeit, zusätzlich mindestens zwei Patronen/Flaschen, evtl. sogar die doppelte Menge
- Ausreichend Insulinspritzen, Pen und genügend Pen-Nadeln
- Ausreichend Kohlenhydrate, auch für die Zwischenmahlzeiten
- Traubenzucker, Diabetiker-Tagebuch bzw. -Jahresbuch
- Blutzuckermessgerät, evtl. neue Batterien, Sensor, ggf. Ersatzsensor/Smartphone
- Ausreichend Testmaterialien (Blutzucker- und Azeton streifen), d. h. evtl. die doppelte Menge (z. B. bei Auslandsreisen)
- Intranasales Glukagon, Glukagon-Pen oder Glukagonspritze für Hypoglykämie-Notfälle (➤ Kap. 10.3.3)
- Pumpenzubehör und Batterien als Pumpenträger
- Attest des Arztes (empfohlen in englischer Sprache), das bei möglichen Kontrollen an der Grenze nachweist, dass das Mitführen von Spritzen und

Flüssigkeiten (Insulin) rechtfertigt bzw. den Nachweis über eine Insulinpumpe enthält!
- Alle Flüssigkeiten müssen in einem durchsichtigen, verschließbaren Beutel (Zipp-Verschluss) mit einem Fassungsvermögen von max. 1 l mitgeführt werden. Die einzelnen Behälter dürfen nicht mehr als 100 ml Fassungsvermögen haben.

Im Hauptgepäck

- Einen Vorrat an Insulin, außer bei Flugreisen, da das Insulin im Frachtraum eines Flugzeugs gefrieren kann
- Einen Ersatz-Pen, evtl. einen Vorrat an Insulinspritzen
- Testmaterialien
- Ggf. Diätwaage
- Kohlenhydrat-Austauschtabelle

16.3 Krankenversicherung

Was ist versicherungsrechtlich bei Reisen oder Urlaub im Ausland zu beachten?

1. Als Versicherter muss vor der Reise von der Krankenkasse eine **Anspruchsbescheinigung** besorgt werden, mit der man sich im Krankheitsfall im Ausland als Versicherter einer gesetzlichen Krankenkasse ausweisen kann. Denn grundsätzlich gilt nach § 16, Abs. Nr. 1 des 5. Buches Sozialgesetzbuch für die gesetzliche Krankenversicherung der Grundsatz, dass der Krankenversicherungsschutz an der Grenze endet.
2. Für Reisen in **Nicht-EU-Länder** empfiehlt sich der Abschluss einer privaten Krankenversicherung. Der Diabetes und mögliche Folgeerkrankungen sollten in der Leistungspflicht enthalten sein. Das Abschließen einer zusätzlichen Reiserücktransportversicherung, die z. B. Rückflüge übernimmt, die sonst selbst gezahlt werden müssten, ist sinnvoll.
3. Das EU-Recht und die mit anderen Staaten geschlossenen zwischenstaatlichen Sozialversicherungsverträge garantieren jedoch, dass bei Aufenthalten in den **EU-Ländern** weiterhin Krankenversicherungsschutz besteht.
4. Ebenso besteht Versicherungsschutz in den Ländern, mit denen ein **Krankenversicherungsabkommen** abgeschlossen wurde: Finnland, Israel (nur Mutterschaft), Jugoslawien, Österreich, Marokko (nur Geldleistungen), Rumänien (nur bei vorübergehendem Aufenthalt), Schweden, Schweiz, Tunesien und Türkei.
5. Die Krankenversicherungsträger stellen sich untereinander jeweils ihr Krankenversicherungssystem zur Verfügung, d. h., der Versicherte wird während seines Urlaubs im anderen Staat so behandelt, als ob er dort versichert wäre, mit allen Vor- und Nachteilen. Im Falle einer Erkrankung erhält er nur die **unverzüglich erforderlichen Leistungen,** d. h. alle Leistungen, die bis zur beabsichtigten Rückkehr nicht aufgeschoben werden können.
6. Das Recht des Aufenthaltsorts gilt auch für die Höhe und Begleichung der **Behandlungskosten** bei einem Kostenerstattungssystem wie z. B. in Frankreich. Dort zahlt der Versicherte zunächst die Behandlungskosten selbst und lässt sie sich von der ausländischen Krankenkasse erstatten. Handelt es sich dagegen um ein Sachleistungssystem (wie z. B. in Deutschland), bezahlt die aushelfende Krankenkasse (in Deutschland ist dies die AOK) die Leistungserbringer (Arzt/Krankenhaus).

16.4 Impfungen

Da insbesondere durch Durchfallerkrankungen und fieberhafte Infektionen Stoffwechselentgleisungen zu erwarten sind, ist es dringend angeraten, sich bei Reisen in tropische oder subtropische Länder einen entsprechenden **individuellen Impfplan,** evtl. in Zusammenarbeit mit einem tropenmedizinischen Institut, zusammenstellen zu lassen. Neben der Prophylaxe sind spezielle Verhaltensempfehlungen vor und während des Aufenthalts in den Tropen und nach der Rückkehr ins Heimatland zu beachten.

Gerade bei Reisen in südliche Länder (auch europäisches Ausland) sollte an eine rechtzeitige Immunisierung gegen **Hepatitis A und B,** aber auch an eine Überprüfung des Impfschutzes gegen **Tetanus** und **Diphtherie** gedacht werden.

Der Impfschutz gegen **Kinderlähmung** (Poliomyelitis) wird heute nicht mehr in Form einer Schluckimpfung (Lebendimpfstoff) durchgeführt. Die Impfung soll nur noch als Injektion (M. deltoideus – Oberarm s. c., inaktivierte Polioerreger) durchgeführt werden, da hierdurch keine impfbedingten Lähmungen ausgelöst werden können.

In jedem Fall sollte der **Impfausweis** mitgenommen werden (➤ Kap. 20).

Fragen

1. Warum ist es so wichtig, vor Beginn einer Autofahrt den Blutzucker zu testen?
2. Warum sollte bei einer Unterzuckerung während der Autofahrt sofort angehalten, der Motor ausgeschaltet, die Handbremse angezogen und Traubenzucker eingenommen werden?
3. Warum spielt bei Reisen mit dem Flugzeug die Zeitverschiebung eine Rolle?

Lösungen ➤ Anhang.

KAPITEL

17 Partnerschaft, Schwangerschaft, Klimakterium

17.1 Diabetes und Partnerschaft

Im täglichen Leben des Einzelnen mit oder ohne Diabetes sind Partnerschaft bzw. Ehe und Sexualität wesentliche Bestandteile eines glücklichen, erfüllten Lebens. Für beide – von der Erkrankung Betroffene/r und Lebenspartner/in – kann die Erkrankung zu einer Herausforderung werden.

17.1.1 Auseinandersetzung mit der Krankheit

Nach der Diagnosestellung setzen sich beide Partner oft unterschiedlich mit der Krankheit auseinander:

- Die Betroffenen empfinden oft **Wut** über die Ungerechtigkeit der Situation („Warum gerade ich?") oder **Trauer** über den Verlust eines Teils der Gesundheit. **Selbstwertprobleme** bis hin zu **Verzweiflung, Schuldgefühle** und **Angst vor der Zukunft** (z. B. vor Folgeschäden der Krankheit). Oft bedeutet die Diagnosestellung auch eine erste Auseinandersetzung mit der Begrenztheit des eigenen Lebens, mit Sterben und Tod.
- Die Partner des Erkrankten können diese Gefühle teilen, haben aber daneben auch eigene Gefühle. Dazu zählt die **Hilflosigkeit,** den Partner nicht gesund machen zu können, das Gefühl, **vernachlässigt** zu werden, weil z. B. der Erkrankte mehr Aufmerksamkeit erfährt oder das Behandlungsteam sie/ihn von Gesprächen, Entscheidungen etc. ausschließt.

Über all diese Gefühle zu sprechen, erfordert – zumindest anfangs – viel Mut. Dennoch ist nur durch das ständige Suchen des **Gesprächs** ein gegenseitiges Verstehen und Unterstützen möglich. Erst dadurch werden die Voraussetzungen für ein nicht nur passives Annehmen der Krankheit geschaffen und die Möglichkeit wächst, dass die Erkrankung zu einer die Partnerschaft auch vertiefenden und bereichernden Erfahrung wird.

Manchmal allerdings treten in der Partnerschaft bereits **versteckt vorhandene Schwierigkeiten** erst durch die Erkrankung richtig zutage. So kann sich z. B. die Angst des Partners/der Partnerin, den anderen zu verlieren, in Überfürsorglichkeit äußern. Der Diabetes kann dann leicht zum Vorwand oder Spielball für ganz andere Inhalte werden. Hier ist es wichtig, rechtzeitig die Notwendigkeit fachkundiger Hilfe, z. B. in Konfliktberatungsstellen, zu erkennen und solche – meist kostenlose – Angebote auch anzunehmen.

17.1.2 Autonomie und soziale Integration

Problematisch ist auch gelegentlich, dass die Erkrankung die **Autonomie** (Selbstständigkeit und Unabhängigkeit) beider Partner behindern kann. Eine umfassende Schulung z. B. kann verhindern, dass die Betroffenen Teilbereiche der notwendigen Selbstbehandlung, z. B. eine geeignete Ernährung, an den Partner delegieren und so in eine Abhängigkeit geraten. Für den Partner ist es jedoch nicht minder wichtig, das richtige Maß an Unterstützung zu finden. Auch hier ist eine ausreichende Schulung Grundbedingung. Mögliche Notsituationen, wie z. B. Unterzuckerungszustände, verlieren dadurch viel von ihrem Schrecken und können leichter gemeistert werden.

Oftmals gleicht die partnerschaftliche Beziehung dennoch einer Gratwanderung: So viel Hilfe wie nötig, aber kein Zuviel im Sinne einer Überbehütung, die einer Bevormundung nahekommt. Es ist wichtig, sich bewusst zu machen, dass letztendlich jeder für sein Leben selbst verantwortlich ist – wenn dies auch nicht für Ausnahmesituationen gilt.

Eine chronische Erkrankung wie der Diabetes mellitus kann ein Paar fest zusammenschmieden. Zu fest manchmal: Die Umwelt mit ihrem Unwissen und fehlenden Verständnis wird oft als so feindlich erlebt, dass es geboten scheint, sich gemeinsam dagegen zu verbünden. Eine Gefahr solchen Verhaltens liegt jedoch in einer möglichen **gesellschaftlichen Isolation** des Paares – mit langfristig negativen Folgen auch für dessen Beziehung.

Fragen

1. Was macht dem Partner/der Partnerin an der Erkrankung am meisten Angst? Wie geht der/die andere damit um?
2. Bestehen Schuldgefühle, durch die Erkrankung den Partner/die Partnerin zu belasten? Was bewirken diese Gefühle bei einem selbst?

17.1.3 Sexualleben

Ausdruck einer harmonischen Paarbeziehung ist ein für beide Seiten befriedigendes **Sexualleben.** Störungen des Empfindens und der Potenz (➤ Kap. 13.5) kommen bei Menschen mit Diabetes relativ häufig vor. Ist der Stoffwechsel nicht gut eingestellt, können die Betroffenen reizbar oder außergewöhnlich müde sein und das Interesse am Geschlechtsleben verlieren. Wichtig ist zu wissen, dass in diesen Fällen der Diabetes und nicht ein Problem in der Beziehung die Ursache ist. Eine verbesserte Blutzuckereinstellung und ein partnerschaftliches Miteinander können helfen, mit dieser Störung einfühlsam umzugehen und Schuldgefühle oder zukünftige Versagensängste zu vermeiden.

Von diesen oft kurzfristigen Störungen muss die **dauerhaft reduzierte sexuelle Leistungsfähigkeit** unterschieden werden. Auch sie ist ein vor allem bei Typ-1-Diabetikern mit langjähriger Erkrankungsdauer relativ häufig beobachtetes Symptom. Sie tritt meistens – aber nicht ausschließlich – bei Männern auf.

Grundlage einer Behandlung ist eine ausführliche Diagnostik mit Untersuchungen der Nerven und Gefäße, die im Rahmen der Folgekrankheiten des Diabetes betroffen sein können (➤ Kap. 13.1, ➤ Kap. 13.2, ➤ Kap. 13.3, ➤ Kap. 13.5). Es gibt heute viele Möglichkeiten der Behandlung, z. B.:

- Verschiedene Medikamente (z. B. Viagra®, Cialis®, Levitra®, Spedra® u. a.)
- Vakuumpumpe
- Schwellkörper-Selbstinjektionen

Das Paar sollte gemeinsam entscheiden, welcher Behandlungsmethode es den Vorzug gibt. Sollten dennoch nur schwer überwindbare Schwierigkeiten bestehen bleiben, können trotzdem noch Möglichkeiten gesucht werden, eine befriedigende Beziehung auch ohne Sexualverkehr aufrechtzuerhalten. Auch hier bieten Beratungsstellen für Partnerschaftsfragen und Sexualtherapeuten Hilfe. Auf keinen Fall sollte man sich scheuen, Potenzprobleme mit Hausarzt, Urologen oder Andrologen (meist Hautärzte) oder Gynäkologen offen zu besprechen. Wenig erfolgreich ist demgegenüber meist der Griff nach den in der Boulevardpresse so zahlreich angepriesenen „Wundermitteln". Diese halten nämlich meist wenig von dem, was sie versprechen und helfen in der Regel nur einem wirklich: dem, der sie herstellt.

17.2 Diabetes und Schwangerschaft

Eine Schwangerschaft ist heute selbstverständlich auch für eine Frau mit Typ-1- und Typ-2-Diabetes und ihren Partner ein freudiges Ereignis und kann es auch sein. Allerdings ist sie unter Umständen für Mutter und Kind mit erheblichen Risiken verbunden (➤ Tab. 17.1).

Tab. 17.1 Diabetesabhängige Komplikationen für Mutter und Kind

Komplikationen für die Mutter	Komplikationen für das Kind
• Verschlechterung der diabetischen Stoffwechseleinstellung • Hypoglykämiegefahr bei Schwangerschaftserbrechen • Harnwegsinfekte • Bluthochdruck durch die Schwangerschaft • Neigung zu Fehlgeburt (15 %)	• Erhöhte Frühgeburtenrate (25–58 %) • Extrem hohes Geburtsgewicht • Missbildungen (8,8 %) • Plazentainsuffizienz • Atemnotsyndrom nach der Geburt • Hypoglykämie und Hyperbilirubinämie direkt nach der Geburt • Sterberate unter der Geburt (2–4 %)

Risiken, die in früheren Jahrzehnten oft eine echte Gefahr bedeuteten. Lediglich Frauen mit Diabetes mit folgenden Komplikationen wird man ärztlicherseits **von einer Schwangerschaft abraten** müssen:

- Bereits fortgeschrittene diabetische Nierenschädigung
- Veränderungen an den großen Gefäßen, insbesondere der Herzkranzgefäße
- Ausgeprägte proliferative Retinopathie (Netzhautschaden mit Gefäßneubildungen)

17.2.1 Auswirkungen der Schwangerschaft auf die Stoffwechsellage

Eine Schwangerschaft beeinflusst den Diabetes ausgelöst durch die Hormone Progesteron, Human-Plazenta-Laktogen (HPL) und Östriol, die von der Plazenta (Mutterkuchen) hergestellt werden, negativ. Diese verursachen eine Verminderung der Insulinempfindlichkeit, die etwa ab dem 4.–6. Schwangerschaftsmonat zu einer **Zunahme des Insulinbedarfs** führt. Zusätzlich wird in der Plazenta vermehrt Insulin abgebaut.

Daher ist es wichtig, dass die Schwangerschaft einer Frau mit Diabetes **geplant** ist. Das heißt zunächst einmal, zu verhüten und in dieser Zeit bereits – bei Kinderwunsch – für eine optimale Blutzuckereinstellung zu sorgen und einen optimalen HbA1c (< 6,5 % bis < 7 %) zu erzielen. Bei der Zeugung muss der Blutzucker bereits mindestens 3 Monate optimal eingestellt sein, denn in der Zeit, in der eine Frau in der Regel noch gar nicht weiß, dass sie schwanger ist, werden die Organe des Feten bereits angelegt (in den ersten Tagen nach der Konzeption bis zur 4.–6. SSW). Die Einstellung auf eine Insulinpumpentherapie während der Schwangerschaft kann sinnvoll sein, um dem stark schwankenden Insulinbedarf gerecht zu werden. In dieser Zeit sollte auch schon Folsäure substituiert werden, um einem Neuralrohrdefekt vorzubeugen.

17.2.2 Schwangerschaftskomplikationen bei Diabetes

Bei **schlechten Blutzuckerwerten** vor der Schwangerschaft bzw. zum Zeitpunkt der Zeugung (Konzeption) besteht für Mutter und Kind eine vergleichsweise gefährliche Situation (➤ Tab. 17.1). So kann es zu Missbildungen der Organe des Kindes kommen und sich die Stoffwechseleinstellung der Mutter drastisch verschlechtern.

Einen besonderen Risikofaktor stellt **Übergewicht der Mutter** dar – sowohl für sie selbst als auch für den Feten. Ab einem BMI von > 25 steigt das Risiko für Fehlgeburten und eine perinatale Mortalität, ab einem BMI von > 30 nimmt die Schwangerschaftsrate ab. Während der Schwangerschaft steigt zudem das Risiko für eine Präeklampsie. Insofern sollte bereits präkonzeptionell eine Lebensstiländerung mit vermehrter Bewegung und adäquater Ernährung angestrebt werden.

Ebenso ist eine extreme Gewichtszunahme während der Schwangerschaft zu vermeiden (➤ Tab. 17.3), da dieses die Situation deutlich verschlechtert und Gefahren für Mutter und Kind bergen.

INFO

Metaanalysen zeigten, dass Frauen mit Adipositas ein erhöhtes Risiko für Neuralrohrdefekte beim Kind haben (Rasmussen 2008). Zur Prävention sollten **Frauen mit Adipositas** bereits bei der Planung einer Schwangerschaft (mind. 4 Wochen vor Konzeption) eine Folsäure-Supplementation von mind. 400 µg/Tag einnehmen – bis zum Ende des 1. Trimenons.
Frauen nach einer bariatrischen Operation und geplanter Schwangerschaft sollten mit 800 µg/Tag substituiert werden (DDG S2e-Leitlinie Diabetes in der Schwangerschaft, 2021).

Durch die heute mögliche bedarfsgerechte Insulintherapie sind die Gefahren für die Mutter, wie Ketoazidose, Präeklampsie und Infektion, weitgehend beseitigt, während die Gefahren für das ungeborene oder geborene Kind, wie intrauteriner Fruchttod, Atemnotsyndrom und Missbildungen, noch nicht in gleichem Maße kontrolliert werden können.

INFO

Als **Präeklampsie** bezeichnet man das Auftreten eines Bluthochdrucks (Hypertonie) in der Schwangerschaft mit mindestens einer weiteren Organbeteiligung, meist der Nieren in Form einer erhöhten Eiweißausscheidung im Urin (= Proteinurie) und/oder die Entwicklung von Ödemen (früher: EPH-Gestose). Die Präeklampsie ist eine Vorstufe der **Eklampsie.**

Das **HELLP-Syndrom** ist eine schwerwiegende Komplikation der Präeklampsie. Es umfasst die Auflösung der Erythrozyten (=Hämolyse), Erhöhung der Leberenzyme und einen Abfall der Thrombozyten mit Blutungsneigung.

17.2.3 Hyper- und Hypoglykämie

Da von Anfang an der Blutkreislauf des ungeborenen Kindes über die Plazenta mit dem Kreislauf der Mutter verbunden ist, kommt es bei einer mütterlichen **Hyperglykämie** (Überzuckerung) auch zu einer Hyperglykämie im Kreislauf des Kindes. Etwa ab der 28. Schwangerschaftswoche führt dies dazu, dass die kindliche Bauchspeicheldrüse vermehrt Insulin produziert, um das Zuckerüberangebot zu bewältigen. Dies resultiert beim Kind in einer regelrechten **Glukosemast** mit Vermehrung des Fettgewebes und einer Vergrößerung der Zuckerdepots in Form von Glykogen, vor allem in Herz und Leber. Eine **Ketoazidose** während der Schwangerschaft stellt eine kritische Notfallsituation dar und muss schnellstmöglich in einer Klinik behandelt werden.

Die straffe, aber erforderliche Stoffwechselführung birgt die Gefahr häufigerer **Hypoglykämien.** Aus diesem Grund sollten die nächsten Angehörigen und ggf. Arbeitskollegen in der Hilfe bei schweren Unterzuckerungen und auch im Umgang mit dem nasalen Glukagon Baqsimi® geschult sein, den Glukagon-Pen bedienen oder eine Glukagonspritze geben können. **Schwere Hypoglykämien** in der Schwangerschaft müssen vermieden werden. **Nach der Geburt** ist der Insulinspiegel des Neugeborenen zunächst unvermindert hoch. Da im Zuge der Durchtrennung der Nabelschnur jedoch plötzlich das Zuckerangebot des mütterlichen Blutes fehlt, können **Unterzuckerungen des Kindes** die Folge sein. Es ist deswegen dringend notwendig, dass eine diabetische Schwangere in einer Klinik entbindet, in der das neugeborene Kind sofort nach der Geburt durch engmaschige Blutzuckermessungen überwacht und bei Bedarf mit einer Traubenzuckerinfusion versorgt werden kann (perinatale Zentren).

17.2.4 Missbildungsrisiko

Bei schlecht eingestellten schwangeren Frauen mit Diabetes ist das **Missbildungsrisiko** des Kindes gegenüber der Schwangeren ohne Diabetes deutlich erhöht. Demgegenüber tragen Kinder Schwangerer mit Diabetes mit bereits zum Zeitpunkt der Empfängnis normalisierten Blutzuckerwerten kein wesentlich erhöhtes Missbildungsrisiko. Der weitere Schwangerschaftsverlauf kann unter strenger Stoffwechselführung dem einer Schwangeren ohne Diabetes entsprechen und in aller Regel kann eine Spontangeburt abgewartet werden. Dies setzt jedoch intensive Bemühungen auf Seiten der Schwangeren selbst, aber auch ihrer betreuenden Ärzte (Hausarzt, Diabetologe, Gynäkologe bzw. später Entbindungsklinik), voraus.

17.2.5 Kontrollen während der Schwangerschaft

Da es in seltenen Fällen während der Schwangerschaft zu einer Verschlechterung bereits bestehender Folgeerkrankungen kommen kann, muss die Schwangere mit Diabetes regelmäßig ärztlicherseits überwacht werden (➤ Tab. 17.2).

Tab. 17.2 Betreuungskonzept der schwangeren Frau mit Diabetes

Arztbesuch/ Untersuchung bei:	Zeitplan	Besondere Untersuchungen
Gynäkologe ggf. im Zentrum	• Alle 14 Tage • Ab 6. Monat 1× pro Woche	• Fehlbildungssonografie • Ultraschall (mehrfach) • CTG ab 32. SSW 1× pro Woche
Diabetologe	Alle 2 Wochen	1× pro Monat HbA1c
Augenarzt	1× pro Schwangerschaftsdrittel	
Zahnarzt	• 2- bis 4-mal während der Schwangerschaft – je nach Befund	
Stationäre Aufnahme im Zentrum	Ab 37./38. SSW	
Entbindungklinik	Möglichst zum Termin 40. SSW	

Insbesondere **augenärztliche Kontrollen** sollten in jedem Drittel der Schwangerschaft erfolgen:

- So kann eine eventuell notwendige Laserkoagulationsbehandlung des Augenhintergrundes rechtzeitig erfolgen.
- Bei einer fortgeschrittenen Retinopathie oder gar einer proliferativen Retinopathie sollte die Schnittentbindung erfolgen, da das Blutungsrisiko in die Netzhaut unter einer Spontangeburt zu hoch wäre.

17.2.6 Insulineinstellung während der Schwangerschaft

Blutzuckerzielwerte

Auch bei einer gesunden Schwangeren ohne Diabetes liegt während der Schwangerschaft nüchtern der Blutzucker um etwa 10–20 mg/dl niedriger als außerhalb der Schwangerschaft. Das bedeutet, dass eine schwangere Frau mit Diabetes Nüchtern-Blutzuckerwerte zwischen 60 und 95 mg/dl (3,4–5,2 mmol/l), 1 h nach Mahlzeitenbeginn ≤ 140 mg/dl und 2 h nach Beginn der Mahlzeit ≤ 120 mg/dl (6,7 mmol/l) haben sollte (DDG S2e-Leitlinie „Diabetes in der Schwangerschaft", 2021).

MERKE

Blutzuckereinstellung mindestens 3 Monate vor Beginn und bei Eintritt der Schwangerschaft einer Frau mit Diabetes:

BZ morgens, mittags und abends (2 h nach Mahlzeiten)	≤ 120 mg/dl (6,7 mmol/l)
Nüchtern	60–95 mg/dl (3,4–5,2 mmol/l)
HbA1c	< 6,5 % (< 42 mmol/mol Hb)

Blutzuckereinstellung während der Schwangerschaft:

Nüchtern und präprandial	69–95 mg/dl (3,3–5,2 mmol/l)
1 h nach Beginn der Mahlzeit	≤ 140 mg/dl (< 7,7 mmol/l)
2 h nach Beginn der Mahlzeit	≤ 120 mg/dl (< 6,6 mmol/l)
Vor dem Schlafen	90–120 mg/dl (5,0–6,6 mmol/l)
Nachts zwischen 2:00 und 4:00 Uhr	> 60 mg/dl (> 3,3 mmol/l)
Bei Nutzung einer CGM (➤ Kap. 3): TIR (time in range)	63–140 mg/dl (3,5–7,7 mmol/l) Typ-1-Diabetes: Sensor-Glukose von mind. > 70 % anstreben Typ 2-Diabetes: Sensor-Glukose von > 90 % anstreben

(DDG, S2e-Leitlinie, Diabetes in der Schwangerschaft, 2021)

Blutzuckerkontrollen

Die Stoffwechselführung in der Schwangerschaft erfordert von einer Frau mit Diabetes und ihren Ärzten einen erheblichen Mehraufwand gegenüber einer Schwangeren ohne Diabetes (➤ Tab. 17.2).

Für eine Frau mit **Typ-1-Diabetes** ändert sich in Bezug auf die Blutzuckermessungen wenig. Eine bisher nicht mit Insulin behandelte Frau mit **Typ-2-Diabetes** muss zur rechtzeitigen Erfassung überhöhter Blutzuckerwerte nun ebenfalls 4–6× täglich messen. Die Messungen erfolgen:

- Direkt vor den Hauptmahlzeiten
- 1 h nach den Hauptmahlzeiten
- Vor dem Schlafen-gehen (22:00–23:00 Uhr)
- Gelegentlich auch nachts zwischen 2:00 und 4:00 Uhr
- Zusätzlich bei Unsicherheiten, z. B. bei Unwohlsein, hypoglykämischen Symptomen (➤ Kap. 10)

Glukosesensoren bzw. die kontinuierliche Glukosemessung (CGM, ➤ Kap. 3.4) erlauben eine noch bessere Überwachung der Glukoseverläufe. Mittels der gemessenen Blut-Gewebezucker-Messungen und der ggf. durchgeführten CGM kann auf Überschreitungen der Grenzwerte sofort mit Insulingaben reagiert werden.

Insulinbedarf während der Schwangerschaft

Der **Insulinbedarf** steigt im Allgemeinen während der Schwangerschaft – etwa ab der 15. Woche bis zum Ende – aufgrund der abnehmenden Insulinempfindlichkeit z. T. bis auf das 2–4-Fache an. Bei einigen Schwangeren geht, ohne dass heute genau bekannt ist warum, während der 6.–10. Woche der Insulinbedarf vorübergehend zurück. Während der letzten 4–6 Wochen der Schwangerschaft ist der Insulinbedarf oft unverändert. Einige Tage vor der

Geburt nimmt er in der Regel bereits dramatisch ab, insbesondere unmittelbar nach der Geburt. Hier fällt der Insulinbedarf oft unter die Ausgangsinsulinmenge in der Zeit vor der Schwangerschaft ab. In den folgenden Tagen normalisiert sich der Bedarf, pendelt sich oft auf die Menge vor der Schwangerschaft ein. Die Zahl der täglich durchzuführenden Insulininjektionen wird bestimmt durch die aktuellen Blut- bzw. Gewebezuckerwerte, wobei Normoglykämie unbedingt anzustreben ist. Durch den während der Schwangerschaft zunehmenden Insulinbedarf ist es oft notwendig, mehrfach täglich zu spritzen und entsprechend dem intensivierten konventionellen Therapieregime vorzugehen. Der Einsatz einer Insulinpumpe für die Zeit der Schwangerschaft bei Frauen mit Typ-1- oder auch Typ-2-Diabetes angezeigt und absolut sinnvoll.

Insuline während der Schwangerschaft

Analoginsuline sind mittlerweile auch in der Schwangerschaft die Insuline der Wahl – sowohl für Frauen mit Typ-1- als auch Typ-2-Diabetes.

Kurzzeit-Analoginsuline

In der Schwangerschaft zugelassen sind:

- Insulin aspart: (NovoRapid®)
- Insulin lispro (Humalog®, Liprolog®, Lyumjev® und Fiasp®)

Für Insulin glulisine (Apidra®) liegen derzeit keine ausreichenden Daten für die Schwangerschaft vor.

Langzeit-Analoginsuline

- In der Schwangerschaft zugelassen sind Langzeit-Analoginsuline: Insulin detemir (Levemir®)
- Insulin glargin (z. B. Lantus®, Abasaglar®, Semglee® und Toujeo®)

Insulin degludec (Tresiba®) sollte derzeit noch nicht in der Schwangerschaft eingesetzt werden (DDG, S2e-Leitlinie, 2021), es laufen noch Studien.

Insulinschemata: Strategien der Insulintherapie

Zur Insulintherapie stehen verschiedene Strategien zur Verfügung – einfache und aufwändigere – abhängig vom individuellen Insulinbedarf der Schwangeren.

Die konventionelle Insulintherapie (CT) (➤ Kap. 7.4) kommt nur für Frauen mit Typ-2-Diabetes infrage, sofern diese eine hohe Eigen-Insulinproduktion haben, eine intensivierte konventionelle Intensivtherapie (ICT, ➤ Kap. 8.2) nicht durchführen können, die Therapieziele während der Schwangerschaft aber mit einer CT auch erreicht werden können.

Frauen mit Typ-1-Diabetes führen eine **Intensivierte konventionelle Insulintherapie** (ICT) mithilfe von Pens (➤ Kap. 6) oder eine Insulinpumpentherapie (CSII, ➤ Kap. 9) durch. Eine Insulinpumpentherapie ist heute ein anerkanntes Verfahren und wird empfohlen, wenn die Therapieziele mit anderen Therapieverfahren nicht erreicht werden.

Der Einsatz eines CGM-Systems kann sowohl die Glukosekontrolle verbessern als auch neonatale Komplikationen reduzieren. Auch Frauen mit Typ-2-Diabetes könnten vom Einsatz eines CGM-Systems profitieren.

17.2.7 Orale Antidiabetika in der Schwangerschaft

Die meisten blutzuckersenkenden **Tabletten** zur Behandlung des Typ-2-Diabetes (Sulfonylharnstoffe und Acarbose) sind bei der schwangeren Frau mit Diabetes verboten, obgleich sich bisher kein Anhalt für eine Fruchtschädigung ergeben hat.

Einige dieser Mittel können die Plazentaschranke passieren, sind in der Lage, die kindlichen β-Zellen der Bauchspeicheldrüse zu stimulieren und damit die unmittelbar nach der Geburt auftretende Unterzuckerung des Kindes zu verstärken.

Metformin (Glucophage®/Glucophage® XR) darf nun seit dem Frühjahr 2022 in der Schwangerschaft weitergegeben werden (bei zuvor bestandenem Typ-2-Diabetes). Eine Studie mit einem langen Nachbeobachtungszeitraum von 11 Jahren ergab kein erhöhtes Risiko für angeborene Fehlbildungen oder eine schädigende Wirkung beim Fetus oder Neugeborenen. Außerdem sank die Gefahr einer Präeklampsie während der Schwangerschaft.

Auch Frauen mit Typ-2-Diabetes müssen bei Bedarf während der Schwangerschaft auf Insulin umgestellt werden. Nach der Entbindung können wieder die gewohnten Medikamente eingenommen werden.

Fragen

1. Warum ist es so wichtig, dass die Schwangerschaft bei einer Frau mit Diabetes geplant wird?
2. Was kann eine bereits schwangere Frau mit Diabetes tun, um die Risiken der Schwangerschaft möglichst niedrig zu halten?
3. Wie verhält sich der Insulinbedarf während der Schwangerschaft?
4. Warum wird jede Schwangerschaft einer Frau mit Diabetes auch heute noch als Risikoschwangerschaft eingestuft?

Lösungen ➤ Anhang.

17.3 Gestationsdiabetes (GDM)

(Text in Anlehnung an die Arbeitsgemeinschaft Diabetes und Schwangerschaft der Deutschen Diabetes-Gesellschaft DDG 2018)

Unter einem **Gestationsdiabetes (GDM)** versteht man das erstmalige Auftreten eines erhöhten Blutzuckerspiegels unterschiedlichen Ausmaßes während der Schwangerschaft.

Hierbei kann es sich handeln um:

- Störung der Glukosetoleranz (bis hin zum manifesten Diabetes), die sich nach der Schwangerschaft wieder zurückbildet (Variante des Prä-Typ-2-Diabetes mit zunehmender Insulinresistenz mit abnehmender β-Zellfunktion)
- Diabetes, der bereits vor der Schwangerschaft bestand, aber bisher nicht diagnostiziert wurde
- Diabetes, der zu gleicher Zeit aufgetreten wäre, auch wenn keine Schwangerschaft eingetreten wäre

Die Häufigkeit seines Auftretens lag 2017 bei ca. 5,97 % aller Schwangeren, das entspricht über 40.000 Fällen pro Jahr (IQTiG, Institut für Qualitätssicherung im Gesundheitswesen, veröffentlicht bei DGGG, SGGG und OeGGG 2018). In den letzten 10 Jahren hat sich die Zahl verdoppelt. Ursachen dafür sind:

- Höheres Alter der Schwangeren
- Höheres Gewicht der Schwangeren bei Schwangerschaftsbeginn (➤ Tab. 17.3)

BEACHTE

Je höher die Gewichtszunahme während der Schwangerschaft, desto größer die Gefahr für Komplikationen – für Mutter und Kind (➤ Tab. 17.3).

Der GDM wird häufig zu spät entdeckt, birgt jedoch hohe Risiken für Mutter und das ungeborene Kind.

Tab. 17.3 Empfohlener Bereich der Gewichtszunahme während der Schwangerschaft – ausgehend von einer Gewichtszunahme im I. Trimenon von 0,5–2 kg (nach den aktualisierten Leitlinien 2020, DDG u. a.)

BMI vor der Schwangerschaft (kg/m²/WHO)	Gewichtzunahme in der gesamten Schwangerschaft (kg)	Gewichtzunahme/Woche im 2.und 3.Trimenon (kg)
< 18	12,5–18	0,5–0,6
18,5–24,9	11,5–16	0,4–0,5
25,0–29,9	7–11,5	0,2–0,3
≥ 30	5–9	0,2–0,3

Die Risiken für die Mutter liegen dabei in dem gehäuften Auftreten von Komplikationen während der Schwangerschaft (z. B. Harnwegsinfekte und EPH-Gestose). Auf Seiten des Kindes gehört der Gestationsdiabetes zu den häufigsten Ursachen der Sterblichkeit vor und nach der Geburt. Das Risiko, ein metabolisches Syndrom (➤ Kap. 1.4) bereits im Kindes- und Jugendalter zu entwickeln, und das Risiko, eine nicht genetische Disposition zum Diabetes durch eine intrauterine β-Zellschädigung zu entwickeln, müssen als Spätfolge gesehen werden.

Durch rechtzeitiges Erkennen und Behandeln des Gestationsdiabetes können sowohl die mütterlichen Komplikationen als auch die des Kindes weitgehend vermieden werden.

INFO

Etwa 10 % der Frauen mit Gestationsdiabetes (GDM) haben positive Inselzell-Antikörper und sind somit dem Typ-1-Diabetes zuzuordnen.

Etwa 35–60 % der Frauen entwickeln innerhalb der ersten 10 Jahre nach der Entbindung (Schwangerschaft mit GDM) einen Diabetes – gegenüber nichtdiabetischen Schwangeren ist das Risiko 7- bis 8-fach erhöht.

17

Frauen nach GDM entwickeln häufiger ein metabolisches Syndrom (➤ Kap. 1) – damit steigt auch das Risiko für kardiovaskuläre Erkrankungen bereits in jungen Jahren. Etwa 20 % haben bereits im 1. Jahr nach der Schwangerschaft eine pathologische Glukosetoleranz.
Die Gefahr nach einem GDM einen Typ-1-Diabetes zu entwickeln, liegt bei Risikogruppen bei 2,3–10 %.

17.3.1 Erkennen/Diagnostik des Gestationsdiabetes

Bei bestehenden Risikofaktoren für die Entwicklung eines Gestationsdiabetes soll bei der **Erstvorstellung** (in der Schwangerschaft) beim Gynäkologen auf das Vorliegen eines manifesten Diabetes untersucht werden. Als gefährdet gelten z. B.:

- Schwangere > 45 Jahre
- BMI vor Eintreten der Schwangerschaft > 30 kg/m^2
- Eltern oder Geschwister der Schwangeren mit Diabetes
- Geburt eines Kindes ≥ 4.500 g Geburtsgewicht
- Früherer Prädiabetes
- Blutdruck > 140/90 mmHg oder Einnahme von blutdrucksenkenden Medikamenten
- Hohe Blutfette
- Zustand nach Gestationsdiabetes (50-prozentiges Risiko)
- In der Krankengeschichte eine schwere Herzerkrankung oder schwere arterielle Durchblutungsstörungen z. B. eine pAVK (➤ Kap. 13.2.3)

Hier sind zwei Verfahren möglich:

1. Der Nüchtern-Blutzucker wird ermittelt. Liegt dieser ≤ 92 mg/dl (≤ 5,1 mmol/l) liegen kein Diabetes mellitus und kein Gestationsdiabetes vor. Liegt der Nüchtern-Blutzuckerwert ≥ 92 mg/dl (5,1 mmol/l) erfolgt an einem anderen Tag eine Zweitmessung. Entscheidend ist das Ergebnis der Zweitmessung. Zur Diagnosestellung müssen die Werte über dem Grenzwert liegen.
2. Die Messung des HbA1c-Werts: Liegt der Wert ≤ 5,9 % ist ein Diabetes mellitus ausgeschlossen, aber nicht ein früher Gestationsdiabetes! Zusätzlich ist dann eine Nüchtern-Blutzuckermessung erforderlich. Bei HbA1c-Werten zwischen 5,9 und 6,4 % wird ein oGGT empfohlen, bei Werten ≥ 6,5 % ist ein Diabetes nachgewiesen.

Bei negativem Test in der Frühschwangerschaft erfolgt im Zeitraum zwischen der 24 + 0 bis 27 + 6 SSW ein reguläres Screening auf Gestationsdiabetes, bevorzugt mittels eines 75-g-oGGT.

Bei jeder Schwangeren wird nach den Mutterschaftsrichtlinien zwischen der 24. und 28. Schwangerschaftswoche ein **50 g GCT** (Glukose-Challenge-Test) durchgeführt. Zu dem Test ist die Schwangere nicht nüchtern, er erfolgt unabhängig von der Tageszeit.

Wird bei dem CGT nach 1 h ein Glukosewert von ≥ 135 mg/dl (7,5 mmol/l) gemessen, muss der orale Glukosetoleranztest mit 75 g nachfolgen (zweistufiges Vorgehen, seit 2012 eine Regelleistung der gesetzlichen Krankenkassen). Liegt der Wert ≥ 200 mg/dl (11,2 mmol/l), entfällt der oGGT mit 75 g Glukose, die Diagnose Gestationsdiabetes wird gestellt.

75-g-oraler-Glukosetoleranztest (oGTT) unter standardisierten Bedingungen

Entsprechend den Ergebnissen der HAPO-Studie (2002) liegt bereits bei „normalen“ Blutzuckerwerten im oberen Bereich ein höheres Risiko für Komplikationen um die Geburt herum vor. War der 50-g-Glukosetest positiv, folgt der 75-g-Glukosetest (➤ Kap. 2.3). Ein Gestationsdiabetes liegt nach der neuen Definition vor, wenn mindestens einer der drei Grenzwerte (➤ Tab. 17.4) erreicht oder überschritten wird.

Tab. 17.4 Bewertung des 75-g-oGTT nach Empfehlungen zum generellen Screening bei Gestationsdiabetes der Fachkommission Diabetes in Bayern e. V. der Deutschen Diabetes Gesellschaft (DDG, DGGG-AGG, 2018)

Messzeitpunkt	Venöses Plasma	
	mg/dl	mmol/l
Nüchtern	≥ 92	≥ 5,1
Nach 1 h	≥ 180	≥ 10,0
Nach 2 h	≥ 153	≥ 8,5

17.3.2 Behandlung

Bei gesichertem Gestationsdiabetes wird die Frau nach den gleichen intensiven Regeln betreut wie eine Patientin mit manifestem Diabetes mellitus. Die kapillären (Fingerbeere) Blutzuckerwerte sollen nüchtern und vor dem Essen 90 mg/dl (5,0 mmol/l), 1 h nach Beginn der Mahlzeit 140 mg/dl (7,8 mmol/l) und 2 h nach Beginn der Mahlzeit 120 mg/dl (6,7 mmol/l) nicht überschreiten.

Bei Durchführung einer Insulintherapie sollten die Blutzuckerwerte vor dem Essen jedoch nicht unter 60 mg/dl (3,3 mmol/l) liegen (➤ Tab. 17.5).

Tab. 17.5 Blutzuckerzielwerte bei Gestationsdiabetes (DDG, DGGG-AGG, 2018)

Einstellungsziele	Kapilläres Vollblut	
	mg/dl	mmol/l
Nüchtern/vor den Mahlzeiten (präprandial)	65–95	3,6–5,3
1 h nach dem Essen (postprandial)	≤ 140	≤ 7,8
2 h postprandial	≤ 120	≤ 6,7
Mittlere Blutglukose mit Messung 1 h postprandial (= nach dem Essen)	90–110	5,0–6,1
Mittlere Blutglukose mit Messung 2 h postprandial (= nach dem Essen)	80–100	4,4–5,6

Jeder Zeitverlust bei der Therapie muss vermieden werden. Insbesondere muss
- eine intensive Schulung,
- eine Ernährungsberatung und
- die Behandlung

erfolgen.

Eine Woche nach der Ernährungsumstellung muss erneut durch ein Blutglukosetagesprofil geklärt werden, ob die Diätbehandlung alleine ausreicht oder eine Insulintherapie erforderlich ist (85 % der Frauen erreichen die Therapieziele durch Ernährungstherapie).

Werden erhöhte Blutglukosewerte gefunden, muss die Patientin sofort gut eingestellt werden. Orale Antidiabetika sind während der Schwangerschaft mit Gestationsdiabetes weiterhin kontraindiziert, für eine Insulinpumpentherapie besteht bei Gestationsdiabetes keine Indikation. Gegebenenfalls muss Insulin gegeben werden.

Insulinbehandelte Schwangere müssen wie andere Frauen mit Diabetes täglich Blutglukose-Selbstkontrollen durchführen, wobei in der Regel die Insulinbehandlung mit der Entbindung oft beendet werden kann. Der HbA1c-Wert ist nur zur nachträglichen („Rückschau") Beurteilung der Güte einer Blutzuckereinstellung geeignet, somit bei einer Schwangerschaft – da sie ein fortschreitender Entwicklungsprozess ist und sich der Insulinbedarf ständig ändert – zur Beurteilung der Stoffwechselführung nicht verwendbar.

MERKE

Die Behandlungsführung einer Schwangeren muss anhand aktuell bestimmter Blutzuckerwerte erfolgen.

Der Gestationsdiabetes bildet sich nach der Schwangerschaft innerhalb weniger Tage meist wieder vollständig zurück. Auch nach vollständiger Normalisierung der Blutglukosewerte besteht ein erhöhtes Risiko für die spätere Entstehung eines Diabetes mellitus. Deswegen sind auch anschließend regelmäßige Blutzuckerkontrollen notwendig, ebenso gilt der Hinweis auf eine anzustrebende Gewichtsreduktion. Sechs bis zwölf Wochen nach der Entbindung sollte noch einmal ein 75-g-oGTT (➤ Kap. 2.3) durchgeführt werden – unabhängig vom Stillen.

17.4 Diabetes und Verhütung

Aus dem zuvor Gesagten ergibt sich, dass jede Schwangerschaft bei einer Frau mit Diabetes von ihr selbst **geplant** sein muss.

Die Feststellung, dass für die ungestörte weitere Entwicklung des ungeborenen Kindes bereits der Blutzucker zum Zeitpunkt der Zeugung eine wichtige Rolle spielt, hat dazu geführt, jeder Frau mit Diabetes, die schwanger werden will, dazu zu raten, bis zum geplanten Kinderwunsch eine Verhütung zu betreiben und erst bei optimal eingestelltem Blutzucker diese zu beenden.

Für jede Frau mit Diabetes, ob Typ 1 oder Typ 2, müssen bei der Wahl des **Verhütungsmittels** die Vor- und Nachteile beachtet werden.

Grundsätzlich sollte die geeignete Verhütungsmethode mit dem behandelnden Gynäkologen besprochen werden. Möglicherweise bestehende Risikofaktoren sollten mit bedacht werden:
- Adipositas
- Rauchen
- Gefäßkomplikationen

Die Deutsche Diabetes Gesellschaft (DDG) hat zusammen mit der Deutschen Gesellschaft für Gynäkologie und Geburtshilfe (DGGG) folgende relative Kontraindikationen für die hormonelle Kontrazeption formuliert (2020):

- Diabetische Retinopathie jeglicher Ausprägung
- Diabetische Nephropathie Stadium III nach Mogensen (heute: KDGIO A1/G3 bzw. A2/G1) (➤ Kap. 13.1.2, ➤ Tab. 13.4)
- Übergewichtige Frauen mitTyp-2-Diabetes mit einem BMI > 35 kg/m²
- Bluthochdruck
- Rauchen
- Autonome Neuropathie

17.4.1 Orale hormonale Kontrazeption („Pille")

Die Einnahme von niedrig dosierten oralen Kombinationspräparaten (Gestagen und Östrogen) scheint für Frauen mit Typ-1-Diabetes ohne schwerwiegende Begleiterkrankungen unbedenklich. Ein Präparat mit möglichst wenig Östrogen (< 0,05 mg) oder ein reines Gestagenpräparat (= Gelbkörperhormon) sollte bevorzugt werden. Einphasenpräparate mit gleichbleibendem Hormonspiegel sind von Vorteil, weil die Kontinuität über den ganzen Zyklus gewahrt ist. Diese Pillen haben nahezu keinen Effekt auf den Insulinbedarf. Mit diesen Präparaten kann der Zyklus bei Bedarf verkürzt oder auch verlängert werden.

Die „Minipille" enthält ausschließlich Gestagen in niedriger Dosierung. Durch sie wird die Einnistung eines befruchteten Eis verhindert. Sie wird bevorzugt in der Stillzeit eingesetzt (Pearl-Index 0,14–3). Allerdings ist das Risiko bei Frauen mit Typ-1-Diabetes mit diabetischen Spätkomplikationen und bei übergewichtigen Frauen mit Typ-2-Diabetes für Herz-Kreislauf-Komplikationen erhöht. Außerdem besteht bei einer zusätzlichen Neigung zu Krampfadern, verbunden mit Nikotinkonsum, ein erhöhtes Thromboserisiko.

Die „Pille" gilt für Frauen mit Typ-1- und Typ-2-Diabetes auch bei Diabetologen als das sicherste Verhütungsmittel. Der Pearl-Index ist mit 0,1–0,9 gering.

Frauen, die während der Schwangerschaft einen Gestationsdiabetes entwickelt hatten, können auch hormonale Kontrazeptiva einnehmen.

Während der Stillzeit sollte auf reine Gestagene verzichtet werden (wegen des Neugeborenen).

17.4.2 Spirale

Die Hormonspirale (Gestagen) hat einen geringen und gleichmäßigen Hormonspiegel, sodass kaum ein negativer Einfluss auf den Stoffwechsel besteht. Ein weiterer positiver Effekt ist die Vermeidung von Blutungsstörungen. Diese Hormonspirale entspricht quasi der Minipille in der Gebärmutter, die nur lokal wirkt und 3–5 Jahre liegen bleiben kann (Pearl-Index 0,16). Dieses vom Gynäkologen in den Uterus eingesetzte Pessar (IUP = Intrauterinpessar) verhindert das Einnisten eines befruchteten Eis und damit eine Schwangerschaft.

Mit der Kupferspirale ist ein nicht so gleichmäßiger Insulinbedarf zu erwarten, weil man dem Zyklus unterworfen ist.

Das Infektionsrisiko durch IUP war in zahlreichen Studien nicht höher als bei Nichtdiabetikerinnen. Auch jungen Frauen mit Diabetes kann heute dazu geraten werden; ebenso Frauen mit Diabetes nach Gestationsdiabetes.

17.4.3 Andere Methoden

Die 3-Monats-Spritze oder entsprechende Implantate gelten als zweite Wahl, insbesondere wegen der höheren Hormondosen, die auf den gesamten Körper wirken und so auch auf den Stoffwechsel Einfluss haben.

Andere Methoden wie **Diaphragma** (Pearl-Index 1–20) und Kondome (Pearl-Index 2–12) sind nicht so sicher, spezielle Erfahrung ist wichtig. **Kondome** schützen aber auch vor Sexualkrankheiten!

MERKE

Die Verhütung sollte im Einzelfall nicht nur mit dem Gynäkologen, sondern auch mit dem betreuenden Hausarzt oder Diabetologen abgesprochen werden. Eine Konzeption sollte erst nach einer mindestens dreimonatigen optimalen Blutzuckereinstellung und vorausgegangener Diabetesschulung erfolgen.

INFO

Ein Pearl-Index von 2 z. B. bedeutet, dass 2 von 100 Frauen, die dieselbe Methode anwenden und regelmäßig Verkehr haben, in einem Jahr schwanger werden.

Methode	Pearl-Index
Pille	0,1–0,9
Minipille	0,14–3
Dreimonatsspritze	0,3–1,4
Spirale Kupferspirale, Hormonspirale	0,16 0,9–3
Scheidendiaphragma	1–20
Portiokappe	ca. 6
Kondome	2–12

17.5 Diabetes und Klimakterium (Wechseljahre)

Die Wechseljahre, das **Klimakterium,** bedeuten das Ende der Fortpflanzungsfähigkeit der Frau. Die durchschnittliche Dauer beträgt zwischen 10 und 20 Jahren und beginnt meist zwischen dem 45. und 55. Lebensjahr. Mit der Menopause, der letzten vom Eierstock gesteuerten Regelblutung, wird das Klimakterium in eine prä- und eine postmenopausale Phase unterteilt.

INFO

Zwei Drittel aller Frauen haben keine oder geringe Wechseljahrbeschwerden.

17.5.1 Physiologie

Die **Prämenopause,** die Jahre vor den Wechseljahren, dem Klimakterium, zieht sich über Monate bis Jahre hin. Es können erste Anzeichen auftreten, müssen aber nicht. In den Zyklen findet nicht mehr regelmäßig ein Eisprung statt, die Zyklen werden unregelmäßig und die Funktion der Eierstöcke lässt nach, z. B. durch eine Sklerosierung (Verhärtung) der Gefäße. Häufig wird die Gebärmutterschleimhaut verstärkt aufgebaut, weil genügend Östrogen gebildet wird, die Progesteronbildung aber schon nachlässt. Das führt zu längeren Blutungen (> 7 Tage), aber eventuell auch zum Ausbleiben der Regelblutung, wenn kein Eisprung mehr in den Ovarien stattfindet. Die Zyklen verlängern sich auf bis > 60 Tage. Häufig zeigt sich der Progesteronmangel durch Schlafstörungen, Müdigkeit und Erschöpfung, Gewichtszunahme und Stimmungsschwankungen.

Die **Perimenopause** beschreibt die Zeitphase kurz vor dem Ausbleiben der Menstruation. Jetzt stellen die Eierstöcke langsam auch ihre Östrogenproduktion ein. Die Regelblutung bleibt dauerhaft aus (= **Menopause,** es folgt mindestens 12 Monate keine Blutung mehr). Danach folgt die **Postmenopause.**

Am Übergang von der Prä- zur Perimenopause kommt es zu einem stark schwankenden und fallenden Östrogenspiegel. Dieser Östrogenmangel ruft die klimakterischen Beschwerden hervor.

Die häufigsten **vegetativen Symptome** sind:

- Hitzewallungen
- Schweißausbrüche
- Schwindel
- Herzrasen und Herzklopfen

Die **organischen Veränderungen** betreffen z. B. (➤ Tab. 17.6):

- Knochen (→ Osteoporose)

Tab. 17.6 Organische Veränderungen in den Wechseljahren (Auswahl)

Organsystem	Veränderungen
Knochen	• Östrogenmangel bedingt eine Abnahme der Knochenmasse • Es kommt zu Osteoporose mit erhöhter Frakturgefahr
Haut und Schleimhäute	• Austrocknung der Haut (z. B. Scheide, Vulva und Harnröhre) • Haut wird dünner, trockener, wenig elastisch (Verringerung des Wassergehalts, verminderte Talg- und Schweißdrüsentätigkeit) • Mundschleimhaut und das Bindegewebe des Auges verändern sich (Mundtrockenheit, Probleme mit Kontaktlinsen, „trockene" Augen) • Verstärkter Haarausfall
Muskulatur/ Gelenke	• Abnahme der Muskelmasse (ab dem 35. Lj.), wenn nicht durch sportliche Aktivität dagegen gearbeitet wird • Durch Östrogenmangel verminderte Durchblutung der Muskeln und Gelenke (→ Gelenk- und Muskelschmerzen)

Tab. 17.6 Organische Veränderungen in den Wechseljahren (Auswahl) *(Forts.)*

Organsystem	Veränderungen
Herz-Kreislauf-System	• Cholesterin steigt, HDL fällt ab • Gefäße verlieren Schutzwirkung • Arteriosklerose wird begünstigt • Herzinfarktrisiko steigt (➤ Kap. 13.2)
Urinausscheidung	• Abnahme des Harnröhren-Verschlussdrucks • Häufig Stressinkontinenz • Lageveränderung von Gebärmutter und Harnblase → Gefahr der Restharnbildung und erhöhte Infektionsgefahr (Harnblasenentzündung = Zystitis)

17

- Haut und Schleimhäute (→ Austrocknung, dünnere Haut, Haarausfall)
- Herz-Kreislauf-System (Verschiebungen im Fettstoffwechsel → begünstigt die Arteriosklerose)

Das **psychische Syndrom** kann z. B. einhergehen mit:

- Schlafstörungen
- Reizbarkeit und Nervosität
- Depressive Verstimmungen

Frauen mit Diabetes Typ 1 und Typ 2, kommen häufig früher in die Wechseljahre als stoffwechselgesunde Frauen. Da sich der Diabetes auf die Gefäße auswirkt (➤ Kap. 13), sind möglicherweise auch die Gefäße in den Eierstöcken von einem verfrühten Alterungsprozess betroffen.

BEACHTE

Frauen mit einem metabolischen Syndrom und Typ-2-Diabetes haben ein 3-fach höheres Sterberisiko für kardiovaskuläre Erkrankungen sowohl vor, in und nach der Menopause.

Frauen sind meist **bis zur Menopause** vor Herzinfarkt geschützt.

Frauen, die rauchen und die Pille nehmen, haben ein vierfach höheres Risiko, einen Herzinfarkt zu erleiden (➤ Kap. 13.2).

17.5.2 Besonderheiten bei Diabetes

Die hormonelle Umstellung in der Menopause hat Auswirkungen auf den Glukosestoffwechsel. Östrogene begünstigen eine Insulinempfindlichkeit, deshalb verbessern sich in der **Prämenopause** die Blutzuckerwerte häufig.

Durch sich stark verändernde Gelbkörper-/Progesteron- und auch Östrogenspiegel kann es zu sprunghaften Veränderungen der Insulinresistenz kommen, was zu spontanen Hypo-, aber auch zu Hyperglykämien führt.

Die häufig auftretenden Stimmungsschwankungen, Schlafstörungen und Muskelbeschwerden belasten den Körper, das Stresshormon Kortisol wird vermehrt ausgeschüttet, was wiederum den Blutzucker beeinflusst und ansteigen lässt. Diese hormonellen Schwankungen, verbunden mit einer deutlichen Gewichtszunahme mit Vermehrung des viszeralen Fettes, betreffen deutlich mehr Frauen mit Diabetes als stoffwechselgesunde Frauen. So wird eine normnahe Blutzuckereinstellung in der Menopause für Frauen mit Typ-1- und Typ-2-Diabetes schwieriger.

Frauen mit Typ-1-Diabetes mit einer ICT oder einer Insulinpumpentherapie sind deutlich stärker von Blutzuckerschwankungen betroffen als Frauen mit Typ-2-Diabetes. Die **Diabetestherapie** muss oft angepasst werden, häufigere Kontrollen des Blutzuckers sind meist erforderlich. Bei Frauen mit Typ-1-Diabetes kann bei starken Schwankungen der Blutzuckerwerte auch eine kontinuierliche Glukosemessung sinnvoll sein (➤ Kap. 3.2), häufig steigt der Insulinbedarf.

Bei **Frauen mit Typ-2-Diabetes** kann eine Anpassung der oralen Antidiabetika (oder auch des Insulins) erforderlich werden, die Hormonschwankungen sind aber oft nicht so ausgeprägt.

Die menopausale Umstellung dauert mehrere Jahre, eine sorgfältige regelmäßige Anpassung der Insulintherapie ist daher besonders von Bedeutung. Eine schlechte Blutzuckereinstellung begünstigt mittel- und langfristig kardiovaskuläre Folgeschäden wie Herzinfarkt, Herzinsuffizienz und Schlaganfall.

Günstige Auswirkungen auch auf den Diabetes haben regelmäßige körperliche Belastung und eine ausgewogene Ernährung.

17.5.3 Therapiemöglichkeiten

Viele Frauen bemerken die Hormonumstellung nicht oder nur in geringem Ausmaß. In schwerwiegenden Fällen gibt es verschiedene Therapiemöglichkeiten, die aber abgewogen werden sollten. **Stresssituationen durch die Menopause müssen stabilisiert werden.**

Zunächst können und sollten Maßnahmen ohne Hormone probiert werden. **Beschwerden können gelindert werden durch z. B.:**

- Entspannungsmethoden und Achtsamkeitsübungen
- Yoga
- Sport und Bewegung an frischer Luft
- Verzicht auf scharfe Gewürze, Kaffee, Alkohol
- Pflanzliche Präparate gegen Stimmungsschwankungen, z. B. Johanniskraut
- Baldrian bei Schlafstörungen
- Salbei und Rhabarberwurzel bei Hitzewallungen und Schweißausbrüchen
- Befeuchtungsmittel ohne Hormone (bei Scheidentrockenheit), z. B. Vagisan®

Hormonersatztherapie

Frauen mit Diabetes sollten mit dem betreuenden gynäkologischen Facharzt in Abhängigkeit von dem Risikoprofil und der Ausprägung der Beschwerden abwägen, ob und, wenn ja, welche Hormonersatztherapie sinnvoll ist.

Bei sehr **starken Beschwerden** kann eine Hormonersatztherapie in Form von **Hormonpflaster oder -gels** begonnen werden. Die Hormone werden über die Haut aufgenommen (z. B. am Unterarm). Verabreichungsformen für **lokale Anwendungen,** vor allen Dingen bei trockener Scheidenschleimhaut (bevorzugt reines Östriol), sind:

- Salben und Cremes
- Scheidenzäpfchen (Ovula)

Immer gilt: so gering dosiert und so kurz wie möglich, aber in einer die Beschwerden beseitigenden Dosierung, kombiniert mit einer **niedrig dosierten Progesterongabe.**

Wurde der Frau mit Diabetes bereits die Gebärmutter entfernt (z. B. wegen Myomen [= gutartige Muskelknoten], Dauerblutungen u. a.), kann auch eine reine Östrogensubstitutionstherapie transdermal (Pflaster, Gel) erfolgen.

Die Hormonersatztherapie beeinflusst nicht das kardiovaskuläre Risiko. Entscheidend sind eine möglichst gleichmäßige Blutzuckereinstellung und die Vermeidung einer Gewichtzunahme.

Frauen mit Diabetes sollten bei bestehenden Begleiterkrankungen wie:

- Bluthochdruck,
- Durchblutungsstörungen oder
- Thrombosegefahr

von einer Hormonersatztherapie eher Abstand nehmen.

17.5.4 Prävention eines Typ-2-Diabetes in der Menopause

Frauen mit erhöhten genetischen Risikokonstellationen sollten versuchen, die Gefahr einer Entwicklung eines Typ-2-Diabetes durch eine gesunde Lebensführung mit ausgewogener Ernährung, regelmäßiger Bewegung und einem normalen Gewicht zu minimieren. Außerdem kann eine angepasste Hormonersatztherapie dazu beitragen, die Gefahr einer Diabetesmanifestation zu vermindern (Reduktion der Stresssituationen).

KAPITEL

18 Menschen mit Diabetes im Krankenhaus

(In Anlehnung an „Positionspapier der deutschen Diabetes Gesellschaft zur Therapie des Diabetes mellitus im Krankenhaus", DDG Juli 2022, 2. revid. Fassung 2017)

Menschen mit Diabetes, sowohl Typ 1 als auch Typ 2, werden statistisch gesehen 4-mal häufiger ins Krankenhaus eingewiesen als Menschen ohne Diabetes – von den etwa 18,5 Millionen stationären Fällen im Krankenhaus haben ca. 30 % einen Diabetes mellitus, viele als Nebendiagnose. Mit zunehmendem Alter sind darüber hinaus Zusatzerkrankungen oder Begleiterkrankungen häufiger.

Menschen mit Diabetes liegen auch häufig – im Durchschnitt 30 % – länger im Krankenhaus. Sie tragen zudem ein höheres Risiko bei möglichen operativen Eingriffen, insbesondere durch die Veränderung ihrer Stoffwechselkontrolle, speziell des Blutzuckers, durch z. B.:

- Stundenlanges Fasten vor Untersuchungen z. B. Endoskopien
- Tagelange Nahrungskarenz
- Unterbrechungen oder inadäquate Anpassung der antidiabetischen oder anderer Therapien
- Zusätzlicher Stress bei Operationen

Die Umstände des Krankenhausaufenthalts selbst bringen oft Komplikationen mit sich.

Menschen mit COVID-19-Infektion

Die jetzige schon über 2 Jahre (Juli 2022) andauernde Pandemie (COVID-19) mit dem Coronavirus SARS-CoV-2 hat gezeigt, dass der Diabetes, aber auch Herz-Kreislauf-Erkrankungen zu den häufigsten Begleiterkrankungen einer COVID-19-Infektion zählen. Für die Betroffenen bedeutet dies ein erhöhtes Risiko für einen schwereren Krankheitsverlauf, oft verbunden mit einem Multiorgan- und/oder Lungenversagen. Auch Menschen mit einer ausgeprägten Adipositas, wie es häufig beim metabolischen Syndrom und beim Typ-2-Diabetes vorzufinden ist, scheinen ein deutlich höheres Risiko für einen schweren Verlauf zu haben.

18.1 „Siegel/Zertifikat" für Krankenhäuser

Um eine bessere stationäre Versorgung von Menschen mit Diabetes zu gewährleisten, hat die DDG 2013 das Siegel/Zertifikat „Klinik für Diabetes-Patienten geeignet" eingerichtet. Darüber hinaus gibt es die Anerkennung als „Diabetesberater/In" DDG und/oder „Mitglied im Bundesverband Klinischer Diabeteseinrichtungen (BVKD)" als Qualitätsmerkmal. Allgemeinkrankenhäuser, die das Zertifikat „Klinik für Diabetes-Patienten geeignet DDG", tragen, können durch eine kontinuierliche Fortbildung der dort Tätigen sowohl im Krankheitsfall von Mitarbeitern als auch in Urlaubszeiten gewährleisten, dass Patienten mit Diabetes immer adäquat und gut behandelt werden. Die ist umso wichtiger, weil der positive Verlauf einer Krankenhausbehandlung oft von einer guten Blutzuckereinstellung abhängt. Trotzdem gibt es in Deutschland immer weniger „Diabetes-spezialisierte Abteilungen" und die Fallpauschalen (DRGs) berücksichtigen den Diabetes kaum.

Diabetes-spezialisierte Abteilungen sind besonders geeignet:

- Bei Problemen besonders von Kindern und Jugendlichen:
  - Bei Erstmanifestation des Diabetes Typ 1
  - Zur Abklärung nach wiederholten schweren Hypoglykämien oder Ketoazidosen
  - Bei unerklärlichen Blutzuckerschwankungen
- Für alle Menschen mit Typ-1-Diabetes:
  - Bei stark schwankenden Blutzuckerwerten und bereits intensivierter Insulintherapie (ICT/Pumpe)

- Bei schweren speziellen Stoffwechselentgleisungen z. B. häufige nächtliche Hypoglykämien, bei denen nach normnahen vorabendlichen Werten ein unerklärlich hoher Nüchtern-Blutzuckerwert zu verzeichnen ist
- Bei Hypoglykämie-Wahrnehmungsstörungen (für die Patienten häufig nachts ein Problem)
- Zur Einleitung einer Insulin-Pumpentherapie
- Zur stationären Behandlung zur Einleitung einer ICT mit Schulungs- und Behandlungsprogrammen
- Zur Mitbehandlung von Folge- und Begleiterkrankungen des Diabetes
- Bei Einschränkungen der Mobilität z. B. durch erhebliche Gehbehinderung, Seh- oder Hörbehinderung
- Wenn keine Schulung in der Muttersprache verfügbar ist
- Bei Gründen, die eine psychologische Mitbehandlung erforderlich machen (begleitend Depression, Motivationsstörung, Compliance-Störung, Akzeptanzstörung)

Immer häufiger werden Menschen mit massivem Übergewicht und/oder metabolischem Syndrom bzw. Diabetes Typ-2 zu einer **bariatrischen Operation** in die Klinik eingewiesen. Ihnen wird ein Magenband angelegt oder es wird eine Magenverkleinerung (= Y-Roux-Bypass) durchgeführt (➤ Kap. 1.7). Dies sollte nur in spezialisierten zertifizierten Zentren erfolgen wegen der besonderen Risiken während und auch nach der Operation. Auch die Nachbetreuung, die eine Langzeitbetreuung darstellt, sollte nur durch ausgewiesene Spezialisten (v. a. Diabetologen mit Zusatzausbildung und Erfahrung) erfolgen.

Um die Therapie von Patienten mit Diabetes oder Prädiabetes sicherer zu gestalten, bedarf es einiger grundlegender wichtiger Vorbereitungen, wenn diese Menschen ins Krankenhaus gehen (➤ Tab. 18.1).

BEACHTE

Teststreifen, Blutzuckermessgerät, Stechhilfen, Pen, das Insulin und Blutzuckerprotokolle müssen mit in die Klinik genommen werden.

Tab. 18.1 Utensilien für einen Krankenhausaufenthalt

Ausgefüllter Diabetes-Pass (letzter HbA1c-Wert, Blutdruck etc.)
Daten über den Beginn und den Verlauf des Diabetes, inkl. der Folgen: Retinopathie, Neuropathie, Nephropathie etc.
Der aktuelle Medikamentenplan (Tabletten, Insulin, Begleitmedikation!)
Name, Adresse und Telefonnummer des behandelnden Diabetologen bzw. Hausarztes
Liste der Vorerkrankungen (für das eventuelle Vorgespräch mit dem Anästhesisten)
Ein Vorrat der gewohnten Medikamente und Zubehörbedarf (auch Traubenzucker, Hypo-Gluc, Messgerät und Teststreifen, ggf. Pumpenzubehör etc.)

18.2 Blutzuckereinstellung im Krankenhaus

Die Blutzuckerwerte sollten während eines stationären Krankenhausaufenthalts im Bereich zwischen 140–180 mg/dl (7,8–10 mmol/l) liegen.

MERKE

Laut „ADA Practice Recommendations" gelten BZ-Werte < 110 mg/dl als zu niedrig, Werte über 180 mg/dl als zu hoch!

Werden keine Medikamente mit eigenständiger Hypoglykämiegefahr gegeben, können Blutzuckerwerte von 110–140 mg/dl toleriert werden!

Die Blutzuckerwerte sollten im stationären Setting sowohl bei Menschen mit Typ-1- als auch mit Typ-2 Diabetes **bei stabiler Stoffwechsellage** 4× täglich – vor den Mahlzeiten sowie vor dem „Zu-Bett-Gehen" (etwa 22:00 Uhr) kontrolliert werden. Blutzuckerwerte nach den Mahlzeiten (= postprandial) sind meist entbehrlich.

Natürlich muss bei **instabiler Stoffwechsellage** ein Mensch mit Typ-1-Diabetes, aber auch z. B. ein Mensch mit pankreoprivem Diabetes (sehr instabil!) seinen Blutzucker häufiger testen.

MERKE

Hohe Blutzuckerwerte:
- verstärken die Gefahr für Infektionen,
- beeinträchtigen die Wundheilung,
- verstärken die Blutgerinnung (Gefahr für Thromben, Embolie).

Deshalb sollten die Blutzuckerwerte schon vor und während einer Operation möglichst normal gehalten werden. Besonders risikogefährdet sind Patienten mit Folgeerkrankungen, insbesondere am Herzen (z. B. autonome Neuropathie, ➤ Kap. 13.2).
Hypoglykämien (< 70 mmg/dl/4,1 mmol/l) sollten unbedingt vermieden werden (➤ Tab. 18.2).

Tab. 18.2 Ziele der Diabetestherapie im Krankenhaus bei kurzfristigen Aufenthalten und bei Operationen

Die strikte Vermeidung von Unterzuckerungen (**schweren Hypoglykämien** – Hauptziel auch der DDG)
Sichere Einstellung des Blutzuckerspiegels auf moderate Zielwerte (in der Regel < 180 mg/dl, zwischen 140 und 180 mg/dl (7,8–10,1 mmol/l) (Amerik. Diabetes-Gesellschaft = ADA) aufgrund zahlreicher Studien – auch bei Intensivpatienten
Die Einleitung einer neuen Diabetestherapie oder die Optimierung einer bereits bestehenden Behandlung

18.3 Ursachen von Zuckerentgleisungen im Krankenhaus

Durch den **Stress,** den ein Krankenhausaufenthalt oder eine Operation darstellt, kommen zahlreiche Hormone ins Blut, wie Glukagon, Adrenalin, Kortisol und auch Zytokine. Sie führen zu einer vermehrten **Glukoneogenese in der Leber** und insbesondere auch bei schwerkranken, intensivpflichtigen Menschen mit Diabetes steigt dadurch das Risiko für Komplikationen bis hin zum häufigeren Tod. Auch Patienten, die bisher keine erhöhten Blutzuckerwerte hatten, haben plötzlich deutlich erhöhte Blutzuckerwerte.

Werte > 180 mg/dl bedürfen einer besonderen Therapie und Überwachung, da auch bei ihnen das Risiko für Komplikationen im Rahmen von Operationen steigt (Stress, Hyperglykämie). **Nicht selten** wird anlässlich einer Operation mit Stressanstieg ein **Diabetes neu entdeckt,** nachdem bereits mehr als die Hälfte aller β-Zellen über die Jahre hin zerstört worden sind. Auch diese Patienten bedürfen einer besonderen Überwachung und ggf. Therapie – meist mit Insulin.

Viele Jahre wurde ein Blutzuckerspiegel von > 200 mg/dl („milde Hyperglykämie") zur Erhaltung einer Organfunktion für ernährte Intensivpatienten als vorteilhaft angesehen. Heute gilt eine **Blutzuckereinstellung zwischen 140–180 mg/dl (7.8–10,1 mmol/l) als Zielbereich auf der Intensivstation.** Durch die rechtzeitige Einleitung einer adäquaten Insulintherapie kann die anfänglich bei hohen Blutzuckerwerten vorhandene Insulinresistenz („Stress-Diabetes") rasch behoben werden.

Folgen dieser „Glukotoxizität" mit Überladung der Zellen mit Glukose können schon **innerhalb weniger Stunden** massive Veränderungen bewirken, die auch **sekundär Schäden** nach sich ziehen können:
- Endotheliale Dysfunktion
- Dyslipidämie
- Minderperfusion von Organen und Störungen der Zellatmung
- Multiorganversagen

Diabetes mellitus als Begleiterkrankung

Bevor ein „manifester Diabetes mellitus" als Begleiterkrankung angenommen wird, sollte die im Rahmen akuter Erkrankungen im Krankenhaus festgestellte Hyperglykämie von einer „Stress-Hyperglykämie" abgegrenzt werden.

Differenzialdiagnostisch kommen in Frage (Auswahl):
- Bereits bestehender manifester Diabetes mellitus
- Akute Sepsis
- Akute Pankeratitis
- Therapie mit Glukokortikoiden (z. B. akute Gelenkbeschwerden, Perikard-/Pleuraerguss, Asthmaanfall etc.)
- Leberzirrhose

Wenn Blutzucker und HbA1c (> 6,5 %) erhöht sind, kann ein Diabetes mellitus angenommen werden, wenn nicht, sollte im weiteren Verlauf evtl. auch ambulant eine erneute Risikobestimmung (z. B. HbA1c, Blutzuckerwerte) erfolgen.

18.4 Orale Antidiabetika im Krankenhaus

Orale Antidiabetika können bei **kurzem stationärem Aufenthalt**
- ohne Operation,
- ohne Änderung der Nahrungsaufnahme sowie
- ohne die Gabe von Kontrastmitteln im Rahmen einer ärztlichen Diagnostik

weitergegeben werden – es sei denn, es tritt eine Stoffwechselentgleisung auf!

Orale Antidiabetika und Operation

Bei **Menschen mit Typ-1-Diabetes,** die zusätzlich in Absprache mit dem behandelnden Diabetologen Metformin (Biguanid) erhalten haben, sollte das Metformin abgesetzt werden – die Insulintherapie aber unbedingt fortgesetzt werden.

Für Menschen mit Typ-2-Diabetes gilt:

Metformin muss in der Regel 48 h vor einer geplanten Operation, aber auch vor der Gabe von Kontrastmitteluntersuchungen, abgesetzt werden, da die Gefahr einer Azidose besteht (Übersäuerung) – später können sie in der Regel wieder eingesetzt werden.

BEACHTE

Eine Notfalloperation stellt keine Kontraindikation für eine Metformin-Therapie dar!

Sulfonylharnstoffe wie Glibenclamid etc. können bis zu 72 h nach der letzten Einnahme noch wirksam sein und müssen deshalb wegen ihrer langanhaltenden Wirkung in der Regel deutlich vor der Operation abgesetzt werden – eine Umstellung auf Insulin ist nicht selten erforderlich bzw. sinnvoll.

DPP-4-Hemmer, SGLT-2-Hemmer und andere orale Antidiabetika werden in der Regel am Vorabend des Eingriffs abgesetzt.

BEACHTE

Wenn der Patient nach einer Operation wieder trinkt und Nahrung zu sich nimmt, werden die oralen Antidiabetika und ggf. weitere Medikamente, die abgesetzt werden mussten, wieder angesetzt (➤ Kap. 18.7.1).

Weitere orale Medikamente und Operation

Da Menschen mit Diabetes manchmal zusätzliche Medikamente z. B. zur Blut-Gerinnungshemmung nach Thrombose, wegen Asthma, oder Herzerkrankungen einnehmen müssen, muss das besonders berücksichtigt werden:

ASS (Acetylsalicylsäure) – z. B. nach Herzinfarkt oder bei koronarer Herzkrankheit:
- wurde bisher meist 6 Tage vor dem Eingriff abgesetzt.
- Es gibt heute viele Chirurgen, die auch unter Aspirin operieren. Ausnahmen sind in der Regel neurochirurgische Operationen (z. B. am Gehirn oder Rückenmark). Dies sollte jedoch vorher unbedingt mit dem behandelnden Arzt im Krankenhaus oder dem Anästhesisten besprochen werden.

18.5 Grundprinzipien der Insulintherapie im Krankenhaus

Bezüglich der Insulintherapie bei Menschen mit Typ-1- und auch Typ-2-Diabetes kann man sich gut an einem Positionspapier der DDG orientieren. Da die Autoren von einer z. T. lückenhaften Evidenzlage bezüglich des Vorgehens in den verschiedenen Situationen eines Patienten mit Diabetes während der stationären Behandlung ausgehen, nannte man die Empfehlungen nicht „Leitlinien" – ein Positionspapier soll die Versorgung so weit wie möglich „evidenzbasiert" verbessern.

18.5.1 Insulintherapie bei Typ-1-Diabetes

Die konsequente, aber evtl. angepasste Insulintherapie ist für den Menschen mit Typ-1-Diabetes lebensnotwendig! Sie muss lückenlos fortgesetzt werden, sowohl mit Kurzzeitinsulin als auch mit Langzeitinsulin. Andernfalls kann es zu einer **ketoazidotischen Entwicklung** kommen. Leider wird schnellwirkendes Insulin in den Kliniken oft nur zum „Abspritzen"

(„Ausgleich [nach 30iger-Regel]") von erhöhten Blutzuckerwerten nach einem „Abspritzplan" angewendet. Dabei wird aber nicht der Insulinbedarf zu den Mahlzeiten berücksichtigt – so entstehen leider oft massive „Insulinlücken". Folgendes Vorgehen ist daher empfohlen:

- Die bekannten Insulinschemata (wie z. B. ICT, CT) sollten verwendet werden – diese erlauben soweit möglich sowohl eine basale als auch prandiale Insulinversorgung.
- Eine ICT (= intensivierte konventionelle Insulintherapie, ➤ Kap. 8.2) ist, wenn möglich, immer vorzuziehen.

18.5.2 Insulintherapie bei Typ-2-Diabetes

Auch bei Menschen mit Typ-2-Diabetes muss in der Regel wegen ansteigender Blutzuckerspiegel im Rahmen der Stresssituation und wegen des **häufigen Absetzens aller oralen Antidiabetika** auch eine Insulintherapie entsprechend den aktuellen Blutzuckerwerten eingeleitet werden.

Eine vorübergehende Insulintherapie nach dem **Basis-Bolus-Prinzip** begünstigt in vielen Fällen die Blutzuckereinstellung und sollte einem Schema mit ausschließlichem „Korrekturinsulin" vorgezogen werden, auch bei dem Menschen mit Typ-2-Diabetes.

Nur selten ist auch eine SIT (= supplementäre Insulintherapie, ➤ Kap. 7.2) mit Insulin zu den Mahlzeiten ausreichend.

MERKE

Die meisten Menschen mit Diabetes werden vor einer Operation und auch direkt danach von Tabletten auf Insulin umgestellt, wobei diesbezüglich die bereits zu Hause praktizierten Insulinschemata verwendet werden sollten.

18.5.3 Insulinpumpentherapie

Bei Insulinpumpenträgern sollte die weitere Therapie unbedingt vorher abgesprochen werden – eine Umstellung auf eine ICT (bedeutet dem Patienten die Insulinpumpe abzunehmen) ist nicht immer unbedingt notwendig! Nicht nur auf Intensivstationen sollte fachlich kompetentes Medizinpersonal sein, um ein Insulintherapie-Schema mit den entsprechenden Insulinen zu planen bzw. auch anzupassen!

18.6 Menschen mit Diabetes auf operativen Stationen

Neben der Entwicklung einer möglichen Ketoazidose bei Menschen mit Typ-1-Diabetes oder eines hyperosmolaren Komas bei Menschen mit Typ-2-Diabetes ist es vor allem die Hypoglykämie, die nach den Leitlinien der Deutschen Diabetes Gesellschaft unbedingt während eines operativen Eingriffs vermieden werden muss. Sie verursacht eine erhöhte „perioperative Morbidität" – um etwa 50 %. Außerdem begünstigen Infektionen oder auch Probleme, die den Krankenhausaufenthalt zusätzlich verlängern können, eine gesteigerte Morbidität. Eine frühzeitige Planung insbesondere bei chirurgischen Eingriffen kann das Risiko für Patienten mit Diabetes und entsprechenden Begleiterkrankungen (z. B. Hypertonie etc.) niedrig halten. Die DDG empfiehlt deshalb:

- Nach Möglichkeit frühzeitige Einbeziehung der Patienten in die Operationsplanung
- Das Krankenhaus sollte schriftlich fixierte Behandlungspfade für das Glukose-Management vorweisen.
- Das Krankenhaus sollte ein operationsbegleitendes Diabetesmanagement vorweisen.
- Hochrisikopatienten müssen frühzeitig identifiziert werden.
- Krankenhäuser sollten Diabetes-geschultes Pflegepersonal vorweisen.
- Patienten mit geplanten kurzen Nüchternperioden (nicht mehr als eine ausgelassene Mahlzeit) können durch Modifikation ihrer üblichen Diabetesmedikation behandelt werden.

BEACHTE

Etwa 10 % aller Patienten, die zu einer Operation eingewiesen werden, wissen nichts von ihrem Diabetes (Prädiabetes, pathologische Glukosetoleranz).

Für eine entsprechend sichere und qualitativ hochwertige Behandlung von Patienten mit Diabetes muss es im stationären Betrieb schriftlich **festgelegte Standards** geben. Auch ist sicherzustellen, um welchen Typ von Diabetes es sich handelt:

- Übergewichtige Menschen mit Typ-1-Diabetes werden, besonders wenn sie schon älter sind, oft als Menschen mit Typ-2-Diabetes angesehen.
- Menschen mit Typ-3-Diabetes, z. B. mit pankreopriven Diabetes, werden oft als Menschen mit Typ-1-Diabetes verkannt.

Dies spielt z. B. bei lang anhaltenden Nüchternphasen vor einer Operation eine wichtige Rolle: Bei Insulinbedürftigkeit muss unbedingt eine **ausreichende Basalinsulin-Versorgung** bedacht werden.

Der aktuelle HbA1c-Wert sollte immer vor einer geplanten Operation vorliegen (< 8,5 %, 69 mmol/l), denn erhöhte Werte sind prognostisch mit schlechteren Operationsergebnissen assoziiert.

Auch deutlich erhöhte Blutzuckerwerte (> 220 mg/dl, 12 mmol/l) über den Tag oder auch erhöhte Nüchtern-Blutzuckerwerte über 180 mg/dl sind ein Grund, eine Operation zu verschieben. **Prä- und perioperativ** sollte der Blutzucker bei 80–120 mg/dl (4,4–6,7 mmol/l) liegen.

18

Bei Menschen mit Diabetes werden häufig Operationen

- am Herz-Kreislauf-System wegen verengter Blutgefäße der Bein- und Beckenarterien, der Halsschlagader oder der Herzkranzgefäße,
- an Nieren, Augen und Füßen

erforderlich.

In einer derartigen Stresssituation benötigt der Körper mehr **Insulin,** das bei Menschen mit Diabetes durch die kontrollierte Gabe von Insulin vor, während und nach der Operation ausgeglichen wird.

18.6.1 Die Rolle des Anästhesisten

Durch ein präoperatives Gespräch mit einem versierten Anästhesisten können insbesondere zusätzliche kardiovaskuläre Risiken angesprochen werden. Das perioperative Risiko ist laut DDG bezüglich einer kardialen Komplikation 6,6–11 %! – verglichen mit 0,4 % eines Menschen ohne Diabetes.

Zunächst untersucht und befragt dieser den Menschen mit Diabetes vor der Operation. An ihm liegt es nun, dem Anästhesisten wichtige Informationen zu geben und folgende Unterlagen vorzulegen (➤ Tab. 18.1):

- Therapie (Tabletten, konventionelle Therapie, ICT, Pumpe)
- Blut- bzw. Gewebezucker-Protokolle, Diabetes-Gesundheitspass, ggf. schriftliche Anpassungsregeln
- Wichtige Facharztbefunde (z. B. Augenbefunde)
- Bestehende Folgeerkrankungen müssen dem Anästhesisten mitgeteilt oder durch ihn erfragt werden z. B. eine evtl. vorliegende autonome Neuropathie des Magens.
- Bestehende Begleiterkrankungen und aktuelle Medikation müssen unbedingt angegeben bzw. erfragt werden, z. B. Blutgerinnungshemmer wie Marcumar®, nicht-Vitamin-K-abhängige orale Antikoagulanzien (z. B.Rivaroxaban, Apixaban, Edoxaban oder Dabigatran) oder auch Blutplättchenhemmer (Thrombozytenaggregationshemmer) (z. B. ASS®, Clopidogrel®, Brilique®), Bluthochdruck-Medikamente etc.

18.6.2 Narkoseform

Die Art der Narkose ist bei Menschen mit Diabetes u. U. sehr wichtig. Insbesondere wegen bereits bestehender Vorschäden, z. B. eine **autonome Neuropathie des Magens,** muss die Anästhesiemethode unbedingt abgesprochen werden, denn die Frage „Sind Sie nüchtern?" ist in einem solchen Fall relativ (➤ Kap. 13.3). Bei bestehender autonomer Neuropathie des Magens befinden sich u. U. auch 10–20 h nach der letzten Nahrungsaufnahme noch Nahrungsreste im Magen, die bei einer Narkose zu Problemen führen können. In dieser Situation sollten wegen der Gefahren für das Herz-Kreislauf-System ambulante Operationen nie in Vollnarkose durchgeführt werden.

18.6.3 Initiierung einer Insulintherapie mittels ICT-Schema

Grundlagen der ICT ➤ Kapitel 8.

Am Vorabend einer Operation sollte nicht das Basalinsulin weggelassen werden – sonst sind massiv erhöhte Blutzuckerwerte am folgenden Morgen zum Zeitpunkt der Operation zu erwarten. Es geschieht leider immer wieder, dass auch Menschen mit Typ-1-Diabetes z. B. ihr morgendliches (Basal)-Insulin nicht spritzen sollen wegen einer anstehenden Operation: Wird diese Operation in den Nachmittag verschoben, ist ein entsprechender Blutzuckeranstieg zu erwarten.

Entsprechend den unterschiedlichen Insulinempfindlichkeiten im Tagesverlauf (morgens unempfindlich, mittags und spät abends/nachts sehr empfindlich, zum Abendessen mittlere Empfindlichkeit auf Insulin) wird die Mahlzeitendosis etwa im Verhältnis 2–1–1,5 aufgeteilt.

BEACHTE

Wird neu auf Insulin eingestellt, werden in der Regel Analoginsuline (➤ Kap. 5.1) verwendet, da sie kürzer wirken und damit auch besser steuerbar sind (statt Humaninsulinen). Die Hypoglykämie-Gefahr ist mit Analoginsulinen geringer.

ICT bei Typ-1-Diabetes

Erst **am OP-Tag** selbst sollte der Patient auf eine **i. v.-Therapie** mit Insulin umgestellt werden. Erst wenn er wieder normal essen kann, kehrt er zu seinem eigenen Insulin-Schema zurück (➤ Tab. 18.3).

Umstellung der Pumpentherapie auf eine ICT

Gut geschulte Patienten sollten ihre Pumpentherapie nach Rücksprache mit dem Arzt (z. B. Anästhesist) nach Möglichkeit selbstständig weiterführen können. Die Basalrate sowie die entsprechenden Insulin-Boli müssen unbedingt in der Krankenakte gemeinsam mit den dazugehörigen Blut- bzw. Gewebezuckerwerten dokumentiert werden.

Basalinsulin-Versorgung

Umstellung von der Pumpe auf eine ICT

Erfolgt eine **Umstellung von der Pumpe auf eine ICT,** empfiehlt sich folgendes Vorgehen:

Tab. 18.3 Insulintherapie im Krankenhaus bei kurzdauernden Eingriffen bei Typ-1- und Typ-2-Diabetes (nach Positionspapier der DDG, 2017 „Diabetiker im Krankenhaus")

	Typ-1-Diabetes/Typ-2-Diabetes mit Insulin behandelt	Typ-2-Diabetes mit Diät/OAD
Präoperativ	Am Vortag: Insulin wie üblich	Metformin spätestens am OP-Tag absetzen Alle anderen OAD nach der letzten Mahlzeit absetzen
Am OP-Tag	Bisherige Basalinsulin-Therapie fortsetzen oder 25 % des Gesamt-Tagesinsulin-Bedarfs morgens als NPH-Insulin s. c.	
Auf der Station	Nüchtern-Blutzuckerkontrolle Kurzzeitinsulin nach Korrekturschema s. c.	
Im OP oder auf der Station	Blutzuckerkontrollen stündlich und jeweils Kurzzeitinsulin nach Korrekturschema s.c/i. v. 10:00; 13:00; 17:00 Uhr	
Wenn weiterhin Nahrungskarenz besteht	Basalinsulin-Therapie fortsetzen. Blutzuckerkontrollen und jeweils Kurzzeitinsulin nach Korrekturschema s. c./i. v. 22:00 und 3:00 Uhr. Am Folgetag häusliche Therapie wieder aufnehmen.	Blutzuckerkontrollen stündlich und jeweils Kurzzeitinsulin nach Korrekturschema s. c./i. v.: 22:00 und 3:00 Uhr. Am Folgetag häusliche Therapie wieder aufnehmen.
Wenn am OP-Tag abends Nahrungsaufnahme möglich ist	Häusliche Therapie wieder aufnehmen	Häusliche Therapie wieder aufnehmen. Metformin erst 48 h nach OP wieder beginnen.

Die Gesamtinsulinmenge muss meist um etwa 10 % erhöht werden.

- 40 % davon werden als Basalinsulin gegeben, als Einmalgabe oder aufgeteilt auf zwei Dosen – abhängig von der Wahl des Insulins.
- Bei Abstellen der Pumpe liegt keine basale Insulinversorgung mehr vor. **Achtung:** Es besteht dann Lebensgefahr durch eine sich schnell entwickelnde Ketoazidose!
- Bis zur vollen Wirkung des gespritzten Basalinsulins muss die Zeit mit Kurzzeit-Insulin entsprechend den Blutzuckerwerten überbrückt werden.

Umstellung auf ICT mit NPH-Insulinen (z. B. Protaphan, Huminsulin basal) oder dem Langzeit-Analoginsulin Levemir® (Insulin detemir)

- Diese 40 % werden aufgeteilt in zwei Dosen (2× 50 % der Gesamtdosis):
  - Erste Dosis mittags nach Abstellen der Insulinpumpe
  - Die zweite Dosis Basalinsulin wird in der Regel gegen 22:00 Uhr gespritzt – zur basalen Insulinversorgung über Nacht.

Umstellung auf Langzeit-Analoginsuline Lantus® (U100) (Insulin glargin) und Toujeo®U300 (Insulin glargin) sowie Tresiba® (Insulin degludec)

- Diese werden nur 1× täglich injiziert, aber möglichst immer zum selben Zeitpunkt – erstmalig direkt nach Abstellen der Insulinpumpe.

Kurzzeitinsulin-Gaben

Die **Bolusinsulin-Menge** wird entsprechend im Verhältnis 3:2:1 auf die drei Hauptmahlzeiten verteilt. Die Berechnung des Mahlzeiteninsulins erfolgt entsprechend der aufgenommenen BE-Menge (BE-Faktoren, ➤ Kap. 8.3) (z. B. morgens 3 IE/BE; mittags 1 IE/BE, abends 2 IE/BE). Die BE-Verteilung sollte dem Patientenalltag entsprechen, eine tägliche Anpassung ist erforderlich.

Beispiel: Isst der an Diabetes Erkrankte morgens 3 BE zum Frühstück, benötigt er (3 × 3) 9 IE Insulin. Isst er zu Mittag 5 BE, benötigt er (5 × 1) 5 IE, zum Abendessen isst er 3 BE. Dafür benötigt er (3 × 2) 6 IE Mahlzeiteninsulin. Zusätzlich wird „Korrekturinsulin" (mit Kurzzeitinsulin) gespritzt, wenn der Blutzuckerspiegel vor dem Essen nicht im besprochenen/gewünschten Zielbereich (z. B. 120 mg/dl) liegt (nach Korrekturfaktoren z. B. 1 IE/30 mg/dl über dem Zielbereich) (➤ Kap. 8.4.3).

Eine Anpassung der Insulindosen ist entsprechend dem aktuellen Blutzuckerverlauf täglich – u. U. auch mehrfach – erforderlich.

BEACHTE

Wenn Mahlzeiten entfallen, entfällt auch das Mahlzeiteninsulin, das Basalinsulin sollte aber unbedingt weitergegeben werden!

Blutzuckermessungen auch gegen 22:00 Uhr und gelegentlich auch nachts gegen 3:00 Uhr sind erforderlich – z. B. um eine Hypoglykämie zu erkennen: Nach einer Hypoglykämie kommt es durch die Gegenregulation dann in den frühen Morgenstunden oft zu einem massiven Blutzuckeranstieg, der manchmal als Insulinmangel in der Nacht fehlinterpretiert wird.

Bei hohen Blutzuckerwerten wird die Dosis um 10–20 % gesteigert. Eine Rückumstellung auf die Insulinpumpe sollte so bald wie möglich im Sinne des Betroffenen erfolgen.

18.6.4 Umstellung auf Insulin bei Typ-2-Diabetes

Auch bei Menschen mit Typ-2-Diabetes erfolgt die Blutzuckereinstellung während der Operation – direkt davor und evtl. auch kurz danach **mit Insulin** – bis zur nächsten Nahrungsaufnahme und der Einnahme seiner bisherigen oralen Antidiabetika (➤ Tab. 18.3)!

Eine BE-Berechnung bei Menschen mit Typ-2-Diabetes ist nicht sinnvoll.

BEACHTE

Jede Operation stellt für einen Menschen mit Diabetes ein Risiko dar, das eine enge Kooperation zwischen behandelndem Arzt und Krankenhaus erfordert, um die Gefahren möglichst zu minimieren.
Menschen mit Diabetes sollten aber auch immer selbst auf ihre Blut- bzw. Gewebezuckerwerte achten!

18

18.7 Stoffwechselführung

Die Art der Stoffwechselführung bei einem Menschen mit Diabetes vor, während und nach einer Operation richtet sich nach der **Schwere des Eingriffs:**

- Kleinere Eingriffe, die in örtlicher Betäubung durchgeführt werden können, wie z. B. Nagelextraktionen bei Pilzinfektionen oder Blutergüssen, können ohne größere Änderung des Insulinregimes durchgeführt werden.
- Vor größeren geplanten Operationen sollte der Patient schon 1–2 Tage vorher stationär aufgenommen werden, um die Blutzuckerwerte und die medikamentöse Therapie vernünftig aufeinander abzustimmen (Tabletten einige Tage vorher absetzen und auf Insulin umstellen) (➤ Tab. 18.4).

MERKE

Der Mensch mit Diabetes sollte sich bestmöglich auf die Situation vorbereitet haben, um Zeitverzögerungen zu vermeiden.

Während und nach der Operation sollten die Blutzuckerwerte bei ca. 120 mg% (6,7 mmol/l) liegen. Bedingt durch den Operationsstress unmittelbar nach der Operation sind oft höhere Insulindosen als normalerweise erforderlich (➤ Abb. 18.1).

18.7.1 Postoperative Phase

Nach der Operation sollten orale Antidiabetika erst wieder mit der nächsten Hauptmahlzeit eingenommen werden,

- wenn der Patient wieder selbst essen kann.
- wenn das Essen wieder sicher vertragen wird.

Die eigenen Insulinschemata sollten, wenn möglich, unmittelbar nach der Operation, wieder verwendet werden und im weiteren Verlauf ggf. angepasst werden.

Einschränkungen der Nierenfunktion postoperativ können auch zu einer längeren Notwendigkeit der Insulingabe mit Unterbrechung der Einnahme der oralen Antidiabetika führen. Dabei muss berücksichtigt werden, dass die Insulintherapie angepasst werden muss, je nachdem ob regelmäßige Mahlzeiten gegeben werden (können). Auch bei kurzfristiger, langfristiger sowie dauerhafter Nüchternphase ändert sich das Insulinschema.

Tab. 18.4 Insulintherapie bei Operationen und Untersuchungen in Narkose

	Untersuchungen, kurze Operationen <2 h	Längere, kompliziertere Operationen
Allgemeingültige Richtlinien	Übliche Ernährung und Behandlung bis 1 Tag vor der OP Ggf. orale Antidiabetika werden 1–2 Tage vorher abgesetzt OP-/Untersuchungstag: Patient bleibt nüchtern	
Mischinsulintherapie (z. B. Typ 2) (➤ Kap. 7.3)	Morgens (= vor der OP) Hälfte der morgendlichen Mischinsulindosis	Wird in der Regel unterbrochen und durch Glukose-Insulin-Infusion ersetzt
ICT/Intensivierte konventionelle Insulintherapie (Typ 1 und ggf. Typ 2) (➤ Kap. 8)	Basalinsulin plus einen kleinen „Morgengupf" Kurzzeitinsulin (= 10 % der Gesamtinsulindosis an Kurzzeitinsulin)	
Insulinpumpentherapie (➤ Kap. 9)	Basalrate unverändert fortführen, Korrekturen als Bolus mit Kurzzeit-Analoginsulin (wegen Stress evtl. höhere Dosen erforderlich)	**Optimale Lösung:** orientierend an den aktuellen Blutzuckerwerten Pumpentherapie fortsetzen (wird in der Regel unterbrochen und wie unter Mischinsulintherapie oder ICT durchgeführt – fehlendes Know-how, mangelnde Erfahrung)
Insulinanaloga (z. B. Humalog®, Apidra®, NovoRapid®, Fiasp®, Lyumjev®) bieten die Möglichkeit der schnelleren BZ-Korrektur (➤ Kap. 5.1)		
Während der gesamten Operation und des Krankenhausaufenthalts die BZ-Werte regelmäßig kontrollieren – einfacher mit „Gewebezucker-Messungen" z. B. Flash-Glucose-Sensor (FreeStyle™ Libre 3, Abbott; ➤ Kap. 3.2)		

18

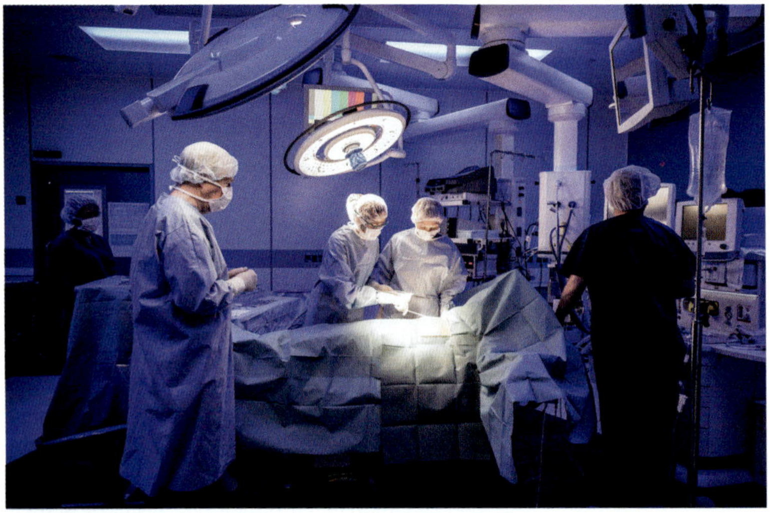

Abb. 18.1 Vor und während Operationen muss die Insulintherapie sorgfältig abgestimmt werden. [J751]

Fragen

1. Warum gibt es von der DDG ein eigenes Zertifikat „Klinik für Diabetes-Patienten geeignet?"
2. Wofür sind Diabetes-spezialisierte Einrichtungen besonders sinnvoll/geeignet?
3. In welchem Bereich sollten die Blutzuckerwerte während der stationären Behandlung im Krankenhaus liegen?
4. Was sind die häufigsten Gründe für eine Blutzuckerentgleisung während eines stationären Aufenthalts?
5. Kann man „orale Antidiabetika" im Krankenhaus weitergeben?
6. Warum sollten Menschen mit Typ-2-Diabetes manchmal besser auf Insulin umgestellt werden?
7. Eine Insulin-Pumpentherapie sollte während eines Krankenhausaufenthalts wann immer möglich fortgeführt werden! Warum?
8. Wann steigt man auf eine ICT um und legt die Insulinpumpe ab?
9. Wie sollten die Blutzuckerwerte während einer Operation eingestellt sein?

KAPITEL

19 Haut- und Fußpflege

19.1 Hautveränderungen und deren Pflege

Etwa 80 % der Menschen mit Diabetes leiden unter Hautproblemen, weil regelmäßig erhöhte Blutzuckerwerte auch zu Veränderungen der Haut führen können. Typische Symptome an der Haut sind:

- Extrem trockene Haut mit Juckreiz
- Druckstellen, Hornhaut und Schrunden an den Füßen
- Hautinfektionen
- Geschwürneigung
- Reduzierte Schweiß- und Talgdrüsenaktivität

Dadurch wird die Haut trockener, weil Flüssigkeit und Fett entzogen werden. Raue und schuppige Haut, aber auch Juckreiz sind die Folge. Außerdem können Bakterien, Pilze, Schadstoffe und Allergene nun leichter eindringen. Es kommt zu einer Störung der natürlichen Hautbarriere.

19.1.1 Hautpflege bei Diabetes

Ziel der Hautpflege ist es, den Mangel an Fett und Flüssigkeit zu verbessern und damit auch die Barrierefunktion wiederherzustellen.

BEACHTE

Feuchte Cremes/Lotionen auf feuchte Haut (Öl-in-Wasser-Produkte = O/W),
fette Cremes/Lotionen auf trockene Haut (Wasser-in-Öl-Produkte = W/O).

Wird diese Regel nicht beachtet, kann die Barrierefunktion der Haut weiter beeinträchtigt werden, die Pflege hilft nicht oder verschlechtert die Situation weiter.

Am besten ist es, die Haut zunächst zu reinigen und gut zu trocknen. Danach lassen sich die Pflegemittel leicht verteilen und ziehen gut ein.
Bei Hauptpflegemitteln unterscheidet man verschiedene Zubereitungsarten:

- Hydrolotionen: gießfähige Öl-in-Wasser-Emulsionen (O/W)
- Lipolotionen: gießfähige Wasser-in-Öl-Emulsionen (W/O)
- Cremes: streichfähige Öl-in-Wasser-Emulsionen
- Fettcremes und Salben: streichfähige Wasser-in-Öl-Emulsionen

Cremes und Lotionen sind immer Stabilisatoren zugesetzt, damit sich die Produkte länger halten.

BEACHTE

Langfristig ist eine möglichst gute Blutzuckereinstellung (HbA1c etwa 6–7,5 %) anzustreben.
Eine „rechtzeitige" Diagnose kann nur bei regelmäßiger Untersuchung der Haut bzw. bei Beschwerden helfen.
Schwerwiegendere, vor allem nicht rasch abheilende Hautveränderungen sollten unbedingt einem Hautarzt gezeigt werden – manchmal müssen neben der lokalen Behandlung auch Antibiotika in Form von Tabletten eingesetzt werden.

BEACHTE

Eine konsequente lokale Behandlung der Haut bzw. der Wunde ist erforderlich, ggf. ist auch ein Austausch von Medikamenten notwendig.
Die Aufschrift „dermatologisch getestet" ist nicht geschützt.
„Für Diabetiker geeignet" bedeutet nicht zwangsläufig, dass das Produkt auch wirklich für Diabetiker geeignet ist!
Wirksamkeits- und Verträglichkeitsstudien sollten nachgewiesen sein, was bei Medizinprodukten und Arzneimitteln vorausgesetzt werden kann.

19.2 Fußpflege

Die Füße eines Menschen mit Diabetes sind stärker gefährdet als die eines Nichtdiabetikers. Bereits kleine Hautverletzungen und Wunden können zu großen Komplikationen führen (➤ Tab. 19.1).

Tab. 19.1 Typische Hautveränderungen an den Füßen

- Extrem trockene Haut mit Juckreiz
- Druckstellen
- Hornhaut
- Schrunden an den Füßen
- Hautinfektionen
- Geschwürneigung
- Reduzierte Schweiß- und Talgdrüsenaktivität

Verantwortlich dafür sind **Folgeschäden des Diabetes** wie:

- Durchblutungsstörungen: Dadurch heilen Wunden schlechter und Infektionen breiten sich einfacher aus.
- Nervenschädigungen (Neuropathie)
  - der „Gefühlsnerven" mit gestörter Wahrnehmungsempfindung für Schmerzen, Temperatur, Berührung,
  - der Nerven, die für die Bewegung und Stellung der Fußmuskulatur verantwortlich sind, was zur Fehlstellung der Füße führen kann,
  - der Nerven, die die Schweißabsonderung an den Füßen steuern, mit oft trockener und rissiger Haut als Folge.

Eine dauerhaft gute Diabeteseinstellung, das Meiden von zusätzlichen Risikofaktoren (wie z. B. Nikotin) sowie eine **regelmäßige Kontrolle und Pflege der Füße** können eventuelle Komplikationen verhindern.

19.3 Regeln für die Fußpflege

19.3.1 Richtige Fußpflege ist wichtig

Die folgenden Regeln sollten bei der Fußpflege eingehalten werden:

- **Tägliche Fußkontrolle:** Insbesondere die Zehenzwischenräume und Fußsohlen müssen genau angeschaut werden, notfalls mithilfe eines Spiegels.
- **Tägliches Waschen** mit lauwarmem Wasser (33 °C, bei Gefühlsstörungen Wassertemperatur mit einem Thermometer messen) und milder Seife
- **Füße gut abtrocknen,** auch die Räume zwischen den Zehen, aber nicht reiben
- Gelegentlich ein Fußbad, 30–35 °C und nicht länger als 2–3 min
- Hornhaut mit einem **Bimsstein** behandeln, aber vorsichtig, da die Hornhaut auch einen gewissen Schutz für Ihre Füße darstellt
- Bei trockener Haut **Füße regelmäßig eincremen;** z. B. mit harnstoffhaltigen Schaumcremes (z. B. Allpresan®2) können auch Zwischenzehenräume behandelt werden, da sie sofort einziehen und nicht rückfetten. Sie sollten frei von Duft-, Farb- und Konservierungsstoffen sein.
- Zehennägel gerade und nicht allzu kurz feilen
- Bei Bedarf (z. B. Hühneraugen, Schwielen, eingewachsene Nägel) einen medizinischen Fußpfleger aufsuchen und diesen auf den Diabetes hinweisen
- Bei Blasen, Geschwüren, Rötungen, Schwellungen, Hautabschürfungen, Pilzinfektionen sofort zum Arzt gehen!

19.3.2 Worauf ist bei der Fußpflege besonders zu achten?

Um Probleme mit den Füßen zu vermeiden, sollten folgende Ratschläge beachtet werden:

- Möglichst **Baumwoll- oder Wollstrümpfe** tragen – diese saugen den Schweiß besser auf.
- **Tägliches Wechseln der Strümpfe** zur Vorbeugung von Fußpilz, die stets bei 60 °C gewaschen werden sollten (Kochen [90°] ist nicht erforderlich) – Nylonstrümpfe hingegen dürfen nur bei niedrigen Temperaturen gewaschen werden, was bedeutet, dass sich Pilzsporen über Wochen darin halten können.
- **Regelmäßig die Schuhe inspizieren,** damit Fremdkörper entfernt werden können und z. B. Materialdefekte frühzeitig erkannt werden.
- **Neue Schuhe** sollten am besten **abends** gekauft werden, dann sind die Füße meist etwas dicker und die Schuhe werden nicht zu klein gekauft.

- Das **Schuhwerk** sollte **bequem** sein. So wird die Bildung von Blasen und Druckstellen vermieden. Lederschuhe sollten bevorzugt werden, möglichst ohne Innennähte.
- Bei Fußdeformierungen (z. B. Hammerzehen, Spreiz- und Plattfüßen) können orthopädische Einlagen oder Schuhe erforderlich sein. Dann sollte ein Orthopäde aufgesucht werden. Die Einlagen sollten regelmäßig kontrolliert werden (Splitter, Kanten etc.).
- **Nicht barfuß laufen:** In Hallen- und Schwimmbädern droht Fußpilz, am Strand drohen Verletzungen durch Muscheln, Steine, Scherben etc.
- Bei kalten Füßen sollten Wollsocken angezogen oder Decken benutzt werden.
- Regelmäßige (tägliche) Maßnahmen zur Durchblutung der Beine sind sehr wichtig. Täglich sollten ca. 5–10 min für die **Fußgymnastik** aufgewendet werden. Bei guter Durchblutung reduziert sich auch die Gefahr von Fußpilzerkrankungen; zudem kräftigt Gymnastik die Muskulatur.

19.3.3 Was ist bei der Fußpflege gefährlich?

Auf folgende „Hilfsmittel" sollte verzichtet werden (➤ Abb. 19.1):

- Scheren, Messer, Rasierklingen und Hornhauthobel: Diese bergen eine große Verletzungsgefahr.
- Wärmflaschen und Heizkissen: Sie können bei Gefühlsstörungen (Neuropathie) zu Verbrennungen führen.
- Hühneraugenpflaster und -tropfen: Diese können zu Verätzungen und Geschwüren führen.
- Salben und Tinkturen auf Wunden: Nur der Arzt darf diese verordnen.

19.3.4 Regelmäßige ärztliche Kontrolle

Die Füße müssen regelmäßig vom Arzt kontrolliert werden:

- Prüfung der Durchblutung (Tasten der Fußpulse)
- Prüfung der Nerven (z. B. mit Reflexhammer und Stimmgabel)
- Anschauen der Füße

19.4 Die chronische Wunde beim diabetischen Fußsyndrom

Sollte es trotz aller Bemühungen und Vorsicht zu einer offenen Wunde der unteren Extremität kommen, ist es wichtig, diese zeitnah, fachgerecht und konsequent zu behandeln, um die Gefahr einer Verschlechterung und damit die Gefahr der drohenden

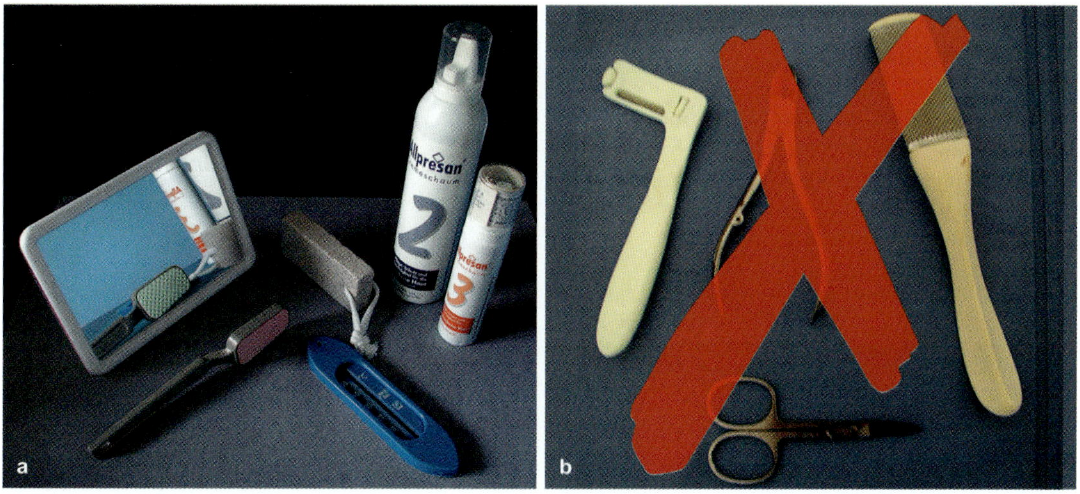

Abb. 19.1 a) Geeignete Utensilien für Ihre Fußpflege. b) Ungeeignete Utensilien für die Fußpflege [M342]

Amputation zu verhindern. Außerdem müssen Diagnostik und Therapie auch von evtl. bestehenden Begleiterkrankungen erfolgen bzw. weitergeführt oder intensiviert werden, um das zeitnahe Abheilen einer Wunde zu ermöglichen.

MERKE

Infektionszeichen einer Wunde sind:
- Schmerzen (dolor)
- Rötung (rubor)
- Schwellung (tumor)
- Überwärmung (calor)
- Funktionseinschränkung (functio laesa)

BEACHTE

Jede Wunde, die nach 12 Wochen trotz aller Bemühungen nicht abgeheilt ist, gilt als chronische Wunde. Gründe können sein:
- Durchblutungsstörungen
- Unzureichende Blutzuckereinstellung

Nach wie vor ist der Mensch mit Diabetes bezüglich einer **Wunde am Fuß** besonders gefährdet. Die Ursache ist in 50–70 % eine diabetische Polyneuropathie – sie spielt eine entscheidende Rolle, weil die Betroffenen oft wenig oder gar keine Schmerzen haben und so einen möglichst raschen Therapiebeginn verschleppen – sie bemerken die Wunde gar nicht, weil sie möglicherweise nicht täglich die Füße inspizieren (➤ Kap. 19.2).

19

19.4.1 Diagnostik

Die Diagnose einer chronischen Wunde ist die Voraussetzung einer erfolgreichen Behandlung – diese sollte sich an den ABCDE-Regeln orientieren (➤ Tab. 19.2).

Tab. 19.2 ABCDE-Regel zur Diagnosestellung chronischer Wunden

A	Anamnese
B	Bakterien
C	C(k)linische Untersuchung
D	Durchblutung
E	Extras

Zur Diagnosesicherung ist die Abnahme von Abstrichen sinnvoll:
- **Ein oberflächlich abgenommener bakteriologischer Abstrich für Screening-Untersuchungen,** z. B. MRSA (= Methicillin-resistenter *Staphylococcus aureus*), da Bakterien selten die alleinige Ursache chronischer Wunden sind (Essener Kreisel)
- **Eine bakteriologische Diagnostik mit vorheriger Wundsäuberung,** z. B. mit physiologischer Kochsalz- bzw. Ringer-Lösung und sterilen Kompressen (Levine-Technik) (➤ Tab. 19.3)

Biopsien sind bei tieferen Ulzerationen z. B. dem diabetischen Fußulkus sinnvoll. So kann gezielt gegen die Keime vorgegangen werden.

Tab. 19.3 Wundabstrich-Techniken (nach Schwarzkopf, Dissemond, 2015)

Wundabstrich-Technik	Durchführung
Essener Kreisel	• **Vor dem Abstrich:** keine Säuberung der Wunde • Abstrich erfolgt von außen nach innen kreisend mit leichtem Druck
Levine-Technik	• **Vor dem Abstrich:** Säuberung der Wunde mit 0,9%-iger Kochsalz- oder Ringer-Lösung • Abstrich mit leichtem Druck in einem infiziert erscheinenden Bereich von etwa 1 × 1 cm

Nach der Diagnosestellung der chronischen Wunde folgt der Beginn einer Wundbehandlung der Haut und Schleimhaut mit **Antiseptika,** wenn verschiedene Merkmale zutreffen (➤ Tab. 19.4). Antiseptika sind Mittel, die eine weitere Keimverschleppung auf andere Personen und die Umgebung verhindern.

19.4.2 Praktisches Vorgehen bei einer diabetischen Wunde

Die Behandlung sollte durch ein interprofessionelles Team durchgeführt werden. Dazu gehören: Hausarzt, Diabetologe, Podologe, Gefäßspezialist (Angiologe). So könnte eine Senkung der Amputationshäufigkeit um mehr als 50 % erreicht werden. Neben der

Tab. 19.4 Beginn einer oberflächlichen Wundbehandlung auf Haut und Schleimhaut

Wenn alle sechs Entzündungsmerkmale vorhanden sind:	Vier Merkmale, wenn folgende Nachweise vorliegen:
Rötliche Veränderung um die Schädigung herum	Nachweis von MRSA (= Methicillin-resistenter *Staphyloccocus aureus*) – Therapie-unempfänglicher Keim
Überwärmung	Nachweis von *Pseudomonas aeruginosa* (= „Grünspan" – blau-grün verfärbter Eiter) und mind. zwei lokale Infektionszeichen
Ödem, Verhärtung, Schwellung oder Nekrose	Operative, infizierte Wunde
Spontanschmerz oder Druckschmerz	Freier Eiter
Wundheilung schreitet nicht voran	
Anstieg oder Änderung der Farbe oder des Geruchs der Absonderung (Exsudat)	

Stoffwechseloptimierung, der Therapie von Gefäßverschlüssen und der Behandlung evtl. vorhandener weiterer Grunderkrankungen sowie der Infektionskontrolle stehen praktisch im Vordergrund:

- Das Wunddebridement
- Die Druckentlastung
- Die lokale Wundbehandlung

Unter **Wunddebridement** versteht man die Sanierung des Wundbettes, indem abgestorbene (nekrotische) und fibrinöse Beläge (= zähflüssige, feste Wundflüssigkeiten) und Hornhaut entfernt (abgetragen) werden, um ein normales Wundmilieu wiederherzustellen. Das dauert Tage bis Wochen und muss regelmäßig, anfangs täglich erfolgen. Die **Druckentlastung** ist bei neuropathisch bedingten Ulzerationen wichtig. Parallel erfolgt die **lokale Wundbehandlung.**

MERKE

Die Übertragung von Infektionserregern aus einer chronischen Wunde, aber auch die Besiedlung der Wunde selbst mit Bakterien aus dem Patientenumfeld geschehen meist durch die an der Pflege beteiligten Personen, insbesondere während des Verbandswechsels.

Verband/Verbandwechsel

Zur Verhinderung der Erregerübertragung und weiterer Wundinfektionen sind besondere **Hygienemaßnahmen** (AWMF, Arbeitskreis Krankenhaus und Praxishygiene) schon vor der Durchführung von Verbandwechseln erforderlich:

- Ablegen von Ringen, Uhren und Armbändern
- Tragen von kurzärmliger Kleidung, um eine Kontamination zu vermeiden
- Bei entsprechendem Risiko (z. B. MRSA) ist auch das Tragen von Schürzen oder Schutzkitteln erforderlich.
- Händedesinfektion (vor und nach jedem Patientenkontakt, Einwirkzeit beachten)
- Meist Verbandwechsel in **Non-Touch-Technik**

INFO

Non-Touch-Technik

Durchführung eines Verbands/Verbandwechsels mit unsterilen Handschuhen, aber sterilen Instrumenten (Pinzetten, Scheren, Löffel etc.), einer sterilen Unterlage, sterilen Tupfern, Kompressen etc. – entweder als Einwegartikel oder sterilisierbare Instrumente.

Alle Materialien werden auf einem flächendesinfizierten Wagen o. ä. bereitgelegt (Einwirkzeit beachten!).

- Nach Händedesinfektion und dem Anziehen von Einmalhandschuhen wird der alte Verband entfernt, inspiziert und entsorgt (das Verbandmaterial ist als infektiös zu betrachten!).
- Die Handschuhe ausziehen und entsorgen, die Hände erneut desinfizieren.
- Nach dem erneuten Anziehen von Handschuhen wird z. B. mit einer sterilen Pinzette und sterilen Kugeltupfern die Wunde je nach Größe mit sterilen Flüssigkeiten (z. B. Ringerlösung) – nicht mit Leitungswasser (dies könnte mit Pseudomonas

kontaminiert sein!), ausgespült und mit z. B. Octenisept® oder Polyvidon® von außen nach innen desinfiziert.

Das anschließende **Wunddebridement** erfordert meist die größte Arbeit. Nach der Entfernung von abgestorbenem Gewebe, sieht die Wunde oft schon anders aus, jetzt zeigen sich eventuelle Fistelgänge.

Nach erneuter Desinfektion wird die Wunde mit einem entsprechenden **Wundverband** bedeckt und sämtliches infizierte Material und „Werkzeug“ werden sicher entsorgt. Anschließend erfolgt die Dokumentation, ggf. auch eine Bilddokumentation, um den Verlauf besser zu erfassen.

Der Verbandswechsel wird anfangs meist täglich durchgeführt – manchmal auch 2× täglich – bei deutlicher Heilungstendenz dann alle 2–3 Tage. Ein Wunddebridement muss meist einmal wöchentlich erfolgen – besonders zur Entfernung der Hornhaut und verhärteter Wundränder („anfrischen!“)!

Wundverbände

An moderne Wundverbände werden besondere „Wünsche“ gestellt. Ein idealer Wundverband soll:

- zu einer Aufrechterhaltung eines feuchten Milieus im Wundbereich führen,
- dem Entfernen von überschüssigen Exsudat und toxischen Substanzen dienen,
- zu einer thermischen Isolation der Wunde führen,
- einen Gasaustausch ermöglichen,
- keine Fremdartikel oder toxische Stoffe hinterlassen,
- vor Sekundärinfektionen schützen.

Als „Antiseptika“ werden primär aufgrund eines Konsensus heute verwendet:

- Providon Jod (PVP-Jod)
- Octenidin Hydrochlorid (Octenisept®)
- Polyhexamed (Polyhexanid® 0,4 %/0,6 %)

Bei akut infizierten bzw. kolonisierten Wunden (= der Wundheilungsprozess ist verzögert) sollten kurzzeitig PVP-Jod oder Octinidin-basierte Antiseptika verwendet werden, bei **chronischen schlecht heilenden Wunden** ist Polyhexanid® das Mittel der 1. Wahl, auch über einen längeren Zeitraum.

Hydrogele werden bei trockenem Belag eingesetzt (nekrotisch belegte schmierige Wunde): feuchten diese an, wodurch der Wundbelag aufweicht. Einsatz auch bei mäßig exsudierenden Wunden und bei Wunden in der Granulations- bzw. Epithelisierungsphase (Heilungsphase).

Alginate werden bei tiefen, zerklüfteten Wunden mit Wundtaschen, stark nässenden bis stark sezernierenden und schmierig belegten Wunden verwendet.

Silberhaltige Wundauflagen: haben eine hohe antiseptische Wirkung – dadurch lässt sich gerade eine sehr stark riechende Wunde sehr erfolgreich behandeln.

Wunddistanzgitter verhindern ein Verkleben der Wunde z. B. aus Silikon oder auch spezielle PU-Folien.

Man sollte die verschiedenen Wundauflagen sowohl in der Klinik als auch in der Praxis gezielt austesten und sich bei positivem Verlauf auf wenige bekannte Materialien beschränken. Das gesamte therapeutische Team sollte erprobte Materialien verwenden, um damit Erfahrungen zu sammeln.

19.4.3 Neue Verbände/Möglichkeiten

Nachdem Jahrzehnte lang eine „trockene Wundbehandlung“ durchgeführt wurde (Verwendung von trockenen Kompressen!), ist heute die **feuchte Wundbehandlung** aus pathophysiologischen Gründen Standard. Aktuell werden sogar noch „neuere“ Auflagen getestet, die der Haut von Fruchtblasen oder dem Dünndarm von Rindern und Schweinen entstammen. Von tierischen Zellen befreit, dienen sie als „Gerüst“ damit sich menschliche Hautzellen einnisten können (R. Door 2018). So soll auch die Haut des nordatlantischen Dorschs (Dr. H. Diener) Uni Hamburg (2018), die wohl der menschlichen Haut sehr ähnelt, zur Ansiedlung von menschlichen Stammzellen dienen. Positiv: Sie enthält wohl einen hohen Gehalt an Omega-3-Fettsäuren.

Madenlarven als biologisches Skalpell

Schon lange werden insbesondere bei stark sezernierenden und zerklüfteten Wunden Larven der Goldfliege, eingepackt in kleine Säckchen verwendet. Diese sind so gestaltet, dass die Insekten zwar „totes Gewebe“ aus der Wunde aufnehmen, nachdem durch das Sekret der Larven dieses aufgelöst wurde, ihren Platz im Säckchen jedoch nicht verlassen können – sie fressen nur totes Material (*Lucilia sericata*).

Vakuumtherapie (VAC-Therapie)

Bei der Vakuumtherapie wird eine Wunde mittels einer Folie luftdicht versiegelt. Über eine Pumpe wird laufend Sekret abgesaugt. Dies führt oft relativ schnell zu einer Säuberung der Wunde, zu einer besseren lokalen Durchblutung und damit zu einem Wachstumsreiz der Hautzellen. Die Vakuumtherapie – eine sehr segensreiche Therapie – kann neuerdings auch auf Kassenrezept bei ambulanten Patienten verordnet werden.

Hyperbare Sauerstofftherapie

Bei dieser Therapie wird vom Patienten reiner Sauerstoff unter einem Druck von 2–3 bar eingeatmet. Verschiedene Studien zeigen zwar angeblich eine Verbesserung der Sauerstoffversorgung der Wunde (die Deutsche Diabetes-Gesellschaft widerspricht hier). Kritische und auch tödliche Zwischenfälle gab es bisher bei kardial vorerkrankten Menschen, weshalb sie bei diesen Vorerkrankungen nicht durchgeführt werden sollte. Die Kosten werden von den Leistungsträgern übernommen (aktueller Stand, September 2022).

Kaltes Plasma

Kaltes Plasma ist bei der Behandlung von komplexen Wunden als nichtinvasives Verfahren bekannt, z. B. PlasmaDerm®. „Plasma kann man sich als ein energiegeladenes leuchtendes Gas vorstellen“ (Ernst, 2018). Wird einem Gas weiter Energie zugeführt, geht es in den energiereichen Plasmazustand über (= 4. Aggregatzustand).

Die therapeutischen Wirkungen scheinen durch drei Wirkmechanismen zu entstehen:

- UV-A- und UV-B-Licht
- Stimulierendes elektrisches Feld
- Aktivierte Gas-Spezies-Ozon, Sauerstoff

Die Anwendung soll einfach und sehr effektiv sein (Ernst, 2018) und kann auch ambulant durchgeführt werden.

Fragen

1. Wodurch sind die Füße des Menschen mit Diabetes stärker gefährdet als die eines Menschen ohne Diabeteserkrankung?
2. Können kleinste Wunden an den Füßen eines Menschen mit Diabetes gefährlich werden?
3. Wie oft sollte man seine Füße genau anschauen; wie oft sollte man Fußgymnastik machen?
4. Was eignet sich für die Fußpflege bei Menschen mit Diabetes nicht?
5. Wann sollte man einen Fußpfleger, wann einen Arzt aufsuchen?

Lösungen ➤ Anhang.

KAPITEL

20 Ambulante Diabetesbetreuung

Auch zu Hause sind regelmäßige Untersuchungen – z. T. selbst durchgeführt, z. T. durch den Haus- oder Facharzt – aus zwei Gründen sinnvoll. Die **Kontrollen**

- geben Aufschluss, ob die augenblickliche Diabetesbehandlung erfolgreich ist,
- sorgen dafür, dass eventuell auftretende Folgeschäden frühzeitig erkannt und behandelt werden.

Auch wenn die Häufigkeit der Kontrollen individuell festgelegt werden muss, gibt es doch einige Richtwerte. Diese gelten in der Regel für Patienten **ohne Beschwerden.** Im Zweifelsfall oder bei Beschwerden sollte ein Arzt aufgesucht werden.

Die erhobenen Befunde und die Häufigkeit der notwendigen Kontrollen sollten in den von der Weltgesundheitsorganisation, internationalen Diabetikerverbänden sowie der Deutschen Diabetes-Gesellschaft herausgegebenen Diabetikerpass (➤ Abb. 20.1) eingetragen werden.

Einige Dinge können und sollten Menschen mit Diabetes selbst regelmäßig überprüfen (➤ Tab. 20.1):

- Blut- bzw. Gewebezucker, ggf. Azeton
- Blutdruck, wenn Bluthochdruck besteht oder Blutdruckmedikamente eingenommen werden
- Gewicht
- Bauchumfang
- Tägliche Kontrolle der Füße inkl. Zehenzwischenräumen und Fußsohlen (ggf. mithilfe eines Spiegels)

Tab. 20.1 Was man selbst kontrollieren kann

Was?	Wann?
Blut- oder Gewebezucker Azeton	Je nach Behandlungsart; daher mit dem Arzt besprechen
Bauchumfang ggf. Körpergewicht	1× pro Woche
Füße	Täglich
Blutdruck	Bei Bluthochdruck täglich, ggf. mehrfach

20.1 Beim Hausarzt/Diabetologen

Der Hausarzt oder Diabetologe/Diabetesberater sollte regelmäßig – alle 3 Monate – konsultiert werden (➤ Tab. 20.2). Bei der regelmäßigen Kontrolle des HbA1c-Werts können auch erforderliche Änderungen der Therapie eingeleitet sowie Fragen beantwortet werden. Sollten fachärztliche Untersuchungen erforderlich werden, leitet der Hausarzt oder Diabetologe den Menschen mit Diabetes weiter (➤ Kap. 13.1, ➤ Kap. 13.8, ➤ Tab. 20.3). Es macht durchaus Sinn, im Diabetes Management-Programm der Krankenkasse (DMP Diabetes) über den Hausarzt oder Diabetologen eingeschrieben zu sein.

Tab. 20.2 Was soll der Hausarzt kontrollieren?

Was?	Wann?
HbA1c	Vierteljährlich
Mikroalbuminurie (Suchtest nach beginnenden diabetischen Nierenveränderungen)	1× pro Jahr
Urinstatus (Suchtest nach anderen Nierenerkrankungen oder auch z. B. Blasenentzündungen)	Halbjährlich
Blutdruck	Bei jedem Arztbesuch
Sonstige Blutwerte (Nierenwerte, Leberwerte, Blutfette)	Mindestens 1× pro Jahr
Fußpulse (als Hinweis auf eine Durchblutungsstörung der Beine), ggf. Ultraschall-Doppler (ABI; ➤ Kap. 13.2.3) der Fußarterien	Mindestens 1× pro Jahr
Stimmgabelversuch und Reflexüberprüfung (als Zeichen einer Nervenveränderung)	1× pro Jahr
Ultraschall (Sonografie) z. B. Leber, Nieren	1× pro Jahr
EKG	1× pro Jahr

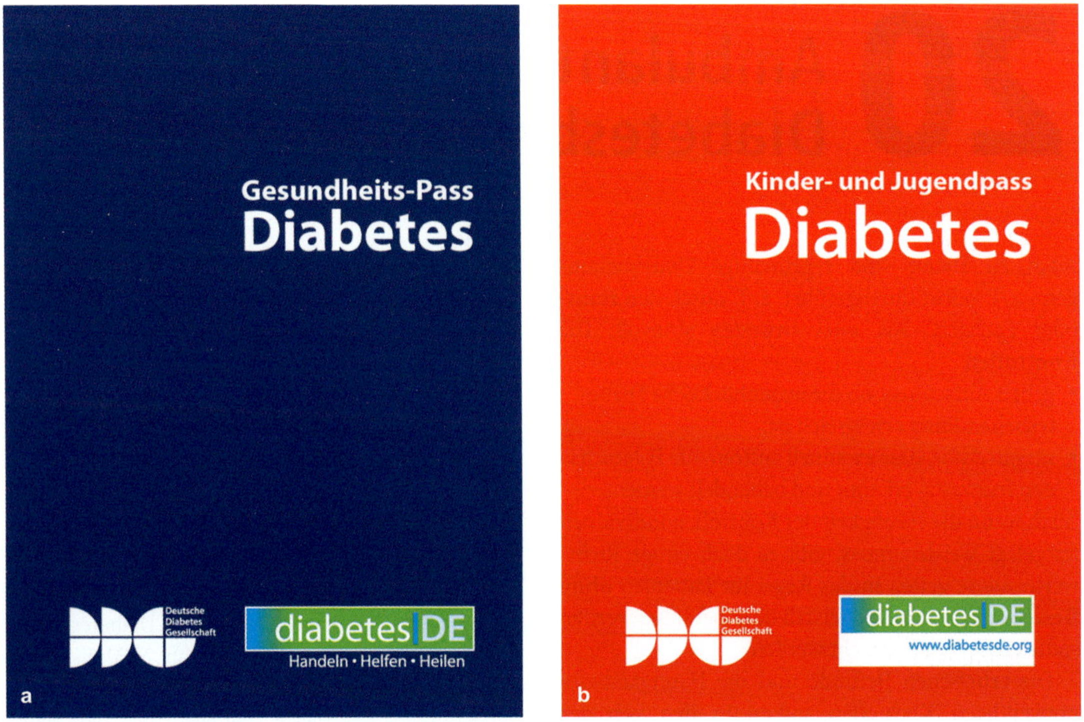

Abb. 20.1 Diabetikerpass a) für Erwachsene (blau) sowie b) für Kinder- und Jugendliche (rot) [V629]

Tab. 20.3 Fachärztliche Untersuchungen

Facharzt	Häufigkeit
Augenarzt	1× alle 2 Jahre, ohne Netzhauterkrankung und ohne allgemeines Risiko, sonst nach Angabe des Augenarztes (s. auch ➤ Kap. 13.1, ➤ Tab. 13.1)
Zahnarzt	2–3× jährlich und nach Befund
Kardiologe/Angiologe	1× jährlich – je nach Befund

20.2 Impfungen bei Diabetes mellitus

Diabetes ist eine chronische Erkrankung, auch wenn sich die Betroffenen gar nicht so fühlen, sind sie besonders infektionsgefährdet. Häufig ist das Immunsystem in Mitleidenschaft gezogen, weshalb Infektionen dann möglicherweise länger andauern und auch schwerer verlaufen und evtl. Komplikationen nach sich ziehen – für chronisch Kranke ist der Infektionsschutz also von besonderer Bedeutung.

Die Ständige Impfkommission (STIKO) am Robert Koch-Institut gibt regelmäßig Impfempfehlungen für Deutschland heraus. Die von der STIKO empfohlenen Schutzimpfungen werden von den Krankenkassen bezahlt.

Der Basisimpfschutz, der bereits im Säuglings- und Kindesalter angelegt wird, gilt für alle Menschen gleichermaßen. Im Erwachsenenalter werden die Impfungen aufgefrischt oder auch ergänzt.

Zum **Basisimpfschutz, beginnend mit 2 Monaten,** zählen folgende Impfungen (STIKO, Stand 2023):

- Tetanus (Wundstarrkrampf)
- Diphtherie
- Polio (Kinderlähmung)
- Keuchhusten (Pertussis)
- Hib (*Haemophilus influenzae* Typ b)
- Hepatitis B
- Pneumokokken

- Rotaviren (mit 6 Wochen als Schluckimpfung)
- Mumps, Masern und Röteln (mit 11–14 und 15–23 Monaten)
- Windpocken (mit 11–14 und 15–23 Monaten)

Im **Jugend- bzw. späteren Erwachsenenalter** kommen hinzu:

- HPV (Humane Papillomviren) zwischen dem 9.–14. Lj. (2 Impfungen im Abstand von mind. 5 Monaten, wenn als Nachholimpfung ab > 15. Lj. oder kürzerem Impfabstand, ist eine 3. Impfung erforderlich)
- Herpes Zoster ab 60. Lj. (2 Impfungen im Abstand von 2 bis max. 6 Monaten)

Bakterielle Erreger, die einen schweren Krankheitsverlauf mit z. B. Hirn- und/oder Lungenbeteiligungen verursachen können und gegen die Impfungen zur Verfügung stehen:

- Meningokokken
- Pneumokokken

Für **Diabetiker** empfiehlt die STIKO neben den Basisimpfungen:

- Die jährliche Grippeimpfung im Herbst
- Die COVID-19-Impfung mit Auffrischungen (nach aktuell geltenden Richtlinien)
- Die Impfung gegen Pneumokokken (alle 5 Jahre), weil Atemwegsinfektionen für Diabetiker besonders gefährlich sind und häufig auch den Blutzucker entgleisen lassen

Wer häufiger mit kleinen Kindern zusammen ist (Enkel etc.), sollte sich gegen **Keuchhusten** impfen lassen. Keuchhusten verläuft im Erwachsenenalter hinsichtlich der „Hustenattacken" harmloser, dafür langwieriger und geht mit teils extremem Schwächegefühl einher. Verläufe von ½ – 1 Jahr sind keine Seltenheit.

Die Impfung gegen Hepatitis B wird wichtig, wenn eine schwere Niereninsuffizienz eine Dialyse erforderlich macht. Impfungen für Reisen wurden bereits in ➤ Kap. 16 behandelt.

MERKE

Trotz Impfungen sind Neuansteckungen nicht völlig auszuschließen – die Verläufe sind dann aber meist deutlich abgeschwächt.

20.3 Besonderheiten im Alter (funktionell unabhängige bis funktionell stark abhängige Menschen mit Diabetes)

(Text in Anlehnung an DDG. Zeyfang, Bahrmann, Wernecke et al. S2k-Leitlinie „Diabetes mellitus im Alter", 2018)

Die Zahl der älteren und vor allem der hochbetagten Menschen nimmt stetig zu. Die Zahl dieser Gruppe wird von derzeit ca. 4 auf 6 Millionen im Jahr 2030 steigen. Zirka 25 bis über 30 % der über 75-Jährigen leiden an einem Diabetes – überwiegend Typ 2. Drei Millionen von ihnen sind „geriatrische Menschen mit Diabetes" und oft an vielen verschiedenen Krankheiten leidend (= multimorbide).

Ein Zusammenspiel in der Versorgung mindestens zwischen Hausarzt, Diabetologen, Pflegepersonal – ob ambulant oder auch in der stationären Pflege – und den Angehörigen ist für den Behandlungserfolg unbedingt notwendig (evtl. weitere Fachärzte).

Alters- und krankheitsbedingte Aspekte spielen gleichermaßen eine Rolle. Je nach Ausmaß der funktionellen Defizite, Begleiterkrankungen und der individuellen Kompensationsmöglichkeiten unterscheidet man ältere Menschen mit Diabetes:

- **Ohne wesentliche geriatrische Beeinträchtigungen,** allenfalls mit geringer kognitiver Einschränkung, aber guter Kompensationsmöglichkeiten (funktionell unabhängig)
- **Mit Multimorbidität, funktionellen und kognitiven Einschränkungen sowie geriatrischen Symptomen** (funktionell leicht abhängig)
- **Mit extrem eingeschränktem funktionellem Status oder terminal erkrankte Menschen.** Multimorbide Menschen, Menschen mit ausgeprägten funktionellen und kognitiven Einschränkungen und Vorliegen von Erkrankungen mit limitierter Lebensprognose, z. B. terminale Herz- oder Niereninsuffizienz oder maligne Erkrankungen (funktionell stark abhängig) (➤ Tab. 20.4)
- Die sich in der **unmittelbaren Sterbephase** befinden

20

Tab. 20.4 Einteilung der Therapieprinzipien älterer Menschen in Bezug auf ihren funktionellen Status und den Diabetes (nach Leitlinie S2K DDG, 2018)

Funktionell unabhängig	• Höheres Alter • Wenige weitere Erkrankungen • Keine funktionellen Einschränkungen (benötigen keine Hilfe) • Gute Kompensationsmöglichkeiten: **diabetologische Bewertung steht im Vordergrund: Schulung, angepasste Ernährungsempfehlungen, auch komplexere Therapieformen sind möglich** • Ziele sollten mit dem Patienten/den Angehörigen formuliert werden und richten sich nach Wohlbefinden, Lebenserwartung und Funktionsstatus (Lebensqualität) • Leitliniengerechte Therapie der einzelnen Erkrankungen unter Berücksichtigung vorbeugender Ansätze: HbA1c-Ziel 6,5 – eher 7,5 %, gute Blutdruckeinstellung, Vorbeugung von mikro- und makrovaskulären Folge- und Begleiterkrankungen • Orientierung an nichtgeriatrischen Leitlinien
Funktionell leicht abhängig	• Höheres chronologisches Alter • Multimorbidität (viele verschiedene Erkrankungen) • Funktionelle Einschränkungen (Gebrechlichkeit, evtl. demenziell erkrankt) • Vorliegen von geriatrischen Symptomen: **geriatrische Bewertung empfehlenswert und hilfreich, diabetologische Bewertungen sind nachrangig** • Ziele sollten sich nach der Lebenserwartung, dem Wohlbefinden und dem Funktionsstatus richten: primär Blutdruckeinstellung, zweitrangig Blutzuckereinstellung (HbA1c-Ziel 7–8 %), Vorbeugung von Begleiterkrankungen und makrovaskulären Komplikationen (Herzinfarkt, Schlaganfall etc.) • Therapie geriatrischer Probleme, strukturierte geriatrische Schulung, stark angepasste Ernährungsempfehlungen (Patientenwünsche!) unter Berücksichtigung der Lebensqualität sowie der funktionellen Defizite • Behandlung des Diabetes mit nicht hypoglykämiegefährdenden Therapieformen • Altersgerechte Hilfsmittel (z. B. großes Display auf dem BZ-Gerät, Pläne in großer Schrift etc.) • Evtl. geriatrische Rehabilitation
Funktionell stark abhängig	• Höheres Alter • Multimorbidität • Vorliegen von Erkrankungen mit begrenzter Lebensprognose (Herzinsuffizienz, Niereninsuffizienz, Demenz, bösartige Erkrankungen [= Malignome]) • Ausgeprägte funktionelle Einschränkungen (schwerstbeeinträchtigt) • Vorliegen von geriatrischen Symptomen: **Symptomkontrolle und Lebensqualität stehen als Therapieziel im Vordergrund** • Keine geriatrische und diabetologische Bewertung erforderlich • Strikte Vorbeugung vor lebensqualitätsmindernden Symptomen und Hypoglykämien! • Schulung der Pflegenden/Angehörigen • Möglichst hochkalorische Ernährung • Einfache Diabetes-Therapieformen sinnvoll • HbA1c-Ziel nachrangig, um 8–8,5 % (ein HbA1c über 8 % kann die Lebensqualität beträchtlich mindern)

Die Therapieziele sollten unter Berücksichtigung der Möglichkeiten (Ressourcen, Einschränkungen, Lebensqualität) und der Wünsche des Menschen abgestimmt werden.

BEACHTE

Der geriatrische Patient ist definiert entweder durch **Multimorbidität und das Alter** (70 Jahre oder älter) **oder** aber generell durch ein **Alter über 80 Jahre,** da diese Altersgruppe für alterstypische Funktionseinschränkungen (funktionelle Störungen wie z. B. Sturzgefahr) und Komplikationen prädestiniert ist.

Es besteht bei einem geriatrischen Patienten immer ein besonderer Handlungsbedarf, sei es

- rehabilitativer,
- somatopsychischer oder
- psychosozialer Art.

Geriatrische Basisbewertungen („Assessments") werden eingesetzt, um schnell zuverlässige Ergebnisse über

- funktionelle Einschränkungen,
- geistige Defizite,
- bestehende Ressourcen

zu erhalten.

Die Probleme des alten, hochbetagten Menschen mit Diabetes sind unterschiedlicher Natur:

- Sehprobleme
- Depression
- Geistiger Abbau
- Inkontinenz
- Mobilitätsstörungen mit Sturzgefahr

Mit verschiedenen **Tests** werden die einzelnen Bereiche überprüft (Auswahl).

- **Geldzähltest:** Damit lässt sich u. a. ermitteln, ob der Mensch mit Diabetes noch in der Lage ist, selbst Insulin aufzuziehen und zu spritzen. Der Test bezieht sich auf manuelle Fähigkeiten, Denkvermögen, Umgang mit Zahlen, Sehvermögen in der Nähe.
- **Uhrentest:** Er eignet sich zum Überprüfen der kognitiven Fähigkeiten – unabhängig vom Alter. Dabei soll ein Ziffernblatt ergänzt oder gezeichnet werden, mit oder ohne Zeiger.
- **Barthel-Index:** Die Beurteilung der „12 Aktivitäten des täglichen Lebens" (ADL) wird so ermittelt. Die Aktivitäten beziehen sich auf:
  - Für Sicherheit sorgen
  - Atmen
  - Bewegen
  - Wach sein und Schlafen
  - Essen und Trinken
  - Körpertemperatur regulieren
  - Kommunizieren
  - Sich waschen und kleiden
  - Persönlichkeit wahrnehmen
  - Sich beschäftigen
  - Sinn finden
- **Prüfung der Standpositionen mit Timed Up & Go:** zur Ermittlung der Sturzgefahr z. B. bei Polyneuropathie
- **Prüfung des Ernährungszustandes mit dem MNA-Screening:** ermittelt die im Alter häufige Malnutrition (Mangelernährung)
- **Geriatric Depression Scale** (GDS) nach Yesavage zur Beurteilung einer möglichen Depression

Das erste Ziel sollte die Erhaltung bzw. Verbesserung der Lebensqualität sein:

- Verbesserung des Befindens
- Verlängerung der „behinderungsfreien" Zeit

Dazu gehört die Vorbeugung makrovaskulärer Erkrankungen wie Herzinfarkt, Schlaganfall und anderer gefäßschädigender Erkrankungen (➤ Kap. 13.2). Die Einstellung des Blutdrucks spielt dabei eine wichtige Rolle. Zu niedriger Blutdruck jedoch fördert Kreislaufprobleme mit Schwindel und in der Folge häufig Stürze.

Bei Hochbetagten (> 80 Jahre) gilt ein **Blutdruck** von 150 mmHg als systolischer Grenzwert.

Nach den neuen Richtlinien der DDG sollten die **Blutzuckerwerte** aus Sicherheitsgründen (Gefahr der Hypo) (➤ Abb. 20.2)

- im Tagesprofil **nie unter** 90 mg/dl (5 mmol/l),
- die Nüchtern-Blutzuckerwerte **nie unter** 109 mg/dl (6 mmol/l)

liegen.

Eine Therapie sollte erst beginnen, wenn die Nüchtern-Blutzuckerwerte mehrfach über 126 mg/dl (7 mmol/l) lagen.

Ein HbA1c-Wert zwischen 7–8 % gilt für die meisten geriatrischen Menschen mit Diabetes als „gut". Die Zielwerte des HbA1c und die präprandialen Blutzuckerwerte sollten vom funktionellen Status des geriatrischen Menschen mit Diabetes mellitus abhängen (➤ Abb. 20.2).

Die Gewichtsproblematik vieler Menschen mit Typ-2-Diabetes spielt im hohen Alter meist eine untergeordnete Rolle. Häufig kommt es zu einer eher ungewollten Gewichtsabnahme, dadurch zu Verlust an Kraft und Muskelmasse (Sarkopenie) und Gebrechlichkeit (Frailty).

Dann beginnt ein Teufelskreis: Die Gebrechlichkeit führt zum weiteren Verlust von Kraft und Ausdauer, schließlich zu Immobilität, daraus resultiert Appetitlosigkeit und hieraus wiederum eine weitere Gewichtabnahme. Eine Ernährungsveränderung zusammen mit einem Trainingsprogramm (altersentsprechend, orientiert an den Fähigkeiten und Möglichkeiten) – und evtl. auch eher Insulin als Tabletten – können in vielen Fällen die Situation verbessern.

Hinweis: Metformin (➤ Kap 4.1.1) gibt es auch in flüssiger Form (günstiger bei Schluckbeschwerden).

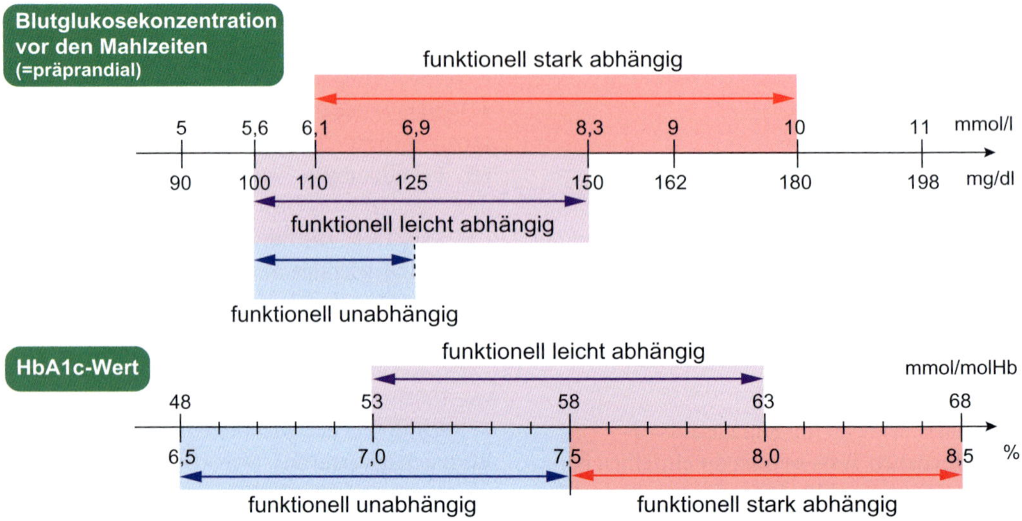

Abb. 20.2 Blut- oder Gewebezucker bei betagten Menschen mit Diabetes [L157]

MERKE

Die Behandlungsart älterer, alter und hochbetagter Menschen mit Diabetes muss immer individuell entschieden werden.
Die Einschränkungen bzw. Fähigkeiten der Einzelnen sind so unterschiedlich, dass Zielbereiche oft unter- oder aber überschritten werden müssen.
Kurzfristig können Änderungen des Therapieziels sinnvoll sein, z. B.:

- Niedrigere Blutzuckerwerte bei schweren akuten Erkrankungen
- Oder höhere Blutzuckerwerte, wenn die Hypoglykämiegefahr sonst nicht behebbar ist (Demenz)

20.3.1 Nichtmedikamentöse Therapie

Bewegung

Jede körperliche Aktivität ist besser als keine! Denn Bewegung beeinflusst nicht nur den Stoffwechsel, sie hat auch positive Auswirkungen auf die Knochendichte und wirkt vorbeugend gegen:

- Sturzereignisse
- Demenz
- Psychische Probleme

Ernährung

Basisernährung sollte eine ausgewogene Mischkost sein. Die Ernährungsempfehlungen entsprechen denen für jüngere Menschen mit Diabetes, ein leichtes Übergewicht ist aber zu tolerieren (BMI bis 30 kg/m^2). Bei gebrechlichen älteren Menschen sind eine Überprüfung und Bewertung der Ernährungssituation sinnvoll. Die Vermeidung von Unterernährung ist ein wichtiges Therapieziel, da dies eine ungünstige Prognose bedeutet.

20.3.2 Medikamentöse Therapie

Im Alter nehmen sowohl die Nieren- als auch die Leberfunktion ab. Außerdem ist die Resorption von Nährstoffen und Medikamenten im Darm verändert – in der Regel vermindert. Das ist bei der Medikamentenwahl sowohl hinsichtlich Dosierung als auch Medikamentengruppen zu berücksichtigen. Die Handhabung von Medikamenten und Hilfsmitteln ist im Alter auch schwieriger:

- Viele Tabletten sind einzeln verpackt (Blister).
- Der Umgang mit dem Pen wird schwieriger (Geschicklichkeit, Sehvermögen).

Deshalb muss unter Berücksichtigung der funktionellen Fähigkeiten eine Therapie gefunden werden, die vom Patienten sicher durchgeführt oder mit Hilfe geleistet werden kann.

Die einzelnen Therapieformen und Möglichkeiten mit

- oralen Antidiabetika,
- Insulin oder
- Kombinationen aus beidem

sind in ➤ Kap. 4 und ➤ Kap. 7 beschrieben.

20.4 Informations- und Erfahrungsaustausch

Der Wissens- und Erfahrungsaustausch von Menschen mit Diabetes untereinander ist neben der Hilfe durch Ärzte, Diabetesberater und Apotheker ein enorm wichtiges Standbein in der langfristig erfolgreichen Behandlung des Diabetes.

Selbsthilfegruppen gibt es in vielen Städten und Gemeinden, teilweise auch getrennt nach Typ 1 und Typ 2, Pumpengruppen sowie Kinderselbsthilfegruppen. In der Regel finden monatlich Informationsabende, aber auch gemeinsame Ausflüge statt. Die Adressen erhalten Sie vor Ort oder über den Deutschen Diabetikerbund (➤ Kap. 27).

Neuigkeiten und Informationen erhält man online oder auch durch Zeitschriften, wie z. B. das „Diabetes-Journal". Dieses bietet auch einen besonderen Service: Schriftlich eingereichte Fragen zum Thema Diabetes werden in einer der nächsten Ausgaben von Diabetologen beantwortet.

BEACHTE

Viele gute Anregungen, Hilfen und Möglichkeiten zum Erfahrungsaustausch bieten Selbsthilfegruppen. Adressen bekommt man über den DDB (Anhang).

20.5 Übertragbare ärztliche Tätigkeiten

Seit Ende 2012 gibt es einen Katalog von Tätigkeiten, die der Arzt/Hausarzt an nichtärztliches Assistenzpersonal delegieren kann (gefordert nach dem Versorgungsstrukturgesetz).

Damit besteht nun die Möglichkeit – in einigen Bundesländern gibt es Modellvorhaben –, dass Hausbesuche durch Pflegefachkräfte (ab 2023 Pflegefachfrau/-mann), die eine zusätzliche Qualifikation nachweisen können (z. B. besondere Zusatzprüfungen im Rahmen des Krankenpflegegesetzes, Wundmanager, Hochschulabschluss), selbstständig durchgeführt werden können. Um die Tätigkeiten übertragen zu können, bedarf es immer einer ärztlichen Verordnung. Die ärztliche Assistenz

- stellt keine Diagnosen,
- stellt keine Indikationen.

Die übertragbaren Tätigkeiten beschränken sich auf folgende Krankheitsbilder:

- Diabetes mellitus Typ 1 und Typ 2
- Chronische Wunden
- Demenz (nicht Palliativversorgung)
- Verdacht auf Hypertonie (ausgenommen Schwangerschaft)

So kann es sein, dass die Hausbesuche, wenn erforderlich, von einer „Assistentin des Arztes" durchgeführt werden.

20.6 Diabetes und neue Technologien

Für eine einfachere und bessere Diabetesbehandlung sind neuere Technologien jetzt und in Zukunft eine sehr wichtige Basis. Die Technologien, die dabei behilflich sein könnten, umfassen:

- Blut-/Gewebezuckermessung
- Insulinzufuhr
- Neue Möglichkeiten der Dokumentation oder Datenübertragung (Telemetrie) zu Therapeuten/Angehörigen
- Videosprechstunden
- „Künstliche Intelligenz" (KI)

So kann die Behandlung möglicherweise nicht nur alltagstauglicher, sondern auch sicherer gemacht werden.

20.6.1 Digitale Anwendungen

Nach einer Umfrage bei Diabetologen 2021 betrachten 77,2 % die digitalen Anwendungen als selbstverständlichen Bestandteil ihrer täglichen Arbeit – 81,9 % stehen dieser Entwicklung positiv gegenüber: Technik als Chance – nicht als Bedrohung! So sind z. B. die ständige Weiterentwicklung einer Software von Glukosedaten (z. B. LibreView, Accu Chek® Smart Pix) und das Erreichen einer Kompatibilität der verschiedenen Systeme zwei der wichtigen ständigen Herausforderungen.

Digitale Apps

Diabetes wird von immer mehr Fachkollegen (z. B. Prof. Lutz Heinemann, Heinrich-Heine-Universität Düsseldorf) als eine „Daten-Management-Erkrankung" angesehen. So können „Apps" schon heute nicht nur Daten sammeln (z. B. Blutzucker/Gewebezuckerwerte), sondern sind Basis für die Festlegung der Insulindosis zu bestimmten Mahlzeiten. Bisher gibt es schon Hunderte dieser Apps mit z. T. fraglichem Nutzen. Eine besondere Arbeitsgruppe („Dia Digital-App") der AGDT (= Arbeitsgemeinschaft Diabetes Technologie der Deutschen Diabetes Gesellschaft) versucht, diesbezüglich Transparenz zu schaffen. Apps spielen auch in der Ernährung eine Rolle (➤ Kap. 12.1) und bei der sportlichen Aktivität (➤ Kap. 15).

20

Videosprechstunden

Auch **Videosprechstunden** können wahrscheinlich in Zukunft eine Hilfe gerade in medizinisch unterbesetzten Regionen sein – bisher ist der Anteil der Patienten, die dieses „Instrument" nutzen, noch gering (2021 etwa 8 %).

Einen Sinn machten diese Videosprechstunden schon in Zeiten der COVID-19-Infektion – insbesondere auch bei der Beurteilung z. B. einer Wunde bei einem diabetischen Fußsyndrom (DFS). Telemetrische Verfahren ermöglichen die Übermittlung von Daten oder auch Bildern von Wunden. So werden z. B. Fotos/Filme eines diabetischen Fußes mit frischer Infektion auf dem Land ohne Arzt von einem „medizinischen Assistenten" aufgenommen und einem Zentrum mit Facharztkompetenz übermittelt. Dieser Patient mit Diabetes kann dann im Bedarfsfall schnell einer medizinischen Behandlung (z. B. in der Ambulanz einer Klinik) zugeführt werden – wenn nicht erforderlich, dann auch vor Ort von der „medizinischen Assistentin" versorgt werden.

Videosprechstunden dienen auch **Online-Schulungen!** Wichtig ist, dass sowohl Ärzte als auch besonders Diabetes-Berater die neue Technologie annehmen, aber auch zielgerichteter ausgebildet werden. Das Know-how einer erfahrenen Diabetesberaterin ist durch nichts zu ersetzen! Alles ist wichtig: Technologie, Wissen und Erfahrung!

Künstliche Intelligenz (KI)

In Zukunft kann sicher auch durch die künstliche Intelligenz (KI) ein Durchforsten riesiger Datenmengen (Big Data) zu einer präzisen Diagnose insbesondere bei seltenen Erkrankungen führen – auch dies ist eher als Chance zu sehen denn als Bedrohung.

KAPITEL

21 Haus- und Wundermittel

21.1 Warum werden sie angewandt?

Einige Menschen mit Diabetes verlassen sich in der Behandlung ihrer Erkrankung immer noch auf sogenannte Haus- oder Wundermittel. Sie tun dies manchmal in Ergänzung zur ärztlich verordneten Therapie, gelegentlich aber auch, um falsche Ernährungs- bzw. Lebensgewohnheiten damit vermeintlich beibehalten zu können. Lästige Diätvorschriften und Hinweise zu ausreichender körperlicher Bewegung können in der Meinung mancher Menschen mit Diabetes allein dadurch umgangen werden.

Es gibt Menschen, die glauben, ihre zu fette und eiweißhaltige Ernährung wie gewohnt beibehalten zu können, wenn sie morgens z. B. einen Teelöffel 40-prozentigen Kornbranntwein, in dem 2 Wochen lang 4 Knoblauchzehen eingeweicht waren, sowie im Laufe des Tages 21 Bohnenschalentee zu sich nehmen und einmal im Monat einen vierstündigen Umschlag mit kleinem Schwedenbitter auf den Oberbauchbereich vornehmen.

In einem weit verbreiteten Buch, das Empfehlungen für die Behandlung von Krankheiten mit Mitteln der „Apotheke Gottes" gibt, werden zum Thema Diabetes allein mehr als ein Dutzend Heilkräuter, Wurzeln, Gemüse und Säfte in den unterschiedlichsten Zubereitungsformen wie Tees, alkoholische Extrakte, Rohkost, Salbenverbände etc. empfohlen. Teilweise wird der Diabetes mellitus sogar als heilbar dargestellt – z. T. von ansonsten als seriös geltenden Quellen!

21.2 Was sind Haus- und Wundermittel?

Viele der meist zur Selbstbehandlung verwendeten sogenannten Hausmittel sind harmlos, manche unterstützen die Behandlung wirkungsvoll, einige sind direkt oder indirekt gefährlich. Nie jedoch sollte man vergessen, dass das einzige Mittel zur Behandlung von Menschen mit Typ-1-Diabetes das Insulin ist, unterstützt durch eine sinnvolle Ernährung und ggf. ergänzt durch körperliche Aktivität. Die wesentliche Therapie für übergewichtige Menschen mit Typ-2-Diabetes besteht in der richtigen Ernährung, verbunden mit körperlicher Bewegung, die das Abnehmen erleichtern und die Empfindlichkeit für das vorhandene Insulin steigern helfen – neuerdings auch durch effektive Medikamente wie GLP-1-Analoga, SGLT-2-Hemmer. Im weiteren Verlauf der Erkrankung ist meist auch die Gabe von Insulin erforderlich.

Die häufig zusätzlich verwendeten „Hausmittel" lassen sich in vier Gruppen einteilen:

- Stopfmittel
- Urinverdünner
- Stoffwechselentlastende Nahrung
- Alkoholika

Stopfmittel Nahrungsmittel ohne große Auswirkung auf den Blutzucker bewirken eine schnelle Sättigung, sodass andere Dinge nicht mehr gegessen werden können (Beispiel: Sauerkraut, Topinambur).

Urinverdünner Diverse Tees, Aufgüsse und kohlenhydratarme Säfte erhöhen die Menge des ausgeschiedenen Urins. Dadurch verteilt sich der mit dem Harn ausgeschiedene Zucker auf eine größere Urinmenge, sodass der Urinzuckerteststreifen eine geringere Konzentration anzeigt. Auf die Stoffwechselsituation und die insgesamt ausgeschiedene Zuckermenge hat dies jedoch keinen Einfluss (Beispiel: Bohnenschalentee, Sauerkrautsaft).

Stoffwechselentlastende Nahrung Obst-, Gemüse- und Hafertage entlasten den Stoffwechsel und können so die Insulinwirkung unterstützen. Insbesondere Hafer kann helfen, Azeton „aus dem Blut zu vertreiben". Ohne Insulin würden aber alle diese Mittel den Blutzucker noch weiter in die Höhe treiben.

Alkoholika Alkohol bremst die Zuckerabgabe aus der Leber und kann so zu einer erheblichen Blutzuckersenkung führen. Bei insulinspritzenden Diabetikern kann es nach erhöhtem Alkoholgenuss zu schweren nächtlichen bzw. frühmorgendlichen Unterzuckerungen kommen. Alkohol ist ein Lebergift und hat somit keinen Platz in der Diabetestherapie (Beispiel: Porreewein, alkoholischer Knoblauchextrakt).

21.2.1 „Insulinhaltige" Nahrungsmittel?

Häufig werden Hausmittel, aber auch bestimmte Wurzelgemüse wegen ihres angeblichen Insulingehalts für Diabetiker empfohlen. In Löwenzahnherbstwurzeln, Artischocke und Topinambur findet sich jedoch nicht das Eiweiß Insulin, sondern das nur ähnlich klingende **Inulin,** ein aus Fruchtzucker zusammengesetztes Stärkemolekül. Es hat mit Insulin nichts zu tun und kann im Zusammenhang mit Diabetes bestenfalls zu den Stopfmitteln gezählt werden. Im Übrigen würde über die Nahrung zugeführtes Insulin bekanntlich während des Verdauungsvorgangs abgebaut werden und seine Wirksamkeit verlieren.

21.2.2 „Spezialdiäten"

Unsinnig, teuer und oft sogar gefährlich sind die in der Laienpresse häufig angepriesenen „Spezialdiäten" (z. B. „15 kg Gewichtsreduktion in 10 Tagen"). Meist nur für den Hersteller von Nutzen sind auch angebotene Dinge wie „Schlankheitsgürtel", „Fettmassage-Geräte" etc.

Im Rahmen einer Studie zu Nahrungsergänzungsmitteln mit einem Spurenelement haben amerikanische Forscher durch Zufall entdeckt, dass das Gewürz **Zimt** dabei hilft, den Blutzucker etwas zu senken (in „Apple Pie"; dem Amerikanischen Apfelkuchen). Das im Zimt enthaltene MHCP (= Methylhydroxy-chalcone-Polymer) scheint tatsächlich die Insulinwirkung zu verstärken – es muss allerdings in relativ großen Mengen täglich eingenommen werden (1 g Zimt/Tag).

Zu bedenken ist jedoch, dass in allen „Zimt-Studien" die Ergebnisse nicht nach den Kriterien einer evidenzbasierten Medizin belegt werden können.

Problematisch ist auf alle Fälle die hohe Dosierung des Zimts (bis zu 6 g pro Tag), die eingenommen werden sollte, um einen positiven Effekt nachweisen zu können. Hierbei ist der gesundheitsschädliche Gehalt von Kumarin zu beachten. Vor allem im billigeren Cassia-Zimt (chinesischer Zimt) ist dieser erheblich höher als im Ceylon-Zimt. Kumarin kann zu Kopfschmerzen führen, Leberschäden verursachen und steht im Verdacht, krebserregend zu sein.

Fazit: Es gibt nichts, was die notwendige Umstellung des eigenen Lebensstils ersetzt; das beste und preiswerteste natürliche Hausmittel ist und bleibt die Bewegung!

21.2.3 Andere Verfahren

Neben den Hausmitteln, die über die Nahrung zugeführt werden, bedienen sich manche Patienten weiterer Verfahren, z. B. der Akupunktur. Es sind zahlreiche Akupunkturpunkte bekannt, die Einfluss auf den Stoffwechsel nehmen sollen. Trotzdem kann dieses Verfahren Insulin nicht ersetzen.

Möglicherweise kann **Akupunktur** das bei Typ-2-Diabetikern so wichtige Abnehmen erleichtern. Sinnvoll kann Akupunktur als unterstützende Maßnahme bei der Behandlung schmerzhafter diabetischer Nervenveränderungen sein. Auch sind Erfolge mit dieser Technik zur Unterstützung des Verzichts auf Nikotin beschrieben.

Fragen

1. Welche Haus- und Wundermittel kennen Sie?
2. Was meinen Sie, sind diese Mittel wirksam oder unwirksam?
3. Haben Sie eigene Erfahrungen mit Haus- und Wundermitteln?
4. Was ist Ihrer Meinung nach das wirksamste Mittel bei Typ-1-Diabetes?
5. Was wirkt am besten bei Typ-2-Diabetes?

KAPITEL

22 Perspektiven in der Diabetesbehandlung

22.1 Allgemeines

Wohl jeder Mensch mit Diabetes wünscht sich die Heilung seiner Erkrankung. Nur zu verständlich ist daher die Neigung, den euphorischen Versprechungen in der Laienpresse von baldiger Gesundung durch neuartige Therapien Glauben zu schenken. Realistischer ist es, sich darauf einzustellen, dass neue Erkenntnisse und Behandlungsmethoden erst jahrelang sorgfältig an kleinen Patientenzahlen überprüft werden müssen, bevor sie bei allen Patienten angewendet werden können – im Interesse des Betroffenen!

Seit 2009 gibt es mit dem Deutschen Zentrum für Diabetesforschung (DZD) einen Forschungsverbund, der durch Forschung erfolgreiche Möglichkeiten der Prävention (Vorbeugung) und Behandlung finden will (München, Tübingen, Düsseldorf, Dresden, Berlin, Helmholtz-Zentrum).

Im Jahr 2014 haben außerdem die Bundesländer grünes Licht für einen „Nationalen Diabetesplan" gegeben, der nun in die Tat umgesetzt werden muss. Angesichts einer jährlichen Diabetiker-Zuwachsrate von ca. 360.000 ist dies dringend erforderlich. Schon heute ist etwa jeder dritte über 70-Jährige an Diabetes erkrankt.

An dieser Stelle können wir nur einige der vielversprechenden Forschungsansätze darstellen. Regelmäßige aktuelle Berichte ohne falschen Optimismus finden sich z. B. in den Zeitschriften der Diabetiker-Selbsthilfeorganisationen (Anhang).

22.2 Praktische Verbesserungen in der Diabetesbehandlung

Unblutige Blutzuckermessung

Immer wieder liest und hört man in den Medien von neuartigen Blutzuckermessgeräten, die den Blutzuckerwert durch die unverletzte Haut bestimmen können, das lästige Stechen vor der Blutzuckermessung also unnötig machen.

Sicherlich arbeiten alle großen Firmen und auch viele Forschergruppen an einer solchen Entwicklung, allerdings ist keines der bisher bekannten Geräte „marktreif". Leider wurden durch zu positive Vorabwerbungen bei vielen Menschen mit Diabetes Hoffnungen geweckt, die sich in den nächsten Jahren nicht erfüllen werden.

22.3 Fortschritte mit neuen Behandlungsmöglichkeiten

22.3.1 Immunbehandlung des Typ-1-Diabetes

Am Beginn des Typ-1-Diabetes steht bei der Mehrzahl aller Betroffenen bekanntlich eine Fehlreaktion des Immunsystems. Antikörper aus körpereigener Produktion zerstören nach und nach alle Inselzellen. Gelänge es nun, diesen Prozess zu unterbrechen, könnten die restlichen Inselzellen erhalten werden.

Zwei Dinge machen diesen Versuch jedoch sehr schwierig: Zum einen sind bei Ausbruch des Diabetes bereits 80–90 % der Inselzellen unwiederbringlich zerstört, zum anderen ist es bisher noch nicht gelungen, ein Medikament zu entwickeln, das zwar die Inselzellantikörperproduktion unterbindet, das übrige Immunsystem jedoch nicht beeinträchtigt.

Verwendet werden neben dem bekannten **Kortison** auch z. B. **Interferon, Cyclosporin A** und **Azathioprin.** Allein die Vielzahl der Substanzen zeigt, dass hier ein ideales Medikament noch nicht gefunden ist.

Allen gemeinsam ist, dass sie den Prozess der Zerstörung nur aufhalten, aber nicht endgültig beenden. Werden die Medikamente abgesetzt, schreitet die Erkrankung fort. Daher ist unter Umständen eine lebenslange Gabe erforderlich. Die Nebenwirkungen sind u. U. schwerwiegend, sodass derzeit sicher die Insulingabe das kleinere Übel darstellt. Ein neuer Ansatz ist die Impfung des Typ-1-Diabetes. In der PrePoint Studie wird untersucht, ob durch die vorbeugende Behandlung mit Insulin (Nasenspray/Pulver mit der Nahrung) die Entwicklung von „Diabetes-Antikörpern" verhindert werden kann (➤ Kap. 1.2).

In der FrIda-Studie (Früh erkennen – früh gut behandeln) sind seit 2015 etwa 180.000 Kinder im Alter von 2–6 (10) Jahren gescreent worden, um ein Frühstadium des Typ-1-Diabetes zu identifizieren. 80% aller Kinder und Jugendlichen mit Typ-1-Diabetes entwickeln die Antikörper vor dem 6. Lebensjahr, die beste Sensitivität für ein einmaliges Screening das auf freiwilliger Basis angeboten wird, besteht bei Kindern von 4 Jahren (40%), für ein 2-maliges Screening mit 2 und 6 Jahren (82%) (Prof. A. Ziegler, DDG Mai 2023). Entsprechend den Daten seit 2015 weisen 0,3% der Kinder zwei oder mehr Insel-Autoantikörper auf.

Bestätigt sich nach einer Teststrategie ein Frühstadium des Typ-1-Diabetes sollte die Familie geschult werden, ein oraler Glukosetoleranz-Test (oGTT) beim Kind, die Bestimmung des HbA1c und ein Monitoring erfolgen. Die Vorteile eines derartigen Screenings gegenüber einer spontanen Diagnose liegen auf der Hand:

- Drastisch reduzierte Ketoazidosen
- Ein besserer HbA1c
- Bessere Blutzuckerwerte
- Ein besseres C-Peptid
- Ein stabiler BMI (keine Gewichtsabnahme)

Für die Behandlung eines Frühdiabetes Typ 1 ist in den USA aktuell auch ein Antikörper zugelassen worden (Teplizumab, Tzield®). Eingesetzt werden darf er im Frühstadium 1 sofort (≥ 2 Insel-Autoantikörper und Normoglykämie) und 2 später (≥ 2 Insel-Autoantikörper und Dysglykämie). Im Stadium 3, in dem das Kind bereit Symptome hat und der Typ-1-Diabetes behandelt wird, kommt diese Therapie nicht mehr infrage. Die Zulassung dieses Antikörpers für Europa steht noch aus.

22.3.2 Nasales Insulin

Bei der Entstehung des Diabetes scheint neben der Leber auch das Gehirn eine entscheidende Rolle zu spielen – das Gehirn ist ein sehr insulinempfindliches Organ. So scheint es auch eine enge Verbindung zwischen der Entwicklung einer Adipositas und dem Hungergefühl eines Menschen zu geben.

In die Nase gegebenes Insulin reduzierte in Versuchen das Hungergefühl und damit auch das Fortschreiten einer Fettleber – ein interessanter vielversprechender Ansatz möglicherweise für eine erfolgreichere Therapie übergewichtiger Menschen mit Diabetes.

22.3.3 Orales GLP-1-Analogon und orales Insulin

Mittlerweile gibt es sogar ein „orales GLP-1-Analogon", das, wie Studien zeigen, während der Magenpassage nicht zerstört wird. Dies wird durch Verwendung eines „SNAC-Absorptionsverstärkers für Eiweiße" (Peptide) möglich – wann und ob daraus ein für alle verfügbares Medikament wird, ist noch nicht klar.

Dies ist auch deshalb beachtlich, weil sich, wenn dies funktioniert, so im Prinzip auch ein „orales Insulin" herstellen lassen müsste! In Studien wird dadurch auch versucht, das Immunsystem (im Darm) zu desensibilisieren – eine Gewöhnung zu erreichen.

22.3.4 Ultralangwirkende Analoginsuline

Die Entwicklung weiterer **ultralangwirkender Analoginsuline** ist fortgeschritten. Der Fokus der Entwicklung liegt auf der Hypoglykämievermeidung – in Bezug auf Dauer, Häufigkeit und Ausprägung. Die Indikation soll ähnlich sein wie bisher für Basalinsuline. Da die ultralangwirkenden Analoginsuline nur 1×/Woche injiziert werden müssen, braucht man entsprechend hohe Dosen. Die könnte ein Weg zu mehr Akzeptanz einer Insulintherapie sein.

Auch die Kombination mit einem GLP-1-Analogon wird untersucht. Die Studien stehen am Anfang.

22.3.5 Smart-Insuline

Glukoseabhängige **Smart-Insuline** (Intelligente Insuline) sollen die Insulinsekretion der β-Zelle möglichst optimal nachahmen. Hierzu wäre es vorstellbar, dass durch die Implantation oder Applikation eines Insulindepots unter die Haut, bedarfsgerecht – je nach Höhe des Glukosespiegels im Blut/Gewebe – Insulin freigesetzt wird. Das hätte mehrere Vorteile:

- Schutz vor Hypo- und Hyperglykämien
- Verbesserung der Lebensqualität

Es werden verschiedene Ansätze verfolgt, um Smart-Insuline herzustellen.

22.3.6 Künstliche Bauchspeicheldrüse

Mit den heute bereits vorhandenen Insulinpumpen (➤ Kap.9, ➤ Tab.9.4), die mit Gewebesensoren kombiniert sind und eine programmierbare Insulinabgabe automatisch abschalten können, ist man gegenwärtig schon auf dem Wege Richtung „künstliches Pankreas". Dieses würde allerdings auch die gleichzeitige Möglichkeit der Gegensteuerung bei schweren Unterzuckerungen durch die Abgabe von Glukagon (eigenes Glukagon-Reservoir) beinhalten. Dies ist aktuell nur kurzfristig im experimentellen Stadium möglich.

22.3.7 Transplantation

Die langfristig wohl vielversprechendsten Entwicklungen gibt es derzeit auf dem Gebiet der **Pankreas- und Inselzelltransplantation,** die prinzipiell nur für Menschen mit **Typ-1-Diabetes** in Frage kommt. Seit Beginn der Pankreastransplantationsära vor ca. 45 Jahren wurden mittlerweile mehr als 30.000 Transplantationen in etwa 50 aktiven Zentren der Welt – das einzige in Deutschland befindet sich am Universitätsklinikum Dresden – durchgeführt. Die **Einjahres-Erfolgsquoten** (Überlebensraten) aller Patienten liegen bei etwa 94 %. Die Funktion der Organe liegt bei einer reinen Pankreastransplantation um 60 % und bei einer kombinierten Nieren-Pankreas-Transplantation für die Niere bei 90 % und das Pankreas um 80–90 %.

Nach erfolgreicher Pankreastransplantation benötigen mehr als drei Viertel aller Menschen mit Typ-1-Diabetes innerhalb der nächsten 5 bis zu maximal 20 Jahre kein Insulin mehr. Limitierende Faktoren sind z. B. immunologische Abstoßungsreaktionen und Infektionen.

Da zum Zeitpunkt der Transplantation jedoch häufig bereits schwere diabetische Folgeschäden bestehen, kommt der positive Effekt der Blutzuckernormalisierung manchmal zu spät. Die erfolgreiche Transplantation kann weiteren diabetischen Schäden vorbeugen und das Fortschreiten stoppen.

Ist ein Patient aufgrund zahlreicher Voruntersuchungen als geeignet eingestuft, wird er auf eine Warteliste für die Transplantation gesetzt. In der Regel vergehen mehrere Jahre bis zur Transplantation. Die **Operation** selbst ist technisch sehr aufwändig. Naheliegend ist es, nur den Teil zu transplantieren, der wirklich gebraucht wird – also die **Inselzellen.** Etwa 0,5 g Inselzellen (ca. 500.000 Inseln) werden bei der Inselzelltransplantation durch die Haut in die Pfortader an der Leber injiziert (örtliche Betäubung). Dort bilden sich kleine Zellverbände in den kleinen Blutgefäßen der Leber und beginnen sofort mit der Insulinproduktion.

Verpflanzte Organe wie Niere und Pankreas werden vom eigenen Körper als fremd empfunden. Um eine **Abstoßungsreaktion** zu vermeiden, müssen zur Immunsuppression lebenslang Medikamente eingenommen werden. Diese selbst können enorme Nebenwirkungen verursachen, z. B.:

- Gehäufte Infektionen
- Vermehrtes Auftreten bestimmter Erkrankungen

Da auch die Inselzellen vom Körper als fremd empfunden werden, müssen die Patienten wie bei der Organtransplantation Immunsuppressiva einnehmen, die eine Abstoßungsreaktion verhindern – mit allen oben beschriebenen Nebenwirkungen. Daher werden Inselzellen nur Patienten eingespritzt, die ohnehin diese Medikamente einnehmen müssen, da sie z. B. bereits nierentransplantiert sind.

Mittlerweile gibt es automatisierte Verfahren, die die Isolierung der Inseln übernehmen, sodass in Zukunft mehr Material für die Forschung zur Verfügung steht. Eine echte Verbesserung der Situation könnte die **Mikroverkapselung** bringen, bei der die Inselzellen in eine Art Kapsel eingeschlossen werden könnten, sodass sie zwar Insulin nach außen abgeben, jedoch von den Immunzellen des Körpers nicht angegriffen werden könnten.

Erste Versuche beim Tier und auch beim Menschen schienen vielversprechend. Zwei-Jahres-Daten von Patienten, die nach dem Edmonton-Protokoll nachbehandelt wurden (bestimmte, das Immunsystem unterdrückende Medikamente), belegen, dass von 36 Patienten nur 16 kein Insulin mehr benötigten (44 %), 10 Patienten spritzten weniger Insulin und in 10 Fällen versagte die Therapie komplett. Nach 2 Jahren waren von den ursprünglichen 16 Patienten nur noch fünf weiterhin völlig insulinunabhängig, da die β-Zellen im Laufe der Zeit wieder zugrunde gehen (Edmonton Protokoll 2006)

Als wissenschaftlichen Durchbruch kann man das erstmalige Einsetzen eines künstlichen Pankreas in Form eines Bioreaktors in den Körper eines Menschen mit Typ-1-Diabetes werten. Dieser Eingriff wurde 2013 an der Uni Dresden durchgeführt – der Bioreaktor aus menschlichen Pankreaszellen produzierte rund ein Jahr lang zuverlässig Insulin. Eine immunsuppressive Therapie (= Gabe von die Abstoßung unterdrückenden Medikamenten) ist nicht erforderlich, da dieses System (in Israel hergestellt) gegen den Angriff von Immunzellen geschützt ist. Das produzierte Insulin wiederum kann ungehindert in den Körper gelangen. Insgesamt liegt hier eine vielversprechende Therapiemöglichkeit vor, die noch optimiert werden muss, um auf Dauer erfolgreich zu sein (Prof. Bornstein, Dresden). Dauerhafte Heilung ist also bisher nicht in Sicht. Möglicherweise hilft die **Stammzellforschung** weiter – so ist es bereits gelungen, aus menschlichen embryonalen Stammzellen funktionstüchtige β-Zellen zu züchten.

Insbesondere Forschungen der Japaner Takahashi und Yamanaka haben dazu beigetragen, dass pluripotente Stammzellen induziert werden können, die in der Lage sind, sich in jede menschliche Zelle zu verwandeln – so auch in β-Zellen. 2012 erhielt Yamanaka zusammen mit Kollegen den Nobelpreis für Medizin. Ihnen war es gelungen, erwachsene Stammzellen (adulte Stammzellen) in einen pluripotenten Zustand zurückzuverwandeln.

Eine weitere sehr vielversprechende Methode scheint die Verwendung von multipotenten (nicht pluripotent!) adulten mensenchymalen Knochenmarkstammzellen durch Umwandlung in insulinproduzierende β-Zellen zu sein.

Die Diabetesbehandlung entwickelt sich also immer weiter, auch wenn die oben angesprochenen Verfahren derzeit erst wenigen Patienten zugutekommen. Es lohnt sich also, auf dem Laufenden zu bleiben.

KAPITEL

23 Diabetes und Psyche

Nicht nur während einer stationären Behandlung, sondern insbesondere auch im ambulanten Setting sollen die Patienten an einen eigenverantwortlichen Umgang mit dem Diabetes herangeführt werden. Ohne Zweifel kann mit einer normnahen Stoffwechseleinstellung das Risiko für diabetische Folgeerkrankungen erheblich verringert werden. Voraussetzungen dafür sind:

- Gute Schulung
- Intensive Mitarbeit
- Hohes Maß an Eigenverantwortlichkeit

Allein durch das Vermitteln von Wissen und Techniken ist eine erfolgreiche Selbstbehandlung oft nicht zu erreichen. Damit das für eine gute Stoffwechselführung notwendige Verhalten zur Routine werden kann, dürfen Erleben und emotionale Bewältigung des Diabetes nicht vernachlässigt werden. In diesem Zusammenhang muss immer auch der

- familiäre,
- berufliche und
- soziokulturelle Hintergrund

des Betroffenen berücksichtigt werden.

23.1 Stress

Fast jeder Mensch mit Diabetes kennt das: Obwohl man sich in der letzten Zeit keiner „Ernährungsverstöße“ bewusst ist, sich weder weniger bewegt noch gegen die Medikamentenverordnung verstoßen hat, zeigt die Blutzuckermessung beunruhigend hohe Werte. Häufig weiß man als Betroffener in diesem Zusammenhang über **Aufregung und Stress** zu berichten, über ständige oder immer wieder auftretende Ängste, Sorgen, Nöte oder unbefriedigende zwischenmenschliche Beziehungen.

Zur Erläuterung des geschilderten Sachverhalts sei Folgendes bemerkt: Sieht sich der Mensch in seinen Bedürfnissen (z. B. nach Sicherheit, Geselligkeit, Anerkennung, Liebe, Unversehrtheit) kurzfristig oder dauerhaft verletzt oder bedroht, entstehen eine Art alarmierende **„Mobilmachung“** des Organismus und Unbehagen. So wird etwa bei negativ empfundenen Gefühlslagen ein bestimmter Bereich im Zwischenhirn erregt. Dabei werden psychische Reize bzw. Gefühle in Körperreaktionen umgesetzt, was zur Aktivierung des sympathischen Nervensystems sowie zur Ausschüttung von Hormonen (z. B. Adrenalin) führt. Dadurch verändern sich wichtige Körperfunktionen:

- Das Herz schlägt schneller.
- Der Blutdruck steigt.
- Die Aufmerksamkeit erhöht sich.
- Bewegungen können schneller ausgeführt werden.

Nützlich kann dies sein, wenn besonders dringende Aufgaben schnell erledigt werden müssen oder wenn man einem heranjagenden Auto entkommen muss. Auf die Dauer kann dieser Zustand, wenn er nicht von ausreichenden Entspannungsphasen abgelöst wird, aber auch die **Gesundheit gefährden** und z. B. das Risiko für Herzkrankheiten und Schlaganfälle erhöhen. Außerdem wird in der Leber die Umsetzung von Glykogen in Glukose veranlasst. Auch die Nieren produzieren unter Stress mehr Glukose – dies kann den Blutzucker zusätzlich erhöhen. Das heißt, auch ohne zusätzliche Nahrungszufuhr erhöht sich der Zuckerspiegel.

Demzufolge sollte ein stressgeplagter Mensch, bei dem die medizinische Diabeteseinstellung Probleme bereitet, überlegen, welche dauerhaften starken emotionalen Belastungen mitverantwortlich sein könnten für die unbefriedigenden Ergebnisse seiner Blutzuckermessung. Sollte er hier fündig geworden sein, muss er – vielleicht mithilfe eines Psychologen – überlegen, was konkret zur **Entschärfung dieser Stressfaktoren** getan werden kann.

BEACHTE

Obwohl auch ein Psychologe nicht jede belastende Situation wie
- das Steckenbleiben im Verkehrsstau,
- brüllende Vorgesetzte,
- quengelnde Säuglinge oder
- permanente Lärmbelästigung

unter Kontrolle bringen kann, so vermag er dennoch zu vermitteln, wie man darauf besser als bisher reagieren kann.

23.2 Psychische Probleme

Von schwierigen Lebenssituationen und psychischen Problemen sind Menschen mit Diabetes wie Stoffwechselgesunde gleichermaßen betroffen. Bei Menschen mit Diabetes ist allerdings zu beachten, dass sich z. B. Depressionen, Essstörungen oder Probleme mit Disziplin auch negativ auf die Selbstbehandlung auswirken können.

Nach langer Diabetesdauer und der ständigen Auseinandersetzung mit Problemen (z. B. Entgleisung und Hypoglykämie) sowie der permanenten Angst vor Folgeschäden (begründet oder unbegründet) entwickeln Menschen mit Diabetes häufiger als Stoffwechselgesunde psychische Störungen (Ängstlichkeit, Depressivität, Zwanghaftigkeit). Dadurch kann die Selbstbehandlung erschwert oder verhindert werden, was wiederum zu einer Verschärfung der emotionalen Situation beiträgt.

Dieser Teufelskreis sollte beizeiten durch psychotherapeutische Maßnahmen durchbrochen werden.

23.3 Depression

Das Auftreten einer Depression im Zusammenhang mit der Diagnose eines Diabetes oder auch der langfristig notwendigen Therapie stellt einen enormen Risikofaktor für eine schlechte Blutzuckereinstellung und der Begleiterkrankungen (➤ Kap. 14), z. B. Bluthochdruck, Fettstoffwechselstörungen etc., dar. Daraus kann sich ein erhöhtes Risiko für Folgeschäden ergeben, aber speziell auch eine deutliche Einschränkung der Lebensqualität. Menschen mit Diabetes haben darüber hinaus häufiger zusätzliche Erkrankungen und sterben früher als Stoffwechselgesunde. Eine Depression ist eine Erkrankung und keine Befindlichkeitsstörung – es gibt effektive Behandlungsmöglichkeiten.

Allerdings muss die Depression erst einmal erkannt und als solche benannt werden! Depressionen treten bei Menschen mit Diabetes häufig auf – einigen Studien zufolge doppelt so häufig wie bei Stoffwechselgesunden. Auch Kinder und Jugendliche sind zunehmend betroffen.

Um das Wohlbefinden eines Menschen mit Diabetes regelhaft zu erfassen, haben sich z. B. einfache Fragebögen wie der WHO-5-Fragebogen, wie er im Rahmen des DMP-Programms der Krankenkassen verwendet wird, bewährt. Hier werden erfragt:
- Gute Laune, Fröhlichkeit
- Entspannung
- Aktivität und Energie
- Regenerationsfähigkeit durch Schlaf
- Begeisterungsfähigkeit

Eine **Psychotherapie,** evtl. begleitet von der Einnahme bestimmter Antidepressiva (z. B. Tavor®, Serotonin-Wiederaufnahmehemmer SSRI), sollte rechtzeitig erwogen werden. Nicht nur, sondern gerade auch bezüglich einer besseren Stoffwechselführung bei Diabetes zur Vermeidung von Folgeschäden und damit wiederum für eine bessere Lebensqualität!

23.4 Akzeptanz

Aus der Diabeteserkrankung und der Therapie ergeben sich nach Diagnosestellung schlagartig neue Rahmenbedingungen für die Gestaltung des Lebens. Deren Berücksichtigung ist mit **Anforderungen** verbunden:
- Stoffwechselselbstkontrolle
- Einnahme von Medikamenten bzw. Insulininjektion
- Veränderte Ernährung
- Einschränkung der Spontaneität etc.

Manchmal müssen private und berufliche **Ziele** aufgegeben oder zurückgeschraubt werden, weil sie mit dem Diabetes und seiner Therapie bei einer selbstverantwortlichen Lebensweise nicht vereinbar sind.

Sofern die veränderten Lebensbedingungen und -anforderungen entschieden als **Herausforderung** angenommen werden können, müssen sie einer aktiven und erfüllten Lebensgestaltung nicht im Wege stehen.

BEACHTE

Erst der Abschied vom Leben als Stoffwechselgesunder und das endgültige Akzeptieren, dass man mit dem Diabetes ein Stück Gesundheit verloren hat und sich lebenslang auf diabetesbedingte Einschränkungen einlassen muss, ermöglicht es, Frieden mit der Erkrankung zu schließen.

Das heißt nicht, dass man resigniert, sondern beharrlich und zielgerichtet versucht, seine Diabetesführung zu verbessern, mit Ruhe und Gelassenheit und ohne Übertreibungen.

Ein versöhnliches Verhältnis zu seinem Diabetes zu entwickeln, ihn als untrennbaren Teil von sich selbst anzunehmen ohne vermindertes Selbstwertgefühl, ohne mit dem Schicksal zu hadern und ohne die mit dem Diabetes verbundene Realität zu leugnen, ist eine beachtliche Leistung, die zu erbringen, vielen Betroffenen verständlicherweise schwerfällt.

Während die Diagnose Typ-1-Diabetes vom Betroffenen häufig als höchst beängstigendes Lebensereignis empfunden wird, neigen Menschen mit Typ-2-Diabetes eher zur **Verharmlosung,** da die Erkrankung bei ihnen schleichend beginnt und zunächst keine Beschwerden zu spüren sind. Letzteres kann die nötige Motivation zur Änderung grundlegender Verhaltensweisen (gesunde Ernährung, Bewegung und Stoffwechselselbstkontrolle) beeinträchtigen.

Aber wer es dann schafft, das „Problemgebirge Diabetes“ zu bewältigen, wird vielleicht auch andere nicht diabetestypische Probleme selbstbewusster, aktiver und erfolgreicher anzugehen wissen. Dieser Mensch wird mit seinen zur Verfügung stehenden Möglichkeiten, seinen Fähigkeiten, die evtl. auch noch entwickelt werden müssen, seiner weiteren Lebenszeit und seiner Gesundheit vielleicht sogar bewusster und verantwortungsvoller umgehen als bisher. Ein bekanntes Beispiel ist der Schweizer Schriftsteller Friedrich Dürrenmatt, der mit 25 Jahren an Diabetes erkrankte. Bis dahin hatte er als gastronomische Herausforderung seiner Umgebung gegolten. Der Konsum von zwei Flaschen Wein an einem Abend war für ihn nicht ungewöhnlich. Am Ende seines bis zuletzt produktiven siebzigjährigen Lebens auf seine Erkrankung angesprochen, meinte er: „Wenn ich nicht Zucker hätte, wäre ich schon lange an meiner Gesundheit gestorben.“

23.5 Probleme im sozialen Bereich

Ebenso wie Stoffwechselgesunde können auch Menschen mit Diabetes Schwierigkeiten in **zwischenmenschlichen Beziehungen** haben, in Familie, Beruf und Freizeit. Die diabetesbedingten Anforderungen können besondere Rücksichtnahme seitens der Mitmenschen erfordern. Um deren Verständnis kann man z. B. werben, indem man sie über seinen Diabetes und die Therapienotwendigkeiten informiert.

Zuweilen müssen die eigenen Wünsche und Forderungen (Zwischenmahlzeiten und Testen) auch sehr selbstbewusst vertreten werden. Allerdings sollte man sich Leistungsanforderungen nicht allzu bequem mit dem Hinweis auf seinen Diabetes zu entziehen versuchen und somit die Toleranzbereitschaft der anderen überfordern. In der gewünschten Form Einfluss auf seine Mitmenschen zu nehmen, muss unter Umständen erst gelernt werden.

Dabei können Rollenspiele unter fachlicher Anleitung, Erfahrungsaustausch und Gruppendiskussionen mit anderen Betroffenen sowie Einzelgespräche mit dem Psychologen und anderen Mitgliedern eines therapeutischen Teams helfen.

Die Diabetes-Erkrankung kann sich aber auch unmittelbar auf das tägliche Leben auswirken:

- Evtl. Diskriminierung am Arbeitsplatz, im Berufsleben allgemein
- Immer noch Probleme beim Abschluss von Versicherungen (z. B. Lebensversicherung)
- Sonderstellung von Kindern mit Diabetes bei z. B. Freizeitveranstaltungen (Ausflüge in der Schule, aber auch mit der Familie [Geschwister!])

- Probleme, z. B. im Zusammenhang mit dem Verlust und der Wiedererlangung der Fahrerlaubnis (z. B. nach einem Unfall)

23.6 Ängste und Probleme im Umgang mit Diabetes

Zu Beginn bzw. im Verlauf der Diabeteserkrankung können emotionale Probleme auftreten, die die Selbstbehandlung erschweren.
Dazu zählen z. B. **Ängste** vor

- diabetischen Folgeerkrankungen,
- „Stechen" (für Blutzuckerselbstkontrolle und Insulininjektionen),
- Unterzuckerungen bzw. deren mangelnde Wahrnehmung,
- Problemen, die mit der Einhaltung einer „Diabetesdiät" verbunden sein können.

Zur Bewältigung dieser Probleme stehen bewährte psychologische Therapieverfahren zur Verfügung.

23.7 Änderung von Verhaltensweisen

Besondere Risikofaktoren für die Gesundheit des Menschen mit Diabetes sind Übergewicht, Rauchen und Alkoholgenuss im Übermaß. Da es sich dabei häufig um langjährige und eingeschliffene Gewohnheiten handelt (z. B. zur vermeintlichen Verminderung von Stress bzw. zur Aufrechterhaltung des inneren Gleichgewichts), kann sich der Betroffene schwertun, diese trotz guter Vorsätze aufzugeben. Meistens kann er schon auf eine Reihe vergeblicher Bemühungen verweisen.

Als besonders wirksam hinsichtlich der Änderung von Verhaltensweisen haben sich **verhaltenstherapeutische Konzepte** erwiesen.

23.8 Psychologen aufsuchen

Als mündiger Patient sollte man sich nicht scheuen, im Bedarfsfall einen diabeteserfahrenen Psychologen aufzusuchen und von den vorhandenen **psychologischen Therapieansätzen** Gebrauch zu machen. Sie können helfen,

- eine bessere Einstellung zum Diabetes zu entwickeln,
- die veränderten Rahmenbedingungen und diabetesbedingten Anforderungen zu akzeptieren,
- soziale Kompetenzen zu entwickeln, um seine Bedürfnisse gegenüber den Mitmenschen angemessen zu vertreten,
- Verhaltensschwierigkeiten und Lebenskrisen zu meistern,
- Gefühle der Hilflosigkeit und Mutlosigkeit zu überwinden.

Der erste Schritt zur Überwindung der genannten Schwierigkeiten kann bereits darin bestehen, sie zu **erkennen und einzusehen,** dass man allein mit seiner herkömmlichen Art und Weise nicht gut genug zurechtkommt, um seinen Diabetes in den Griff zu bekommen. Damit gibt man nicht seine Verantwortung für sich selbst auf und sein Problem an den Psychologen ab, sondern geht für eine begrenzte Zeit und, um ein bestimmtes Ziel zu erreichen, ein Arbeitsbündnis mit dem Therapeuten ein, um seine Selbstbehandlung dauerhaft zu verbessern.

Fragen

1. Was ist Stress? Wie entsteht und äußert sich Stress bei mir?
2. Welche Gründe hindern mich immer wieder, das für den Diabetes Notwendige zu tun?
3. Was habe ich in meinem Leben als Mensch mit Diabetes bereits geändert, was sollte ich noch ändern?
4. Wie vertrete ich meine therapiebedingten Bedürfnisse anderen gegenüber, in Familie, Beruf und Freizeit?
5. Welche Ängste belasten mich im Zusammenhang mit dem Diabetes besonders?

KAPITEL

24 Angst vor Folgeschäden

(Gedanken eines von Diabetes Typ 1 betroffenen Diplom-Psychologen, von 1991)

Eine der klar definierten Ängste eines Diabetikers ist die Angst vor Folgeschäden aufgrund seines Diabetes.

Medizinische Ausdrücke wie Retinopathie, Nephropathie, Neuropathie oder Arteriosklerose „springen" dem angstgeplagten, vielleicht vom Hausarzt noch zusätzlich eingeschüchterten, Patienten entgegen und werden unmittelbar mit Blindheit, Dialyse, Gefühllosigkeit und Schmerzen gedanklich und emotional verbunden. Allein das Wissen um die möglichen, vielleicht noch gar nicht eingetretenen Folgen des Diabetes erzeugt nicht selten Angst, Hilflosigkeit und Resignation. Manchmal macht sich auch Verbitterung in einem Maße breit, die es dem Betroffenen unmöglich macht, seine Gedanken von dem seines Erachtens unausweichlichen Schicksal der diabetesbedingten Folgeerkrankungen abzuwenden. Das Leben scheint ungerecht, hart und hoffnungslos.

Warum, so frage ich Sie, gibt es aber dennoch Diabetiker, die – unabhängig davon, ob sie bereits Folgeschäden, z. B. Netzhautveränderungen im Auge, haben oder völlig gesund sind – optimistisch und zufrieden durch den Tag gehen? Überlegen Sie mal. Möglicherweise kennen Sie selbst so einen?! Wie kommt es, dass dieser Diabetiker sich so anders verhält, fühlt und denkt als vielleicht Sie selbst?

Lassen Sie uns ein wenig darüber nachdenken, woran das liegen könnte.

Fast jeder Diabetiker lebt mit dem Risiko, irgendwann an Folgeschäden zu erkranken. Die Frage ist: Wann? Und gerade diese Ungewissheit kann sehr belastend sein.

Der beste Schutz, keine Folgeschäden zu bekommen oder diese zumindest so weit wie möglich hinauszuzögern, ist nach wie vor eine gute Blutzuckereinstellung. Nach neueren Erkenntnissen wirken aber auch ein normaler Blutdruck und eine reduzierte Eiweißzufuhr gegen ein Fortschreiten der o. g. Folgeerkrankungen. Das bedeutet für manchen Diabetiker eine Neueinstellung seines Diabetes und Schulung. Für einige aber auch Akzeptanz ihrer chronischen Erkrankung.

Eine Garantie, später nicht doch zu erkranken, gibt es freilich – auch bei Einhaltung aller Regeln – nicht! Und so kommen viele Diabetiker zu der Schlussfolgerung: „Irgendwann erwischt es mich doch!"

Nun gibt es grundsätzlich zwei Möglichkeiten, darauf zu reagieren:

Entweder Sie resignieren und versuchen der Angst dadurch zu begegnen, indem Sie ohne Rücksicht auf Ihren Diabetes all das tun (vielleicht jetzt erst recht), was nach Ihrer Meinung das Leben schön und lebenswert macht. In diesem Fall wird es, nach Ablauf eines gewissen Zeitraums, massive gesundheitliche Einschnitte in Ihrem Leben geben. Das Leben wird quälend und mühsam. Vieles ist dann nicht mehr möglich. Die organischen Funktionen des Körpers sind eingeschränkt oder gestört – häufig nicht mehr umkehrbar.

Depressionen und psychosomatische Beschwerden (z. B. Magengeschwüre, Durchfälle, Hautprobleme, Kopfschmerzen) sind häufig ein verzweifelter Hilferuf des Körpers, auf die frustrierende physische und psychische Situation zu reagieren. Die psychische Stabilität gerät in Gefahr, ihre natürliche Verankerung zu verlieren.

Oder aber, Sie machen sich auf den anfangs vielleicht noch mühevollen Weg und laufen der Angst nicht davon, sondern mobilisieren Ihre Kräfte für eine Bewältigung Ihres Diabetes, was gleichzeitig zu einer Reduktion Ihrer Angst vor Folgeerkrankungen führt. Mit dieser Strategie sind Sie nicht nur ein „Reagierender", der passiv alles auf sich zukommen lassen muss, sondern ein „Agierender", ein Handelnder, der aktiv und vorausschauend die Möglichkeiten, sein Leben und auch seinen Diabetes zu gestalten, mit allen seinen möglichen Folgen ausschöpft.

Sie selbst sind Anwalt Ihres eigenen Körpers! Sie brauchen sich dem lähmenden Einfluss der aufkommenden Angst nicht auszuliefern! Denn Angst ist ein schlechter Ratgeber. Sie haben es in der Hand, diese vorhandene Energie in gesundheits- und zukunftsorientiertes Verhalten umzusetzen, und zwar unabhängig davon, ob Sie bereits Folgeschäden haben oder nicht.

Für viele Patienten ist es gerade am Anfang dieses Weges oder, wenn sich gesundheitliche Einschnitte ereignet haben, eine große Hilfe, wenn sie nicht allein sind; wenn Menschen da sind, die sie verstehen, vielleicht auch mal trösten, vor allem aber stützen und ermutigen, den Weg weiterzugehen. Das kann in einem Fall der Ehepartner oder ein Angehöriger der Familie sein, ein Vertrauter, der stützend eingreift; in einem anderen Fall der verständnisvolle Hausarzt oder die interessierten Mitglieder einer Selbsthilfegruppe. Manchmal kann Ihnen auch ein Gespräch mit dem Psychologen weiterhelfen. Ziehen Sie sich mit Ihrer Angst keinesfalls zurück.

Ein Zuviel an Informationen über Folgeschäden kann genauso erdrücken und Angst machen wie ein Informationsmangel. Deshalb: Bleiben Sie mit Ihren Fragen und Befürchtungen nicht allein. Wählen Sie nicht die Isolation, sondern suchen Sie immer wieder das Gespräch, um die Angst zu überwinden. Trauen Sie sich etwas zu! Andere werden Ihnen dabei helfen.

Sind Sie bereits auf diesem Weg? Glauben Sie mir, Sie sind nicht allein unterwegs! Vielleicht gehen wir ein Stück des Wegs zusammen!

KAPITEL

25 Soziales

Die Schwierigkeiten, auf die ein Mensch mit Diabetes vom Kindergartenalter an bis zur Berentung stößt, liegen in der Regel eher im zwischenmenschlichen als im medizinischen Bereich. Sie können durch verbesserte gesetzliche Rahmenbedingungen zumindest abgemildert werden.

25.1 Kindergarten, Schule

Öffentliche Kindergärten und Schulen dürfen die Aufnahme eines Kindes grundsätzlich nur verweigern, wenn keine Kindergarten- bzw. Regelschulfähigkeit vorliegt und diese auch nicht durch Integrationsmaßnahmen erreicht werden kann. Da das im Falle des Diabetes nur äußerst selten zutrifft, müssen sich die Eltern/Erziehungsberechtigten zumindest aus formal-rechtlicher Sicht keine Gedanken machen (Ebert 2013).

Der Besuch eines Kindergartens ist für Kinder mit Diabetes nicht nur möglich, er ist für die weitere Entwicklung sogar wünschenswert und sinnvoll. Der Schulbesuch ist verpflichtend.

Im Kindergartenalter bis in die Grundschulzeit hinein sind die Kinder aber auf verlässliche Unterstützung von Erwachsenen angewiesen. Alle zusammen, Eltern, Kinder und Einrichtung, müssen gemeinsam Lösungen zum Wohle des Kindes erarbeiten.

Im Vorfeld sollten Gespräche stattfinden, in denen geklärt wird, ob und wie die Besonderheiten im Umgang mit dem Diabetes gehandhabt werden können. Zunächst sollten die Betreuer bzw. Lehrer eingehend informiert werden über:

- Notwendige Ernährung (➤ Kap. 12)
- Effekt von Sport oder Bewegung (➤ Kap. 15)
- Durchführung der Blutzuckerselbstkontrolle (➤ Kap. 3)
- Mögliche Komplikationen und Gegenmaßnahmen (➤ Kap. 10 und ➤ Kap. 11)
- Unterzuckerungssymptome und Gebrauch von Glukagon in Spritzenform oder die nasale Applikation als Spray – ähnlich einem „Schnupfen-Spray" (➤ Kap. 10.3.3)

Lehnen es die Erzieher/Lehrer ab, den Blutzucker zu messen, Insulin zu spritzen, eine Insulinpumpentherapie und/oder ein CGM zu überwachen oder das Kind über das normale Maß hinaus zu beaufsichtigen (Kindergarten), müssen die Eltern/Erziehungsberechtigten das akzeptieren. Häufig übernimmt das Personal diese Leistungen aber freiwillig und mit hohem Engagement. Aber: Man darf keinen zu diesen Maßnahmen zwingen.

Die Eltern bzw. Erziehungsberechtigten haben in diesem Fall verschiedene Möglichkeiten:

- **Beantragung einer Hilfeleistung bei der Krankenkasse für medizinische Leistungen** nach Vorlage einer ärztlichen Verordnung (z. B. das Messen des Blutzuckers, die Berechnung der Insulindosis, das Spritzen von Insulin durch einen Pflegedienst)
- **Beantragung einer „Sicherungspflege"** (§37 Abs.2 Satz 1 SGB V) bei der Krankenkasse nach Verordnung durch den Arzt (keine besondere Rezeptvorlage): Mehrere Gerichte haben entschieden (2021), dass eine Begleitperson für Kinder mit Diabetes i. d. R. eine Leistung der häuslichen Krankenpflege ist (Ebert 2013). Der Leistungsanspruch umfasst auch Hilfen außerhalb des Haushalts, also z. B. in Kindergärten und Schulen. Zu den Leistungen zählen alle Pflegemaßnahmen, die
  - durch bestimmte Erkrankungen erforderlich werden,
  - speziell auf den Krankheitszustand des Versicherten zugeschnitten sind,

- dazu beitragen, die Krankheit zu heilen, die Verschlechterung zu verhüten oder Krankheitsbeschwerden zu verhindern oder zu lindern.
  - Im Falle des Diabetes hat diese Leistung nichts speziell mit der Schule zu tun, sie ist auch außerhalb des Kindergartens/Schule erforderlich (Aufgabe in der Regel der Eltern/ Erziehungsberechtigten). Insofern liegen die Voraussetzungen einer Sicherungspflege vor. Es ist hilfreich, eine Bestätigung der Schule beizulegen, dass die erforderlichen Leistungen nicht von Lehrkräften übernommen werden. Der Stundenplan kann den erforderlichen zeitlichen Umfang für die Begleitperson darstellen bzw. dieser sollte genau angegeben werden.
- **Beantragung einer Integrationshilfe** beim zuständigen Integrationsamt (§§ 53, 54 SGB XII) in Form einer persönlichen Assistenz, z. B. ein Pflegedienst oder eine Begleitperson für die Begleitung in Kindergarten, Schule, Hort oder auf Klassenfahrten/Schullandheimaufenthalten
- **Beantragung einer persönlichen sozialen Geldleistung,** mit welcher dann von den Eltern eine Begleitperson beauftragt und vergütet werden kann (gem. § 57 SGB XII)

Nach Bewilligung durch die Krankenkasse oder das Sozialamt kann z. B. ein Pflegedienst oder eine Begleitperson (Assistenz) regelmäßig im Kindergarten oder der Grundschule das Kind mit beaufsichtigen, ggf. auch den Blutzucker testen oder Insulin spritzen. Durch diese Integrationshilfe soll es Kindern ermöglicht werden, einen Regelkindergarten bzw. eine Regelschule zu besuchen.

INFO

Viele Eltern wissen nicht um diese Ansprüche – und leider werden Anträge auf Begleitpersonen von Ämtern und Krankenkassen nicht selten unberechtigterweise abgelehnt oder von einem Amt zum nächsten geschoben!

Drei Gerichtsurteile im Jahr 2017 haben geklärt, dass Kinder mit Diabetes im Bedarfsfall Anspruch auf notwendige Assistenzleistungen bzw. eine Begleitperson haben, wenn dies für den Schulbesuch und auch die Teilnahme an Klassenfahrten oder Aufenthalten in Schullandheimen erforderlich ist. Für die Eltern bedeutet dies:

- Kinder mit Diabetes haben einen Anspruch auf eine Begleitperson, wenn dies für den Besuch von Kindergarten oder Schule erforderlich ist.
- Eltern können im Eilverfahren eine vorläufige Regelung durch das Gericht erwirken.
- In der Regel ist das Integrationsamt des Landkreises zuständig (nicht die Krankenkasse).
- Das Einkommen der Eltern muss nicht angerechnet werden.
- Diabetes ist eine chronische Erkrankung und damit eine Behinderung. Ein Schwerbehindertenausweis bzw. eine vorausgegangene Feststellung einer Behinderung (GdB) ist daher nicht erforderlich, um Leistungen der Eingliederungshilfe zu erhalten.

Daneben besteht die Möglichkeit, in Kindergärten auf eine Einzelintegration oder die Bildung von integrativen Gruppen hinzuwirken. Hierfür kann beim Sozial- oder Jugendamt von Seiten des Kindergartens oder auch der Schule („Inklusion") die Anerkennung eines erhöhten Förder- und Betreuungsbedarfs beantragt werden. Für den Kindergarten bedeutet dies die Aufstockung des Personals und/oder die Bildung kleinerer Gruppen. Es besteht aber kein Anspruch, dass die Gruppen- oder Einzelintegration in einem von den Eltern bestimmten Kindergarten erfolgt.

Leider werden die Hilfen zur Inklusion regional sehr unterschiedlich gehandhabt. Klare Erlasse der Kultusminister und entsprechende Informationen der Schulen sind notwendig, damit Kinder und Jugendliche am vollständigen Unterrichtsangebot teilnehmen können. Das betrifft auch außerschulische Aktivitäten in Sportgruppen, Gemeinschaftseinrichtungen oder Vereinen.

Diabetische Kinder und Jugendliche sind nicht mehr und nicht weniger begabt als andere Schüler. Daher sollte die **Schulausbildung** durchlaufen werden, die der geistigen Leistungsfähigkeit am besten entspricht. Da es durch größere Blutzuckerschwankungen und Unterzuckerungen zu vorübergehenden Konzentrationsschwankungen kommen kann, sollten persönliche Gespräche und häufige Kontakte zwischen Eltern und Lehrern gesucht werden, um das Verständnis für die besondere Situation des diabetischen Schülers zu fördern. Die von vielen Behörden, Institutionen und Fachzeitschriften (Diabetes Journal) herausgegebenen Merkblätter können ergänzend weitere Informationen vermitteln.

Diabetische Kinder können ebenso wie ihre nichtdiabetischen Mitschüler am Schulsport, an Ausflügen und an mehrtägigen Klassenfahrten teilnehmen. Dies setzt jedoch ein gewisses Maß an Schulung und Vorbereitung bei den Kindern, Mitschülern und Betreuern voraus:

- Bereitstellung diabetesgerechter Ernährung
- Ggf. Unterstützung bei der Berechnung der Insulinmenge
- Hilfen bei der Insulininjektion (je nach Alter ggf. Unterstützung durch eine Assistenz)
- Verhalten bei Unterzuckerungssymptomen
- Verhalten bei außergewöhnlicher körperlicher Aktivität

MERKE

Kindergartenpersonal und auch Lehrer sind nicht verpflichtet, medizinische Leistungen wie Blutzuckermessungen, das Spritzen von Insulin oder die Überwachung von CGM und/oder Insulinpumpen durchzuführen!

Keine Auswirkung hat der Diabetes auf die Abschlussnoten in der Schule. In einem Urteil vom 12.7.2012 wurde am Verwaltungsgericht Stuttgart klargestellt, dass Abiturnoten aufgrund des Diabetes nicht angehoben werden (VG Stuttgart 12 K 2257/12).

25.2 Ausbildung und Beruf

Jugendliche müssen sich vor Beginn einer Ausbildung durch einen Arzt auf ihre Eignung für den geplanten Beruf untersuchen lassen (Jugendarbeitsschutzgesetz). In ihren Empfehlungen zur Berufswahl und Berufsausübung von Diabetikern stellt die Deutsche Diabetesgesellschaft (2004) fest: „Diabetiker ohne schwerwiegende andere Krankheiten oder schwere Diabeteskomplikationen können alle Berufe und Tätigkeiten ausüben, zu denen sie nach Neigung, Begabung, praktischen Fähigkeiten und Ausbildung geeignet erscheinen." Wichtig ist grundsätzlich, dass der Diabetiker geschult ist und eine stabile Stoffwechsellage vorliegt. Hypo- und auch Hyperglykämien sollten erkannt und erfolgreich behandelt werden können.

Eine **Selbst- und Fremdgefährdung** sollten möglichst ausgeschlossen sein.

Es gibt Berufe, bei denen grundsätzlich ein höheres Risiko vorliegt, dazu gehören Berufe,

- die mit Absturzgefahr verbunden sind, z. B. Zimmermann, Dachdecker, Starkstromelektriker,
- die der Personenbeförderung dienen, z. B. Lokomotivführer, Busfahrer, Pilot, Taxifahrer,
- in denen verantwortliche Überwachungsfunktionen ausgeübt werden, z. B. Schrankenwärter, Kontrolleur im Elektrizitätswerk,
- in denen der Gebrauch von Waffen üblich ist, wie Polizist, Soldat, Wachmann.

Eine berufliche **Neu- und Umorientierung** sind zu erwägen, wenn

- in dem ausgeübten Beruf Ernährungsfehler schwer vermeidbar sind,
- mit dem Beruf nicht planbare körperliche Belastungen verbunden sind und somit auch keine befriedigende Stoffwechselführung möglich ist,
- Schichtarbeit mit kurzfristig wechselnden Schichten die Qualität der Blutzuckereinstellung belasten,
- der Beruf z. B. aus hygienischen Gründen keine regelmäßigen Blutzuckerbestimmungen, Mahlzeiten oder Selbstinjektionen ermöglicht.

Manche Empfehlungen und Regelungen stammen noch aus einer Zeit, in der es nur die konventionelle Insulintherapie mit ihren festen Zeiten und Mahlzeiten gab. Mit einer modernen Diabetestherapie sind heute viele Dinge einfacher möglich und sollten bei der Beurteilung z. B. durch Arbeits- und Betriebsmediziner auch individuell berücksichtigt werden. Manch ein Diabetiker kann auch bei häufig wechselnden Schichten und unterschiedlichen Arbeitsbelastungen bei

- passender Therapie,
- guter Schulung und
- geübtem Umgang

gute Blutzuckerwerte zeigen.

Auch Berufe, die im Normalfall eine genaue Stoffwechselführung erschweren, können durch **gutes Zusammenspiel** zwischen

- diabetischem Arbeitnehmer,
- Arbeitgeber,
- Betriebsarzt und

- Arbeitskollegen

weiterhin ausgeübt werden.
Zeigt sich, dass eine Berufsausübung nicht mehr möglich ist, so kann beim Arbeitsamt eine **Umschulungsmaßnahme** beantragt werden.

Von der Deutschen Diabetes-Gesellschaft wurden Richtlinien für die Einstellung in den **öffentlichen Dienst** erarbeitet, die von den obersten Behörden akzeptiert worden sind. Danach ist eine Einstellung in den öffentlichen Dienst und sogar die Verbeamtung eines Diabetikers dann möglich, wenn eine gründliche ärztliche Untersuchung ergibt, dass

- keine Folgeschäden an Augen und Nieren vorliegen,
- eine gute Stoffwechselführung vorliegt,
- regelmäßige Kontrollen beim Arzt und zu Hause dokumentiert sind,
- keine Tätigkeiten mit Gefährdung durch Unterzuckerungen zu verrichten sind.

Bei einem **Bewerbungsgespräch** muss die Diabetes-Erkrankung nicht angegeben werden – die Frage danach ist unzulässig und man darf sogar die Unwahrheit sagen. Ausnahme: Wenn sich die Krankheit (z. B. der Diabetes) derart auf die neue Tätigkeit auswirkt, dass sie von vornherein nicht ausgeübt werden kann. Man muss auch nicht unaufgefordert von sich aus Auskunft geben (Arbeitsrecht).

25.3 Erwerbsminderung

Seit dem 1.1.2001 gibt es die Begriffe Berufs- und Erwerbsunfähigkeitsrente nicht mehr. Mit Gesetz vom 20.11.2000 sind beide Begriffe durch eine zweistufige Erwerbsminderungsrente abgelöst worden:

- Wer täglich mindestens 6 h oder mehr arbeiten kann, ist **voll erwerbsfähig.**
- Eine **teilweise Erwerbsminderung** liegt vor, wenn der Arbeitnehmer 3 bis unter 6 h pro Tag arbeiten kann.
- Die **volle Erwerbsminderung** tritt ein, wenn der Arbeitnehmer weniger als 3 h täglich arbeiten kann.

Die bisherige Berufsunfähigkeitsrente in Höhe von zwei Dritteln der Erwerbsunfähigkeitsrente wurde abgeschafft.

Der Anspruch auf Rente wegen verminderter Erwerbsfähigkeit setzt (neben der Erfüllung medizinischer Voraussetzungen) auch voraus, dass die allgemeine Wartezeit von 5 Jahren vor dem Versicherungsfall und die besonderen versicherungsrechtlichen Voraussetzungen erfüllt sind (§43 SGB VI):

1. Nichtvollendung der Regelaltersgrenze
2. Vorliegen von teilweiser oder voller Erwerbsminderung
3. Erfolgte Zahlung von 36 Kalendermonaten (drei Jahre) an Pflichtbeiträgen für eine versicherte Beschäftigung oder Tätigkeit in den letzten 5 Jahren vor Eintritt der Erwerbsminderung (= versicherungsrechtliche Voraussetzung)
4. Erfüllung der allgemeinen Wartezeit von 5 Jahren vor Eintritt der Erwerbsminderung

Versicherte, die am 1.1.2001 mindestens 40 Jahre alt waren, genießen eine **Vertrauensschutzregelung.** Wer vor dem 2.1.1961 geboren ist und jetzt weniger als 6 h arbeiten kann, erhält auf Antrag eine teilweise Erwerbsminderungsrente.

Versicherte, die vor dem 31.12.2000 wegen Erwerbs- und Berufsunfähigkeit Rente erhielten, sind von diesen Änderungen nicht betroffen.

25.4 Kranken- und Pflegeversicherung

Gesetzliche Krankenkassen müssen die Kosten der Diabetesbehandlung im erforderlichen Rahmen übernehmen. Allerdings gibt es über das, was „erforderlich" ist, gelegentlich unterschiedliche Vorstellungen.

Private Krankenkassen schließen bei der Aufnahme eines Diabetikers in der Regel die Behandlung des Diabetes und der Folgeschäden aus oder verlangen wesentlich höhere Prämien (Risikozuschlag).

Da es keine verbindlichen Richtlinien gibt, entscheidet jede Kasse selbst. In der Regel zahlen private Krankenkassen leider zu oft keine Rehabilitationsmaßnahmen, obwohl sie dadurch langfristig Geld einsparen könnten! Gemäß Gesetz zur Stärkung des Wettbewerbs in der gesetzlichen Krankenversicherung (2.2.2007) müssen private Krankenversicherungen seit Juli 2007 für alle Versicherten, also auch für chronisch Kranke (z. B. an Diabetes erkrankte Menschen), einen Standardtarif anbieten und seit Januar 2009 einen Basistarif, der sich ausschließlich nach Alter und Geschlecht richtet – eine Gesundheitsprüfung scheidet aus. Risikozuschläge sind ebenfalls nicht vorgesehen. Ein Diabetiker könnte sich somit auch privat krankenversichern, ob das allerdings sinnvoll ist, muss jeder für sich klären. Seit dem 1. Januar 2009 besteht außerdem eine grundsätzliche Pflicht zur Krankenversicherung.

Beim Abschluss einer **Lebensversicherung** ergeben sich bislang ähnliche Schwierigkeiten. Auch hier entscheidet jede Versicherung nach eigenen Kriterien. Über manche Landesverbände des Deutschen Diabetiker-Bundes kann ohne vorherige ärztliche Untersuchung eine Sterbegeldversicherung abgeschlossen werden.

25.4.1 Hilfsmittelverordnung

Teststreifenverordnung

Die Blutzuckerselbstmessungen sind aus der Therapie des Diabetes mellitus nicht wegzudenken. Die Anzahl der täglichen Messungen hängt von der Therapie (z. B. Typ 1 mit ICT oder Typ 2 ohne Insulin) und der Stoffwechselsituation des Einzelnen ab. Deshalb müssen einige an Diabetes erkrankte Menschen den Blutzucker sehr oft, andere nur selten messen, um ihre Stoffwechseleinstellung zu überprüfen oder Unterzuckerungen bzw. Gefahren zu erkennen. Um den Stoffwechsel zu kontrollieren und ggf. auch Schlussfolgerungen ziehen zu können (Dosisanpassung etc.), müssen Diabetikern Teststreifen vom Arzt verordnet werden (➤ Tab. 25.1).

Bei nicht insulinpflichtigen Menschen mit Diabetes ist die Verordnung auf **50 Teststreifen pro Behandlungssituation** pro Quartal begrenzt. Eine Behandlungssituation kann auch mehrmals im Quartal eintreten (z. B. bei Neueinstellung, Hyperglykämie, Krankheit mit Entgleisung).

Menschen mit Insulintherapie dürfen Teststreifen in benötigter Anzahl verordnet werden. Die Verordnungsmenge ist nicht beschränkt, angegeben werden lediglich **Richtgrößen** oder ein **Orientierungsrahmen** (amtliche Bestätigung der KV Westfalen-Lippe, www.diabetes-forum.de/news/details/821).

Tab. 25.1 Verordnungsfähigkeit von Blutzuckerteststreifen: Anlage E zur Richtgrößenvereinbarung 2004, gemeinsamer Orientierungsrahmen der KV Nordrhein und der nordrheinischen Verbände zur Verordnung von Blutzuckerteststreifen. Bundesweit gültig.

Diagnose/ Therapieart	Verordnungsfähig
Diabetes mellitus Typ 2	
Diät und Tabletten	• Urinzuckerteststreifen • Blutzuckerteststreifen, höchstens 50 Teststreifen pro Quartal pro Behandlungssituation
Insulin	• Blutzuckerteststreifen • Richtgröße: in der Regel 100 Teststreifen pro Quartal – keine Höchstgrenze
Diabetes mellitus Typ 1	
Generell	Richtgröße: 400 Blutzuckerteststreifen pro Quartal – keine Höchstgrenze
ICT- und Pumpentherapie	
Generell	Richtgröße: 600 Blutzuckerteststreifen pro Quartal – keine Höchstgrenze

Da die Arznei- und Heilmittelverordnung bundesweit einheitlich geregelt ist, ist diese Aussage auch bundesweit gültig.

Kostenerstattung kontinuierliche Glukosemessung (CGMS)

rtCGM-Systeme (= real time kontinuierliche Glukosemessung), die in Echtzeit eine drohende Unterzuckerung (Hypoglykämie) oder Stoffwechselentgleisungen nach oben anzeigen und so alarmieren bzw. sogar rechtzeitig die Insulinzufuhr abschalten, sind seit September 2016 bei entsprechender Indikation zu Lasten der Krankenkassen zu verordnen (➤ Kap. 3.4). Das zur Verfügung stehende „Flash-Glucose-Monitoring" (FGM, Free® Style Libre 3), das sehr vielen Menschen mit Diabetes die täglichen Zuckermessungen erleichtert, ist noch keine Kassenleistungspflicht. Viele Krankenkassen übernehmen aber die Kosten und es werden immer mehr (➤ Kap. 3.4). Immer wieder aktualisierte Listen der entsprechenden Krankenkassen findet man im Internet.

Dieses System ist für viele Patienten, egal ob Menschen mit Typ-1- oder Typ-2-Diabetes, in vielen Therapie- und Lebenssituationen ausreichend und zweckmäßig.

25.4.2 Kostenerstattung für medizinische Fußpflege

Krankenkassen lehnen oftmals eine Übernahme der Kosten für medizinische Fußpflege ab, mit der Begründung, es handele sich um allgemeine Körperpflege. Es ist aber allgemein bekannt und anerkannt, dass mangelnde oder fehlerhafte Fußpflege bei Menschen mit Diabetes jährlich bei ca. 40.000 Betroffenen zu Amputationen führt. Pro Amputation (große Oberschenkelamputation) fallen ca. 20.500 € an. Die Kosten für die während eines Jahres anfallende Fußpflege belaufen sich auf ca. 400 €.

Vor allem ältere Menschen sind aufgrund mancherlei Beschwerden nicht in der Lage, die Vorsorge selbstständig durchzuführen. Ist der Gesundheitszustand des Antragstellers mit besonderer Gefahr von Fußerkrankungen verbunden und diese Gefährdung durch eine vom qualifizierten Fußpfleger durchgeführte Fußpflege abzuwenden, so gilt diese Behandlung im weiteren Sinne als Krankenbehandlung und wird von der Krankenkasse übernommen (BSG vom 16.11.1999). Manchmal muss sich der Antragsteller die Kostenübernahme auch erst vor dem Sozialgericht erstreiten.

Die für Menschen mit Diabetes wichtige Verordnung ist in den Heilmittelrichtlinien vom 1. Juli 2004 in Nummer III B geregelt: „Fußpflege als Maßnahme der podologischen Therapie kann vom Arzt verordnet werden, wenn sie der Behandlung krankhafter Veränderungen am Fuß in Folge Diabetes mellitus dient, also ein diabetisches Fußsyndrom vorliegt; hierzu zählen:

- Schädigungen der Haut und der Zehennägel
- Nachweisbare Gefühls- und/oder Durchblutungsstörungen der Füße
  - Makro-, Mikroangiopathie
  - Neuropathie, Angioneuropathie“

Liegt eine Begründung des behandelnden Arztes vor, sind auch längerfristige Verordnungen möglich. Die Verordnung ist nicht an maximale Verordnungsmengen gebunden und kann ohne Therapiepause fortgeführt werden.

BEACHTE

Podologische Therapie darf nur verordnet werden, wenn bereits krankhafte, diabetesbedingte Schädigungen der Füße vorliegen bzw. ohne Behandlung unumkehrbare Folgeschädigungen der Füße eintreten würden, wie sie durch Entzündungen und Wundheilungsstörungen entstehen können (aus G-BA, 2020 §27 Grundlagen).
Vorsorge kann nicht verordnet werden.

25.4.3 Kostenerstattung von Medikamenten

Die Rückzahlungsgrenze bei chronisch Kranken beträgt weiterhin bei Medikamenten 1 % des Bruttohaushaltseinkommens. Seit dem 1. Januar 2008 kann diese gesenkt werden, wenn der Betroffene z. B. regelmäßig an Präventionsprogrammen (z. B. DMP-Programme) etc. teilnimmt.

25.4.4 Pflegeversicherung

Zum 1. Januar 2017 wurden die drei Pflegestufen in **fünf Pflegegrade** umgewandelt. Gemäß §14 SGB XI sind pflegebedürftig „Personen, die gesundheitlich bedingte **Beeinträchtigungen der Selbstständigkeit** oder der Fähigkeiten aufweisen und deshalb der Hilfe durch andere bedürfen …“. Je stärker die Selbstständigkeit beeinträchtigt ist, desto höher ist der Pflegegrad. Die Feststellung der Pflegebedürftigkeit erfolgt mithilfe eines Punktesystems nach dem Nationalen Begutachtungs-Assessment (NBA). Je mehr Punkte erreicht werden, desto höher der Pflegegrad – und damit auch die Leistung der Pflegekasse (➤ Tab. 25.2).

Tab. 25.2 Pflegegrade, Pflegegeld und Pflegesachleistungen/Monat bei häuslicher Pflege

Pflegegrad	Pflegegeld pro Monat in Euro	Pflegesachleistungen pro Monat in Euro
1	0	0
2	316	724
3	545	1.363
4	728	1.693
5	901	2.095

Selbstständig ist, wer die jeweilige Handlung oder Aktivität, z. B. das Insulin spritzen, alleine, also ohne Unterstützung durch andere Personen, durchführen kann. Entscheidend ist also die Abhängigkeit von personeller Hilfe. Personelle Hilfe bedeutet alle erforderlichen unterstützenden Maßnahmen, die eine Person benötigt, um die betreffenden Aktivitäten durchführen zu können. Und das unabhängig davon, durch wen die Hilfe geleistet wird: ob durch Laien oder professionelle Hilfe – für die Begutachtung ist das unerheblich.

BEACHTE

Kann eine Person die Handlung/Aktivität mit Hilfsmitteln selbst durchführen, liegt in der Regel keine Beeinträchtigung der Selbstständigkeit vor.

Beurteilt wird die Selbstständigkeit in folgenden Bereichen des Alltags:

- Mobilität
- Kognitive und kommunikative Beeinträchtigungen
- Verhaltensweisen und psychische Problemlagen
- Selbstversorgung
- Krankheits- und therapiebedingte Anforderungen und Belastungen
- Gestaltung des Alltagslebens und sozialer Kontakte

Mit dem neuen Bewertungsschema können die für den Diabetes spezifischen Tätigkeiten besser erfasst werden, sodass es nun einfacher möglich sein müsste, für **diabetische Kleinkinder** Pflegegeld zu erhalten, wenn folgende Behandlungsnotwendigkeiten erfüllt sind:

- Die Mutter muss mehrmals täglich den Blutzucker messen.
- Danach muss eine genau berechnete Menge Insulin gespritzt werden.
- Bezüglich des Essens übersteigt der Hilfebedarf den eines gesunden gleichaltrigen Kindes um ein Vielfaches.

Letzteres trifft unter folgenden Umständen zu:

- Wenn es wegen der Schwere der Erkrankung nötig ist, eine strenge Diät und zeitliche Regelmäßigkeit im Essen einzuhalten. Das Kind muss täglich sechs Mahlzeiten zu sich nehmen, die genau abgewogen und auf die gespritzten Insulineinheiten abgestimmt sind.
- Bei der Nahrungsaufnahme braucht das Kind ständig Anleitung, Aufforderung, Beaufsichtigung und Kontrolle, da es die Schwere seiner Krankheit noch nicht versteht und nicht einsehen kann, dass es nach der Insulininjektion unbedingt die vorgeschriebenen Broteinheiten essen muss. Wenn nötig, wird das Essen eingegeben.
- Ohne die umfangreichen Vorbereitungen der Mahlzeiten und ohne die jeweils berechnete Menge des Insulins wäre eine lebenserhaltene Funktion der Ernährung nicht möglich; die Nahrungsaufnahme wäre stattdessen lebensbedrohlich. Die mehrmals tägliche Anpassung der Insulinmenge an die gegessene Nahrung ist erforderlich.

In einem uns vorliegenden Fall hatte der Vater eines vierjährigen diabetischen Kindes vor dem Sozialgericht geklagt, nachdem ihm zunächst die Zahlung des Pflegegeldes von der Pflegeversicherung verweigert worden war.

Das Gericht stützte sich dabei auf

- Atteste,
- Behandlungsunterlagen,
- Pflegetagebuch und
- das Gutachten eines vom Gericht ernannten Medizinischen Sachverständigen

und sah die Voraussetzungen für die Zahlung von Pflegegeld Stufe I als erfüllt an – was seit 2017 mindestens Pflegegrad 2 bedeutet.

25.4.5 Verfahren vor dem Sozialgericht

Für eine Klage vor dem Sozialgericht sollte bei Einreichen der Unterlagen beachtet werden:

- Die Frist für die Einreichung eines Widerspruchs gegen den Bescheid und der Klage beim Sozialgericht beträgt einen Monat.
- Setzen Sie die behandelnden Ärzte von Ihrer Klage in Kenntnis, denn das Gericht wird diese befragen.
- Haben Sie einen langen Atem zur Durchsetzung ihres Anspruchs!

Ein Verfahren vor dem Sozialgericht ist derzeit noch kostenlos, es gibt aber Überlegungen, eine „allgemeine Verfahrensgebühr" zu erheben, die auch Menschen mit Diabetes betrifft, sofern ihnen nicht eine Prozesskostenhilfe zusteht.

Nähere Informationen zu diesem Thema finden Sie in der entsprechenden Fachliteratur.

25.5 Führerschein für Auto und KFZ

Die Diagnose Diabetes allein ist kein Grund, die Führerscheinprüfung nicht ablegen zu dürfen. Der Erwerb des Führerscheins ist ein wichtiges Grundrecht auch für Menschen mit Diabetes, um mobil und flexibel zu sein, sowohl im privaten als auch im beruflichen Bereich.

Geregelt ist dies in der Fahrerlaubnis-Verordnung (FeV). Hier steht explizit, dass „Diabetiker im Normalfall regelmäßig als geeignet zum Führen eines Kfz anzusehen sind". Die **Begutachtungsleitlinien der Bundesanstalt für Straßenwesen** (BASt) definieren Vorgaben für zahlreiche Krankheiten – so auch für den Diabetes. Zuletzt wurden diese Leitlinien zum 1. Mai 2014 in geänderter Form gültig. Daran hat sich auch mit der aktualisierten Fassung vom 28.12.2016 nichts geändert. Demnach können gut eingestellte und geschulte Menschen mit Diabetes Pkw, aber auch Lastkraftwagen über 3,5 t oder Personentransportfahrzeuge sicher lenken – unter bestimmten Voraussetzungen.

Man unterscheidet zwei Fahrzeuggruppen (➤ Tab. 25.3), für die Führerscheine erworben werden können.

Tab. 25.3 Fahrzeuggruppen nach der Fahrerlaubnis-Verordnung (FeV)

Gruppe 1	Gruppe 2
• Klasse A, A2 (= Krafträder) • Klasse A1 (= Leichtkrafträder) • Klasse AM, Mofa (= Moped, Mokick, Kleinkrafträder) • Klasse B, BE (= Pkw bis 7,5 t) • Klasse L, T (= land- und forstwirtschaftliche Zugmaschinen)	• Klasse C, C1, C1E (= Lkw > 3,5 t) • Klasse D, DE, D1, D1E (Sattelschlepper u. ä.) • Taxis, Omnibusse zur Fahrgastbeförderung (FZF)

Generell gilt also für Menschen mit Diabetes, **die keine Krankheitszeichen zeigen oder erwarten lassen,** dass sie zum Führen von Kraftfahrzeugen geeignet sind. Verschiedene therapiebedingte Nebenwirkungen, aber auch krankheitsbedingte Komplikationen können zu folgenden Einschränkungen führen:

- Beeinträchtigung der Fahrtauglichkeit
- Fahruntauglichkeit
- Einschränkung der Eignung zur Führung bestimmter Fahrzeugklassen

Gründe für diese Beeinträchtigungen sind u. a.

- Schwere akute Stoffwechselentgleisungen (➤ Kap. 11)
- Labile Stoffwechsellage
- Hypoglykämien, insbesondere mit Wahrnehmungsstörungen (➤ Kap. 10)
- Diabetische Folgeschäden (➤ Kap. 13)
- Hypertonie (➤ Kap. 14)
- Glaukom (➤ Kap. 13.6)
- Zerebrale und kardiale Angiopathie (Gefäßveränderungen) (➤ Kap. 13)

Das Vorliegen von Spätkomplikationen oder Folgeschäden erfordert ein gesondertes verkehrsmedizinisches Gutachten. Die Beurteilung muss den Beurteilungsgrundsätzen dieser Krankheitsgruppen folgen.

BEACHTE

Prinzipiell können auch Menschen mit insulinpflichtigem Diabetes alle Führerscheinklassen erwerben, wenn sie keine Krankheitszeichen zeigen oder erwarten lassen. Das Führen eines Flugzeuges ist aktuell in Deutschland dagegen immer noch nicht möglich (Anm.: anders in den USA und in England).

Bei der **Führerscheinbeantragung** muss der Diabetes nur angegeben werden, wenn danach gefragt wird. Da es sich um „behördliche Verfahren" handelt, sind grundsätzlich wahrheitsgemäße Angaben zu machen. Allenfalls kann man die Angabe verweigern.

Wenn das sichere Führen eines Kraftfahrzeugs von einem Menschen mit Diabetes beeinträchtigt ist, ist dies meistens auf die Gefahr der Unterzuckerung zurückzuführen.
Wird der Diabetes allein mit Diät oder mit Medikamenten, die **keine Unterzuckerung** auslösen können, behandelt, gilt der davon Betroffene als „verkehrsrelevant nicht gefährdet". Er darf uneingeschränkt am motorisierten Straßenverkehr teilnehmen, sofern keine Folgeschäden vorliegen und der Stoffwechsel stabil ist. Zu den Therapieformen, die dies gewährleisten, zählen:

- Ernährungsumstellung und Bewegung
- Biguanide
- Resorptionshemmer
- Insulinsensitizer
- DPP-4-Hemmer
- SGLT-2-Hemmer
- GLP-1-Analoga (➤ Kap. 4.1.1 ff., ➤ Kap. 4.2)

In der Regel gilt dies auch für die Behandlung

- Mit Diät und oralen Antidiabetika (Tabletten), die ein hohes Hypoglykämie-Risiko bergen (Sulfonylharnstoffe, Glinide) und Kombinationen von Medikamenten (➤ Kap. 4.1.6, ➤ Kap. 4.1.7, ➤ Kap. 4.1.8)
- Mit Insulin (➤ Kap. 5)

In diesem Fall darf jedes Kraftfahrzeug geführt werden, sofern der Mensch mit Diabetes medikamentös eingestellt und vom Arzt geschult wurde und keine Hypoglykämie-Wahrnehmungsstörung vorliegt (➤ Tab. 25.4).

MERKE

Das Führen eines motorisierten Fahrzeugs setzt immer voraus, dass auftretende Hypo- und auch Hyperglykämien erkannt und auch erfolgreich behandelt werden können – unabhängig vom Fahrzeug – und dass die Stoffwechsellage des Fahrzeugführers stabil ist.
Menschen mit Diabetes müssen alles Notwendige dafür tun, dass sie sich selbst und andere Verkehrsteilnehmer nicht gefährden.

Tab. 25.4 Erforderliche Nachweise zum Führen eines Fahrzeuges der Gruppe 1 BASt, gültig seit 1.5.2014, 24. Mai 2018, unverändert in der Fassung vom 28.12.2016

Diagnose	Therapie	Einschränkungen	Auflagen
Diabetes mellitus Typ 1 oder 2: ausgeglichene Stoffwechsellage, keine Folgeschäden, keine Hypoglykämie-Wahrnehmungsstörungen	Ernährungsumstellung, Bewegung	Keine	Keine
	Medikamentöse Therapie mit niedrigem Hypoglykämie-Risiko	Keine	Keine
	Medikamentöse Therapie mit hohem Hypoglykämie-Risiko	Keine, nach Einstellung und Schulung bei ungestörter Hypoglykämie-Wahrnehmung. Stoffwechselkontrollen empfohlen	Keine
Bei Neueinstellung oder nach erstmaliger Stoffwechselentgleisung		Keine nach Einstellung und stabiler Stoffwechselführung	
Gestörte Hypoglykämie-Wahrnehmung		Nicht geeignet, bis Hypoglykämie-Wahrnehmung wieder hergestellt ist	
Mehr als eine fremdhilfebedürftige Hypoglykämie im Wachzustand in den letzten 12 Monaten		Nicht geeignet, bis Stoffwechsellage stabil und Hypoglykämie-Wahrnehmung wieder hergestellt ist (i. d. R. 3 Monate)	Fachärztliches Gutachten und regelmäßige ärztliche Kontrollen sind erforderlich
Anhaltende Hyperglykämie		Nicht geeignet, wenn Konzentration, Reaktion und Aufmerksamkeit beeinträchtigt sind (ggf. fachärztliche Einzelfallbeurteilung)	
Spätkomplikationen, Folgeerkrankungen		Gesonderte verkehrsmedizinische Untersuchung	

Strengere Anforderungen gelten für das Führen von Fahrzeugen der Klasse 2 (➤ Tab. 25.5). Hier ist grundsätzlich eine fachärztliche Nachbegutachtung erforderlich.

Bestehen Zweifel an der Fahrtauglichkeit, können diese durch fachärztliche Gutachten entkräftet werden. Diese Untersuchungen sollen von einem Facharzt für Innere Medizin oder einem Diabetologen durchgeführt werden und insbesondere klären,

- wie viele fremdhilfebedürftige Hypoglykämien in den vergangenen 12 Monaten zu verzeichnen waren,
- ob der Patient Unterzuckerungen erkennt und hierauf adäquat reagieren kann,
- ob bzw. in welchem Umfang der Patient Blutzuckerselbstkontrollen vornimmt,
- ob der Patient über die besonderen Risiken einer Unterzuckerung im Straßenverkehr aufgeklärt und informiert ist,
- ob der Patient seinen Stoffwechselverlauf dokumentiert,
- ob bzw. durch welche Maßnahmen der Patient im Umgang mit seiner Diabeteserkrankung hinreichend geschult ist.

BEACHTE

Die **Eignung** zum Führen von Kraftfahrzeugen jeder Art **entfällt vorübergehend bei:**

- Neigung zu schweren Stoffwechsel-Entgleisungen mit Hypoglykämien und/oder Hyperglykämien
- Hypoglykämie-Wahrnehmungsstörung
- Während der Neueinstellung mit Insulin

Tab. 25.5 Erforderliche Nachweise zum Führen eines Fahrzeugs der Gruppe 2 (BASt, gültig seit 1.5.2014, unverändert in der Fassung vom 28.12.2016)

Diagnose	Therapie	Fahrtauglich	Auflagen
Diabetes mellitus Typ 1 oder 2: ausgeglichene Stoffwechsellage, keine Folgeschäden, keine Hypoglykämie-Wahrnehmungsstörungen	Ernährungsumstellung, Bewegung	Nach Einstellung, stabile Stoffwechselführung über 3 Monate	Keine
	Medikamentöse Therapie mit niedrigem Hypoglykämie-Risiko	Nach Einstellung, stabile Stoffwechselführung über 3 Monate und Schulung, i. d. R. keine Einschränkung	Regelmäßige ärztliche Kontrollen
	Medikamentöse Therapie mit hohem Hypoglykämie-Risiko	Nach Einstellung, stabile Stoffwechselführung über 3 Monate und Schulung, i. d. R. keine Einschränkung bei ungestörter Hypoglykämie-Wahrnehmung	Fachärztliche Nachbegutachtung alle 3 Jahre, regelmäßige ärztliche Kontrollen, Stoffwechselselbstkontrollen sind ggf. zu fordern
Bei Neueinstellung oder nach erstmaliger Stoffwechselentgleisung		Nach Einstellung und stabiler Stoffwechselführung über 3 Monate	
Gestörte Hypoglykämie-Wahrnehmung		Nicht geeignet, bis Hypoglykämie-Wahrnehmung wiederhergestellt ist	
Mehr als eine fremdhilfebedürftige Hypoglykämie im Wachzustand in den letzten 12 Monaten		In den letzten 12 Monaten darf keine wiederholte schwere Hypoglykämie aufgetreten sein (abhängig von fachärztlichem Gutachten Frist auch kürzer möglich). Der Zeitraum bis zur Wiedererlangung der Fahreignung beträgt dann aber mind. 3 Monate. Regelmäßige ärztliche Kontrollen.	
Anhaltende Hyperglykämie		Nicht geeignet, wenn Konzentration, Reaktion und Aufmerksamkeit beeinträchtigt sind (ggf. fachärztliche Einzelfallbeurteilung)	
Spätkomplikationen, Folgeerkrankungen		Gesonderte verkehrsmedizinische Untersuchung	

BEACHTE

Wenn aus ärztlicher Sicht das Autofahren verboten ist, dann weiß der Mensch mit Diabetes, dass er gesundheitlich nicht dazu in der Lage ist. Setzt er sich dennoch hinter das Steuer – und verursacht möglicherweise sogar einen Unfall – riskiert er hohe Strafen, möglicherweise sogar eine Freiheitstrafe sowie den dauerhaften Führerscheinentzug.

25.6 Feststellung der Behinderung

Nach § 3 SchwbG (Schwerbehindertengesetz) ist behindert, wer von der Auswirkung einer nicht nur vorübergehenden (über 6 Monate) Funktionsbeeinträchtigung betroffen ist, die auf einem regelwidrigen körperlichen, geistigen oder seelischen Zustand beruht. Bei Störungen des Stoffwechsels und der inneren Sekretion ist der Grad der Behinderung (GdB)/Grad der Schädigungsfolge (GdS) v. a. von der Therapieform und Einstellbarkeit dieser Störungen abhängig (§ 2.15 Stoffwechsel, innere Sekretion – Anhaltspunkte). Beim Diabetes mellitus wird der GdB/GdS nach bestimmten Anhaltspunkten festgelegt (➤ Tab. 25.6). GdB und GdS werden nach gleichen Grundsätzen bemessen.

So heißt es in der Anlage zu § 2 der Versorgungsmedizin-Verordnung Absatz 2a: „Der Grad der Behinderung bzw. Grad der Schädigungsfolge sind ein Maß für die körperlichen, geistigen, seelischen und sozialen Auswirkungen einer Funktionsbeeinträchtigung aufgrund eines Gesundheitsschadens". GdB und GdS sagen aber nichts über die Leistungsfähigkeit am Arbeitsplatz aus. Sie sind unabhängig vom ausgeübten oder angestrebten Beruf. Zustehende Rechte und Leistungen zum Ausgleich behinderungsbedingter Nachteile setzen zwangsläufig eine Feststellung des GdB/GdS voraus.

Die Versorgungsmedizin-Verordnung (gültig ab 10.12.2008) wurde seitdem zweimal verändert. Der Bundesrat hat der zweiten Veränderung, in der die Einstufung des Diabetes mellitus neu geregelt wird, am 14.7.2010 zugestimmt.

Gelegentlich haben von Diabetes Betroffene Bedenken, den „Antrag auf Feststellung von Behinderung und des Grades der Behinderung" zu stellen, weil sie sich trotz ihrer Stoffwechselerkrankung nicht als behindert erleben oder nicht als behindert angesehen werden wollen. Bei der Furcht vor Diskriminierung am Arbeitsplatz kann man sich beraten lassen, etwa

Tab. 25.6 Anhaltspunkte für die Zuordnung des Grades der Schädigungsfolge (GdS) der Anlage zu § 2 der Versorgungsmedizin-Verordnung (gültig ab 10.12.2008) in Teil B unter Nr. 15.1 (Bundesratsdrucksache 285/10)

Therapie, Hypoglykämiegefahr und Teilhabebeeinträchtigung	GdS
Die an Diabetes erkrankten Menschen, deren Therapie regelhaft keine Hypoglykämie auslösen kann und die somit in der Lebensführung kaum beeinträchtigt sind, erleiden auch durch den Therapieaufwand keine Teilhabebeeinträchtigung, die die Feststellung eines GdS rechtfertigt.	0
Die an Diabetes erkrankten Menschen, deren Therapie eine Hypoglykämie auslösen kann und die durch Einschnitte in der Lebensführung beeinträchtigt sind, erleiden durch den Therapieaufwand eine signifikante Teilhabebeeinträchtigung.	20
Die an Diabetes erkrankten Menschen, deren Therapie eine Hypoglykämie auslösen kann, die mindestens einmal täglich eine dokumentierte Überprüfung des Blutzuckers selbst durchführen müssen und durch weitere Einschnitte in der Lebensführung beeinträchtigt sind, erleiden je nach Ausmaß des Therapieaufwands und der Güte der Stoffwechseleinstellung eine stärkere Teilhabebeeinträchtigung.	30–40
Die an Diabetes erkrankten Menschen, die eine Insulintherapie mit täglich mindestens vier Insulininjektionen durchführen, wobei die Insulindosis in Abhängigkeit vom aktuellen Blutzucker, der folgenden Mahlzeit und der körperlichen Belastung selbstständig variiert werden muss, und durch erhebliche Einschnitte gravierend in der Lebensführung beeinträchtigt sind, erleiden aufgrund dieses Therapieaufwands eine ausgeprägte Teilhabebeeinträchtigung. Die Blutzuckerselbstmessungen und Insulindosen (bzw. Insulingaben mit der Insulinpumpe) müssen dokumentiert sein.	50
Außergewöhnlich schwer regulierbare Stoffwechsellagen können jeweils höhere GdS-Werte bedingen.	

- bei der **Agentur für Arbeit (früher: Arbeitsamt),**
- beim Betriebsrat und/oder
- Schwerbehindertenbeauftragten des Betriebs, in dem man tätig ist.

Man muss aber auch wissen, dass der Diabetes mellitus durch die Antragstellung behördlich aktenkundig wird. Das ist zu beachten, wenn für Kinder oder Jugendliche ein Schwerbehindertenausweis beantragt wird: Es kann auch zu Ausgrenzung und Minderwertigkeitsgefühl führen.

BEACHTE

Bereits die **Beantragung** eines Schwerbehindertenausweises ist und bleibt dauerhaft aktenkundig!

Zudem kann es zu Problemen bei Versicherungsabschlüssen kommen: Immer mehr Risikoversicherungen haben einen verpflichtenden Gesundheitsfragenkatalog, der wahrheitsgetreu beantwortet werden muss. Ein Schwerbehindertenausweis kann die Chancen, eine solche Versicherung zu erhalten, erschweren.

Auch sollte man wissen, dass man einen Schwerbehindertenausweis nicht zurückgeben kann. Selbst wenn man ihn nicht verlängern lässt – die Beantragung ist und bleibt aktenkundig.

25.7 Der Weg zum Schwerbehindertenausweis

Der Weg zum Schwerbehindertenausweis ist in ➤ Abb. 25.1 dargestellt. Die Bewertung des Behindertengrades erfolgt nach Aktenlage der im Antragsformular angegebenen Krankenhäuser, Kurkliniken, Ärzte und Versicherungen, die vom **Versorgungsamt** angeschrieben werden. Sieht der Antragsteller bei der Bewertung nicht alle gesundheitlichen Beeinträchtigungen ausreichend berücksichtigt, kann er die Rechtsmittel des Widerspruchs und der Klage vor dem Sozialgericht in Anspruch nehmen, was in fast jedem zweiten Fall mindestens zu Teilerfolgen führt. Bei einer Klage vor dem Sozialgericht sind bisher keine Prozesskosten zu befürchten. Es besteht kein Anwaltszwang und formgerechte Klageschriften werden nicht erwartet. Dem Sozialgericht ist lediglich zu begründen, warum der Feststellungsbescheid des Versorgungsamts abgelehnt wird.

25.8 Schutz im Arbeitsleben

25.8.1 Beschäftigungspflicht

Die Rechte von Behinderten wurden durch einige Neuregelungen im Sozialgesetzbuch, SGB IX, die am 1. Mai 2004 in Kraft getreten sind, nämlich im „Gesetz zur Förderung der Ausbildung und Beschäftigung schwerbehinderter Menschen", gestärkt. Bei der Berechnung der Mindestzahl von Arbeitsplätzen, auf denen schwerbehinderte Menschen zu beschäftigen sind, zählen Stellen, die mit Auszubildenden besetzt sind, nicht mit. Frauen mit Schwerbehinderungen sind besonders zu berücksichtigen.

Jeder öffentliche und private Arbeitgeber (AG):

- **mit jahresdurchschnittlich monatlich mindestens 20 Arbeitsplätzen** muss im Sinne des §156 SGB IX 5 % der Stellen mit Menschen mit Schwerbehinderung besetzen.
- **mit jahresdurchschnittlich monatlich weniger als 40 Arbeitsplätzen** muss einen Menschen je Monat mit Schwerbehinderung beschäftigen.
- **mit jahresdurchschnittlich monatlich weniger als 60 Arbeitsplätzen** muss zwei Menschen je Monat mit Schwerbehinderung beschäftigen.

Außerdem gilt Folgendes:

- §84 Abs. 2 SGB IX verpflichtet den Arbeitgeber zur Eingliederung von schwerbehinderten Beschäftigten, die länger als 6 Wochen ununterbrochen oder innerhalb eines Jahres arbeitsunfähig sind.
- Schwerbehindertenvertretung und Betriebs- oder Personalrat können die Klärung von Maßnahmen verlangen und überwachen, ob der jeweilige Arbeitgeber die Präventionsvorschriften einhält.
- Der Arbeitgeber muss im Falle einer Kündigung nachweisen, dass er zuvor erfolglos versucht hat, den schwerbehinderten Mitarbeiter einzugliedern.

1. Antrag beim Versorgungsamt
in dessen Zuständigkeitsbereich der Antragsteller wohnt; amtliche Antragsvordrucke sind kostenlos erhältlich u.a. bei den Versorgungsämtern, örtlichen Fürsorgestellen der Kreise und kreisfreien Städte, Sozialämtern, Behindertenverbänden, Schwerbehindertenvertretungen in Betrieben

2. Im Antrag
a) Möglichst vollständige Angaben machen (vor allem zu den Gesundheitsstörungen und Folgen)
b) Soweit vorhanden, ärztliche Unterlagen über Gesundheitsstörungen in Kopie beifügen (z. B. Krankenhausentlassungsbericht, Kurbericht, ärztliche Bescheinigungen)
c) Soweit vorhanden, Bescheide und Entscheidungen über die Behinderung beifügen (z. B. Rentenbescheid der Berufsgenossenschaft oder des Versorgungsamtes nach den BVG, SVG, ZDG, OBG, HHG, BSeucheG, BBG; Entscheidungen über den Unfallausgleich nach beamtenrechtlichen Vorschriften)
d) Lichtbild in der Größe eines Passbildes beifügen

3. Eingangsbestätigung des Versorgungsamtes
Kann z. B. dem Arbeitgeber vorgelegt werden, um Kündigungsschutz geltend zu machen

4. Eingangsbestätigung des Versorgungsamtes
Mit Feststellung der Behinderung, des GdB von 20 bis 100 und der besonderen Merkzeichen
Rechtsmittel dagegen; Widerspruch, wenn dieser erfolglos:
Klage beim Sozialgericht

5. Ausstellung eines Schwerbehindertenausweises, wenn GdB mindestens 50 beträgt
Bei GdB unter 50, aber mindestens 30, kann man beim Arbeitsamt einen Antrag auf Gleichstellung stellen

Abb. 25.1 Der Weg zum Schwerbehindertenausweis [L252]

- Die Arbeitsplätze müssen behindertengerecht ausgestaltet werden, sofern dies keine unzumutbaren Mehrkosten verursacht.
- Die Arbeitgeber sind verpflichtet, die Schwerbehindertenvertretung über alle Angelegenheiten der betrieblichen Integration von Menschen mit Schwerbehinderung zu informieren.
- Förderleistungen an die Arbeitgeber für die Einstellung und Beschäftigung von Menschen mit Schwerbehinderung wurden neu geordnet und verbessert.
- Der Arbeitgeber muss sich bei der Frage, ob ein Arbeitsplatz mit einem Menschen mit Behinderung besetzt werden kann, Vermittlungsvorschläge vom Arbeitsamt machen lassen. Die Schwerbehindertenvertretung ist bei allen Entscheidungen immer beteiligt.

Menschen mit Behinderung haben
- einen Anspruch auf Übernahme der Kosten einer Arbeitsassistenz (Notwendigkeit muss vorliegen),
- einen Anspruch auf Teilzeitbeschäftigung.

Die **Agenturen für Arbeit** (früher: **Arbeitsämter**) sind verpflichtet,
- möglichst frühzeitige und betriebsnahe Qualifizierung der arbeitslosen Menschen mit Schwerbehinderung zu fördern,
- besondere Vermittlungsstellen in jeder **Agentur für Arbeit** einzurichten,

- ein flächendeckendes Netz von Integrationsfachdiensten zu schaffen, die Schwerbehinderte vermitteln und arbeitsbegleitend betreuen,
- die Beratung der AG auf- und auszubauen.

Für besonders betroffene Menschen mit Schwerbehinderung werden spezielle Integrationsunternehmen, Integrationsbetriebe und -abteilungen zur Eingliederung in das Arbeitsleben geschaffen.

Die Beteiligungsrechte der **Schwerbehindertenvertretungen** sind im Interesse einer besseren betrieblichen Integration erweitert worden.

Die Menschen mit Behinderung sind

- entsprechend ihren Fähigkeiten und Kenntnissen einzusetzen,
- bei innerbetrieblichen Fortbildungsmaßnahmen bevorzugt zu berücksichtigen.

Ihre Teilnahme an außerbetrieblichen Maßnahmen ist in zumutbarem Umfang zu erleichtern.

25.8.2 Kündigungsschutz

Der Kündigungsschutz tritt erst nach einer Dauer des Arbeitsverhältnisses von 6 Monaten ein und gilt somit nicht in der Probezeit, sofern die Feststellung der Schwerbehinderteneigenschaft bereits vorliegt bzw. beantragt wurde (vorsorglicher Kündigungsschutz). Beabsichtigt der Arbeitgeber (AG), dem schwerbehinderten Arbeitnehmer zu kündigen, muss er vorher schriftlich die Zustimmung der Hauptfürsorgestelle einholen und den Betriebs- oder Personalrat anhören.

Der besondere Kündigungsschutz für schwerbehinderte Menschen wurde leicht eingeschränkt. Gemäß §90 Abs. 2a SGB IX steht dem Betroffenen kein besonderer Kündigungsschutz zu, wenn die Schwerbehinderteneigenschaft

- zum Zeitpunkt der Kündigung nicht anerkannt ist
- oder der Behinderte den Feststellungsantrag weniger als 3 Wochen vor Zugang der Kündigung beim Versorgungsamt gestellt hat.

Bei Insolvenz oder Schließung des Betriebs wird die Zustimmung des Integrationsamts zur Kündigung nach einem Monat gemäß §88 Abs. 5 SGB IX unterstellt.

BEACHTE

Wird die Kündigung ohne vorherige Zustimmung der Hauptfürsorgestelle und ohne Anhörung des Betriebs- oder Personalrates ausgesprochen, ist sie unwirksam.

Dennoch sollte man angesichts einer solchen Kündigung innerhalb von 3 Wochen **Kündigungsschutzklage** beim Arbeitsgericht erheben.

Die Hauptfürsorgestelle muss auf eine **gütliche Einigung** hinwirken und vor einer Entscheidung **Stellungnahmen**

- der Agentur für Arbeit (früher: Arbeitsamt),
- des Betriebs-/Personalrats,
- der Schwerbehindertenvertretung,
- des Behinderten

anhören.

Kommt die gütliche Einigung nicht zustande, hat das Arbeitsgericht darüber zu entscheiden, wobei es die Sozialwidrigkeit der Kündigung berücksichtigen muss.

Arbeitsunfähigkeit

Bei langwährender Krankheit kommt eine Kündigung erst dann in Frage, wenn es dem AG nicht mehr möglich oder zumutbar ist, überbrückende Maßnahmen durchzuführen (z. B. Einstellung von Aushilfskräften, personelle oder organisatorische Umstellung, Anordnung von Überstunden oder Mehrarbeit). Ist zum Zeitpunkt der Kündigung mit einer **Arbeitsunfähigkeit auf unabsehbare Zeit** zu rechnen, so gilt eine Kündigung als sozial gerechtfertigt. Diese Ungewissheit würde zu unzumutbaren betrieblichen oder wirtschaftlichen Belastungen führen.

Oft wird die Zustimmung zur Kündigung aber auch verweigert mit dem Hinweis, dass andere Arbeiten, die auch weiterhin im Betrieb anfallen, verrichtet werden können.

Eine evtl. **verminderte Leistungsfähigkeit** gilt als Belastung, die der Arbeitgeber hinzunehmen hat. Gerade für solche Fälle ist der besondere Schutz durch dieses Gesetz auch vorgesehen.

Erwerbsminderung

Wird ein schwerbehinderter Arbeitnehmer **erwerbsunfähig** (siehe Gesetz zur Erwerbsminderung, ➤ Kap. 25.3), führt dies nicht automatisch zur Beendigung des Arbeitsverhältnisses. Die Zustimmung der Hauptfürsorgestelle ist auch in diesen Fällen einzuholen.

BEACHTE

Der Kündigungsschutz greift auch dann, wenn der Arbeitgeber von der Schwerbehinderteneigenschaft bzw. von einem Antrag auf Anerkennung der Schwerbehinderteneigenschaft nichts weiß.

Gleichstellung

Personen mit einem GdB von mindestens 30, aber weniger als 50 können sich hinsichtlich des Kündigungsschutzes Schwerbehinderten gleichstellen lassen, wenn sie andernfalls keinen Arbeitsplatz finden oder den vorhandenen Arbeitsplatz sonst verlieren würden.

BEACHTE

Der Antrag ist bei der zuständigen **Agentur für Arbeit** (früher: Arbeitsamt) zu stellen – nicht beim Versorgungsamt!

Mit dem Tag des Eingangs bei der **Agentur für Arbeit** wird die Gleichstellung wirksam. Wenigstens 18 Stunden muss die wöchentliche Arbeitszeit betragen, damit eine Gleichstellung für den Arbeitsplatz ausgesprochen werden kann.
In jedem Fall müssen die Probleme, einen Ausbildungsplatz zu bekommen oder zu behalten, mit oder überwiegend in **Zusammenhang mit der Behinderung** stehen. Dies ist der Fall, wenn z. B.

- häufige oder längere Krankheitszeiten ihre Ursache in der Behinderung haben oder
- die Einschränkung der Leistungsfähigkeit auf die Behinderung zurückzuführen ist.

Die Gleichstellung erfolgt oftmals nur **befristet.** So können momentane Schwierigkeiten der Arbeitsplatzerhaltung und/oder -erlangung überbrückt werden. Auch während der Einarbeitung nach einem Arbeitsplatzwechsel erfolgt die Gleichstellung oft befristet. Auf diese Weise können begleitende Hilfen durch die Hauptfürsorgestelle bereitgestellt werden (Arbeitsassistenz).

BEACHTE

Ob ein Gleichstellungsantrag zum gegenwärtigen Zeitpunkt günstig ist, sollte man im Vorfeld durch das vertrauliche Gespräch mit dem Betriebsrat und der Schwerbehindertenvertretung klären.

Warum? Wer bei seinem Arbeitsamt einen Antrag auf Gleichstellung einreicht, muss das Arbeitsamt ermächtigen, den Arbeitgeber (AG) zu fragen, ob ihm eine Kündigung drohe. Allein diese Frage könnte den Arbeitgeber veranlassen, den Betreffenden auf die Entlassungsliste zu setzen. Der Gleichstellungsantrag wird aber nicht ohne diese Ermächtigung bearbeitet.

Ein Gleichstellungsantrag gilt immer nur für den betreffenden Betrieb. Wird der Antrag abgelehnt, sollte bei **veränderten Rahmenbedingungen** im Betrieb die Gleichstellung neu beantragt werden.
Die Agentur für Arbeit prüft:

- Minderleistung
- Ausfallzeiten der letzten 3 Jahre
- Vorhandener Kündigungsschutz aufgrund von Betriebsvereinbarungen
- Ob der AG eine Kündigung bezüglich des Antragstellers beabsichtigt

25.8.3 Weitere Vergünstigungen im Beruf

Zusatzurlaub

Schwerbehinderten Arbeitnehmern (auch Heimarbeitern) steht ein bezahlter Zusatzurlaub von einer Arbeitswoche zu, sofern vertragliche oder tarifliche Regelungen keinen längeren Zusatzurlaub vorsehen. Soweit nichts anderes vereinbart ist, wird für den Zusatzurlaub allerdings kein zusätzliches Urlaubsgeld gezahlt. Gleichgestellte haben keinen Anspruch auf Zusatzurlaub.

Mehrarbeit und Selbstständigkeit

Auf ihr Verlangen hin sind Schwerbehinderte von Mehrarbeit freizustellen (§ 46 SchwbG). Bei der Zulassung sowohl zu gewerblichen als auch zu freiberuflichen Tätigkeiten sind sie bevorzugt zu behandeln.

Begleitende Hilfen im Arbeits- und Berufsleben

Um die soziale Stellung und Wettbewerbsfähigkeit von Schwerbehinderten zu sichern, beseitigen die Fürsorgestellen bzw. Hauptfürsorgestellen in Zusammenarbeit mit den Arbeitsämtern betriebliche Probleme und zahlen zur Verbesserung und Erhaltung von Arbeitsplätzen Geldleistungen an Behinderte und Arbeitgeber.
In einem Aufruf an die Arbeitgeber in den neuen Bundesländern weisen die Sozialminister darauf hin, dass Schwerbehinderte, wenn sie auf geeigneten Plätzen beschäftigt werden, im Regelfall eine volle Arbeitsleistung erbringen. Ist dies jedoch nicht der Fall, bietet das Schwerbehindertengesetz eine Vielzahl wirksamer **Hilfen:**

- Investitionskostenzuschüsse in erheblicher Höhe zur Schaffung und Ausgestaltung von Arbeitsplätzen für Schwerbehinderte
- Lohnkostenzuschüsse, falls trotz Anpassungsmaßnahmen erhebliche Leistungsmängel verbleiben
- Erstattung der Kosten für besondere Aufwendungen zur Betreuung oder dauernden Anleitung

Durch diese Leistungen können alle betriebswirtschaftlichen Nachteile, die sich eventuell aus der Beschäftigung Schwerbehinderter ergeben, ausgeglichen werden. Aus der Optimierung der Arbeitsplätze mithilfe von Investitionsmaßnahmen ergeben sich im Regelfall sogar betriebswirtschaftliche Vorteile.

25.8.4 Schwerbehindertenausweis und Bewerbung um einen Arbeitsplatz

Bei der Einstellung muss die Schwerbehinderteneigenschaft **auf Befragen** stets offenbart werden. Verstößt der Arbeitnehmer dagegen, kann der Arbeitgeber den Arbeitsvertrag wegen arglistiger Täuschung mit sofortiger Auflösungswirkung anfechten. Wird nicht nach der amtlich festgestellten Schwerbehinderteneigenschaft gefragt, muss sie der Bewerber von sich aus nicht erwähnen.

Bei der Arbeitsplatzsuche und bei Karriereambitionen können sich die besonderen Rechte des Behinderten auch als hinderlich erweisen. Eindeutig von Vorteil ist der Schutz im Arbeitsleben für den Schwerbehinderten hingegen, wenn er einen Arbeitsplatz hat und sich beruflich nicht verändern will.

Darüber hinaus hat der Arbeitgeber das Fragerecht bezüglich Behinderungen, für die kein Grad der Behinderung beantragt wurde oder werden soll, nur dann, wenn seine **berechtigten Interessen** zu schützen sind. Das wäre dann der Fall, wenn diese Behinderungen erfahrungsgemäß die Eignung des Stellenbewerbers für die vorgesehen Tätigkeit beeinträchtigten (BAG-Urteil vom 5.10.1995 2AZR 923/94).

25.9 Nachteilsausgleiche

25.9.1 Merkzeichen

Als Voraussetzung für verschiedene Nachteilsausgleiche hat das Versorgungsamt auf Antrag auch darüber zu entscheiden, ob der Schwerbehindertenausweis mit bestimmten Merkzeichen versehen wird. Die **Merkzeichen** haben folgende Bedeutung:

B Ständige Begleitung des Menschen mit Behinderung bei Benutzung öffentlicher Verkehrsmittel ist zur Vermeidung von Eigen- und Fremdgefährdung notwendig, vor allem zum Ein- und Aussteigen oder während der Fahrt oder zum Ausgleich von Orientierungsstörungen. Ständiger Begleitung bedürfen z. B. Querschnittsgelähmte, Ohnhänder, Blinde, erheblich Sehbehinderte, hochgradig Hörbehinderte, geistig Behinderte und Anfallskranke, denen das Merkzeichen G zusteht.

Bl Der Mensch mit Behinderung ist blind oder so sehbehindert, dass er sich in unvertrauter Umgebung nicht ohne fremde Hilfe zurechtfinden kann, z. B.

weil das bessere Auge nur eine Sehschärfe von nicht mehr als 1/50 hat.

HS Hochgradig sehbehindert (Landesblindengesetz in Mecklenburg-Vorpommern).

TBl Der Mensch mit Behinderung ist taubblind und hat wegen einer Störung der Hörfunktion einen GdB von mindestens 70 und wegen einer Störung des Sehvermögens einen GdB von 100 anerkannt. Das Merkmal ist mit einem konkreten bundesrechtlichen Nachteilsausglich verbunden.

Gl Der Mensch mit Behinderung ist gehörlos (= Taubheit liegt beiderseits vor) oder hörbehindert mit einer an Taubheit grenzenden Schwerhörigkeit auf beiden Ohren, wenn daneben schwere Sprachstörungen (schwer verständliche Sprache, geringer Sprachschatz) vorliegen. Das sind in der Regel hörbehinderte Menschen, bei denen an Taubheit grenzende Schwerhörigkeit angeboren oder in der Kindheit erworben worden ist.

G Der Mensch mit Behinderung ist durch eingeschränktes Gehvermögen, durch innere Leiden, durch Anfälle oder durch gestörte Orientierungsfähigkeit im Straßenverkehr in seiner Bewegungsfähigkeit erheblich beeinträchtigt bzw. für ihn sind Gehstrecken von ca. 2 km bzw. 30 min mit Gefahren verbunden.

Voraussetzungen für das **Merkzeichen G:**

- Auf die Gehfähigkeit sich auswirkende Funktionsstörungen der unteren Gliedmaßen und/oder der Lendenwirbelsäule bedingen einen GdB von mindestens 50. Ein GdB unter 50 genügt, wenn aufgrund der Behinderung an den unteren Gliedmaßen die Gehfähigkeit besonders schwerwiegend eingeschränkt ist.
- Erhebliche Beeinträchtigung der Bewegungsfähigkeit durch innere Leiden wie z. B. bei schweren Herzschäden und schweren Atembehinderungen. Bei hirnorganischen Anfällen und Diabetes mit häufigen hyper-/hypoglykämischen Stoffwechselentgleisungen, die vor allem am Tag auftreten.
- Störung der Orientierungsfähigkeit, z. B. durch Sehbehinderung mit einem GdB von mindestens 70, durch Taubheit oder an Taubheit grenzende Schwerhörigkeit im Kindesalter, durch erhebliche Störungen der Ausgleichsfunktionen (in Bezug auf das Gleichgewicht) und durch geistige Behinderung mit einem GdB von mindestens 80.

aG Der Mensch mit Behinderung ist außergewöhnlich gehbehindert und kann sich aufgrund seines Leidens nur mit fremder Hilfe oder nur mit großer Anstrengung außerhalb seines Kraftfahrzeugs bewegen. Dazu zählen z. B.:

- Querschnittsgelähmte
- Doppeloberschenkel- und Doppelunterschenkelamputierte
- Hüftexartikulierte und einseitig Oberschenkelamputierte, die kein Kunstbein tragen können oder zugleich unterschenkel- oder armamputiert sind
- Schwerbehinderte mit schwersten Erkrankungen des Herzens oder der Atmungsorgane

H Der Mensch mit Behinderung ist hilflos und für die gewöhnlichen Verrichtungen im Ablauf des täglichen Lebens (An- und Auskleiden, Körperpflege, Nahrungsaufnahme, körperliche Bewegung und geistige Anregung) in erheblichem Maße auf fremde Hilfe angewiesen bzw. Hilfe muss in dauernder Bereitschaft stehen. Als hilflos gelten z. B.:

- **Kinder mit Diabetes bis zum 16. Lebensjahr;** muss von den Erziehungsberechtigen beantragt werden
- Blinde und Menschen mit hochgradiger Sehbehinderung
- Querschnittsgelähmte
- Doppel- und Mehrfachamputierte
- Hirngeschädigte, Anfallsleidende und geistig Behinderte mit einem GdB von 100 für diese Leiden

RF Der Mensch mit Behinderung erfüllt die gesundheitlichen Voraussetzungen für die Befreiung von der Rundfunkgebührenpflicht. Anspruch auf dieses Merkzeichen haben:

- Blinde und Menschen mit hochgradiger Sehbehinderung mit einem GdB von mindestens 60 aufgrund der Sehbehinderung
- Gehörlose oder Hörgeschädigte, denen auch mit Hörhilfen keine ausreichende Verständigung über das Gehör möglich ist bzw. ab GdB 50 wegen beidseitiger hochgradiger Schwerhörigkeit
- Menschen mit Behinderung mit einem Mindest-GdB von 80, die an öffentlichen Veranstaltungen ständig nicht teilnehmen können
- Taubblinde Menschen, bei denen das Merkmal „TBl" festgestellt wurde

T Berechtigt zur Teilnahme am Sonderfahrdienst für Menschen mit Behinderung, der in vielen Städten angeboten wird. Für die Anerkennung muss eine außergewöhnliche Gehbehinderung vorliegen – es müssen daher ebenfalls das Merkzeichen „aG“ und ein GdB von 80 allein durch eine mobilitätsbedingte Behinderung und eine Funktionsstörung beim Treppensteigen vorliegen.

25.9.2 Beförderung und Verkehr

Die Leistungen entsprechend der Behinderung sind in ➤ Tab. 25.7 dargestellt.

Für behinderungsbedingte Fahrtkosten z. B. zu Arzt, Apotheke oder Therapie wurde 2021 eine **Pauschbetrags-Regelung** eingeführt (➤ Tab. 25.8). Einzelfahrscheine solcher Fahrten müssen nicht mehr eingereicht werden. Steuerpflichtige mit GdB 70 mit Merkzeichen G erhalten eine jährlich absetzbare Pauschale von 900 €. Mit den Merkzeichen aG, BI, TBI oder H können behinderungsbedingte Fahrtkosten mit einer Pauschale von 4.500 € abgesetzt werden. Darüber hinaus berücksichtigt das Finanzamt keine weiteren Fahrtkosten.

Tab. 25.7 Finanzielle Leistungen bei Beförderung und Verkehr je nach Merkzeichen

Merkzeichen	Leistung
G/GI/H oder vom Versorgungsamt herausgegebene Wertmarke	Unentgeltliche Beförderung im Nahverkehr (Zuschläge müssen gezahlt werden)
BI/H und Bezieher von Arbeitslosenhilfe, Hilfe zum Lebensunterhalt Schwerkriegsbeschädigte	Wertmarke auf Antrag unentgeltlich
AG	Parkerleichterungen und reservierte Plätze an Wohnung und Arbeitsstelle
H/BI/aG	Befreiung von Kraftfahrzeugsteuer, wenn der Mensch mit Behinderung der Kfz-Halter ist
G und GI (Gehörlose)	Ermäßigung der Kraftfahrzeugsteuer um 50 %, wenn der Mensch mit Behinderung der Kfz-Halter ist
BI und/oder H	Freifahrtberechtigung im öffentlichen Nahverkehr und Ermäßigung der Kraftfahrzeugsteuer um 50 %
B	Unentgeltliche Beförderung im öffentlichen Personenverkehr und auf Inlandsflügen

Tab. 25.8 Pauschbeträge für Fahrtkosten (seit 2021)

GdB 70 mit Merkzeichen G	Merkzeichen aG, BI, TBI, H
900 €	4.500 €

Um die Pauschbeträge zu erhalten, muss die Beeinträchtigung nachgewiesen werden, mit
- der Bescheinigung der zuständigen Behörde oder
- einem Schwerbehindertenausweis.

MERKE
- Die Pauschbeträge sind immer Jahresbeträge.
- Ändert sich im Laufe des Jahres der GdB, wird der höchste in dem Jahr festgestellte GdB gewährt.
- Voraussetzung zur Beantragung des Pauschbetrags für Menschen mit Behinderung ist die Abgabe einer Steuererklärung.

25.9.3 Steuern

Das Finanzamt erstattet die Steuern nicht nach einer Erkrankung, sondern nach dem festgestellten GdB. Prinzipiell ist ab einem GdB von 25 eine Steuerbefreiung möglich, die mit zunehmendem GdB steigt (➤ Tab. 25.9). Bisherige zusätzliche Nachweise bei einem GdB von < 50 müssen nicht mehr erbracht werden.

Schwerbehinderte mit dem Merkzeichen G erhalten steuerrechtliche Nachteilsausgleiche nach § 9 und § 33 Einkommensteuergesetz.

Haben zusammen veranlagte **Ehegatten beide eine Behinderung,** steht der Pauschbetrag **zweimal** zu.

Wird die Behinderung erst **nachträglich** festgestellt und vom Versorgungsamt anerkannt, obwohl sie nachweisbar schon vorher bestand, lassen sich auch schon bestands- oder rechtskräftige Steuerbescheide noch ändern und überbezahlte Steuerbeträge können zurückerstattet werden.
Bei **Kindern** gilt nach § 33a und §33b Abs. 5 EStG:
- Bei Kindern mit Behinderung, die keine Steuererklärung abgeben, können die Eltern den **Pauschbetrag** auf sich übertragen lassen. Voraussetzung

Tab. 25.9 Absetzbare Pauschbeträge, abhängig vom GdB nach § 33b Abs. 3 EstG, R 194 EstR (Werte gültig seit 01.01.2021)

GdB	Absetzbare Pauschbeträge
25	384 €
30	620 €
35 und 40	860 €
45 und 50	1.140 €
55 und 60	1.440 €
65 und 70	1.780 €
75 und 80	2.120 €
85 und 90	2.460 €
95 und 100	2.840 €
Zusatzmerkmale H und Bl, TBl, Pflegegrad 4 und 5	7.400 €

ist, dass sie für das Kind Kindergeld oder einen Kinderfreibetrag erhalten. Wird der Kinderfreibetrag auf einen Elternteil übertragen, wird auch der komplette Pauschbetrag auf diesen Elternteil übertragen. Andernfalls wird der Pauschbetrag je zur Hälfte auf beide Elternteile aufgeteilt – es sei denn, sie wünschen eine andere Aufteilung.

- Außerdem kann im Rahmen der Steuererklärung anstelle einer Steuerermäßigung noch ein **Pflege-Pauschbetrag** geltend gemacht werden. Die Höhe richtet sich nach dem ermittelten Pflegegrad 2–5 und liegt zwischen 600 und 1.800 €.

25.9.4 Wohnen und Bauen

Dem Menschen mit Schwerbehinderung wird bei der Wohngeldberechnung ein Freibetrag in unterschiedlicher Höhe gewährt (➤ Tab. 25.10).

Tab. 25.10 Wohngeldfreibeträge bei verschiedenen GdB

GdB 80–100	1.500 € in Verbindung mit häuslicher, teilstationärer oder Kurzzeitpflege oder Merkmal H
GdB 100	1.500 € bei Vorlage eines Ausweises

Im Rahmen der **sozialen Wohnungsbauförderung** gilt für Menschen mit Schwerbehinderung und ihnen Gleichgestellte:

- Die maßgebende Einkommensgrenze wird erhöht.
- Unter bestimmten Voraussetzungen wird eine Überschreitung der Wohnflächengrenze zugelassen.
- Die Bewilligung zusätzlicher Baudarlehen, Familienzusatzdarlehen und Beihilfen ist möglich.

25.9.5 Kommunikation und Medien

Von der Rundfunkgebührenpflicht **befreit** sind u. a.

- Schwerbehinderte mit dem Ausweismerkzeichen TBl
- Befreien lassen können sich Personen, die bestimmte Sozialleistungen erhalten, z. B. „Empfänger von Blindenhilfe".

Die Befreiung erstreckt sich auf die Gebühren der öffentlichen Rundfunkanstalten. Dazu müssen verschiedene Nachweise bei der Gebühreneinzugszentrale (GEZ) eingereicht werden.

Eine **Ermäßigung** der Rundfunkgebühren können u.a. beantragen:

- Blinde oder nicht nur vorübergehend wesentlich sehbehinderte Menschen mit einem GdB von wenigstens 60 allein wegen der Sehbehinderung
- Hörgeschädigte Menschen, die gehörlos sind oder denen eine ausreichende Verständigung über das Gehör auch mit Hörhilfen nicht möglich ist
- Menschen mit Behinderung, deren Grad der Behinderung nicht nur vorübergehend wenigstens 80 beträgt und die wegen ihres Leidens an öffentlichen Veranstaltungen ständig nicht teilnehmen können

Die Telekom gewährt ein monatliches Gesprächsguthaben, wenn

- der Ausweis das Merkzeichen RF enthält,
- sozialberichtigte Blindheit oder Gehörlosigkeit bzw. Sprach- und Kommunikationsbehinderung von mindestens GdB 90 vorliegen.

25.9.6 Sonstiges

Schwerbehinderte erhalten, teilweise auf freiwilliger Grundlage, auch Nachteilsausgleiche wie z. B.:
- Eintrittsermäßigungen, bei Notwendigkeit auch für ihre Begleitung (B), beim Besuch von Filmvorstellungen, Sportveranstaltungen, Theateraufführungen, Freibädern etc.
- Bevorzugte Bedienung an Amtsstellen
- Beitragsermäßigung für ihre Mitgliedschaft bei Vereinen, Interessenverbänden und dergleichen
- Fahrpreisermäßigungen bei Bergbahnen, bei der Schifffahrt

Weitere Informationsbroschüren gibt es beim Bundesarbeitsministerium für Gesundheit und Soziale Sicherung in Bonn.

Menschen mit Diabetes, die **Sozialhilfe** beziehen, steht neben dem Regelsatz ein zusätzlicher Betrag für „Diät" zu (VG Göttingen, Az. 2A 2307/99), wenn der Arzt auf einem Formblatt die Form der Kost bestätigt.

Fragen

1. Was besagt der GdB über die Leistungsfähigkeit am Arbeitsplatz?
2. In welchem Fall ist dem Menschen mit Diabetes eine berufliche Neu- oder Umorientierung zu empfehlen?
3. In welchen Fällen fehlt die Eignung zum Führen von Kraftfahrzeugen?
4. Welche Vor- und Nachteile kann der Besitz des Schwerbehindertenausweises im Berufsleben haben?

Lösungen ➤ Anhang.

KAPITEL

26 Lösungsteil

Kap. 1 Was versteht man unter einem Diabetes?

Lösungen zu Frage

1. 1922.
2. Weil er keine Langerhans-Inseln mehr hat, die zur Insulinherstellung angeregt werden könnten. Sämtliche insulinproduzierenden Zellen sind zerstört.
3. Nein: Dem Ausbruch des Typ-2-Diabetes kann jedoch durch Prävention (Gewichtsreduktion, Bewegung, vernünftige Ernährung) vorgebeugt werden.
4. Der schlanke Mensch mit Typ-2-Diabetes hat einen relativen Insulinmangel, während übergewichtige Menschen mit Typ-2-Diabetes sowohl einen relativen Insulinmangel als auch das Problem der Insulinresistenz haben.
5. Vermehrter Durst und vermehrtes Wasserlassen, Gewichtsabnahme, Wadenkrämpfe, Sehstörungen, Veränderungen wie Juckreiz im Genitalbereich und der Haut.
6. Weil sich dadurch die Insulinresistenz vermindert – folgerichtig bessern sich auch die Blutzuckerwerte bei gleichzeitigem Einsparen von Medikamenten.

Kap. 2 Diagnose des Diabetes mellitus/ Verlaufskontrollen

Lösungen zu Frage

1. Eine schlechte Blutzuckereinstellung während der letzten 6–8 Wochen.
2. Da die Bindung des roten Blutfarbstoffs an Eiweiß (Hämoglobin, Hb) durch Abbau der roten Blutkörperchen in der Milz nach einer Lebensdauer von etwa 3 Monaten gelöst wird.
3. Der Zerfall verzuckerter Eiweiße (Fruktosamine) erfolgt wesentlich rascher als der Abbau des glykosilierten Hämoglobins (HbA1c), sodass es bei guter Blutzuckereinstellung zu einem rascheren Abfall des anfangs hohen Fruktosamins im Blut kommt.

Kap. 3 Selbstkontrolle

Lösungen zu Frage

1. Sie dient der Dokumentation des tatsächlichen Blutzuckerverlaufs während eines Tages und einer Nacht. Sie sollte Nüchternwerte und postprandiale (nach dem Essen) Werte erfassen. Die Blutzuckerselbstkontrolle dient zur Vermeidung von Hypo- sowie Hyperglykämien.
2. Alle Patienten, die durch ihre Therapie (Insulin, orale Antidiabetika) unterzuckern könnten. Alle Patienten, die im Rahmen ihrer Therapie eine Anpassung erlernt haben.
3. Blutzuckermessung muss wiederholt werden, um technische Fehler (➤ Kap. 3.1.2) auszuschließen. Sollte sich der hohe Wert bestätigen: a) Echt hoher Wert durch Insulinmangel oder zu viel gegessen? b) Gegenregulationswert: hoher Blutzucker **nach** vorausgegangener Hypoglykämie (Zucker aus der Leber)?
4. Entscheiden Sie, welche Kriterien für Sie am wichtigsten sind (Lösungen ➤ Kap. 3.1.1)
5. Messung des Blutzuckers:
   - Messung des Azetons (falls erforderlich) im Urin und ggf. im Blut
   - Gewichtskontrolle
   - Blutdruckmessung

Kap. 4 Typ-2-Diabetes: Therapie ohne Insulin

Lösungen zu Frage

1. Vor Operationen, vor Röntgen-Kontrastuntersuchungen, bei schweren Infekten, z. B. dem diabetischen Fußsyndrom, bei Fieber

und bei bewusster Gewichtsreduktion mit einer Ernährung von weniger als 1.000 kcal.
2. Unter Sulfonylharnstoffen können langanhaltende schwere Unterzuckerungen auftreten, die besonders bei älteren Menschen gefährlich werden können; zudem fördert es die Gewichtszunahme.
3. Biguanide (Metformin), DPP-4-Hemmer, SGLT-2-Hemmer, Alpha-Glukosidasehemmer und GLP-1-Analoga.
4. Ja! DPP-4-Hemmer hemmen den Abbau der Inkretine GLP-1 und GIP in der Magen-Darm-Schleimhaut. Sie wirken nur, wenn der Blutzucker erhöht ist und wenn durch Nahrungsaufnahme der Speisebrei Kontakt mit der Dünndarmschleimhaut hat. GLP-1-Analoga ahmen die Inkretine nach, die beim Gesunden bei Aufnahme von Zucker (KH) ausgeschüttet werden. GLP-1-Analoga regen u. a. die Insulinproduktion aus der Bauchspeicheldrüse an.
5. SGLT-2-Hemmer fördern die Ausscheidung überschüssigen Zuckers über den Urin, wodurch der Blutzuckerspiegel sinkt. Nebeneffekt: Man verliert auch Energie (= kcal).
6. Übelkeit, Brechreiz und Völlegefühl.

Kap. 5 Insuline

Lösungen zu Frage
1. Normalinsulin, Kurzzeit-Analoginsulin.
2. Normalinsulin: nach 2 h; Kurzzeit-Analoginsulin: nach 1 h.
3. Als U100-Insulin, d. h. mit 100 IE Insulin/ml, Humalog®/Liprolog® auch im Fertigpen als U200!
4. 8–12 h.
5. Es ist ein reines Verzögerungsinsulin und enthält kein Normalinsulin!
6. Weil es keinen ausgesprochenen Wirkgipfel hat und damit das Risiko der Unterzuckerung in der besonders insulinempfindlichen Zeit (0:00–2:00) verringert.
7. Mehr als 42 h – bis maximal 72 h.

Kap. 6 Insulinhandhabung

Lösungen zu Frage
1. Im Gemüsefach des Kühlschranks oder in kühlen Kellerräumen.
2. Der Verzögerungsstoff muss mit dem Insulin durch vorsichtiges Rollen und Schwenken in der Hand vermischt werden.
3. Mit der Injektionsspritze wird zuerst das klare Normal- oder Kurzzeit-Analoginsulin aufgezogen und danach erst das vorbereitete, trübe Insulin. Geht man umgekehrt vor und zieht zuerst das trübe Verzögerungsinsulin auf und kommt beim anschließenden Aufziehen des klaren, kurzwirkenden Insulins Verzögerungsinsulin in die Insulinampulle, kann das Normal- oder Kurzzeit-Analoginsulin darin verunreinigt werden.
4. Es sollte in die Bauchdecke gespritzt werden, da es dort am schnellsten wirkt.
5. Beachten Sie, dass Sie den Inhalt einer Pen-Patrone nur mit der entsprechenden U100-Injektionsspritze spritzen.

Kap. 7 Typ-2-Diabetes: Insulintherapie

Lösungen zu Frage
1. Eine Insulintherapie ist indiziert, wenn sich das individuelle Therapieziel durch orale Antidiabetika nicht erreichen lässt. Außerdem bei ketoazidotischen Entgleisungen, vor Operationen, bei schweren entzündlichen und nichtentzündlichen Erkrankungen und in der Schwangerschaft.
2. Die Substitution mit Basalinsulin zur Nacht ist immer dann notwendig, wenn die Nüchtern-Blutzuckerwerte trotz der maximalen Gabe oraler Antidiabetika und entsprechender Ernährung (kein Fett und Eiweiß) zur Nacht außerhalb des Zielbereichs von etwa 110 mg/dl (6,1 mmol/l) kapillären Vollbluts (= Fingerbeere) liegen.
3. Wenn die Blutzuckerwerte nach dem Essen zu hoch sind, sollte zu den Hauptmahlzeiten ein Normalinsulin oder Kurzzeit-Analoginsulin gespritzt werden.
4. Eine flexible Gestaltung des Tagesablaufs ist mit diesem Therapieregime nicht möglich. Zusatzmahlzeiten führen in der Regel zu einer

zusätzlichen Kalorienaufnahme und daher eher zu einer Gewichtszunahme. Bei großen Injektionsmengen von Mischinsulinen kommt es darüber hinaus zu Überlappungen der beiden Insulinkomponenten und damit auch häufig zu Unterzuckerungen unmittelbar vor dem Mittagessen sowie durch die Abendspritze (häufig schon gegen 18:00 Uhr injiziert) gelegentlich auch um Mitternacht.
5. Insbesondere die Gefahr der nächtlichen Unterzuckerungen, aber auch der Unterzuckerungen am späten Vormittag, ist deutlich geringer als unter herkömmlichen Mischungen. Diese neueren Mischinsuline können auch unmittelbar vor der Mahlzeit und bei Bedarf danach gespritzt werden.
6. Die intensivierte konventionelle Insulintherapie (ICT). Die Therapie mit der strikten Trennung von Basal- und Mahlzeiteninsulin.

Kap. 8 Typ-1-Diabetes: Insulintherapie

Lösungen zu Frage

1. Die konventionelle Insulintherapie (CT) und die intensivierte konventionelle Therapie (ICT). Standardtherapie sollte bei der Behandlung des Typ-1-Diabetes heute die intensivierte Insulintherapie sein, da durch sie die Entstehung von diabetischen Folgeschäden um bis zu 80 % verringert werden kann. Diese Therapie ist etwas aufwändiger als die konventionelle Insulintherapie, bei der weniger oft gespritzt, jedoch angepasst an die vorhandene Insulinmenge häufiger gegessen werden muss.
2. Abdeckung von BE (Mahlzeiteninsulin) und Blutzuckerkorrekturen (Korrekturinsulin).
3. Normalinsulin: alle 4–5 h, Kurzzeit-Analoginsulin: alle 2–3 h.
4. Durch den Basalratentag (Fastentest).
5. Verzögerungsinsulin dient nicht dazu, den Blutzucker zu senken, sondern ihn „auf Höhe“ zu halten.
6. Testung des nächtlichen Blutzuckers, Überprüfung der Spät-BE, der Spritzzeit und Spritzstelle.
7. Begriff für ein Ansteigen des Blutzuckers in den frühen Morgenstunden.
8. Eiweißhaltige Spätmahlzeiten können zu morgendlichen Blutzuckererhöhungen führen.
9. Die Aufzeichnung der Blutzuckerwerte, z. B. in einem Blutzucker-Tagebuch oder auch am PC, Smartphone etc.

Kap. 10 Akuter Notfall: Hypoglykämie (Unterzuckerung)

Lösungen zu Frage

1. Schweißausbruch, Heißhunger, Herzklopfen, Kribbeln an den Lippen, Konzentrationsschwäche, Zittern, Sehstörungen.
2. Im Normalfall nicht, es sei denn, es wurden schon mehrfach schwere Unterzuckerungen mit Krampfanfällen erlebt.
3. Zu viel Insulin gespritzt, zu langer Spritz-Ess-Abstand, zu starke Tablettendosis, zu wenig Kohlenhydrate gegessen, körperliche Bewegung, Alkohol.
4. Bei spürbarer Unterzuckerung 1–2 schnelle BE (Traubenzucker, Saft, Cola) zu sich nehmen, erst dann den Blutzucker testen und evtl. noch länger anhaltende BE essen, um ein Abrutschen in eine erneute Unterzuckerung zu vermeiden.
5. Folgende Fehler sollten Sie vermeiden: keinen Traubenzucker oder andere Not-BE bei sich zu tragen, zuerst den Blutzucker zu testen, zu wenig BE zu sich zu nehmen, bis zur nächsten Mahlzeit abzuwarten, BE mit Fett und Eiweiß (z. B. Schokolade) zur Anhebung des Blutzuckers zu essen.

Kap. 11 Notfall: Hyperglykämische Stoffwechselentgleisung (Überzuckerung)

Lösungen zu Frage

1. Nein, es dauert immer einige Stunden!
2. Der Körper versucht, den Zucker durch den Urin auszuscheiden und zieht dabei Wasser aus den Körperzellen.
3. Die Energie, die zur Aufrechterhaltung der lebensnotwendigen Funktionen benötigt wird,

stellt der Körper bei Insulinmangel aus Fettsäuren her. Dabei entsteht als „Abfallprodukt" Azeton.
4. Nein!
5. Bei einem Magen-Darm-Infekt: weniger Insulin spritzen, eventuell nur das Basalinsulin, mit Traubenzucker gesüßten Tee trinken!
6. Alle Menschen mit Typ-1-Diabetes und Patienten, die über keinerlei eigenes Insulin mehr verfügen, sollten Azeton im Urin testen, wenn der Blutzucker über 250 mg/dl liegt oder sie auch bei niedrigeren Blutzuckerwerten über Bauchschmerzen, Übelkeit und Erbrechen klagen.

Kap. 12.2 Ernährung: Kohlenhydrate

Lösungen zu Frage
1. Eine Berechnung des Kohlenhydratgehalts in der Nahrung ist nur im Zusammenhang mit der zu bestimmenden Insulinmenge bei Insulintherapie sinnvoll. Dies gilt für alle insulinpflichtigen Menschen mit Diabetes.
2. Hauptnährstoffe: Kohlenhydrate: 1 g = 4 kcal, Eiweiß: 1 g = 4 kcal, Fett: 1 g = 9 kcal.
3. Die Kohlenhydrate liefern unserem Körper die Energie, die er benötigt, um seine Körperfunktionen wie Verdauung, Aufrechterhaltung der Körpertemperatur, Herztätigkeit, Atmung und Bewegung ausüben zu können.
4. Kohlenhydrate werden in Form von Glykogen in der Leber und der Muskulatur als Energiereserve gespeichert.
5. Pflanzliche Nahrungsmittel: Brot- und Backwaren, Getreide, Gemüse, Obst, Nüsse und Samen. Tierische Nahrungsmittel: Milch, Milchprodukte.
6. 1 BE = 12 g Kohlenhydrate = 30 g Mischbrot.
7. In der Kohlenhydrat-Austauschtabelle (BE-Austauschtabelle) wird angegeben, wieviel Gramm eines kohlenhydrathaltigen Nahrungsmittels 1 BE enthält. Es gilt 1 BE = 10–12 g Kohlenhydrate. Die Austauschtabelle gibt aber nur den Kohlenhydratgehalt an und berücksichtigt nicht die Blutzuckerwirksamkeit.
8. Die Resorptionsgeschwindigkeit der Kohlenhydrate drückt aus, wie schnell diese ins Blut gelangen und den Blutzucker erhöhen (die Blutzuckerwirksamkeit der Kohlenhydrate). Ein Maß hierfür ist der glykämische Index (GI). Es gilt 1 BE Traubenzucker = 100 %.
9. Immer wieder, um das anfangs mit der Waage erlernte Schätzvermögen zu überprüfen.
10. Beispiel: 105 g Vollkornbrot oder 90 g Mischbrot, 30 g Aufschnitt oder 20 g Käse, 10 g Halbfettmargarine oder 5 g Butter/Margarine, 1 TL Diabetikermarmelade oder: 1 Müsli mit 3 BE.

Kap. 12.2.8 Ernährung: Ballaststoffe

Lösungen zu Frage
1. Ballaststoffe verzögern die Resorption von Kohlenhydraten:
   - Blutzuckerspitzen werden vermieden.
   - Weniger Insulin zur Verarbeitung der Kohlenhydrate ist notwendig.
   - Die diabetische Stoffwechsellage wird verbessert.
2. Manche Ballaststoffe sind in der Lage, Cholesterin und Gallensäuren zu binden. Sie tragen damit zur Senkung des Blutcholesterinspiegels bei und sind wichtige Helfer gegen Herz-Kreislauf-Erkrankungen.
3. Ballaststoffreiche Lebensmittel sind:
   - Vollkornprodukte
   - Obst
   - Gemüse (roh/gekocht)
   - Hülsenfrüchte
   - Salate
4. Ballaststoffreiche Zwischenmahlzeiten sind:
   - Müsli (Frischkorn oder Getreideflocken, ohne Zuckerzusatz)
   - Vollkornbrot
   - Obst
   - Joghurt mit Leinsamen oder Weizenkleie

Kap. 12.3 Ernährung: Fette

Lösungen zu Frage

1.

–	Es beugt Osteoporose vor.
☒	Es liefert essenzielle Fettsäuren.
☒	Es dient als Schutz für die Haut und wichtige Organe.

2.

–	Kaloriengehalt
–	Fettgehalt
☒	Fettqualität

3.

–	Rindfleisch
☒	Nüsse
–	Käse
☒	Pflanzenöl

4.

☒	Salami
–	Bierschinken
–	Ei

Kap. 12.4 Ernährung: Eiweiß

Lösungen zu Frage

1. Eiweiß besteht aus Aminosäuren, die kettenförmig miteinander verknüpft sind. Seine Funktionen im menschlichen Körper sind:
   - Zellaufbau (z. B. Muskel-, Knorpel-, Hautzellen)
   - Wachstum
   - Blut- und Hormonbildung
2. Pflanzliches Eiweiß lässt sich durch Kombinationen verschiedener eiweißhaltiger Lebensmittel aufwerten. Beispiel:
   - Getreide (Mehl, Brot) mit Hülsenfrüchten, z. B. Linsensuppe mit Brot
   - Kartoffeln mit Ei oder Quark
   - Mischung aus Mais (⅓) und Bohnen (⅔). Vorteil: Es ergibt sich hiermit eine gute Möglichkeit, das für den eigenen Körper notwendige Eiweiß in ausreichender Menge zu sich zu nehmen, ohne gleichzeitig zu viel Fett (Kalorien) aufzunehmen!
3. Bei hohem Eiweißverzehr kann es durch die Umwandlung von Eiweiß in Glukose (glukogene Wirkung) zu morgendlichen hohen Blutzuckerwerten kommen.
4. Eine zu hohe Eiweißaufnahme stellt eine hohe Belastung für die Nieren dar. Beim Eiweißum- und -abbau entstehen giftige Stickstoffverbindungen, die in der Leber und der Niere entgiftet und dann ausgeschieden werden müssen. Das heißt, durch einen ständig hohen Eiweißkonsum müssen die Nieren einen vermehrten Filtrationsdruck aufbauen. Diese Mehrarbeit führt zu einer frühzeitigen Schädigung der Nieren.

Kap. 12.5 Ernährung: Erstellen eines individuellen Ernährungsplans

Lösungen zu Frage

1. Der Sinn eines Ernährungsplans liegt darin,
   - das Richtige
   - zur richtigen Zeit,
   - in der richtigen Menge,
   - in der richtigen Zusammensetzung
   - und der richtigen Zubereitung zu essen.
2. Folgende Informationen werden bei der Aufstellung eines Ernährungsplans benötigt:
   - Energiebedarf (abhängig von Körpergröße, Gewicht, Geschlecht, Alter und körperlicher Belastung)
   - Persönliche Ernährungsgewohnheiten
   - Therapieform
3. 10–20 % Eiweiß, < 35 % Fett (⅓ Streichfett, ⅓ verstecktes Fett, ⅓ Kochfett), 45–60 % Kohlenhydrate.
4. In ➤ Kap. 29 finden Sie Berechnungen und Beispiele zur Errechnung des eigenen Energiebedarfs.

Kap. 12.6 Ernährung: Diätetische Lebensmittel

Lösungen zu Frage

1. Es gibt Süßstoffe, Zuckeraustauschstoffe und Zucker:
   - Süßstoffe: sind kalorienfrei und erfordern kein Insulin.
   - Zuckeraustauschstoffe: liefern Kalorien, sind nur geringfügig blutzuckerwirksam, was bei der Insulinabdeckung berücksichtigt werden muss, da es sonst zu Unterzuckerungen kommt; sie verursachen in höheren Dosen Blähungen und Durchfälle.
   - Zucker: stark blutzuckererhöhend. In Süßigkeiten oder Gebäck muss neben den BE auch der Kaloriengehalt berücksichtigt werden.
2. Süßstoffe:
   - enthalten keine Kohlenhydrate und erhöhen nicht den Blutzucker.

- enthalten keine Kalorien.
- werden chemisch hergestellt oder sind natürliche Verbindungen.
- haben eine deutlich höhere Süßkraft als Haushaltszucker.

In Deutschland sind aktuell elf Süßstoffe zugelassen: Saccharin, Sucralose, Cyclamat, Acesulfam, Aspartam, Aspartam-Acesulfam-Salz, Thaumatin, Neohesperidin DC, Neotam, Steviosid (Stevia) und Advantam.

3. Diabetikerprodukte lieferten keinen Nutzen für den diabetischen Stoffwechsel:
   - Häufig zu kalorienreich
   - Oft schlechte Verträglichkeit der Zuckeraustauschstoffe, vor allem von Fruchtzucker
   - Erhöhter Fettgehalt
   - Verschlechterung des Fettstoffwechsels

Kap. 12.7 Ernährung: Getränke

Lösungen zu Frage

1a.

Getränk	Ohne Anrechnung	Nicht wünschenswert	Anrechnung als BE
Apfelsaft (naturrein)			☒
Multivitamin-Nektar		☒	
Cola light	☒		
Orangensaft, ungezuckert			☒
Tonic Water		☒	
Bitter Lemon		☒	
Buttermilch			☒
Vollmilch			☒

1b.

Getränk	Geeignet	Ungeeignet
Mineralwasser		☒
Apfelsaft, naturrein	☒	
Cola	☒	
Cola light		☒
Buttermilch		☒

2. Auf die schnelle Blutzuckerwirksamkeit. Trinken Sie Fruchtsaftgetränke nur als verdünnte „Schorle".
3. Einen hohen Restzuckergehalt über 18 g/l bis zu 45 g/l
4. Es ist alkoholarm. Es ist kohlenhydratreich.
5. Traubenzucker

6.

–	Hering vor dem Alkoholgenuss essen
☒	Vor dem Schlafengehen den Blutzucker messen und ggf. zusätzliche Kohlenhydrate essen
–	Eine Flasche Mineralwasser zusätzlich trinken
☒	Spritzen Sie kein Insulin für alkoholische Getränke

Kap. 13 Diabetische Folgeschäden

Lösungen zu Frage

1. Nieren, Augen, Nerven.
2. Überschüssiger Zucker im Blut (außerhalb des Normbereichs) führt über Zwischenprodukte wie Fruchtzucker und Alkohol (Polyolstoffwechsel) direkt zu einer Schädigung der kleinsten Gefäße und Nerven. Zusätzliche Schäden erfolgen über eine deutliche Verminderung der Fließeigenschaften des Blutes und krankhafte Veränderungen an den Membranen der Zellen.
3. Optimale Blutzuckereinstellung (jedoch nicht zu rasche Blutzuckersenkung) und die Lasertherapie.
4. Weil durch eine rechtzeitige augenärztliche Diagnose von Verschlechterungen des Augenhintergrundbefundes und rechtzeitige Therapie eine Erblindung vermieden werden kann.
5. Durch Untersuchungen des Urins auf Spuren von Eiweiß (Mikroalbuminurie), mittels Streifentest oder dem Labortest UACR.
6. Das Herz mit seinen Herzkranzgefäßen, die hirnversorgenden Blutgefäße und die Arterien der Beine.
7. Einen Herzinfarkt, den der Patient selbst nicht bemerkt hat und der nur aufgrund des EKGs oder auch des Herz-Ultraschalls (Echokardiografie) diagnostiziert wurde. Kommt bei der diabetischen autonomen Neuropathie vor.

8. Brennen und Schmerzen sowie Taubheitsgefühle im Bereich der Füße.
9. Ja, ursächlich kann eine Neuropathie des Magens mit mangelhafter Entleerung vorliegen, bis hin zur Magenlähmung (Gastroparese).
10. Nervenschädigungen im Bereich des Fußes durch erhöhte Blutzuckerwerte, verbunden mit Druckstellen, die nicht bemerkt werden, mangelnde Fußpflege, falsches Schuhwerk, verbunden mit einer Infektion und gelegentlich auch zusätzlichen Durchblutungsstörungen.
11. Um rechtzeitig Druckstellen und Geschwüre entdecken und behandeln zu können und damit eine Amputation zu vermeiden.
12. Der diabetische Fuß ist in der Regel ein neuropathischer Fuß – also der Nervenschaden steht im Vordergrund. Absolute Ruhigstellung ist deshalb die erste und wichtigste Maßnahme. Viele Patienten glauben jedoch, dass sie Durchblutungsstörungen haben und führen deswegen vermehrt Gehtraining durch, was in diesem Fall die völlig falsche – und somit für den Patienten gefährliche – Therapie ist (Gefahr der Amputation!).
13. Necrobiosis lipoidica.
14. Ja! Bei Menschen mit Typ-1-Diabetes etwa 3-mal häufiger als bei Nichtdiabetikern; etwas häufiger auch bei Menschen mit Typ-2-Diabetes.

Kap. 14.1 Bluthochdruck

Lösungen zu Frage

1. Oft gar nicht, gelegentlich in Form von Kopfschmerzen, Herzklopfen in Ruhe und unter Belastung, Ohrensausen und Schwindel sowie häufiges Nasenbluten und Luftnot unter Belastung.
2. Weil der Blutdruck zu verschiedenen Zeiten und auch unter verschiedenen Belastungssituationen unterschiedlich ist und bei bestimmten Krankheitsbildern charakteristische Verläufe zu verzeichnen sind.
3. Angina pectoris, Herzinfarkt sowie verstärkte Arteriosklerose der Blutgefäße, Schlaganfall oder Hirnblutung und eine Niereninsuffizienz.
4. Gewichtsreduktion, Meiden von Kochsalz in der Ernährung, regelmäßige Bewegung (Ausdauertraining), Meiden von Kraftsport. Bei Menschen mit Diabetes frühzeitig Einsatz von ACE-Hemmern/AT_1-Blockern sowie eiweißnormalisierte Ernährung, insbesondere bei gleichzeitiger Mikroalbuminurie.

Kap. 15 Bewegung und Sport bei Diabetes

Lösungen zu Frage

1. Blutzucker testen, Belastungsstärke und -dauer abschätzen, Unterzuckerungen vorbeugen!
2. Eine untrainierte Muskulatur hat wenig Zucker gespeichert, es kann schnell zu Unterzuckerungen kommen.
3. Wenn vor dem Sport bereits ein hoher Blutzucker bestanden hat, bei starker Anstrengung und zusätzlichem Stress.
4. Anstrengende sportliche Betätigung kann die Augenveränderungen verschlechtern (insbesondere Kraftsport).
5. Das schnellwirkende Mahlzeiteninsulin zum Mittagessen.
6. Ja, die Muskulatur füllt ihre Glukosevorräte wieder auf, sodass es auch lange nach dem Sport noch zu Unterzuckerungen kommen kann.

Kap. 16 Urlaub und Reisen

Lösungen zu Frage

1. Um einen niedrigen Blutzuckerwert bereits vor Beginn der Fahrt zu entdecken.
2. Damit sich das Fahrzeug im Falle einer schweren Unterzuckerung nicht selbstständig in Bewegung setzt und damit einen großen Schaden anrichten kann.
3. Weil je nach Flugrichtung Insulin gespart oder mehr Insulin gebraucht wird.

Kap. 17.2 Diabetes und Schwangerschaft

Lösungen zu Frage

1. Weil bereits zum Zeitpunkt der Zeugung eines Kindes sowohl bei der Mutter als auch beim

Vater optimale Blutzuckerwerte vorliegen sollten (Minimierung des Risikos von Fehlbildungen des Kindes, Minimierung der Risiken für die Mutter).
2. Die schwangere Frau mit Diabetes sollte – wenn nicht vorher schon geschehen – sofort geschult und bezüglich des Blutzuckers und des Blutdrucks optimal eingestellt werden.
3. Der Insulinbedarf nimmt bis auf einen zwischenzeitlichen kurzfristigen Rückgang bis zum Ende der Schwangerschaft um das 2- bis 4-Fache des Ausgangswerts zu.
4. Weil vor, während und auch nach der Geburt durch starke Blutzuckerschwankungen ein Risiko sowohl für die Mutter als auch das Kind besteht. Deshalb sind unbedingt die Führung und Betreuung der schwangeren Frau mit Diabetes durch einen Diabetologen nötig.

Kap. 18 Menschen mit Diabetes im Krankenhaus

Lösungen zu Frage

1. Um eine bessere stationäre Versorgung von Menschen mit Diabetes im Krankenhaus zu gewährleisten.
   - Für die Einstellung von Kindern und Jugendlichen bei der Erstmanifestation
   - Für die Abklärung nach schweren Hypoglykämien oder auch Ketoazidosen, besonders bei Kindern und Jugendlichen
   - Bei stark schwankenden Blutzuckerwerten unter ICT oder auch einer Pumpentherapie
2. Die Blutzuckerwerte sollten während eines Krankenhausaufenthalts bei 140–180 mg/dl (7,8–10 mmol/l) liegen.
3. Stress ist einer der Hauptgründe, weshalb es im Krankenhaus zu Zuckerentgleisungen kommt. Aber auch Fieber, Entzündungen (z. B. Pneumonie, Harnwegsinfekt oder ein diabetisches Fußsyndrom) oder unzureichende Therapie zählen zu den Ursachen.
4. Orale Antidiabetika müssen häufig im Krankenhaus abgesetzt und möglicherweise durch Insulingaben ersetzt werden. Blutzuckerkontrollen sind hier unbedingt notwendig.
   - Metformin muss in der Regel 48 h vor einer Operation oder einer Kontrastmitteluntersuchung abgesetzt werden (Azidose-Gefahr). Nach der Operation werden sie wieder angesetzt, sobald der Patient trinkt und Nahrung zu sich nimmt.
   - DPP-4-Hemmer und SGLT-2-Hemmer können im Krankenhaus weiter gegeben werden, auf operativen Stationen werden sie am OP-Tag abgesetzt. Wenn der Patient wieder trinkt und Nahrung zu sich nimmt, werden sie wieder angesetzt.
   - Sulfonylharnstoffe haben eine lange Halbwertzeit und müssen sehr früh vor einer Operation abgesetzt werden (sonst Hypogefahr).
5. Durch die Stresssituation im Krankenhaus kommt es oft zu massiven Blutzuckeranstiegen, die besser oder nur mit Insulin zu beherrschen sind!
6. Wenn der Patient in der Lage ist, dies selbständig durchzuführen, sollte er es tun – er hat mehr Erfahrung bezüglich seiner eigenen Blutzuckereinstellung, meist auch bei Entgleisungen. Eine Kooperation mit dem Klinikpersonal (evtl. erfahrener Arzt, Anästhesist etc.) ist sinnvoll bzw. notwendig!
7. Wenn der Patient diese z. B. wegen einer Narkose etc. nicht mehr selbstständig durchführen kann und kein Personal mit Insulinpumpen-Erfahrung vorhanden ist!
8. Während einer Operation sollten die Blutzuckerwerte um 120 mg/dl (6,7 mmol/l) liegen, oft sind höhere Insulindosen erforderlich, um diesen Wert zu erreichen als vor der Operation.

Kap. 19 Haut- und Fußpflege

Lösungen zu Frage

1. Besonders durch den diabetischen Nervenschaden, wodurch der Patient oft kein Gefühl mehr im Bereich der Füße hat.
2. Ja, weil sie vom Patienten oft nicht bemerkt werden und sich infizieren können.
3. Täglich.
4. Schere und Hornhauthobel.
5. Zur regelmäßigen Pflege einen medizinischen Fußpfleger, der mit Menschen mit Diabetes vertraut und speziell geschult ist. Bei Verletzungen sofort einen Arzt.

Kap. 25 Soziales

Lösungen zu Frage

1. Nichts.
2. Wenn durch den Beruf bedingt zu starke Blutzuckerschwankungen mit der Gefahr von Folgeschäden oder auch Hypoglykämien in Kauf genommen werden müssten oder wenn eine Eigen- oder Fremdgefährdung vorliegt.
3. Die Eignung zum Führen von Kraftfahrzeugen jeglicher Art fehlt lediglich dann, wenn eine Neigung zu schweren Stoffwechselentgleisungen mit Unterzuckerungen, insbesondere nicht bemerkten Unterzuckerungen (Hypo-Wahrnehmungsstörung), besteht, ggf. bei anhaltenden Hyperglykämien sowie bei Spätkomplikationen und Folgeschäden (Einzelfallbeurteilung oder auch gesonderte verkehrsmedizinische Untersuchung erforderlich).
4. Besonderer Kündigungsschutz, Zusatzurlaub und mehr begleitende Hilfen im Arbeits- und Berufsleben. Nachteile bei der Bewerbung um einen neuen Arbeitsplatz.

KAPITEL

27 Informationsquellen

27.1 Verbände und Organisationen

Deutscher Diabetiker-Bund e. V. (DDB)

Selbsthilfegruppe von Diabetikern mit sechs Landes- und zwölf Regionalverbänden. Die erklärten Ziele des DDB sind

- die Interessen der Diabetiker in der Öffentlichkeit zu vertreten,
- Aufklärungs- und Fortbildungsveranstaltungen für Diabetiker und Interessierte durchzuführen,
- den Erfahrungsaustausch von Diabetikern untereinander zu fördern und
- in Einzelfällen auch persönliche Beratung anzubieten, z. B. in sozialrechtlichen Fragen.

Der Deutsche Diabetiker-Bund unterhält eine Bundesgeschäftsstelle und ist weiter in Landes- und Bezirksverbände untergegliedert. Die Höhe des jährlichen Mitgliedsbeitrags wird vom jeweiligen Landesverband festgelegt. Eine Mitgliedschaft kann nur empfohlen werden.

Viele Landesverbände verfügen über eigene Internetseiten und E-Mail-Adressen, die über die Internetseite des Deutschen Diabetiker-Bundes oder über die Bundesgeschäftsstelle des DDB gefunden werden können. Aktualisierte Listen erscheinen in regelmäßigen Abständen auch im monatlich erscheinenden Diabetes Journal des Kirchheim-Verlages und im Heft „Kontakt" des DDB.

DDB e. V. Bundesgeschäftsstelle
Käthe-Niederkirchner-Straße 16
10407 Berlin
Tel.: 030/420 824 980
E-Mail: kontakt@diabetikerbund.de
www.diabetikerbund.de

DDB-Mitgliedsorganisationen

Arbeitskreis der Pankreatektomierten e. V.
Haus der Krebs-Selbsthilfe
Thomas-Mann-Straße 40
53111 Bonn
Tel.: 0228/338 89–251
Fax: 0228/338 89–253
E-Mail: bgs@adp-bonn.de
www.adp-bonn.de

Förderkreis Eltern diabetischer Kinder und Jugendlicher e. V.
E-Mail: info@foerderkreis-diabetiker-odw.de

Weitere Organisationen

Bayerischer Blinden- und Sehbehindertenbund e. V. Landesgeschäftsstelle (BBSB)
Arnulfstraße 22
80335 München
Tel.: 089/559 88–0
Fax: 089/559 88–266
info@bbsb.org
www.bbsb.org

Bundesverband Selbsthilfe Körperbehinderter (BSK)
Altkrautheimerstraße 20
74236 Krautheim
Tel.: 062 94/428 10
Fax: 062 94/428 179
info@bsk-ev.org
www.bsk-ev.org

Deutsche Diabetes Stiftung
Kölner Landstraße 11
40591 Düsseldorf
Tel.: 0211 73 77 77 63
info@diabetesstiftung.de
www.diabetesstiftung.de

Deutsches Studentenwerk
Informations- und Beratungsstelle Studium und Behinderung
Referat 6
Monbijouplatz 11
10178 Berlin
Tel.: 030/297 727–10
Fax: 030/297 727–99
dsw@studentenwerke.de

Deutscher Verband für Podologie (ZFD)
Wilhelmshöher Allee 258
34131 Kassel
Tel.: 0561/988 317 80
info@podo-deutschland.de
www.podo-deutschland.de

IDAA Deutschland e. V.
(Intern. Diabetic Athletes Association) IDDA
Organisation ambitionierter Sportler aus der ganzen Welt
thurm@idaa.de
www.idaa.de

Informationen aus dem Internet

Über Suchmaschinen (z. B. google.de) bekommen Sie immer wieder neue Adressen. Hier eine kleine Auswahl der fast täglich wechselnden Angebote:

Deutschsprachige Seiten

www.ag-fuss.de
Website der AG Fuß der DDG

www.deutsche-diabetes-gesellschaft.de
Website der DDG
www.dge.de
Internetseite der Deutschen Gesellschaft für Ernährung, alle Fragen zur Ernährung, aktuelle Informationen, Artikel

www.dggeriatrie.de
Homepage der Deutschen Gesellschaft für Geriatrie

www.diabetes-forum.de
Informationen rund um den Diabetes

www.diabetes-kinder.de
Die Seite der Arbeitsgemeinschaft pädiatrische Diabetologie (Zusammenschluss der Diabetesteams in der Kinderheilkunde)

www.diabetikerbund.de
Seite des Deutschen Diabetikerbundes e. V.

www.herzstiftung.de
Medizinische Tipps zur Vermeidung von Herzerkrankungen

www.impotenz-selbsthilfe.de
Internetseite der Selbsthilfegruppe Erektile Dysfunktion, Seite mit weiteren Adressen und Links

www.wir-insuliner.de
Ehemals eine Zeitschrift überwiegend für Menschen mit Typ-1-Diabetes; nach dem Ende der Druckausgaben 2018 gibt es weiterhin online-Angebote mit aktuellen Beiträgen. Sie sehen sich als Anlaufpunkt für Menschen, die sich als Insuliner bezeichnen oder sich den Insulinern verbunden fühlen.

Englischsprachige Seiten

www.childrenwithdiabetes.com
Internationaler Austausch unter Eltern

www.diabetes.org
Adresse der Amerikanischen Diabetes-Gesellschaft (ADA) mit umfassenden Informationen

27.2 Zeitschriften

Diabetes-Journal

Monatlich erscheinende Zeitschrift mit aktuellen Informationen über alle Bereiche des Diabetes. Zwei kostenlose Probeexemplare bzw. ein Abonnement können über den Verlag bestellt werden. Das Abonnement ist derzeit zum jährlichen Bezugspreis von 53,40 € (pro Heft 4,45 €) erhältlich. Einzelverkaufspreis derzeit 5,20 €, erhältlich im Bahnhofs- und Flughafenbuchhandel. Mitglieder des DDB erhalten einen ermäßigten Vorzugspreis, in einigen Landesverbänden ist der Bezugspreis im Mitgliedsbeitrag enthalten.

Verlag Kirchheim & Co GmbH
Wilhelm-Theodor-Römheld-Straße 14
55130 Mainz
Tel.: 06131/960 70–0
Fax: 06131/960 70–70
E-Mail: info@kirchheim-verlag.de
www.kirchheim-verlag.de

Diabetes-Forum

Zeitschrift für integriertes Diabetesmanagement, Adressaten: Diabetesberater/Innen, Mediziner, Psychologen, Interessierte. 12 Ausgaben (davon 2 Doppelausgaben)/Jahr; Jahresabonnementpreis Inland 33,50 €.

Verlag Kirchheim & Co GmbH
Wilhelm-Theodor-Römheld-Straße 14
55130 Mainz

Diabetes-Eltern-Journal

Zeitschrift für Eltern diabetischer Kinder, erscheint 4× jährlich, Abonnement-Preis inkl. Versand 25,40 €/Jahr (Einzelheft 7,30 €; für Diabetes Journal-Abonnenten Sonderpreis).
Verlag Kirchheim & Co GmbH
Wilhelm-Theodor-Römheld-Straße 14
55130 Mainz

Diabetes-Ratgeber

Kostenlos über Apotheken erhältlich, erscheint 12× jährlich.
Wort & Bild Verlag Konradshöhe GmbH & Co. KG.
Konradshöhe
82065 Baierbrunn

Broschüren und Faltblätter des Deutschen Diabetiker-Bundes

Faltblätter und Broschüren zu verschiedenen Themen über Diabetes können über die Internetseite des Deutschen Diabetiker-Bundes bestellt, einige können im Internet als Pdf ausgedruckt werden.

Sprachführer für Diabetiker

Kostenlos bei der Drugofa GmbH erhältlich.
Drugofa GmbH
Clevischer Ring 126
51063 Köln

27.3 Fachbücher

Diabetes allgemein

Schmeisl G. Schulungsbuch für Diabetiker. München, 8. Auflage 2015, in Audio-Version im DAISY CD-Format für Blinde und Sehbehinderte.

Zu beziehen über: BIT-Zentrum des Bayerischen Blindenbundes, Arnulfstraße 22, 80335 München.

Ernährung und Kochen

Kalorien mundgerecht. Herausgegeben von der Ernährungsberatung der Nestlé-Gruppe Deutschland. Umschau Verlag, Frankfurt/Main, 16. Aufl. Oktober 2018.

Das handliche Nachschlagewerk enthält im Vorspann die wichtigsten Grundregeln einer ausgewogenen Ernährung. Der Hauptteil besteht aus einem farbig untergliederten Tabellenwerk, das mehr als 2.800 Lebensmittel und Fertigprodukte umfasst. Zu den einzeln aufgeführten Lebensmitteln werden folgende Angaben gemacht: Kilokalorien, Kilojoule, Eiweiß, Fett, Kohlenhydrate, BE, Ballaststoffe, Cholesterin. Für die gebräuchlichsten Lebensmittel werden die Inhaltsstoffe bereits portionsweise angegeben. Eine zusätzliche Harnsäuretabelle ergänzt das Nachschlagewerk.

Ippach P, Ullrich R. Diabetes-Kochbuch und Ratgeber. Basisinfos zum Thema Diabetes. S. Hirzel-Verlag, Stuttgart, 7. Auflage 2009.

130 Rezepte zum Abnehmen für Typ-2-Diabetiker mit Nährwert- und BE-Angaben. 232 farbige Abbildungen.

Erfahrungsberichte von Betroffenen und seelische Bewältigung

Erfahrungsberichte von Betroffenen, die Mut machen, den Diabetes zu akzeptieren.

Hirsch A. Diabetes ist meine Sache. PAL Verlagsgesellschaft, Mannheim, 2. Auflage 2001.

Ott, G.: Mein süßes Leben, Verlag Kirchheim, Mainz, 2. Auflage 2000.

Schwerbehinderung und Soziales

Bundesarbeitsgemeinschaft Selbsthilfe (BAG Selbsthilfe): Die Rechte behinderter Menschen und ihrer Angehörigen.

27.4 Literaturquellen

Kapitel 1

Dr. T. Tönnies, W. Rathmann, Epidemiologie des Diabetes in Deutschland in Dt. Gesundheitsbericht Diabetes 2022, Die Bestandsaufnahme, Verlag Kirchheim + Co GmbH, Mainz

Kapellen T. "Typ-2-Diabetes bei Kindern ist für Diabetologen eine harte Nuss" in Info Diabetologie 12(5),30-38 (2018), SpringerMedizin

T. Danne, M. Holder, T. Kapellen, Diabetes bei Kindern und Jugendlichen in Dt. Gesundheitsbericht Diabetes 2022, Die Bestandsaufnahme, Verlag Kirchheim + Co GmbH, Mainz https://menschen-mit-diabetes.de/ratgeber/typ-2-diabetes-kinder

Pädiatrische Endokrinologie und Diabetologie, Springer Verlag, 2. Auflage

Jacobs E, Hoyer A, Brinks R, Kuss O,Rathmann W et al. Burden of Mortality Attributable do Diagnosed Diabetes: A Nationawide Analysis Based on Claims Data from 65 Million People in Germany, Diabetes Care. 2017 Dec;40(12):1703-1709).

Diabetes-Zeitung, 7.Jahrgang, Nr.5, 25.Mai 2022, Im Blickpunkt: Magen-OP statt Strandurlaub

Diabetologie und Stoffwechsel Suppl.17.Jahrgang Oktober 2022, S100-103, Thieme

Dt. Ärzteblatt: Perspektiven der Diabetologie 1/2018

Kora-Studie 1999/2001, Kooperative Gesundheitsforschung in der Region Augsburg, Helmholtz-München

Kapitel 2

Nationale VersorgungsLeitlinie (NVL) Typ -2 -Diabetes – Teilpublikation, 2.Auflage, veröffentlicht am 25.03.2021, Programm von Bundesärztekammer, Kassenärztlicher Bundesvereinigung und AG der Wissenschaftlichen Medizinischen Fachgesellschaften

Adam JM, Tarigan NP, Comparison of the World Health Organization (WHO) two step strategy and OGGT für diabetes mellitus screening, Acta Med Indones. 2004 Jan-Mar;36(1):3-7.

Battelino T et al. Diabetes Care 2019; 42:1593–603.

Diabetologie und Stoffwechsel Suppl.17.Jahrgang Oktober 2022c, S79-S446, Thieme

Diabetologie 2022d; 17 (Suppl 2): S1-S13. DOI: 10.1055/a-1789-5615

Schleicher et al. Definition, Klassifikation und Diagnostik des Diabetes mellitus Update in Diabetologie und Stoffwechsel, Suppl. Oktober 2021;16 (Suppl 2):S110-S118, Thieme

Kapitel 3

Produktinformation FreeStyle Libre 3, Abbott

Produktinformation Dexcom 7

Pressemitteilung *Glooko* in Diabetes Eltern Journal, 4/2021, Verlag Kirchheim

Dr. J. Kröger Schwerpunkt CGM, AID &Co Diabetes Journal, 08/2022, Verlag Kirchheim

Prof. Dr. med. Wieland Kiess, Universitätsklinikum Leipzig, Klinik und Poliklinik für Kinder-und Jugendmedizin

Kapitel 4

DUCKWORTH, W. et al.: N. Engl. J. Med. 2009a; 360: 129-39 (VADT Studie)

The Action to Control Cardiovascular Risk in Diabetes Study Group: N. Engl. J. Med. 2008a; 358: 2545-59 (Accord Studie)

The ADVANCE Collaborative Group: N. Engl. J. Med. 2008a; 358: 2560-72

Currie CJ, Poole CD, Evans M, Peters JR, Morgan CL. J Clin Endocrinol Metab. 2013 Feb; 98(2):668-77. doi: https://doi.org/10.1210/jc.2012-3042. Epub 2013 Jan 31.
Award-10-Study (Dulaglutide as add-on therapy to SGLT2 inhibitors in patients with inadequately controlled type 2 diabetes) Bernhard Ludvik, MD †, Juan P Frías, MD †, Francisco J Tinahones, MD et al., Published:February 23, 2018
Fachinformation Forxiga, Stand April 2021, AstraZeneca GmbH
Fachinformation Steglatro, Stand Oktober 2021, MSD https://diabetesjournals.org/care/article/42/10/1921/30594/The-Impact-of-Sotagliflozin-on-Renal-Function
Pharmazeutische Zeitung 29.10.2021 (Rote- Hand-Brief der Firma AstraZeneca)
Manuela Arand, 81ST Scientific Session der American Diabetes Assocoation (ADA) in diabeteszeitung, 6.Jahrgang, Nr.7/8, 25.August 2021, Seite 10, EMA /542661/ 24.9.2020 zu Zynquista® Diabetologie und Stoffwechsel Suppl.17.Jahrgang Oktober 2022, S79-S446, Thieme
UK Prospective Diabetes Study (UKPDS): clinical and therapeutic implications for type 2 diabetes, Paromita King, Ian Peacock, Richard Donnelly, British Journal of clinical Pharmacology (BJCP) 1999 Nov; 48(5): 643-648.

Kapitel 5

Fachinformation Fiasp, Stand August 2021, NovoNordisk
Fachinformation Lantus, Stand Juli 2020, Sanofi
Fachinformation Levemir, Stand April 2021, NovoNordisk
Fachinformation Lyumjev, Stand Februar 2021, Lilly
Fachinformation Toujeo 300, Stand Juli 2020, Sanofi
Fachinformation Tresiba, Stand Januar 2022, NovoNordisk
Pressemitteilung BerlinChemie in diabeteszeitung, 7.Jahrgang, Nr.1/2 vom 23.Februar 2022
Fachinformation Semglee®, Stand April 2022
Baur D, Kern W, endokrinologikum Ulm, (Basal-)Insuline der Zukunft – Was dürfen wir an Insulinformulierungen erwarten? Diabetes Kompendium 2022, Mai 2022, S.52-56:
Diabetologie und Stoffwechsel Suppl.17.Jahrgang Oktober 2022e, S79-S446, Thieme

Kapitel 6

Gebrauchsinformation NovoPen6

Kapitel 7

Diabetologie und Stoffwechsel Suppl.17.Jahrgang Oktober 2022f, S79-S446, Thieme

Kapitel 8

Diabetologie und Stoffwechsel Suppl.17.Jahrgang Oktober 2022g, S79-S446, Thieme

Kapitel 9

Fachinformation Fiasp PumpCart, Stand August 2021, NovoNordisk
R. Holl, K. Lange, Kinder und Jugendliche mit Diabetes in Dt. Gesundheitsbericht Diabetes 2022, Die Bestandsaufnahme, Verlag Kirchheim + Co GmbH, Mainz https://www.blood-sugar-lounge.de/2022/06/forschung-am-intelligenten-katheter-interview-mit-prof-dr-thomas-pieber/
von dem Berge T et al „Empfehlungen zur Diabetes-Behandlung mit automatischen Insulin-Dosierungssystemen, Diabetologie und Stoffwechsel, Heft 1, Februar 2022, 17.Jahrgang, S.61-73
S. Schlüter, G. Freckmann, Diabetes -Technologie: ein Update in Dt. Gesundheitsbericht Diabetes 2022, Die Bestandsaufnahme, Verlag Kirchheim + Co GmbH, Mainz

Kapitel 10

International Hypoglycaemia Study Group. Glucose Concentrations of Less Than 3.0 mmol/L (54 mg/dL) Should Be Reported in Clinical Trials: A Joint Position Statement of the American Diabetes Association and the European Association for the Study of Diabetes. Diabetes Care 2017; 40:155–157
DUCKWORTH, W. et al.: N. Engl. J. Med. 2009b; 360: 129-39 (VADT Studie)
The Action to Control Cardiovascular Risk in Diabetes Study Group: N. Engl. J. Med. 2008; 358: 2545-59 (Accord Studie)
The ADVANCE Collaborative Group: N. Engl. J. Med. 2008b; 358: 2560-72
Diabetologie und Stoffwechsel Suppl.17.Jahrgang Oktober 2022h, S79-S446, Thieme
The Action to Control Cardiovascular Risk in Diabetes Study Group: N. Engl. J. Med. 2008b; 358: 2545-59 (Accord Studie)
The ADVANCE Collaborative Group: N. Engl. J. Med. 2008c; 358: 2560-72
Graydon S., Meneilly MD, FRCPC, FACP, Daniel M.Tessier MD; FRCP: Diabetes,, Dementia and Hypoglycemia, Canadian Journal of Diabtees (CJD), Vol 40, Issue 1, Feb.2016; Pages 73-76

Kapitel 11

Diabetologie und Stoffwechsel Suppl.17.Jahrgang Oktober 2022i, S79-S446, Thieme

Kapitel 12

Saulo Klahr, Andrew S. Levey, Gerald J. Beck et al. The Effects of Dietry Protein Restriction and Blood-Pressure Controle on the Progression of Chronic Renal Disease, N Engl J Med March 31,1994; 330:877-884

Kapitel 13

Kröger: Diabetes, Stoffwechsel und Herz. 2017

Diabetologie 2022a; 17 (Suppl 2): S365-S375. DOI: 10.1055/a-1904-7527
Dr. med. Hans Scherübl, Chefarzt der Klinik für Gastroenterologie, Gastrointestinale Onkologie und Infektiologie am Vivantes Klinikum Berlin, AG Diabetes und Krebs der DDG 2022 in diabetes-online5/2022
Haffner SM, Lehto S, Ronnemaa T et al. (1998) Mortality from coronary heart disease in subjects with type 2 diabetes and in nondiabetic subjects with and without prior myocardial infarction. N Engl J Med 339:229–234
H-P.Hammes, K.D.Lemmen Diabetes und Augenerkrankungen in Dt. Gesundheitsbericht Diabetes 2022, Die Bestandsaufnahme, Verlag Kirchheim + Co GmbH, Mainz https://www.leitlinien.de/themen/diabetes/dokumentationsboegen/augenfachaerztliche-mitteilung.pdf
DiabetesZeitung, 7.Jahrgang, Nr.3, 23.März 2022, Kongress aktuell: Retinopathiescreening in der Praxis
Hammes HP, Lemmen KD, Bertram B, Diabetische Retinopathie und Makulopathie DDG Praxisleitlinien 2021 in Diabetologie und Stoffwechsel Suppl.17.Jahrgang Oktober 2022, S79-S446, Thieme https://diabetes-auge.de/ (Internetseite der IFDA)
Ch. Wanner, „Nierenschutz für breite Population" in Diabeteszeitung der DDG 11/2022, 7. Jahrgang Nr.11
Ch.Wanner, C.Woitek, Im Blickpunkt in Diabeteszeitung 7.Jahrgang, Nr.1/2, 23.Februar 2022
Kidney Disease: Improving Global Outcomes (KDIGO) CKD Work Group. *Kidney Int Suppl.* 2013;3(1):1–150.
D.Tschöpe, B.Ringelstein, W.Motz Diabetes mellitus – Herzerkrankungen – Schlaganfall in Dt. Gesundheitsbericht Diabetes 2022, Die Bestandsaufnahme, Verlag Kirchheim + Co GmbH, Mainz
Eva Freisinger et al, Versorgung von Patienten mit peripherer arterieller Verschlusskrankheit, Klinik Arzt 5/2019,
Wichmann HE, Döring A (Hrsg): MONICA/KORA – 20 Jahre Kooperative Gesundheitsforschung in der Region Augsburg. Das Gesundheitswesen 67, Sonderheft S1, S1-S210 (2005)
Martin Sigl, Klaus Amendt, „Diabetes, Durchblutung und Diabetischer Fuß" in Diabetes aktuell 7/2021, 19(07): 296-302, Thieme
Morbach S, Eckard M, Lohmann R et al., DDG Praxisempfehlung Diabetisches Fußsyndrom Diabetologie und Stoffwechsel 2021; 16 (Suppl 2): S362-S372, Thieme https://ag-fuss-ddg.de/fileadmin/user_upload/01_Die_DDG/05_Arbeitsgemeinschaften/AG_Diabetischer_Fuss/Fussdokumentationsbogen_DDG.pdf
Deutsche Gesellschaft für Angiologie – Gesellschaft für Gefäßmedizin: info@dga-gefaessmedizin.de / www.dga-gefaessmedizin.de
Kamann S, Häufige Hautveränderungen bei Diabetes mellitus, Diabetes aktuell 2022;20: 62-65, Thieme https://www.altmeyers.org/de/innere-medizin/diabetische-cheiroarthropathie-111267
Prof. Dr. med. dent. Peter Eickholz, Poliklinik für Parodontologie der Goethe Universität Frankfurt in: Eickholz P, Diabetes und Parodontitis: Schwerpunktthema Diabetes Journal 11/2017, Kirchheim Verlag

Kapitel 14

Gutenberg-Gesundheitsstudie (Gutenberg Health-Study-GHS), Forschungsprojekt der Universität Mainz; Augenkrankheiten, Zahlen für Deutschland 2015
HYVET Studie, 2008, Nigel S. Beckett, M.B., Ch.B., Ruth Peters, Ph.D., Astrid E. Fletcher et al. The Action to Control Cardiovascular Risk in Diabetes Study Group: N. Engl. J. Med. 2008; 358: 2545-59 (Accord Studie)
The ADVANCE Collaborative Group: N. Engl. J. Med. 2008; 358: 2560-72
UK Prospective Diabetes Study Group: Lancet 1998; 352: 837-65
HOT Studie, 1993 The Hypertension Optimal Treatment Study, Hansson L, Zanchetti A. Blood Press. 1994 Sep;3(5):322-7. doi: https://doi.org/10.3109/08037059409102281. PMID: 7866597 Clinical Trial.
Deutsche Hochdruckliga e.V. DHL® Deutsche Gesellschaft für Hypertonie und Prävention. NOTSET klinikarzt 2017; 46: 194-194
Pierre Amarenco, Jong S Kim, Julien Labreuche et al; „Treat stroke to target trial design: First trial comparing two LDL targets in patients with atherothrombotic strokes", Eur Stroke J. 2019 Sep; 4(3): 271–280.Published online 2019 Mar 26. doi: https://doi.org/10.1177/2396987319838100, National Library of Medicine
ESC/EAS Guidelines fort the management of dyslipidaemias 2019, European Heart Journal, Volume 41, Issue 1, 1 January 2020, Pages 111–188, https://doi.org/10.1093/eurheartj/ehz455, Published:31 August 2019
Europäische Leitlinie Fettstoffwechsel,2019 (Quelle: Pressemitteilung der Deutschen Gesellschaft für Endokrinologie e.V. (DGE) in Diabetologie-online
Cosentino F, et al; ESC Scientific Document Group. *Eur Heart J*. 2020;41(2):255–323
Prof.Dr.med.Dr med. dent Sailer, H, Facharzt für Gesichts-Kiefer- und Oralchirurgie und plastische Chirurgie (Deutschland), https://www.schlafapnoe.com/de/klinik/professor-sailer
Deutsche Gesellschaft für Kardiologie – Herz-und Kreislaufforschung e.V. (2019); Deutsche Hochdruckliga e.V.: ESC/ESH Pocket Guidelines. Management der arteriellen Hypertonie, Version 2018. Börm Bruckmeier Verlag GmbH, Grünwald. Kurzfassung der „2018 ESC/ESH Guidelines on the management of arterial hypertension" (Eur Heart J 2018; doi: https://doi.org/10.1093/eurheartj/ehy339)

Kapitel 15

Meinolf Behrens, „Bewegungsunterstützung in einer digitalen Welt", Diabetes-Kongress online 2021, erschienen in Diabetes-Congress-Report, 2021; 21(3) Seite 24-28

Kapitel 17

DDG S2e-Leitlinie Diabetes und Schwangerschaft, 2021

Rasmussen SA, Chu SY, KimSY, Schmid CH, Lau J: Maternal obesity and risk of neural tube defects. A metaanalysis. Am J Ostetr Gynecol 2008, 198 (6): 611-619

Deutsche Gesellschaft für Gynäkologie und Geburtshilfe e.V. 2018 (DGGG e.V.)

Schweizerische Gesellschaft für Gynäkologie und Geburtshilfe 2018 (SGGG)

Österreichische Gesellschaft für Gynäkologie und Geburtshilfe 2018 (OeGGG)

HAPO Study Cooperative Research Group. Int J Gynaecol Obstet. 2002 Jul;78(1):69-77. doi: https://doi.org/10.1016/s0020-7292(02)00092-9. PMID: 12113977, National Library of Medicine

Diabetes und Stoffwechsel, Supplement, 17.Jahrgang, Oktober 2022, S215-225, Thieme Diabetologie 2020; 15 (Suppl 1): S9–S17. DOI:https://doi.org/10.1055/a-1193-3185DDG, DGGG-AGG: S3-Leitlinie Gestationsdiabetes mellitus (GDM), Diagnostik, Therapie und Nachsorge. 2. Auflage 2018

Kapitel 18

Positionspapier der Deutschen Diabetes Gesellschaft zur Therapie des Diabetes mellitus im Krankenhaus, Mai 2017

Diabetologie und Stoffwechsel Suppl.17.Jahrgang Oktober 2022b, S79-S446, Thieme

Kapitel 19

www.verband-deutscher-podologen.de/taetigkeit-podologen/ (letzter Abruf: 05.02.2021)

Initiative Chronische Wunden e.V. (ICW): organisation@icwunden.de / www.ic-wunden.de

Schwarzkopf A, Dissemond J: Indikation und praktische Durchführung mikrobiologischer Diagnostik bei Patienten mit chronischen Wunden. J Dtsch Dermatol Ges 2015; 13: 203–210

Arbeitsgemeinschaft Diabetischer Fuß der DDG: info@ag-fuss-ddg.de / www.ag-fuss-ddg.de

Dr. J. Ernst, UM Göttingen FA der Plastischen Chirurgie, Abteilung f. Tumorchirurgie und Amputationsmedizin „Kaltes medizinisches Plasma –Innovationen in der modernen Wundtherapie", 2018

Deutscher Wundrat e.V.: kontakt@wundrat.de/ www.wundrat.de

N. Kirsten, K. Herberger, M. Augustin, W. Tigges, C. Behrendt, F. Heidemann, E. S. Debus, Dr. med. H. Diener „Moderne Wundbehandlung – von „best practice" zur Innovation", Erschienen in: Die Chirurgie | Ausgabe 11/2018

Dr. H. Diener, Uni Hamburg in: Egermeier K. Wie Fischhaut offene Wunden heilt. pta-Forum, 18.3.2022. https://ptaforum.pharmazeutische-zeitung.de/wie-fischhaut-offene-wunden-heilt-131995/

Kapitel 20

A. Zeyfang, A. Bahrmann, Diabetes als Herausforderung der Geriatrie in Deutschland: ein Update in Dt. Gesundheitsbericht Diabetes 2022, Die Bestandsaufnahme, Verlag Kirchheim + Co GmbH, Mainz

DDG S2k-Leitlinie Diabetes mellitus im Alter, 2018, Diabetes und Stoffwechsel, Supplement, 17.Jahrgang, Oktober 2022, S79-S446, Thieme

Kapitel 22

Favorable outcome of experimental islet xenotransplantation without immunosuppression in a nonhuman primate model of diabetes Barbara Ludwig, Stefan Ludwig, Stefan R. Bornstein et al.; PNAS, Proceedings of the National Academy of Sciences, doi: https://doi.org/10.1073/pnas.1708420114

Transplantation of human islets without immunosuppression. Ludwig B, Reichel A, Steffen A, Zimerman B, Schally AV, Block NL, Colton CK, Ludwig S, Kersting S, Bonifacio E, Solimena M, Gendler Z, Rotem A, Barkai U, Bornstein SR. Proc Natl Acad Sci U S A. 2013 Nov 19;110(47):19054-8. doi: https://doi.org/10.1073/pnas.1317561110. Epub 2013 Oct 28. PMID: 24167261

Spiegel Wissenschaft 10/2012, Ehrung für Gurdon und Yamanaka: Stammzellforscher erhalten Medizin-Nobelpreis

Lakey JRT, Kobayashi N, Current Human Islet Isolation Protocol, Medical Review Co Ltd (2004)

Miszta-Lane H, Mirbolooki M, James Shapiro AM, Lakey JR. Med Hypotheses. 2006;67(4):909-13. doi: https://doi.org/10.1016/j.mehy.2006.03.036. Epub 2006 Jun 9. Stem cell sources for clilnical islet transplantation in type 1 diabetes: embryonic and adult stem cells

Dadheech N, James Shapiro AM. Adv Exp Med Biol. 2019;1144:25-35. doi: https://doi.org/10.1007/5584_2018_305. Human Induced Pluripotent Stem Cells in the Curative Treatment of Diabetes and Potential Impediments Ahead

Infos Studien Freder1k und POInT: https://www.gppad.org/de/point-studie/Studien des Instituts für Diabetesforschung am Helmholtz Zentrum München, 3www.helmholtz-muenchen.de/idf/studienuebersicht/index.html, Studienstart 24.04.2018, München

International trial of the Edmonton protocol for islet transplantation, A M James Shapiro, Camillo Ricordi, Bernhard J Hering, Hugh Auchincloss, Robert Lindblad, R Paul Robertson, Antonio Secchi, Mathias D Brendel et al. N Engl J med 2006 Sep, 28; 355(13): 1318-30

Ziegler et al:, JAMA 2020

Weiss A et al:, Diabetologie 2022

Kapitel 23

WHO-5-Fragebogen, Juni 2013 Version 3.0, Zur Erkennung einer Depression in NVL Diabetes – Strukturierte Schulungsprogramme Praxishilfe Quelle: WHO 2012 Risks to Mental Health

Kapitel 25

Finck †, Holl, Ebert: Die soziale Dimension des Diabetes mellitus. In: Deutsche Diabetes Gesellschaft (DDG) und diabetesDE – Deutsche Diabetes-Hilfe. Deutscher Gesundheitsbericht. Diabetes 2018. Kirchheim 2018.

Finck †, Holl. Ebert: Die soziale Dimension des Diabetes. In: Deutsche Diabetes Gesellschaft (DDG) und diabetesDE – Deutsche Diabetes-Hilfe. Deutscher Gesundheitsbericht. Diabetes 2018. Kirchheim 2019.

Ebert, O. Diabetes – Ihr Recht im Alltag, MWV Medizinisch Wissenschaftliche Verlagsges. 2. Auflage (2013)

Urteil VG Stuttgart AZ.: 12K 2267/12, veröffentlicht in www. aerztezeitung .de/Wirtschaft/diabetes-verbessert-nicht-die Abinote

Hessisches LSG, Beschluss vom 15.03.2017, L 4 SO 23/17 B ER

SG Fulda, Beschluss vom 25.01.2017, S 7 SO 78/16 ER

LSG Berlin-Brandenburg, Beschluss vom 18.01.2017, L 15 SO 355/16 B ER

Ebert, O. Das Diabetes-Rechtsfragen-Buch Führerschein, Arbeitsplatz, Versicherungen. Kirchheim, Mainz; Auflage: 1. Auflage. (Juni 2008)

Bundesanstalt für Straßenwesen (BASt), Begutachtungsleitlinien zur Kraftfahreignung, Stand zur Kraftfahreignung 01.06.2022, Mensch und Sicherheit Heft M 115, Kapitel 3.5 Diabetes mellitus, gültig ab 24.Mai 2018

Verordnung zur Durchführung des § 1 Abs. 1 und 3, des § 30 Abs. 1 und des § 35 Abs. 1 des Bundesversorgungsgesetzes (Versorgungsmedizin-Verordnung - VersMedV) vom 10.12.2008, zuletzt geändert am 19.12.2019

Gemeinsamer Bundesausschuss 2020 über die Änderung der Heilmittel-Richtlinie: Überprüfung der Verordnungsfähigkeit der Podologischen Therapie; BAnz AT 20.05.2020 B2

Podologengesetz (Gesetze im Internet)

Einkommen-Steuer-Gesetz, §§33a und 33b

Seh-Netz e.V. 2000 — 2022, Schwerbehindertenausweis — Informationen für Menschen mit Behinderung https://www.vlh.de/krankheit-vorsorge/krankheit/krankheitskosten-was-sie-wie-von-der-steuer-absetzen-koennen.html

Wohngeldgesetz § 17 Wohngeldzuschuss Sozialgesetzbuch SGB IX, Rehabilitation und Teilhabe von Menschen mit Behinderungen www.kvbb.de/fileadmin/kvbb/dam/praxis/verordnung/2020/2020-02-20_heilm-rl_podologische-therapie_banz.pdf (letzter Abruf: 02.02.2021)

GKV-Versorgungsstrukturgesetz von 2012, Bundesgesundheitsministerium

KAPITEL

28 Häufig auftretende Silben in der Medizin und ihre Bedeutung

Grundsätzlich haben wir uns bemüht, dieses Schulungsbuch „in Deutsch" zu schreiben. Doch in der Medizin sind viele Ausdrücke lateinischer Herkunft. Damit Sie sich besser zurechtfinden und auch wirklich alles verstehen, können Sie anhand dieser Liste die Ihnen fremden Begriffe „übersetzen". Die Liste ist nicht vollständig, sie bezieht sich überwiegend auf Vokabular in diesem Buch (➤ Tab. 28.1).

Tab. 28.1 Medizinisches Vokabular

Silbe	Bedeutung	Beispiel
a-	keine, weg, ohne	**A**phasie (keine Sprache) **a**bakteriell (keine Bakterien)
anti-	gegen	**anti**bakteriell
-ämie	Blut, im Blut	Hyperkali**ämie**
angio-	Gefäß	**Angio**grafie
-grafie	Darstellung	Angio**grafie**
häm-	Blut	**Häm**aturie
hyper-	zu viel, zu hoch	**Hyper**tonie, **Hyper**glykämie
hypo-	zu wenig, unter	**Hypo**tonie, **Hypo**glykämie
-itis	Entzündung	Gastr**itis,** Hepat**itis,** Nephr**itis**
Makro-	groß, größere	**Makro**angiopathie
mikro-	kleinste	**Mikro**angiopathie
myo-	Muskel	**Myokard, Myokard**itis
neuro-	den Nerv betreffend	**Neur**itis
-pathie	Leiden	Neuro**pathie**
poly-	mehrfach, viele	**Poly**arthritis, **Poly**urie, **Poly**neuropathie
-skopie	Betrachtung, Untersuchung	Gastro**skopie,** Rekto**skopie**
sub-	unter	**subkutan**
-urie	Ausscheidung von Urin, im Urin	Hämat**urie,** Poly**urie,** Olig**urie**

KAPITEL

29 Berechnungen und Beispiele für den eigenen Energiebedarf

Berechnung des Energiebedarfs

Gewicht	×	Energie-faktor	=	täglicher Energiebedarf
____ kg	×	____	=	____ kcal

Berechnung des eigenen BMI

Körpergewicht	____	kg
geteilt durch Körperlänge mal Körperlänge	____	m^2
= BMI	____	

Berechnung eines reduzierten Energiebedarfs

Bei Übergewicht muss man täglich 1.000 kcal einsparen, um in 1 Woche 1 kg abzunehmen!

Reduzierter Energiebedarf = ____ kcal

Berechnung der BE-Gesamtmenge

Berechneter Gesamtbedarf	1.500	kcal
Berechneter eigener Gesamtbedarf	____	kcal

Eiweiß

20	% Eiweiß =	300	kcal aus Eiweiß ÷ 4,0 =	75	g Gesamteiweiß
____	% Eiweiß =	____	kcal aus Eiweiß ÷ 4,0 =	____	g Gesamteiweiß

Fett

30	% Fett =	450	kcal aus Fett ÷ 9,0 =	50	g Fett
	% Fett =		kcal aus Fett ÷ 9,0 =		g Fett

50	g Fett davon	⅓ aus Streichfett	=	17	g Streichfett
		⅓ Zubereitungsfett	=	17	g Zubereitungsfett
		⅓ aus versteckten Fetten	=	17	g
	g Fett davon	⅓ aus Streichfett	=		g Streichfett
		⅓ Zubereitungsfett	=		g Zubereitungsfett
		⅓ aus versteckten Fetten	=		g

Kohlenhydrate

50	% Kohlenhydrate =	750	kcal aus KH ÷ 4,0 =	188	g KH
	% Kohlenhydrate =		kcal aus KH ÷ 4.0 =		g KH

Berechnung der BE-Gesamtmenge

12 g Kohlenhydrate = 1 BE

188	g Kohlenhydrate	÷	12	~	15	BE
	g Kohlenhydrate	÷	12	~		BE

Rechenbeispiel

Zum Abschluss erfolgt nun noch die Verteilung der Gesamt-BE-Menge auf z. B. 6 Mahlzeiten:

15	BE	1.500	kcal
☐	BE	☐	kcal

	BE-Menge		Energie	
1. Frühstück	3	BE	300	kcal
	☐	BE	☐	kcal
2. Frühstück	2	BE	150	kcal
	☐	BE	☐	kcal
Mittagessen	3	BE	450	kcal
	☐	BE	☐	kcal
Zwischenmahlzeit	2	BE	150	kcal
	☐	BE	☐	kcal
Abendessen	3	BE	300	kcal
	☐	BE	☐	kcal
Spätmahlzeit	2	BE	150	kcal
	☐	BE	☐	kcal

Register